经穴按摩健身法

安在峰　编著

人民体育出版社

图书在版编目(CIP)数据

经穴按摩健身法 / 安在峰编著. – 北京：人民体育出版社，2015

ISBN 978-7-5009-4825-4

Ⅰ.①经… Ⅱ.①安… Ⅲ.①经穴–按摩疗法（中医）–图解 Ⅳ.①R244.1-64

中国版本图书馆 CIP 数据核字（2015）第 127507 号

*

人民体育出版社出版发行
三河兴达印务有限公司印刷
新 华 书 店 经 销

*

850×1168 32 开本 11.25 印张 260 千字
2016 年 1 月第 1 版 2016 年 1 月第 1 次印刷
印数：1—3,000 册

*

ISBN 978-7-5009-4825-4
定价：26.00 元

社址：北京市东城区体育馆路 8 号（天坛公园东门）
电话：67151482（发行部） 邮编：100061
传真：67151483 邮购：67118491
网址：www.sportspublish.com
（购买本社图书，如遇有缺损页可与邮购部联系）

前　言

按摩是中国最古老的健身、医疗方法。按摩，又称推拿，古称按硗（指按摩矫捷，舒畅筋骨）、案杌（案，通按；杌，通玩。案杌，即按摩）等，是我国劳动人民在长期与疾病斗争中逐渐总结认识和发展起来的。它是以中医的脏腑、经络学说为理论基础，并结合西医的解剖和病理诊断，而用手法作用于人体体表的特定部位及经络穴位上以调节机体生理、病理状况，达到健身、理疗目的的方法，从性质上来说，它是一种物理的健身、治疗方法。从按摩的治疗上，可分为保健按摩、运动按摩和医疗按摩。本书着重讲解的是健身按摩即按摩健身法。

按摩健身法是按摩者运用按摩手法，在人体的适当部位进行操作，所产生的刺激信息通过反射方式对人体的神经体液调整功能施以影响，从而达到消除疲劳、调节体内信息、增强体质、健美防衰、延年益寿的目的。为此，按摩健身备受中老年人喜爱，已成为当前火热的健身运动项目，参与人数众多，开展较为广泛。

为使此项运动能够更健康地发展，满足中老年人健身所需，本着易懂、易会、实用的原则，通过对按摩健身法的精挑细选，筛选出精华内容。如经络、穴位介绍，按摩健身机理，经穴健身特点，经穴健身基本手法，经脉按摩健身法，穴位按摩健身法，常见按摩健身法（五套），常见病按摩疗法等。按照由简到繁、由易到难、图文结合、直观明了的编写方法，从经穴名称、循行路线、对应脏器、功能功用、适应病症、练习方法、锻炼效果、保健作用等方面进行全方位叙述和图示。

本书图文并茂、深入浅出、通俗易懂、系统全面、内容丰富，是中老年人及按摩健身爱好者的必备参考书，也是家庭必备的健身宝典。

本书在编写过程中得到孙圣先生的大力支持，主治中医师刘召侠女士和原徐州市体育局竞赛科科长牛心田先生给予了帮助，摄影师赵立玲女士为本书拍摄了插图照片，在此一并表示衷心感谢！

由于水平所限，书中难免有不足之处，恳请广大读者批评指正。

安在峰

2015 年 3 月于汉高故里

目　录

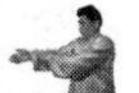

第一章　经络穴位知识

第一节　经络的介绍

人体经络是运行气血、联系脏腑和体表及全身各部的通道，是人体功能的调控系统。经络学也是人体按摩的基础，是中医学的重要组成部分。经络学说是祖国医学基础理论的核心之一，源于远古。在两千多年的医学长河中，一直为保障中华民族的健康发挥着重要作用。

一、经络定义

人体经络是人体内经脉和络脉的总称。“经”的原意是“纵丝”，有路径的意思，是经络系统中直行的干线，多循行于深部，贯穿上下，沟通内外；“络”有网络的意义，为经的分支，简单说就是主路分出的辅路，犹如网络一样周身遍布，无处不至，分布部位较浅，纵横交错，遍布全身。经络是运行全身气血，联络全身脏腑肢节，沟通上下、内外，调节体内各部分的通路。由于经络遍布全身，有规律性的循行和错综复杂的交会，把人体的五脏六腑、四肢百骸、五官九窍和皮肉筋脉等组织器官连结成一个有机的整体。

经络是细胞、组织液之间交换能量的通道，并且形成低电阻、神经信息和生物电信号的网络丛群。

二、图解经络分类

《灵枢·脉度》说："经脉为里，支而横者为络，络之别者为孙。"这是将脉按大小、深浅的差异分别称为"经脉""络脉"和"孙脉"。经络系统由经脉、络脉，十二经别，十二经筋，十二皮部等组成。经脉主要有十二经脉和奇经八脉两大类，络脉有别络、孙络、浮络。现将经络的组成用下图表表示。

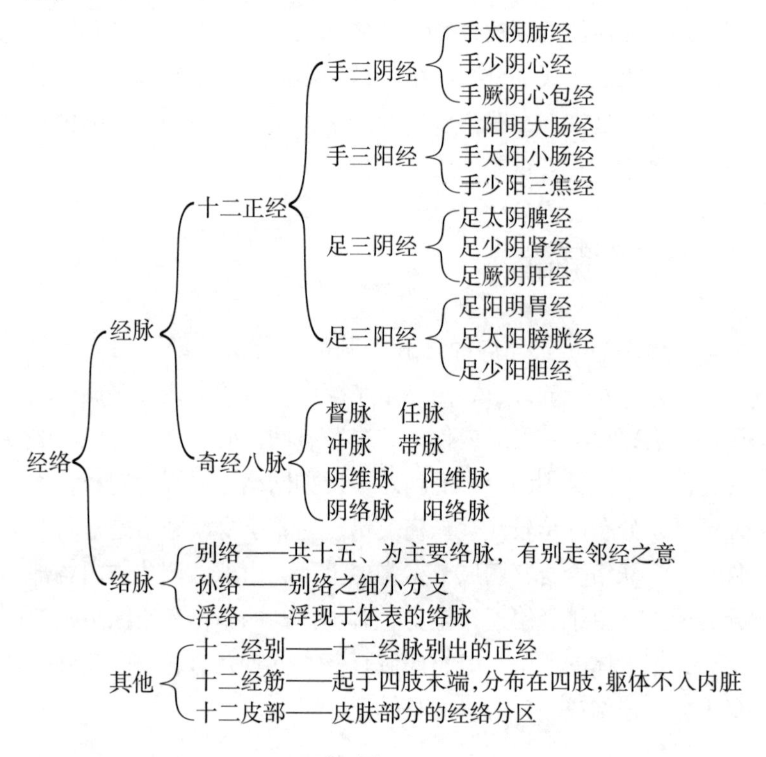

图 1-1

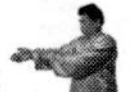

三、经络命名

健身所相关的主要是十二正经任督两脉，现就其介绍如下：

十二经脉是经络中的主要部分，又称十二正经。有手太阴肺经、手少阴心经、手厥阴心包经、手阳明大肠经、手太阳小肠经、手少阳三焦经；足太阴脾经、足少阴肾经、足厥阴肝经、足阳明胃经、足太阳膀胱经、足少阳胆经。这是根据脏属阴、腑属阳，内侧为阴、外侧为阳的原则，把各经按照所属脏腑结合循行于四肢的部位，命名出各经名称的。

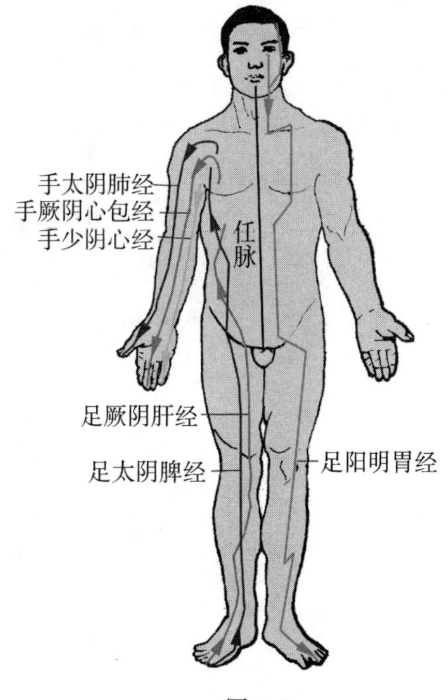

图 1–2

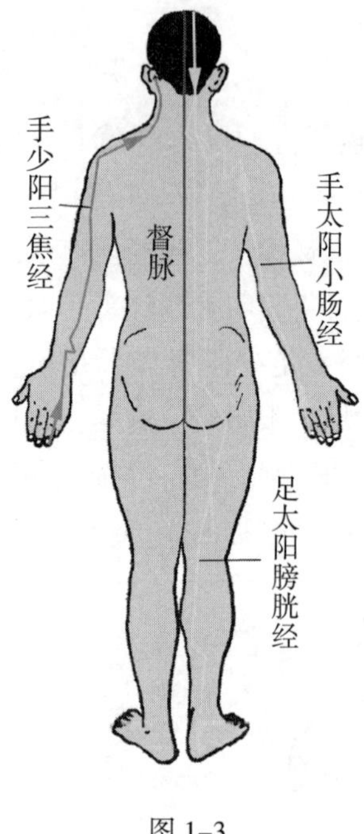

图 1-3

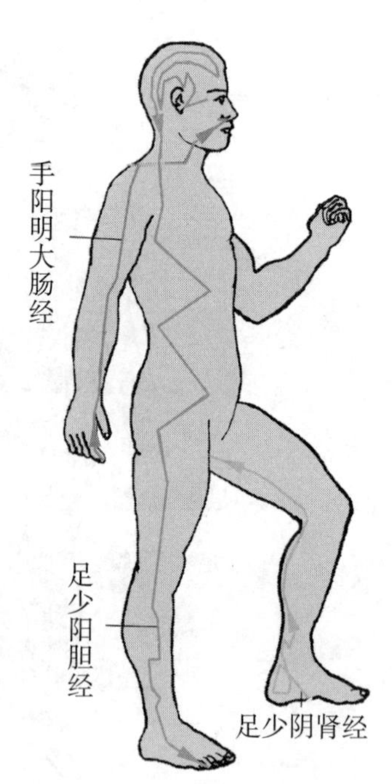

图 1-4

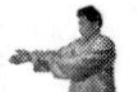

四、图解经络分布

十二经脉在四肢分布是太阴，阳明在前；厥阴，少阳在中间；少阴，太阳在后。在躯干部，手足三阳经分布在头面、躯干的前、后、侧；手足三阴经则分布在胸腹部。

12时辰气血经络流注运行图

2小时一程

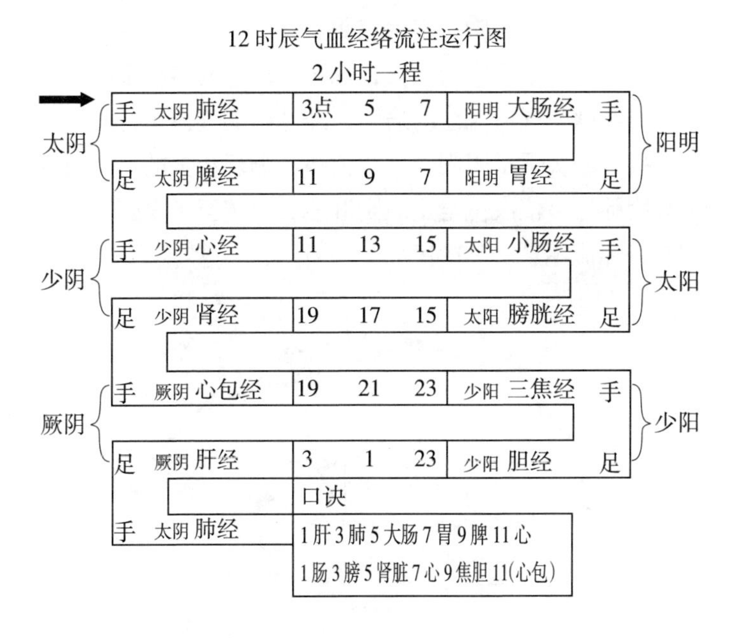

图 1–5

五、图解气血流注

十二经脉在体内各属，络于一定的脏腑，阳经属腑而络脏，阴经属脏而络腑，组成表（阳）里（阴）相结合的关系。各经之间又相互衔接，成为全面运行的主要通路。其中有一定穴位。是气血输注于体表的部位。十二经脉对称地分布于人体的两侧，沿着一定的方向循行。其总的循行交接规律如下所示：

手三阴，从胸走手，交手三阳。

手三阳，从手到头，交足三阳。

足三阳，从头走足，交足三阴。

足三阴，从足走胸，交手三阴。

这样构成一个“阴阳相贯，如环无端”的传注系统。

十二经脉是气血流注的通路。经脉中的气血运行是照应时辰一经接一经，手足阴阳经互相衔接，循环相贯的。循行开始于手太阴肺经，依次传至足厥阴肝经，再传至手太阴肺经，首尾相贯，环流不息。其次序如下图所示：

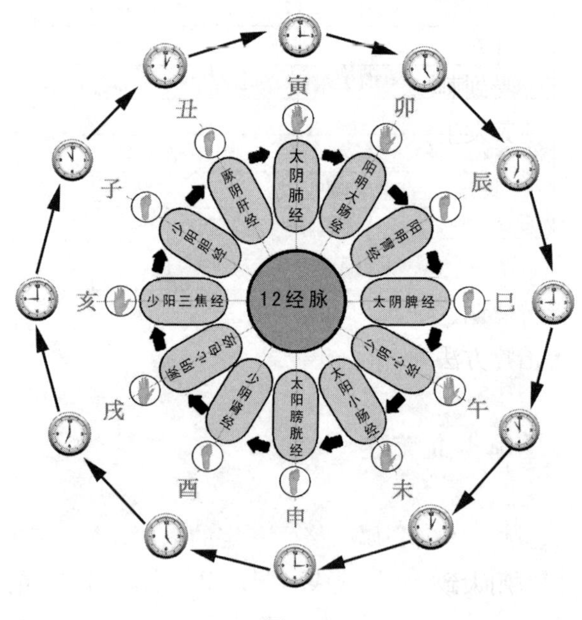

图 1-6

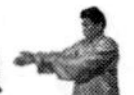

六、经络功能

中医把经络的生理功能称为“经气”。其生理功能主要表现在沟通表理上下，联系脏腑器官；通行气血，濡养脏腑组织上。

(1) 沟通表里上下，联系脏腑器官：人体由五脏六腑、四肢百骸、五官九窍、皮肉筋骨等组成，它们各有其独特的生理功能。只有通过经络的联系作用，这些功能才能达到相互配合、相互协调，从而使人体形成一个有机的整体。

(2) 通行气血，濡养脏腑组织：气血是人体生命活动的物质基础，必须通过经络才能输布周身，以温养濡润各脏腑、组织和器官，维持机体的正常生理功能。

(3) 感应传导：经络有感应刺激、传导信息的作用。当人体的某一部位受到刺激时，这个刺激就可沿着经脉传入人体内有关脏腑，使其发生相应的生理或病理变化。而这些变化，又可通过经络反应于体表。按摩中的“得气”就是经络感应、传导功能的具体体现。

(4) 调节脏腑器官的机能活动：经络能调节人体的机能活动，使之保持协调、平衡。当人体的某一脏器功能异常时，可运用针刺等治疗方法来进一步激发经络的调节功能，从而使功能异常的脏器恢复正常。

七、经络作用

经络的作用大致有联系脏腑，沟通内外；运行气血，协调机体；抗御病邪，反映症候的作用。它具有运行气血、温养组织、沟通全身的功能，使脏腑器官、四肢百骸、皮肉筋骨等，保持结构完整和功能协调，使人体成为一个有机的整体。这些作用在健身锻炼及临床得到广泛应用。

八、经络应用

经络学说在临床上可以应用于解释病理变化、协助疾病诊断，以及指导临床治疗和健身锻炼四个方面。

（一）解释病理变化

经络与疾病的发生、传变有密切的关系。某一经络功能异常，就易遭受外邪的侵袭，既病之后，外邪又可沿着经络进一步内传脏腑。经络不仅是外邪由表入里的传变途径，而且也是内脏之间、内脏与体表组织间病变相互影响的途径。

（二）协助疾病诊断

由于经络有一定的循行部位和脏腑络属，可以反映所属脏腑的病症。因而在临床上，就可以根据疾病所出现的症状，结合经络循行的部位及所联系的脏腑，作为临床诊断的依据。如胁肋痛，多病在肝胆，胁部是肝经和胆经的循行之处。人们根据经络循行通路，或经气聚集的某些穴位上出现的疼痛、结节、条索状等反应物，以及皮肤的形态、温度、电阻改变等来诊断和治疗疾病，如肺脏有病，中府穴可有压痛。

（三）指导临床治疗

经络学说早已被广泛用于指导临床各科的治疗，特别是针灸、按摩和中药处方。如针灸中的“循经取穴法”，就是经络

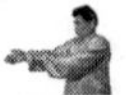

学说的具体应用。如胃病，常循经远取足三里穴；胁痛则取太冲等穴。中药治疗亦是通过经络这一渠道，使药达病所，以发挥其治疗作用。如麻黄入肺、膀胱经，故能发汗、平喘和利尿。金元四大家中的张洁古、李杲还根据经络学说，创立了“引经报使药”理论。如治头痛，属太阳经的用羌活；属少阳经的用柴胡。

(四) 指导健身锻炼

经络学说早已广泛用于指导健身锻炼，特别是古代的导引术、桩功、静坐功、按摩功及现在的一些康复健身功等。如导引功在做某一动作时，就配合意念引导气沿一定的经络运行；再如按摩功往往是选经络穴位，或某一经络进行，这些都是经络在健身锻炼中的具体运用。如混元桩功中的小周天就是吸气时意想丹田气向前向下过会阴沿督脉向上至百会穴；呼气时想象内气由头顶百会穴向前向下过膻中沿任脉沉入丹田。如八段锦中的“左右开弓似射雕”吸气，身体重心右移，左脚向左开立；同时两掌向上交叉于胸前时，意想气由两手外劳宫穴进入体内沿手三阳经（两臂外侧）行经百会再向前下过膻中沿任脉沉入丹田；呼气，两腿徐缓屈膝成马步，一手屈肘向外侧顶拉；另一手立掌向外平肩侧推，成开弓势时，想象丹田内气沿任脉上行至膻中穴时分两股过两腋下沿两手三阴经（两臂内侧）注入两掌内劳宫穴。如拍打手臂是一手沿另一手的三阳经（手臂外侧）从手腕处直到拍到肩部，再沿手的三阴经（手臂内侧）从肩前直到拍到手腕部的。以通过锻炼，使经络通畅，调整人体阴阳平衡，从而达到健身的目的。

九、经络锻炼纲要

手三阴经：手太阴经、手厥阴经、手少阴经的锻炼，能强健肺、心功能。对呼吸系统、循环系统、神经系统有保健作用。对胸部疾病，肺、喉、胃疾病，心血管疾病，神经系统疾病有锻炼效果。

手三阳经：手阳明经、手少阳经、手太阳经的锻炼，能强健肠道功能。对头面、胁肋有保健作用。对头、眼、热病及口、鼻、耳、肋、肩等疾病有锻炼效果。

足三阴经：足太阴经、足厥阴经、足少阴经的锻炼，能强健肾、脾、肝等器官功能。对生殖系统、消化系统、泌尿系统及呼吸系统有保健作用。对妇科及泌尿系统疾病有治疗功效。

足三阳经：足阳明经、足少阳经、足太阳经的锻炼，能强健胃、胆等器官功能。对胃、胆、膀胱有保健作用。对眼病、热病，五官、肠胃、胆、乳疾及腰背疾病均有疗效。

督、任两脉的锻炼能平衡人体阴阳，强健脏腑器官及机体机能，提高抗病能力。

第二节　穴位的介绍

一、穴位概述

穴位也称穴道。它是沟通脏腑经络气血通于体表部位的特定部位。它是古代医家在针刺、按摩等施术后所产生的酸麻重胀热凉等感应（称“气至”）的基础上，逐渐发现与形成的。

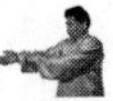

经过反复实践，人们发现这种得气感应不仅在穴位局部出现，还沿着一定的路线向远处传导，从而认识到人体各部之间有联系通路；还发现许多穴位可以治疗远隔部位的病痛，这些穴位往往有规律地排列在一条路线上；进而把这些穴位进行了归纳和分类。人体周身约有 52 个单穴、309 个双穴、50 个经外奇穴，共 720 个穴位。人体中，五脏六腑“正经”的经络有 12 条（实际上，左右对称共有 24 条）。另外，身体正面中央有“任脉”，身体背面中央有“督脉”，各有一条特殊经络，纵贯全身。这 14 条经络上所排列着的人体穴道，称为“正穴”，全部共有 365 处。

二、穴位分类

人体穴位包括十四经穴、经外奇穴和阿是穴。

凡属于十四经脉上原有的穴，习称十四经穴。不属于上述十四经穴范围内，而先后陆续发现的穴，叫作经外奇穴。此外，还有一些疾病，可以在有关的经络或体表上找到压痛点或敏感点，这种无定位的压痛点或敏感点叫作阿是穴。

三、穴位命名

（一）特殊作用命名

1. 五输穴

十二经脉在肘、膝以下各名为井、荥、输、经、合五个输穴，总称为五输穴。其次序是从四肢末端向肘、膝方向排列。井，指经尚小，有如泉水之初；荥，指经气稍盛，有如泉水成流；输，指经气渐盛，有如泉水灌注；经，指经气更盛，有如水流通行；合，指经气充盛，有如水流汇合。其作用井穴一般主管神志和心情；荥穴一般主管发热；输穴一般主管风湿痹痛；经穴一般主管喘咳、咽喉方面；合穴一般主管肠胃、六腑等方面的病症。这些也是锻炼常用的穴位。

2. 原穴

十二经脉于四肢部各有一原气驻留的输穴称为原穴。原穴主管经络、脏腑方面的病症，也是锻炼常用的穴位。

3. 络穴

在四肢部，十二经脉各有一络脉，使阴经与阳经之间表里相通；在躯干部又有督脉络、任脉络及脾之大络，分布身后，身前、身侧。各络脉均有一络穴，总称为十五络穴。其主管表里两经相关方面的病症。也是锻炼常用的穴位。

4. 郄穴

经气深居的穴位称其为郄穴。在四肢部，十二经脉各有一郄穴。在奇经八脉中也各有一穴为郄穴，合称之为十六郄穴。其主管所属脏腑方面的急性病痛。

5. 背俞穴

脏腑之气输注于背部相应的穴位叫做背俞穴。背俞穴均位于背部脊柱两旁，多与脏腑相近。主管诊治相关脏腑的病症。

6. 募穴

脏腑之气输注于胸部的穴位，称之为募穴。其位置多与相应的脏腑相近。主管诊治相关脏腑的病症。也是锻炼常用穴位。

7. 交会穴

经脉与经脉之间互相交会的穴位叫作交会穴。大多分布在头面和躯干部。其主管与数经相关的病症。也是锻炼常用的穴位。

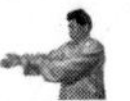

(二) 解剖标志命名

有些穴位是根据人体体表解剖标志而定位命名的。如用骨节、筋肉的突起或凹陷、皮肤皱纹、发际等标志而进行定位。

(三) 骨度分寸法命名

在体表解剖标志的基础上，离开这些标志较远，则采用一种测量的方法，进行对穴位定位命名。

(四) 手指比量法命名

用手指的长度或宽度为标准量取穴位而进行定位命名。

四、穴位锻炼纲要

穴位的锻炼纲要，是根据："经脉所通、主治所及"的原理归纳的。凡属同一经脉的穴位，均有共同性。其锻炼效果与其主治性也均有共同性。因此在穴位的锻炼时，一般地在同性穴位中选择易于锻炼操作，效果明显的穴位进行锻炼。这是锻炼选穴的重要原则之一。

第二章　经穴按摩健身机理

经穴按摩健身是通过拳、掌、指等不同手型，应用按、摩、推、搓、揉、压、抓、拿、捏、点、捶、拍、扣等手法，使外力作用于体表，在外力的震动、扩散、深入和传导下，刺激周身的皮肤、肌肉、血管、神经、穴位、经络、骨骼和内脏，使经络、腧穴产生轻重不同的反应，促进神经中枢的调节作用，使血液流量、淋巴液循环和器官组织之间的代谢过程加快，有助于缓解和疏通新陈代谢所产生的废物及血液和组织液循环所遇到的流通障碍，达到健身祛病的目的。

《内经》中记载："血气不和，百病乃变化而生。"《医宗金鉴》说："气血郁滞，为肿为痛，宜用拍按之法，按其经络以通郁闭之气……其患可愈。"《圣济总录》中认为："人之五脏、六腑、百骸、五窍，皆一气之所通，气流则形和，气戾则形病。"中医认为，人之所以虚弱、生病，是因为经穴闭塞、脉络阻滞、邪气入侵、气血虚弱所致。因此，通过长期对全身有秩序、有节律、有步骤、有目的地按摩，可使经络通畅，促进气血旺盛，进一步调整人体高级神经系统和其他系统的平衡，发挥各组织器官的正常功能，从而增强对外界的适应性和对疾病的抵抗能力，促进人体的健康。达到"诸脉皆通，通则疾除"的功效。

人体是一个有机的整体，根据阴阳对立统一的观点，可认为人体内部充满着阴阳对立统一的关系。中医认为，疾病的发

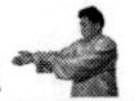

生及其病理过程，是由于某种原因使阴阳失去相对的协调平衡，出现偏盛偏衰的结果。如《内经》说：“阴盛则阳病，阳盛则阴病。”“阴损及阳，阳损及阴。”这说明阴阳失调会引起脏腑功能紊乱，导致疾病的发生。因此，长期进行经穴按摩的练习，通过按摩对体表不同部位施加良性刺激，可活跃肌体、强健肌骨、坚固内脏、调节脏腑功能、改善血液循环和内分泌功能，使人体内某些激素水平得到调整，维持内环境的稳定，达到阴阳平衡，增强免疫能力，收到强身健体、抗病防疾的良好功效。

在进行经穴按摩锻炼的过程中，所按摩的部位会产生热、胀、酸、木的感觉，并伴随着类似“脉冲传感”的现象，有时反应在局部，有时向肌体的纵深扩散，有时如“放射”直达肢体的末梢神经，这均属练功过程中的正常反应，在经穴按摩健身里称为“得气感”。练习功法后，应感觉头脑清晰，精力充沛，全身舒适，呼吸顺畅，气力充足，四肢末梢和体表温暖，心情轻松愉快。这种反应对神经系统、呼吸系统、消化系统、心血管系统、内分泌系统等疾病的治疗，无疑将产生有益的作用。

总之，经穴按摩锻炼能调节机体的阴阳平衡，调畅气血，温经通络，坚实脏腑，改善血液循环，促进新陈代谢，活跃机体，强壮筋骨，开窍行气，健美体形，振奋精神，消肿镇痛，增强机体免疫能力。有利于防治多种疾病，起到健身的效果。

经穴按摩锻炼健身原理大致表现在以几下个方面：

第一节 经穴按摩锻炼能改变系统内能

通过一定的手法对某一穴位或经络进行良性刺激，不仅可以使其所在部位的肌肉强壮，而且可使相应的系统起到作用，从而使内能得到适当的调整，使其发挥正常功能，就能起到积极的健身和治疗作用。如肌肉瘦弱者，通过手法可使肌肉发达强壮起来，使其更富于弹性和力量；肌肉痉挛者，通过手法使有关肌肉系统内能得到调整，则肌肉痉挛就得到解除；气滞血瘀者，通过手法使气血系统内能增大，加速气血循行，从而起行气活血的作用，解除因气滞血瘀引起的各种病症。

第二节 经穴按摩锻炼能调整生物信息

通过近代生理学的研究，人们认识到人体的各个脏器都有其特定的生物信息（各脏器的固有频率及生物电等），当脏器发生病变时有关的生物信息就会发生变化，而脏器生物信息的改变可影响整个系统乃至全身的机能平衡。通过各种刺激或各种能量传递的形式作用于体表的特定经穴或部位，产生一定的生物信息，通过信息传递系统输入到有关脏器，对失常的生物信息加以调整，从而起到对病变脏器的调整作用。这是按摩健身和治疗的依据之一。这是建筑在人体生物电、生物力学、生物内能，以及组织器官的生理、生化、解剖学理论基础上的一种古老而又崭新的健身和治疗途径。经穴按摩在这方面积累了很多实践经验如缺血性心绞痛患者锻炼有关俞穴，用较轻的按

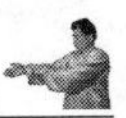

揉方法进行锻炼，输入调整信息，可起到增加冠状动脉的血流量的作用，从而缓解症状。

第三节　经穴按摩锻炼能舒筋通络

经穴按摩锻炼是解除肌肉紧张、痉挛的有效方法，因为经穴按摩锻炼不但可直接放松肌肉，并能解除引起肌紧张的因素。

经穴按摩锻炼的按摩直接放松肌肉的机理有三个方面：一是加强局部循环，使局部组织温度升高；二是在适当的刺激作用下，提高了局部组织的痛阈；三是将紧张或痉挛的肌肉充分拉长，从而解除其紧张痉挛，以消除疼痛。充分拉长紧张痉挛肌肉的方法是强迫伸展有关的关节，牵拉紧张痉挛的肌束使之放松。例如，腓肠肌痉挛，可充分做背屈踝关节锻炼；腰背肌群痉挛，可大幅度旋转腰椎关节或作与肌纤维方向垂直的横向弹拨锻炼，对于有些通过上法仍不能使之放松的患者，则可先令其将关节处于屈曲位，在肌肉放松的位置进行按摩锻炼。以腓肠肌痉挛为例：可先充分跖屈踝关节，然后自上而下用力推、扳、按、揉腓肠肌的后侧。其他均可根据同理类推。上面两种方法，前者是直接牵拉肌肉，后者是先放后拉，目的都是为了让肌组织从紧张状态下解放出来，达到舒筋活络的目的。

经穴按摩锻炼可以消除导致肌紧张的病因，其机理有三个方面：一是加强损伤组织的循环，促进损伤组织的修复；二是在加强循环的基础上，促进因损伤而引起的血肿、水肿的吸收；三是对软组织有粘连者，可帮助松解粘连。在锻炼中抓住原发性压痛点是关键。《灵枢·经筋篇》中就有“以痛为俞”

的记载。一般损伤后的压痛部位可有肌纤维断裂、韧带剥离、软骨挫伤等病理变化，也可有因损伤而致的创伤性炎症所造成的软组织粘连、纤维化、疤痕化等病理变化。按摩通过各种手法，给以恰当的治疗，这些病理变化大部分都能治愈。大多数压痛点是损伤的部位，也是按摩锻炼的关键部位。因此，压痛点的寻找要认真仔细，力求定位准确，不要被大范围的扩散痛和传导痛所迷惑。一般说，最敏感的压痛点往往在筋膜、肌肉的起止点，两肌交界或相互交错的部位，这是因为筋膜处分布的神经末梢比较丰富，肌肉起止点和交界、交叉部分则因所受压力大，长期磨擦容易发生损伤。通过对压痛点的按摩，消除了肌紧张的病理基础，为恢复肢体的正常功能创造了良好的条件。

舒筋通络，可使紧张痉挛的筋肉放松，气血得以畅通，因此可以说是松则通，通则不痛。

第四节　经穴按摩锻炼能活血祛瘀

“动”是按摩锻炼的特点。在按摩过程中，对锻炼者来说“动”包括三个方面：一是促进肢体组织的活动；二是促进气血的流动；三是肢体关节的被动运动。

按摩手法对体内的脏器有直接促进和调整其功能活动的作用。例如，在腹部进行适当的手法可调整胃肠的活动，这早已被大量实践所证实。

促进机体活动，对于加速软组织损伤恢复的影响也可在试验中得到证明。适当的手法可调节肌肉的收缩和舒张，使组织间压力得到调节，以促进损伤组织周围的血液循环，增加组织

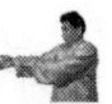

灌流量，从而起到“活血化瘀”“祛瘀生新”的作用。

不仅如此，适当的手法还可使肌肉间的力学平衡得以恢复。近年来，有人用补偿调节论来解释软组织损伤的机理，认为一旦肌肉痉挛，可引起对应肌肉的相应变化，称对应补偿调节。如左侧腰肌紧张，引起右侧腰肌的补偿调节；而腰背肌紧张，又可引起腹肌的补偿调节，这称作系列调节。对应调节和系列调节所产生的肌紧张、痉挛，同样可引起软组织的损伤反应。平时不乏见到一侧腰痛日久不愈而引起对侧腰痛，腰痛日久又引起背痛或臀部痛的病例。按摩能使肌肉间不协调的力学关系得到改善或恢复，从而使疼痛减轻或消失。

被动运动是按摩手法的一个重要组成部分。对关节粘连僵硬者，适当的被动活动则有助于松解粘连，滑利关节，对局部软组织变性者，则可改善局部营养供应，促进新陈代谢，增加肌肉的伸展性，从而使变性的组织逐渐得到改善或恢复。

综上所述，祖国医学“通则不痛”的理论，在伤筋的按摩的锻炼康复中可具体化为“松则通”“顺则通”“动则通”三个方面。实际上这三者是不能绝对分割的。“松”“顺”“动”三者有机地结合在一起，彼此密切关联，“松”中有“顺”，“顺”中有“松”，而“动”也是为了软组织的“松”和“顺”，这三者总合起来可达到“通则不痛”的目的。

第五节　经穴按摩锻炼能调整气血及内脏功能

凡疾病的发生、发展、变化与患病机体的体质强弱和致病因素的性质有极为密切的关系。病邪作用于人体，正气奋起抗邪，正邪斗争，破坏了人体的阴阳相对平衡，使脏腑气机升降失常，气血功能紊乱，从而产生了一系列的病理变化。

《素问·阴阳应象大论》说："阴阳者，天地之道也，万物之纲纪，变化之父母生杀之本始，神明之府也。"人体内部的一切矛盾斗争与变化均可以阴阳概括，如脏腑、经络有阴阳，气血、营卫、表里、升降等都分属阴阳，所以脏腑经络的关系失常，气血不和，营卫失调等病理变化，均属于阴阳失调的范畴。总之阴阳失调是疾病的内在根据，它贯穿于一切疾病发生发展的始终，所以《景岳全书·传忠录》说："医道虽繁，可一言以蔽之曰阴阳而已。"

阴阳失调，是指人体在疾病过程中，由于阴阳偏盛、偏衰，失去相对平衡，所出现的阴不制阳、阳不制阴的病理变化，它又是脏腑经络、气血、营卫等相互关系失调，以及表里出入、上下升降等气机运动失常的概括。六淫七情、饮食劳倦等各种致病因素作用人体，导致机体内部的阴阳失调，才能形成疾病。

经穴按摩锻炼对内脏功能有明显的调整阴阳平衡的作用，如肠蠕动亢进者，在腹部和背部进行适当的按摩，可使亢进者受到抑制而恢复正常。反之，肠蠕动功能减退者，则可促进其蠕动恢复正常。这说明按摩可以改善和调整脏腑功能，使脏腑阴阳得到平衡。这种调整阴阳的作用是通过经络、气血而起作用的。因为经络遍布全身，内属脏腑，外络于肢节，沟通和联络人体所有的脏腑、器官、孔窍及皮毛、筋肉、骨骼等组织，再通过气血在经络中运行，组成了整体的联系。按摩手法作用于体表局部，在局部通经络、行气血、濡筋骨，并通过气血、经络影响到内脏及其他部位。

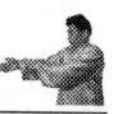

一、经穴按摩锻炼能促进气血的生成

气血是构成人体的基本物质，是正常生命活动的基础，人的生命活动是气血运动、变化的结果。

人体中最基本的气是元气，它的生成有赖于肾中的精气，水谷精气和自然清气的结合，其生理功能的发挥有赖于气机的调畅。

血是由脾胃运化的水谷精气化生而成。血与营气共行脉中，在心、肝、脾的作用下流注全身，起濡养全身肢体脏腑的作用。

由此可见，气血的生成都需水谷精微的充分供给，而这又有赖于胃的受纳腐熟功能及脾的运化功能。脾的运化功能包括消化、吸收及输布精微诸方面。按摩是通过健脾胃，促使人体气血的生成，同时通过疏通经络加强肝的疏泄功能来促进气机的调畅，这样又加强了气生血、行血、摄血的功能，促进或改善人体生理循环，使人体气血充盈而调畅。《灵枢·平人绝谷篇》说："血脉和利，精神乃居。"

二、经穴按摩锻炼能提高脾胃功能和促进气血循行

气血精乃是人体生命活动的物质基础，其充足与否直接影响到脏腑的生理功能，然而先天之精需得脏腑精气的培育，气血充盈通顺须赖五脏六腑的生化，脏腑气机的调畅。脾胃乃后天之本、气血生化之源，因此，脾之健运、胃之受纳是人体生理功能正常的基本保证。

胃主受纳主降，脾主运化主升。胃的受纳腐熟水谷为脾的运化提供了来源。脾的运化又是胃继续受纳的必要条件。脾必须把水谷精微上输至肺，这种输送作用称为“升”。胃必须向下传送食物，不使停留才能完成消化过程，所以说“胃以通降为顺”。

按摩锻炼对脾胃的调节主要是通过加强胃腑功能，调畅气机而实现的。平时经常用摩腹的锻炼方法来促进胃的通降功能；按摩锻炼脾俞、胃俞、足三里或用擦法，在背部督脉及脾胃区域治疗，以促进脾胃及全身气血的运行，达到增强脾运化功能的作用。

经穴按摩锻炼对气血循行的作用，除了通过疏通经络和加强肝疏泄功能达到之外，还可通过手法的直接作用来改变气血循行的系统功能，达到促进气血循行的作用。

第六节　经穴按摩的“补”“泻”作用能调节内脏功能

“虚者补之，实者泻之”是中医治疗的基本法则之一。“补”乃补正气之不足。凡能补充人体物质之不足或增强人体组织某一功能的锻炼方法，即谓之“补”。“泻”乃泻邪气之有余。凡是有直接祛除体内病邪的作用，或抑制组织器官功能亢进的锻炼方法，则谓之“泻”。“补”和“泻”虽是两种作用相反的对立面，但又相互关联。他们共同的目的是调解阴阳，增强人体的正气，所以补、泻之间的关系是对立统一的关系。

古人在长期的健身和治疗实践中，对按摩手法的补泻作用积累了丰富的经验，并进行了不断的总结。

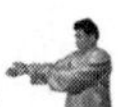

实践证实经络按摩锻炼对促进机体功能，确实有很大的作用。例如，按摩特定的部位对促进胃肠蠕动的作用，对气血循行的影响等。同时按摩也是具一定的抑制机体机能亢进的作用。例如，按摩颈项部有平肝潜阳的作用，点按脾俞、胃俞有缓解胃肠痉挛的作用等。因此，按摩锻炼虽无直接补、泻物质进入体内，但依靠手法在体表一定部位的刺激，可起到促进机体功能和抑制其亢进的作用，就这些作用的本质来看，是属于“补”“泻”范畴。

按摩锻炼中补、泻作用乃是手法刺激在人体某一部位，使人体气血津液、经络脏腑产生相应的变化。因此，按摩锻炼的补泻必须根据练习者的具体情况，把手法的轻重、方向、快慢，刺激的性质及锻炼的部位结合起来，才能体现出来。

一、按摩手法刺激性质与量对内脏的“补”“泻”作用

对某一脏腑来说，弱刺激能活跃兴奋生理功能，强刺激能抑制生理功能。例如，脾胃虚弱，则在脾俞、胃俞、中脘、气海等穴用轻柔的推法进行较长时间的节律性刺激按摩锻炼，可取得较好的效果；胃肠痉挛则在背部相应的俞穴用点、按、拍打等较强烈的手法做较短时间的刺激，痉挛即可缓解。对高血压的锻炼也是如此，由于肝阳上亢而致的高血压，可在颈项部用推、按、揉、拿手法做较重的刺激锻炼，以起到平肝潜阳的作用，从而降低血压，由于痰湿内阻而致的高血压，则可在腹部及背部脾俞、肾俞用推摩等手法，做较长时间的轻刺激锻炼，以健脾化湿，从而使血压降低。

由此可知，作用时间较短的重刺激锻炼，可抑制脏器的生

理功能，可谓之“泻”；作用时间较长的轻刺激可活跃兴奋脏器生理功能，即可谓之“补”。从这一意义上说，重刺激为“泻”，轻刺激为“补”，但这种因手法刺激的轻重所起的“补”“泻”作用，其“补”“泻”的压力分界量，是随各人的体质以及各个不同刺激部位接受刺激的阈值而异。在锻炼时以较轻微的热胀感来作分界量，当然这仅是一个近似值。

但是，按摩手法对内脏的“补”“泻”作用，除了和手法的轻重有关外，还和具体的刺激部位有着密切关联。因此，根据疾病选择适当的治疗部位，根据病情和病员的体质采用不同量的轻重手法，根据不同的治疗部位选用相适应的手法，是按摩“补”“泻”作用的关键。

二、手法频率和方向与“补”“泻”的关系

锻炼时手法频率在一定范围内的变化，这仅是个量的变化。但超过一定范围的变化，则可出现从量变到质变的飞跃。古人对手法频率与“补”“泻”的关系也有记载，周于蕃曰：“缓摩为补，急摩为泻。”

关于手法方向与“补”“泻”的关系，历代文献中有较多的记载。如明代《小儿按摩经》说：“掐脾土，曲指左转为补，直推为泻。”清代《小儿按摩广意》说：“运太阳往耳转为泻，往跟转为补。”《幼科摧拿秘书》说：“左转补兮，右转泄，”“肾水一纹是后溪推下为补，上为清；小便闭塞清之妙，肾经虚损补为能。”

在腹部摩腹，手法操作的方向与在治疗部位移动的方向均为顺时针时，有明显的通便泻下作用；若手法操作的方向为逆时针，而在治疗部位移动的方向为顺时针，则可使胃肠的消化

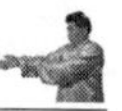

功能明显增强，起健脾和胃的作用。前者为“泻”，后者为“补”。

综上所述，在按摩锻炼中首先要仔细辨症，然后根据“扶正祛邪”或“祛邪存正”的原则，确定“补”“泻”方法，这样才能充分发挥经穴按摩的健身作用。

第三章　经穴按摩健身的特点

经穴按摩健身与其他健身法相比，具有一些明显的特点，主要反映在以下几个方面。

第一节　方法科学　效果显著

经穴按摩健身是建立在传统医学基础之上的一种健身法的方法，经常进行经穴按摩锻炼不仅对运动系统的损伤及病变有较好疗效，而且对内、外、妇、儿、五官等科的一些常见病、多发病亦有较好疗效，尤其对急慢性疼痛及痉挛性疾病有很好的缓解作用。如能正确进行经穴按摩锻炼，往往能收到意想不到的健身效果。

经穴按摩健身方法科学，效果明显，早已被大量的实践所证实，毋庸置疑。

第二节　方法简便　好学易练

进行经穴按摩锻炼不需要特殊的场地、设施和器械，只要能容下身体的空间，就可进行练习，其方法也极为简单，直观易学，好懂易练，只要掌握了按摩的基本手法，具备了一定的

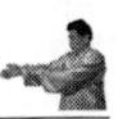

医学知识，经过短期训练就可掌握，以用来健身及治疗一些常见疾病。

第三节　无副作用　可靠安全

进行经穴按摩锻炼只要按要求操作，不会造成任何伤害，也不会出偏走斜。若做康复手段，既无痛苦，也无创伤，不但免除了用其他疗法治病给患者可能带来的针药之苦，而且还能防止运用其他疗法治病可能给患者带来的某些毒副作用。不论是用于健身还是康复都是极为可靠而安全的。

第四节　适应广泛　易于推广

经穴按摩健身有广泛的适应性，进行经穴按摩锻炼对身体素质没有特殊的要求，不受人员、时间、空间等限制，不论男女长幼、昼夜寒暑、城市乡村、居家旅行等均可进行练习。因此，极易在人群中广泛推行。

第四章 图说经穴健身基本手法

第一节 按法

指用手指、掌根或肘部按压体表或穴位，逐渐用力深压的一种手法，主要有指按法、掌按法、肘按法三种。

一、指按法

【方法】用拇指端或指腹垂直向下按压体表或穴位（图 4-1）。

【要点】拇端紧贴于体表，不可移动，持续用力，由小到大再到小，逐渐加力后再逐渐减力，力达指端。

【适用】按法是一种刺激较强的手法。指按法适用于全身各部的穴位。

【作用】指按法具有刺激穴位，安心宁神、镇静止痛等作用。

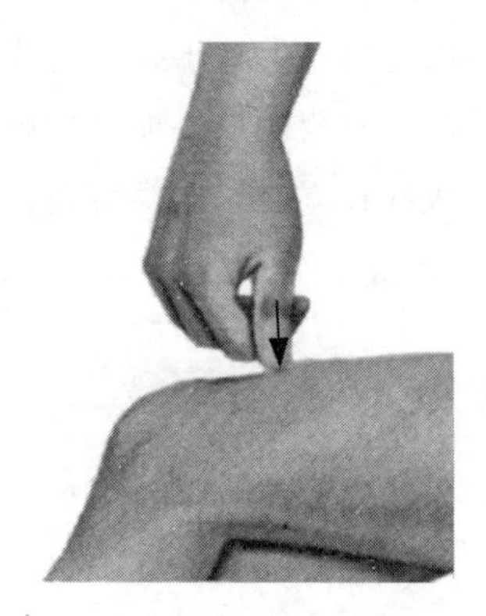

图 4-1

二、掌按法

掌按法又分为单掌按法、掌根按法、双掌按法和重叠按法。

（一）单掌按法

【方法】手掌平展，用手掌贴按于体表或穴位上，用力按压（图 4–2）。

【要点】手掌展平，紧贴于体表，不可移动，持续用力，由小到大再到小，逐渐加力后再逐渐减力，力达手掌。

【适用】掌按法常用于头、胸腹、背腰、上肢、下肢、臀部等部位。

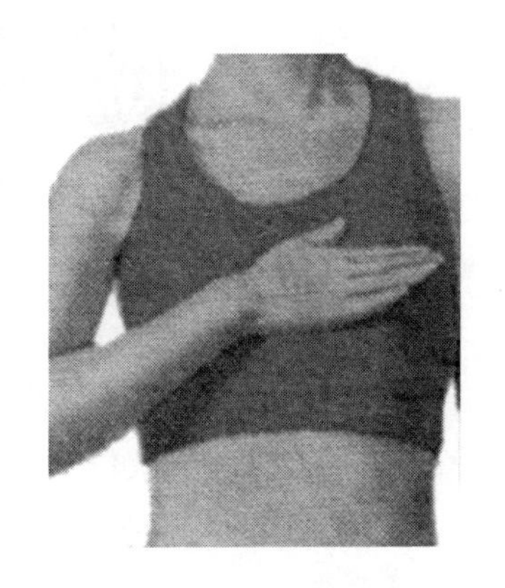

图 4–2

【作用】具有放松肌肉、矫正畸形、安心宁神、镇静止痛等作用。

（二）掌根按法

【方法】手掌展开，稍向上翘，掌根贴靠于体表或穴位上，掌根着力，向下按压（图 4–3）。

【要点】手掌翘展，紧贴于体表，不可移动，持续用力，由小到大再到小，逐渐加力后再逐渐减力，力达掌根。

【适用】掌根按法常用于胸腹、背腰、下肢、臀部等部位。

【作用】具有放松肌肉、安心宁神、镇静止痛等作用。

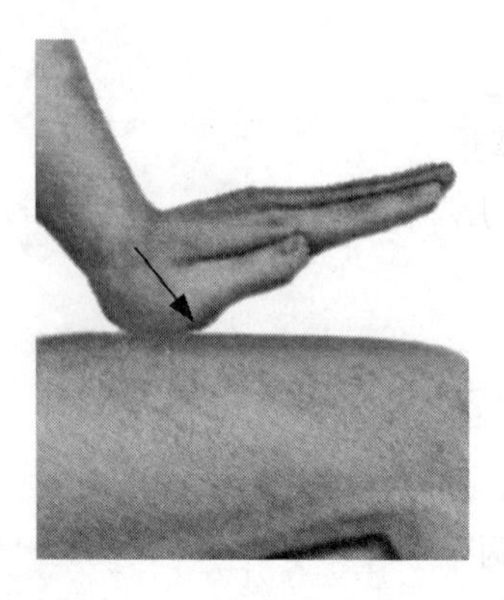

图 4–3

(三) 双掌按法

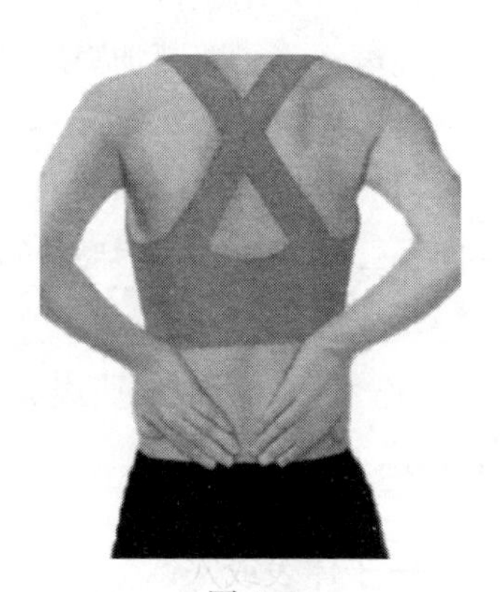

图 4–4

【方法】两手掌平展，两掌均贴按于体表或穴位上，用力按压（图 4–4）。

【要点】两手掌展平，紧贴于体表，不可移动，持续用力，由小到大再到小，逐渐加力后再逐渐减力，力达两手掌。

【适用】双掌按法常用于胸腹、背腰、下肢、臀部等部位。

【作用】具有放松肌肉、矫正畸形、安心宁神、镇静止痛等作用。

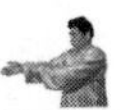

(四) 重叠按法

【方法】两掌重叠，贴按于体表或穴位上，用力按压（图4–5）。

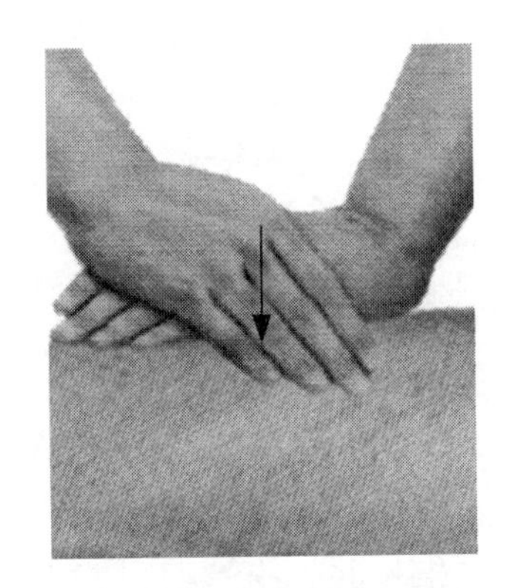
图 4–5

【要点】两掌心相对，紧贴于体表，不可移动，持续用力，由小到大再到小，逐渐加力后再逐渐减力，力达两手掌。

【适用】重叠按法常用于头、胸腹、下肢等部位。

【作用】具有放松肌肉、安心宁神、镇静止痛等作用。

三、肘按法

【方法】肘关节屈曲，以肘关节尺骨鹰嘴突起部着力于体表或穴位上，用力按压（图 4–6）。

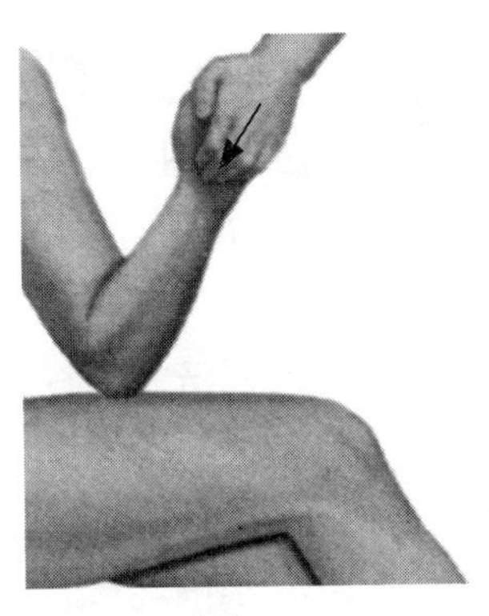
图 4–6

【要点】屈臂成肘，肘尖顶部按压于体表或穴位上，不可移动，由小到大再到小，逐渐加力后再减力，力达肘尖。

【适用】肘按法常用于下肢等部位。

【作用】具有放松肌肉、安心宁神、镇静止痛等作用。

第二节　摩法

用手指或手掌在体表部位做有节律的直线往返或环形移动的手法。

一、指摩法

【方法】用食指、中指、无名指相并，指螺面附着于体表，做节律性环旋运动（图 4–7）。

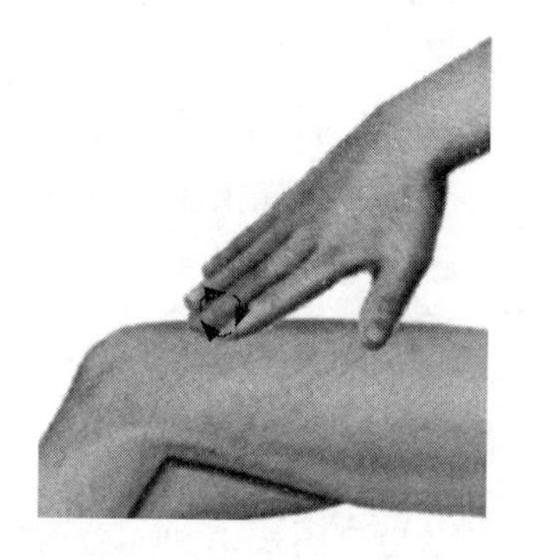

图 4–7

【要点】肘关节自然屈曲、腕部放松。指掌自然伸直。动作缓和而协调。每分钟 120 次。

【适用】常用于面部、胸腹、腿部、肋部。

【作用】具有行气和血、理气和中、祛瘀消肿、清腑排浊、健脾和胃等作用。

二、掌摩法

【方法】用手掌面附着于体表，连同前臂做节律性的环旋或往返运动（图 4–8）。

【要点】指掌自然伸直，腕部放松，肘关节自然屈曲。动作缓和而协调，每分钟 80 次。

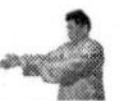

【适用】常用于头面、颈部、胸腹、肋部、上肢、下肢等部位。

【作用】具有理气和中、行气和血、祛瘀消肿、清腑排浊、健脾和胃等作用。

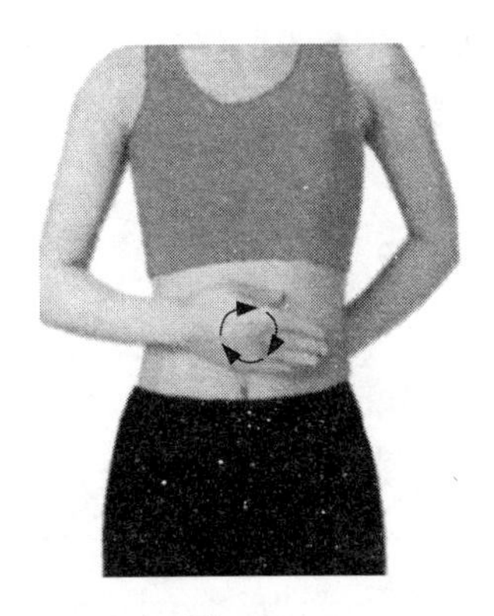

图 4–8

三、四指摩法

【方法】以食指、中指、无名指、小指指腹协同作用，以腕关节的活动带动环转抚摩的方法（图 4–9）。

【要点】肘关节自然屈曲，腕部放松，指掌自然伸直，动作缓和而协调，每分钟 120 次。

【适用】常用于面部、胸腹、肋部、上肢、下肢等部位。

【作用】具有理气和中、健脾和胃、行气和血、祛瘀消肿、清腑排浊等作用。

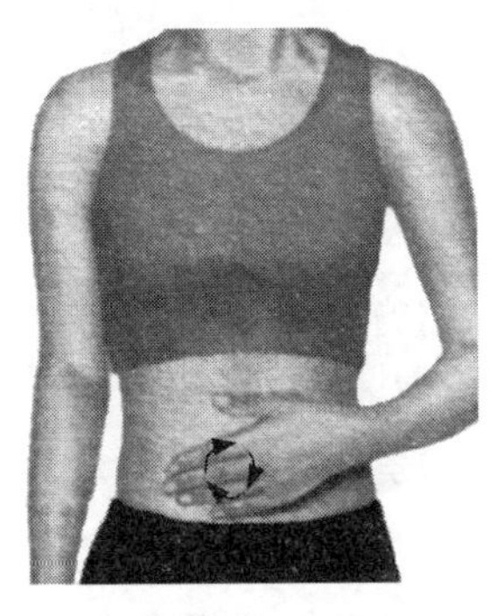

图 4–9

第三节　推法

用手或拳在体表做直线缓慢运动。常用推法有拇指直推法、全掌直推法、掌根直推法和拳推法四种。

一、拇指直推法

【方法】用拇指指腹在颈项、手、足等部位做推动或双指重叠加力（图 4–10）。

【要点】紧贴体表，带动皮下肌肉组织，单方向直线缓慢运动。

【适用】拇指直推，适于人体各部位，多顺经络进行推摩。

【作用】具有疏通经络、行气活血、消积导滞、解痉镇痛等作用。

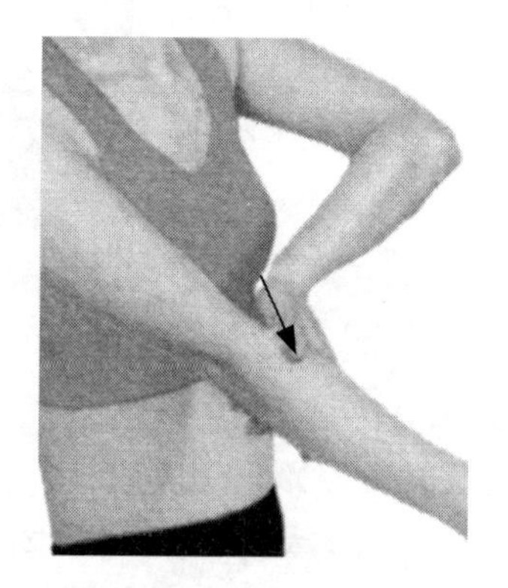

图 4–10

二、全掌直推法

【方法】用全掌着力于体表做推动，力量深透，单方向直推（图 4–11）。

【要点】紧贴体表，用力适度，要有渗透力，带动皮下肌肉组织，单方向直线缓慢运动。

【适用】全掌直推，适于腰部、胸腹部、上肢、下肢等部，

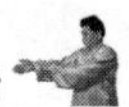

多顺经络直推。

【作用】具有疏通经络、行气活血、消积导滞、解痉镇痛等作用。

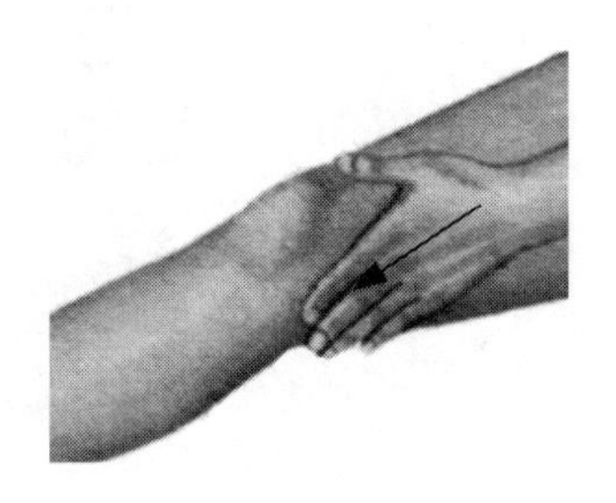

图 4–11

三、掌根直推法

【方法】用掌根作用于背、腰、臀及下肢部，着力深透，单方向直推（图 4–12）。

【要点】掌根紧贴体表，用力适度，要有渗透力，带动皮下肌肉组织，单方向直线缓慢运动。

【适用】掌根直推，适于腰部、胸腹部、下肢等部，多顺经络直推。

【作用】具有疏通经络、消积导滞、行气活血、解痉镇痛等作用。

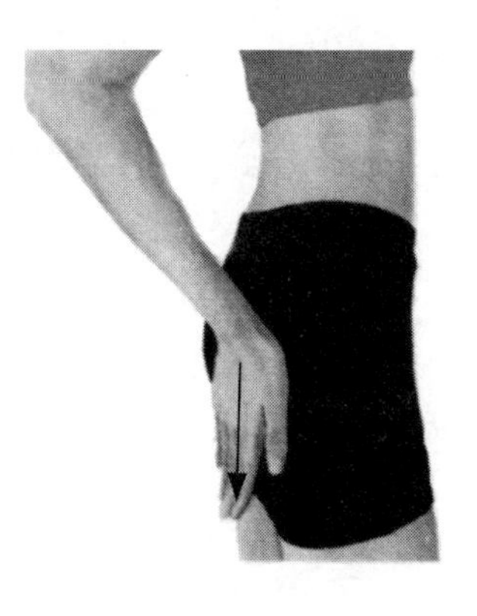

图 4–12

四、拳推法

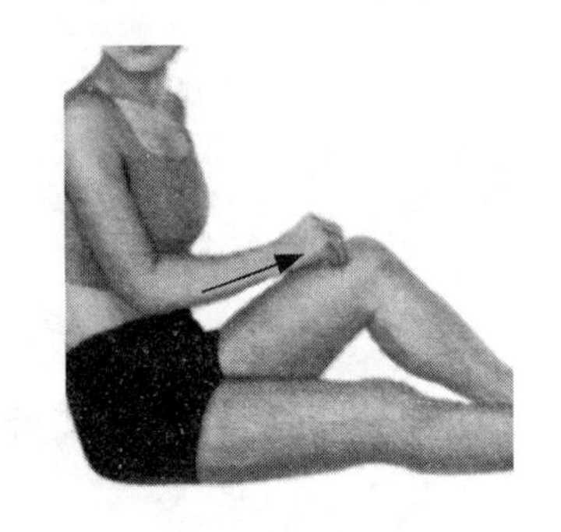
图 4–13

【方法】用食指、中指、无名指、小指指间关节作用于体表直推（图 4–13）。

【要点】拳紧贴体表，用力适度，要有渗透力，带动皮下肌肉组织，单方向直线缓慢运动。

【适用】拳推法，适于腰部、下肢等部，多顺腰脊、经络直推。

【作用】具有疏通经络、消积导滞、行气活血、解痉镇痛等作用。

第四节　拿法

用手指呈钳形，提拿局部肌肉或肌筋的方法。常用拿法有二指拿法、三指或四指拿法、五指拿法、掌拿法和抖动拿法五种。

一、二指拿法

【方法】用拇指、食指提拿筋肌或穴位（图 4–14）。

【要点】腕关节要放松，摆动灵活，手指之间相对用力，

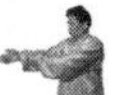

力量由轻而重，动作缓和有连贯性。频率为每分钟 60~80 次。

【适用】拿法刺激较强，多用于较厚的肌肉筋腱及穴位。

【作用】具有通经活络、行气开窍、祛风散寒、解痉止痛等作用。

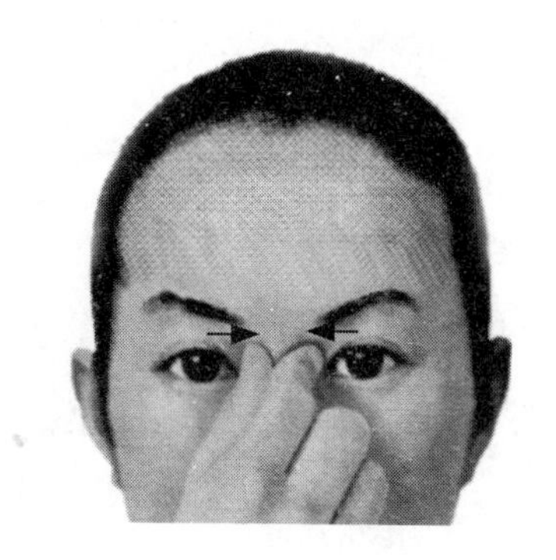

图 4–14

二、三指或四指拿法

【方法】用拇指、食指、中指或拇指、食指、中指、无名指提拿颈项部或上肢及腕、踝关节（图 4–15）。

【要点】腕关节要放松，摆动灵活，手指之间相对用力，力量由轻而重，动作缓和有连贯性。频率为每分钟 60~80 次。

【适用】拿法刺激较强，多用于颈项部或上肢及腕、踝关节。

【作用】具有行气开窍、通经活络、祛风散寒、解痉止痛等作用。

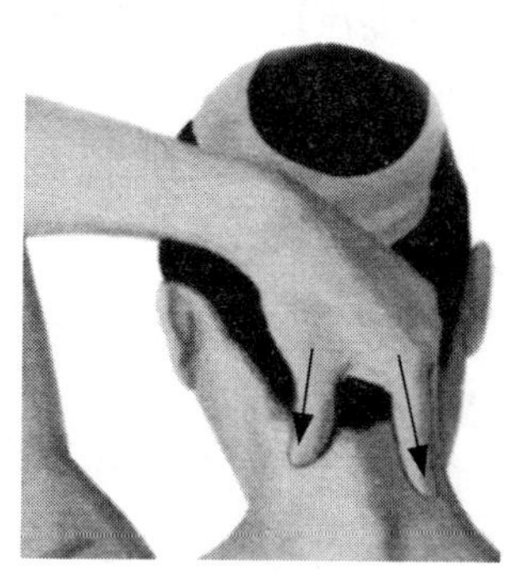

图 4–15

三、五指拿法

【方法】用拇指与其余四指提拿肩、四肢等部位（图 4–16）。

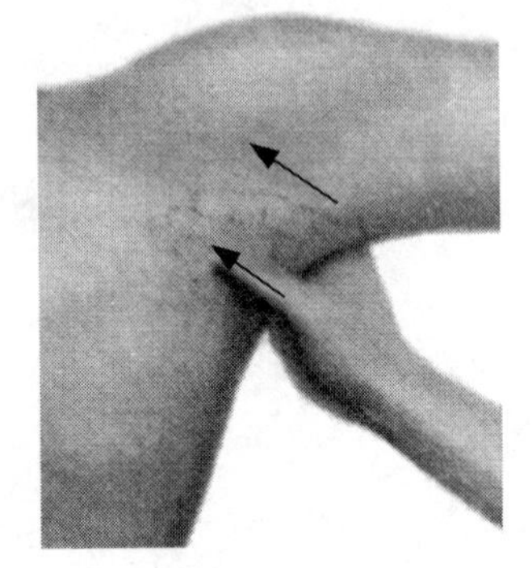

图 4–16

【要点】腕关节要放松，摆动灵活，手指之间相对用力，力量由轻而重，动作缓和有连贯性。频率为每分钟 60~80 次。

【适用】拿法刺激较强，多用于肩部或四肢等部位。

【作用】具有行气开窍、通经活络、放松筋肌、祛风散寒、解痉止痛等作用。

四、掌拿法

【方法】掌心紧贴应拿部位，进行较缓慢拿揉动作（图 4–17）。

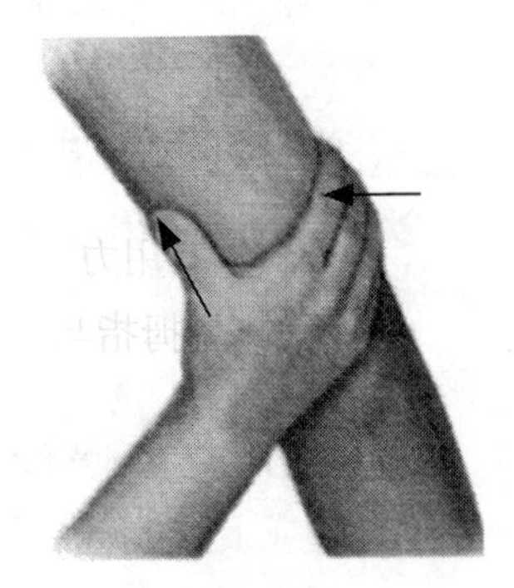

图 4–17

【要点】掌心与局部贴紧，四指与掌根和拇指合力对拿，着力面要轻重适宜，动作缓和有连贯性。频率为每分钟 60~80 次。

【适用】拿法刺激较强，多用于四肢等部位。

【作用】具有放松筋肌、行气开窍、通经活络、祛风散寒、解痉止痛等作用。

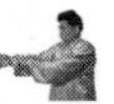

五、抖动拿法

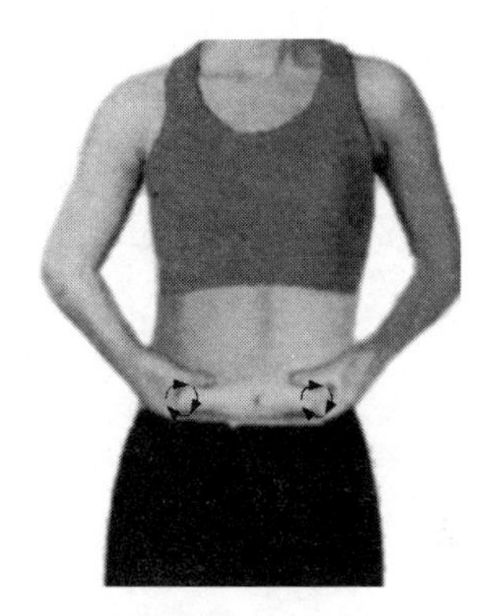
图 4–18

【方法】用指拿法或掌拿法提起肌肉，进行较快均匀抖动的方法（图 4–18）。

【要点】腕关节要放松，摆动灵活，指腹与掌根着力，均匀地前后抖动 3~8 次，然后慢慢松开，反复数次，动作和缓连续，勿要掐皮肤。

【适用】拿法刺激较强，多用肩部、腹部等部位。

【作用】具有放松筋肌、行气开窍、通经活络、祛风散寒、解痉止痛等作用。

第五节　捏法

用指腹相对用力挤捏肌肤的手法。

【方法】用拇指与食指或拇指与其余四指相对用力，捏挤部位肌肤（图 4–19）。

【要点】腕关节放松，手法灵活，相对用力，由轻而重，不可用蛮力。

【适用】捏法常用于头颈、腰部和四肢等部位。

【作用】具有舒筋通络、行气活血、调理脾胃、消积化痰等作用。

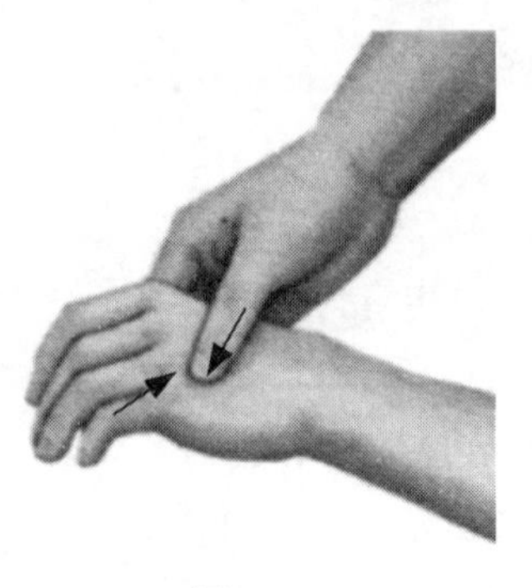

图 4–19

第六节　掐法

用手指指尖顶按压穴位的手法。

【方法】拇指微屈，以拇指指尖顶着力于体表穴位进行按压（图 4–20）。

【要点】操作时垂直用力按压，不能抠动，以免掐破皮肤。掐后常继以揉法，以缓和刺激。不宜做反复长时间的应用。

【适用】掐法常用于人中等感觉较敏锐的穴位。

【作用】具有开窍醒脑、回阳救逆、疏通经络、运行气血等作用。

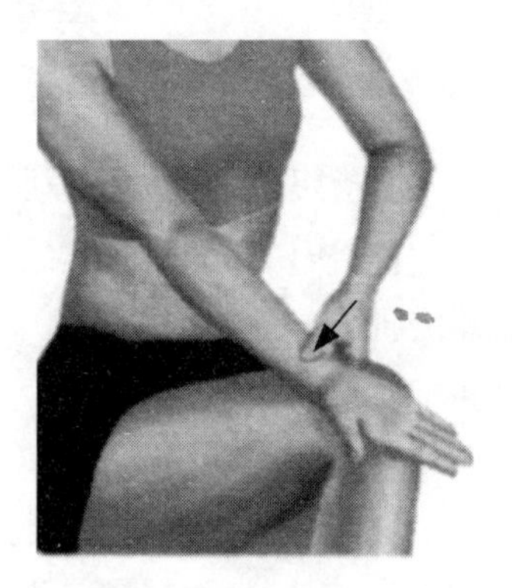

图 4–20

第七节　揉法

用手指、手掌或鱼际部（手掌的两侧呈鱼腹状隆起处，外侧者叫作大鱼际，内侧者叫作小鱼际）在体表经络、穴位处做轻柔缓和的揉动的手法。其方法分为指揉法、大鱼际揉法和掌根揉法三种。

一、指揉法

【方法】 用拇指指腹或食指、中指指腹揉动体表的穴位(图 4–21)。

【要点】 紧贴体表，带动皮下肌肉组织。腕部放松，以肘部为支点，前臂做主动摆动，带动腕部做轻柔缓和的摆动。频率为每分钟 120~160 次。

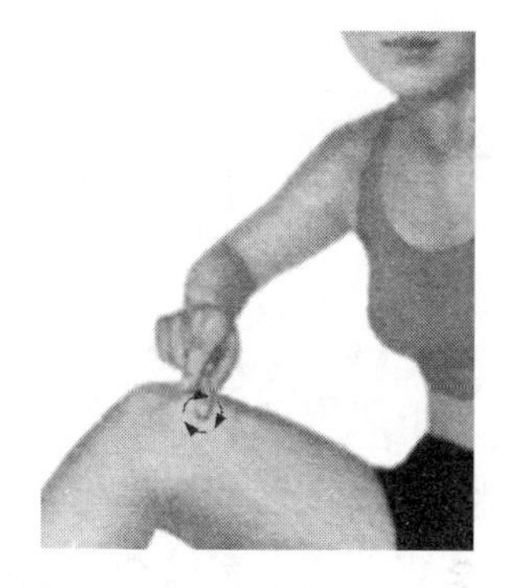

图 4–21

【适用】 指揉法轻柔缓和，刺激量小，适用于全身各部位及各穴位。

【作用】 具有消积导滞、活血化瘀、舒筋活络、缓解痉挛、消肿止痛、祛风散寒等作用。

二、大鱼际揉法

【方法】 用手掌大鱼际在体表的经络或穴位上揉动（图 4–22）。

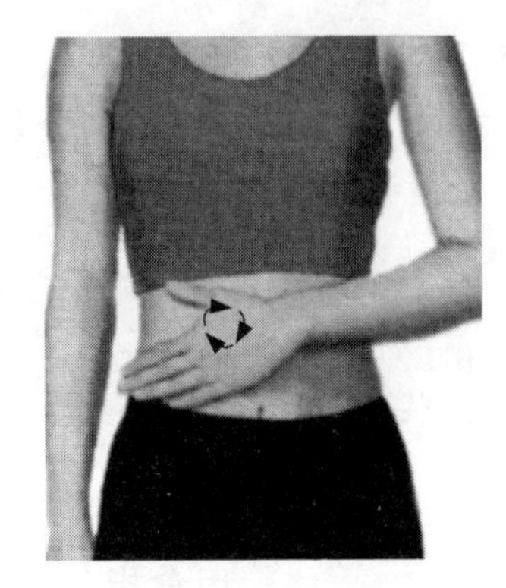

图 4–22

【要点】手掌大鱼际紧贴体表，带动皮下肌肉组织。腕部放松，以肘部为支点，前臂做主动摆动，带动腕部做轻柔缓和的摆动。频率为每分钟 120~160 次。

【适用】大鱼际揉法适用于腰、腹及四肢部位。

【作用】具有舒筋活络、活血化瘀、消积导滞、缓解痉挛、消肿止痛、祛风散寒等作用。

三、掌根揉法

【方法】用手掌掌根在体表的腰、腹、四肢等处揉动（图 4–23）。

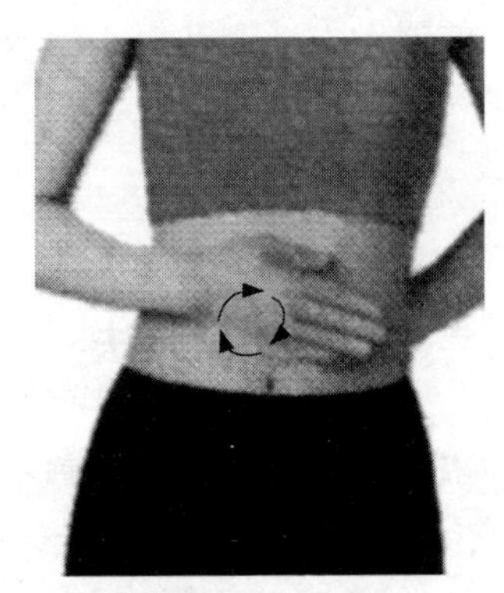

图 4–23

【要点】掌根紧贴体表，带动皮下肌肉组织。腕部放松，以肘部为支点，前臂做主动摆动，带动腕部做轻柔缓和的摆动。频率为每分钟 120~160 次。

【适用】掌根揉法适用于腰、腹及四肢部位。

【作用】具有舒筋活络、缓解痉挛、消积导滞、活血化瘀、消肿止痛、祛风散寒等作用。

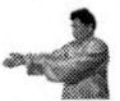

第八节　拍法

用手指或手掌平稳而有节奏地拍打体表的手法。

一、指拍法

【方法】用食指、中指、无名指和小指四指的指腹并拢，拍打体表穴位或部位（图 4–24）。

【要点】腕关节放松，摆动灵活，动作连续而有节奏，不可忽快忽慢，指掌同时用力，避免抽拖的动作。

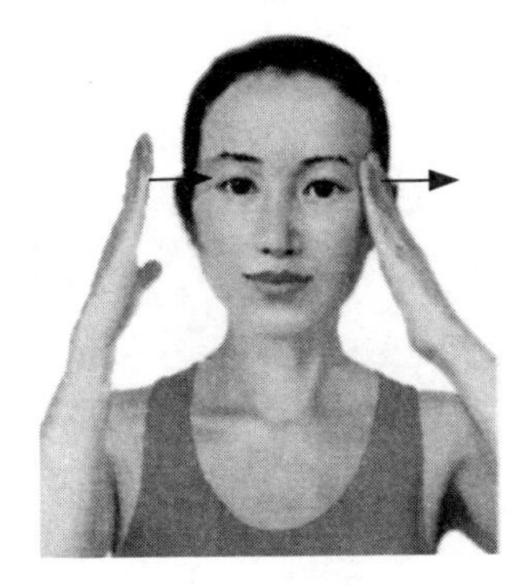

图 4–24

【适用】指拍法主要作用于面部、肩部、上肢及下肢部位。

【作用】具有舒筋活络、行气活血、解除痉挛等作用。

二、虚掌拍法

【方法】用虚掌拍打体表的部位（图 4–25）。

【要点】腕关节放松，摆动灵活，动作连续而有节奏，不可忽快忽慢，掌心内含，避免抽拖的动作。

【适用】虚掌拍法主要作用于胸、腹、腰、肩、上肢及下肢部位。

【作用】具有行气活血、舒筋活络、解除痉挛等作用。

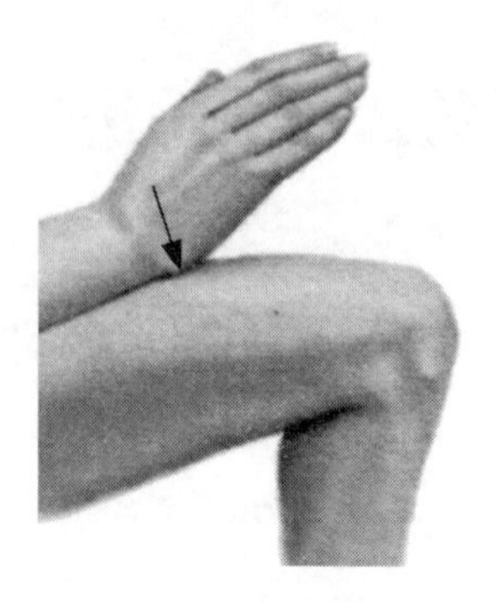

图 4–25

第九节　击法

用手的某一部位轻轻叩击体表部位的手法，又叫叩法。击法分为侧击法、掌击法、拳击法和指尖击法。

一、侧击法

【方法】 手指自然伸直，腕略背屈，用单手或双手小鱼际部击打体表（图 4–26）。

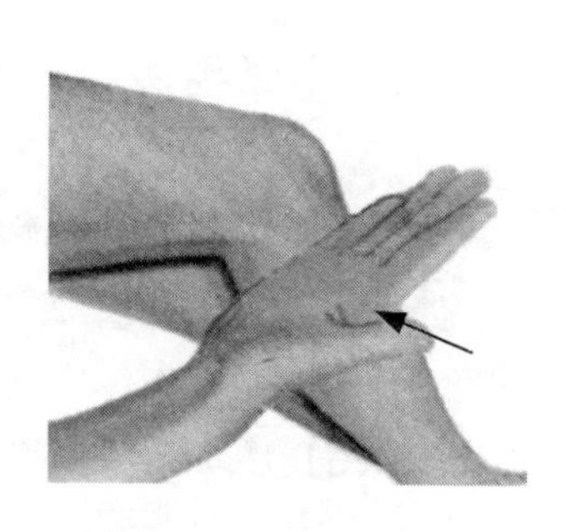

图 4–26

【要点】 腕关节放松，摆动灵活，垂直用力，快速而短暂，有节律性，不能有抽拖动作。忌用暴力。

【适用】 侧击法多用于背腰、下肢。

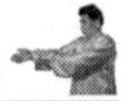

【作用】侧击法具有舒筋通络、调和气血、提神解疲等作用。

二、掌击法

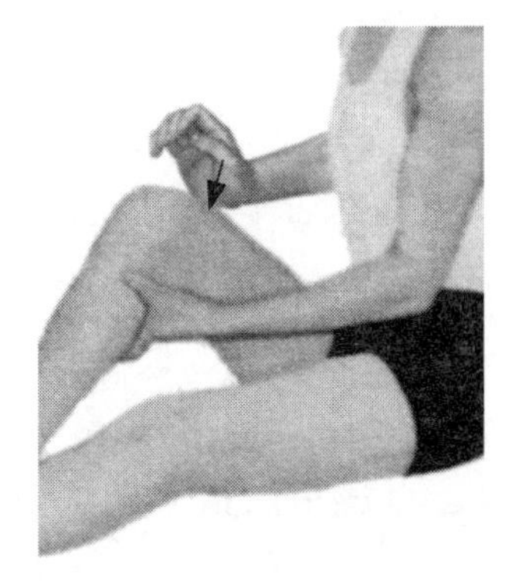

图 4–27

【方法】手指自然分开，腕伸直，用掌根部击打体表（图 4–27）。

【要点】腕关节放松，摆动灵活，垂直用力，快速而短暂，有节律性，不能有抽拖动作。忌用暴力。手法熟练时，可发出清脆的响声。

【适用】掌击法多用于腰臀、下肢等部位。

【作用】掌击法具有调和气血、舒筋通络、提神解疲等作用。

三、拳击法

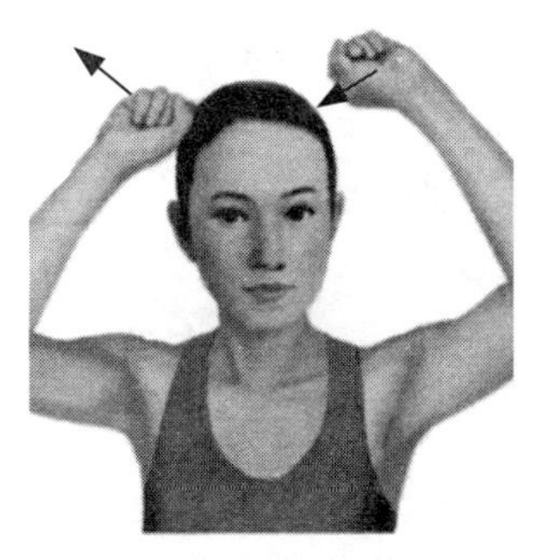

图 4–28

【方法】手握拳，腕伸直，击打体表（图 4–28）。

【要点】腕关节放松，摆动灵活，垂直用力，快速而短暂，手法熟练时，可发出清脆的响声。要有节律性，不能有抽拖动作。忌用暴力。

【适用】拳击法多用于背腰、臀部等部位。

【作用】掌击法具有舒筋通络、调和气血、提神解疲等作用。

四、指尖击法

【方法】用指端轻轻击打体表，如雨点下落（图 4–29）。

【要点】腕关节放松，摆动灵活，垂直用力，快速而短暂，要有节律性，不能有抽拖动作。

【适用】指尖击法多用于头部。

【作用】指尖击法具有舒筋通络、调和气血、提神解疲等作用。

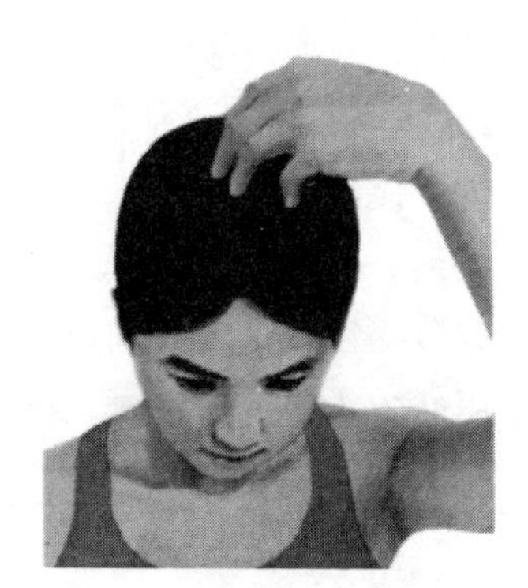

图 4–29

第十节　点法

用指端或指间关节等突起部位，固定于体表某个部位或穴位上点压的方法。其法分为拇指点法、屈食指点法、握拳点法和剑指点法。

一、拇指点法

【方法】用拇指端点按在体表部位的穴位上（图 4–30）。

【要点】拇指指端着力，点按时拇指与施术部位呈 80°角，

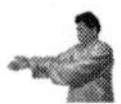

逐渐加重。操作时间宜短，点到而止，忌用暴力。

【适用】拇指点法作用面积小，刺激量大，可用于全身穴位。

【作用】具有疏通经络、调理脏腑、活血止痛等作用。

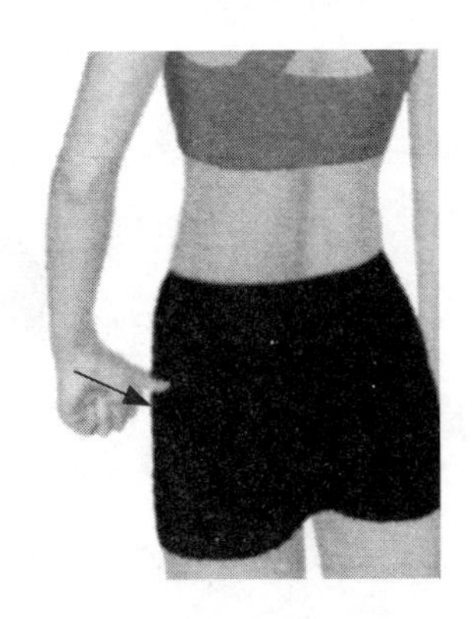

图 4-30

二、屈食指点法

【方法】五指里屈卷握成拳，食指中节突出，拇指扣压抵住食指，用食指中节突起顶端点击穴位（图 4-31）。

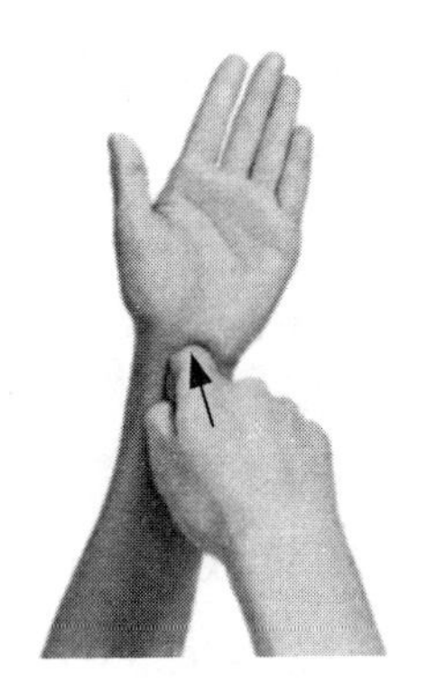

图 4-31

【要点】屈食指点，垂直用力，逐渐加重。操作时间宜短，点到而止，忌用暴力。

【适用】屈食指点法作用面积小，刺激量大，可用于全身穴位。

【作用】具有调理脏腑、疏通经络、活血止痛等作用。

三、握拳点法

【方法】五指里屈卷握成拳，拇指梢关节突出，用拇指关节突出处，点压穴位（图 4–32）。

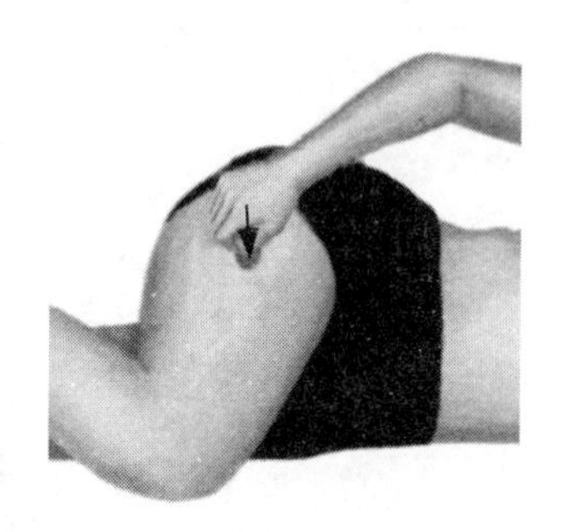

图 4–32

【要点】握拳点法，垂直用力，逐渐加重。操作时间宜短，点到而止，忌用暴力。

【适用】握拳点法作用面积小，刺激量大，可用于全身穴位。

【作用】具有疏通经络、调理脏腑、活血止痛等作用。

四、剑指点法

【方法】食指、中指两指端并拢，用指端点压在经络或穴位上，定而不移（图 4–33）。

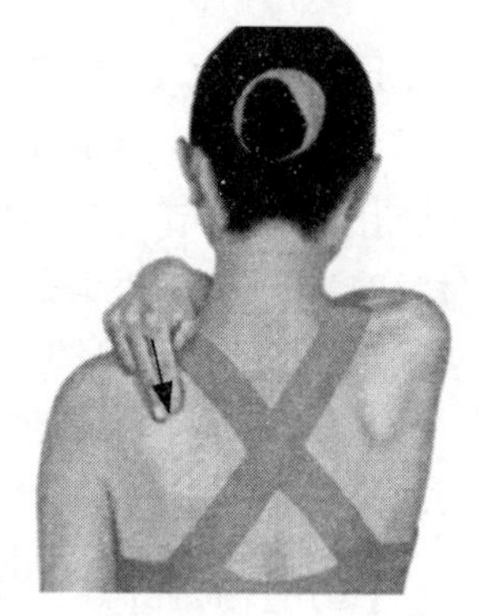

图 4–33

【要点】两指并拢，垂直用力，逐渐加重。操作时间宜短，点到而止，忌用暴力。

【适用】两指点法作用面积小，刺激量大，可用于经络及全身穴位。

【作用】具有疏通经络、调理脏腑、活血止痛等作用。

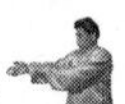

第十一节　擦法

用手掌的大鱼际、小鱼际或掌根等部位附着在一定皮肤表面，做直线来回摩擦的手法。其法分为大鱼际擦法、小鱼际擦法和掌擦法。

一、大鱼际擦法

【方法】手指并拢微屈成虚掌，用大鱼际及掌根部紧贴皮肤做直线往返摩擦（图 4–34）。

【要点】腕关节伸直，使前臂与手接近相平。紧贴体表，推动幅度要大。连续反复操作，频率为每分钟 100~120 次。以透热为度。

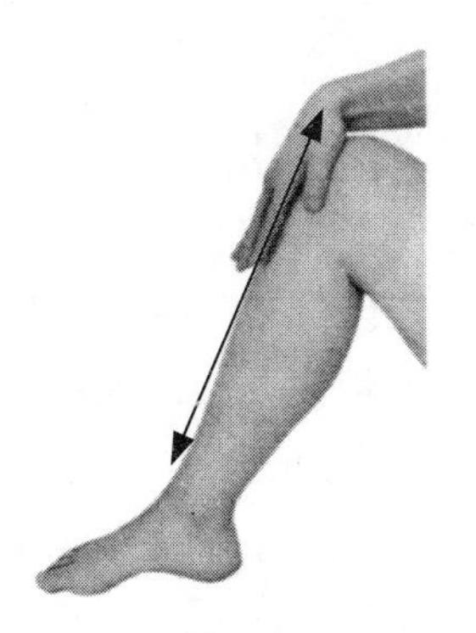

图 4–34

【适用】大鱼际擦法常用于四肢、腰骶等部位。

【作用】具有行气活血、温通经络、健脾和胃、消肿止痛等作用。

二、小鱼际擦法

【方法】手掌伸直，用小鱼际的尺侧部紧贴皮肤，做直线往返，反复操作（图 4–35）。

【要点】掌腕伸直，使前臂与手接近相平。紧贴体表，推动幅度要大。连续反复操作，频率为每分钟 100~120 次。以透热为度。

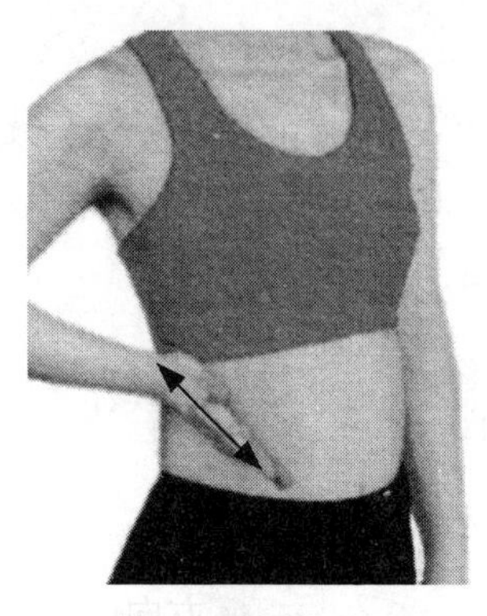
图 4–35

【适用】小鱼际擦法常用于腰骶、四肢、脊柱两侧等部位。

【作用】具有温通经络、健脾和胃、行气活血、消肿止痛等作用。

三、掌擦法

【方法】手掌自然伸直，紧贴于皮肤，做直线往返，反复操作（图 4–36）。

【要点】手掌自然伸直，使前臂与手接近相平。紧贴体表，推动幅度要大。连续反复操作，频率为每分钟 100~120 次。以透热为度。

【适用】掌擦法常用于胸腹部、四肢部、肩背部等部位。

【作用】具有健脾和胃、温通经络、行气活血、消肿止痛等作用。

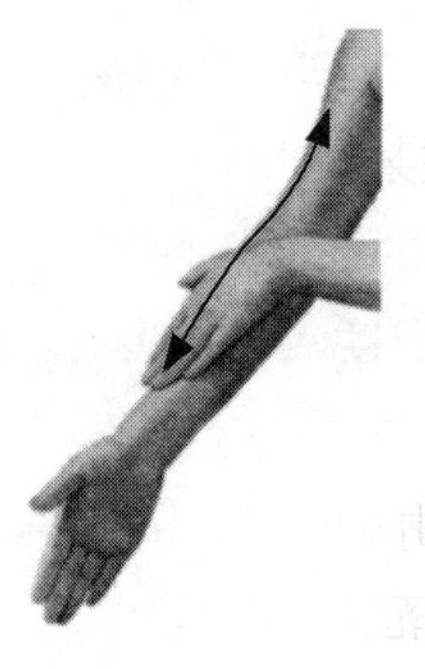
图 4–36

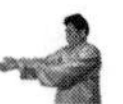

第十二节　搓法

用双手掌面夹住施术部位，相对用力做快速搓揉，同时上下往返移动的手法。

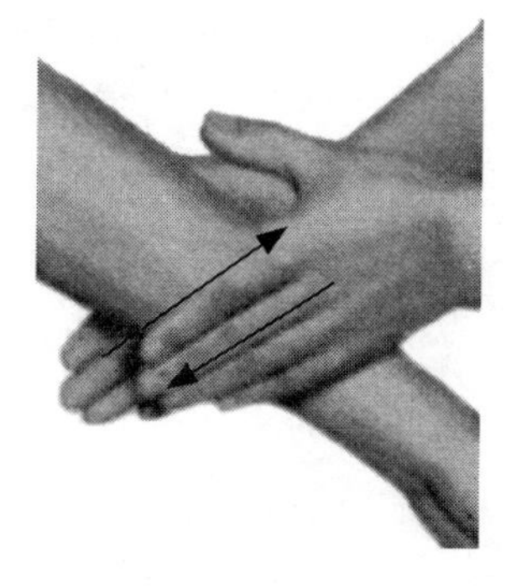
图 4–37

【方法】用两手掌面夹住某部位，用力做相反方向的快速搓揉动作，同时上下往返移动（图 4–37）。

【要点】用力要均匀，方向相反，搓揉动作要快，但在足部的移动要慢。搓揉动作灵活而连贯。

【适用】搓法常用于背腰及下肢，以下肢最常用。

【作用】具有通经活络、调和气血、放松肌肉、解除疲劳等作用。

第十三节　摇法

一手握住或按住某一关节近端的肢体，以被摇关节为轴，使肢体被动旋转活动的手法。

【方法】一手握住某一部位做顺、逆时针环绕摇动（图 4–38）。

【要点】幅度要由小到大，速度要由慢到快。要控制在各关节生理功能许可的范围之内进行，忌用力过猛。

【适用】摇法主要有摇指、摇腕、摇肩、摇踝等。

【作用】具有滑利关节、松解粘连、解除痉挛、整复错位等作用。

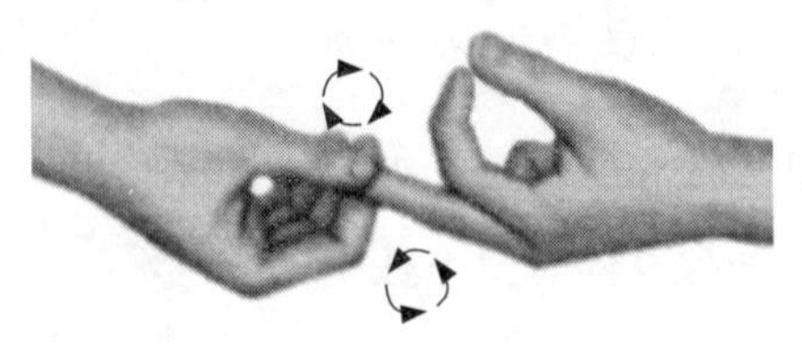

图 4–38

第十四节　滚法

以第五掌指关节背侧贴于施术部位，通过腕关节的屈伸运动和前臂的旋转运动，使小鱼际和手背在部位上做连续不断的滚动方法。其法有大滚法和小滚法两种。

一、大滚法

【方法】以小鱼际和手背在部位体表上做连续不断的滚动(图 4–39)

【要点】肩关节放松，腕关节放松，手指自然弯曲，腕关节屈伸幅度在 120°左右，掌背的 1/2 面积接触部位，前滚和回滚时着力轻重之比为 3∶1。要在部位体表上滚动，不要拖动或空转。

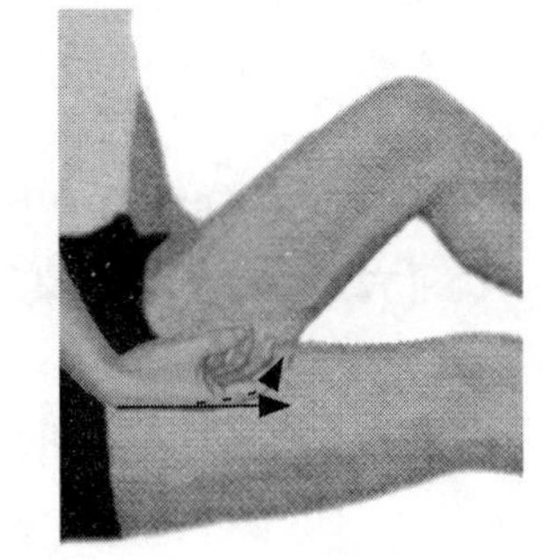

图 4–39

【适用】滚法压力较大，接触面较广，适用于肩背、腰臀、四肢

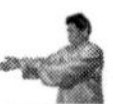

等处。

【作用】具有疏通经络、活血止痛、解除痉挛、放松肌肉、滑利关节等作用。

二、小滚法

【方法】以小指、无名指、中指及小指的第一节指背在部位体表上做连续不断的滚动（图 4–40）。

【要点】肩、腕关节放松，手指自然弯曲，腕关节屈伸幅度在 120°左右。前滚和回滚时着力轻重之比为 3∶1。要在部位体表上滚动，不要拖动或空转。

【适用】适用于肩背、腰臀、四肢等处。

【作用】具有放松肌肉、解除痉挛、滑利关节、疏通经络、活血止痛等作用。

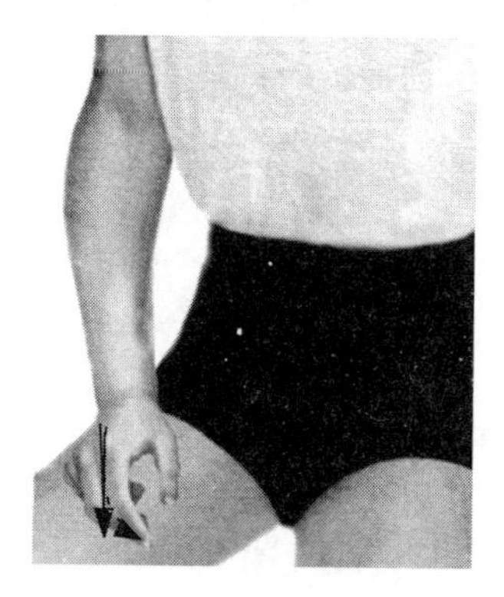

图 4–40

第五章　图解人体经脉按摩健身法

第一节　十二正经

一、手太阴肺经

【分布解剖】（图 5–1）。

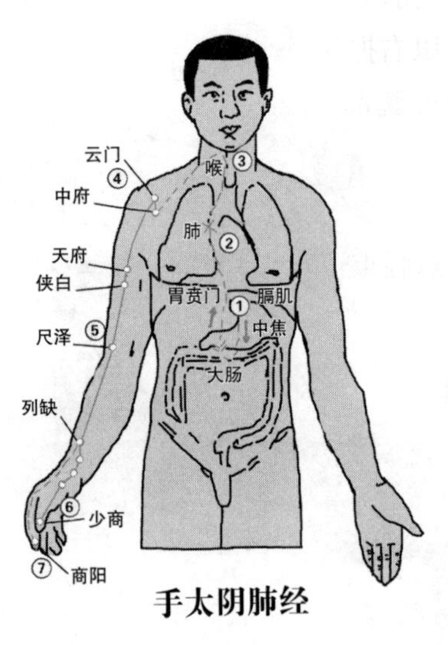

图 5–1

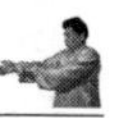

【循行路线】手太阴肺经起于中焦，下络大肠，还循胃口（下口幽门、上口贲门），通过膈肌；属肺，至喉部，横行至胸部外上方（中府穴），出腋下，沿上肢内侧前缘下行，过肘窝入寸口上鱼际，直出拇指之端（少商穴）。

【分支】从手腕的后方（列缺穴）分出，沿掌背侧走向食指桡侧端（商阳穴），交于手阳明大肠经。

【对应脏器】本经属于肺经，与肺和大肠相联系。

【适应范围】锻炼此经，可治疗喉、胸、肺等部位的病症。适应咳嗽、口渴、心烦不安、胸部闷满、喘气、上臂内面桡侧沿经处疼痛、手心发冷，而手心发热者锻炼。

【锻炼方法】手太阴肺经常用锻炼方法有拇指推法、掌拍法、捶击法和抓拿法。

(1) 拇指推法：左臂略上抬，左手成掌，略向外旋，使手太阴肺经（臂内前侧面）翻转向上，右手拇指贴按于左上臂手太阴肺经上，以右拇指腹为力点，从肩部（图5–2）沿手太阴肺经向下推至左腕部；再由左腕部（图5–3）向上推至肩部。如此上下反复做8遍。

【要点】左臂推后，再推右臂，方法、要求均同。在推摩过程中，要注意轻重适中，速度均匀，尽量使臂上的手太阴肺经受力均匀。

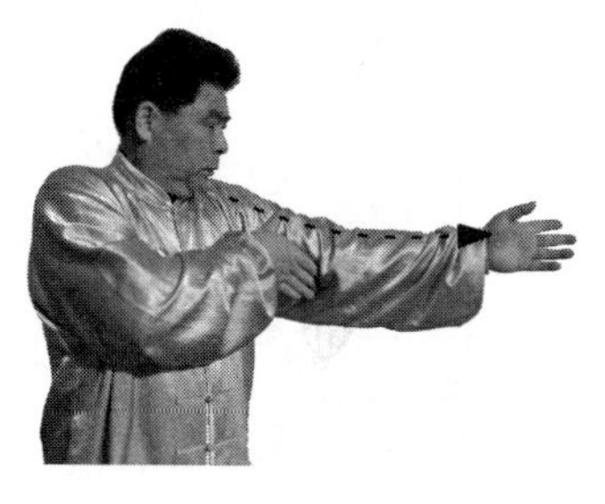

图5–2

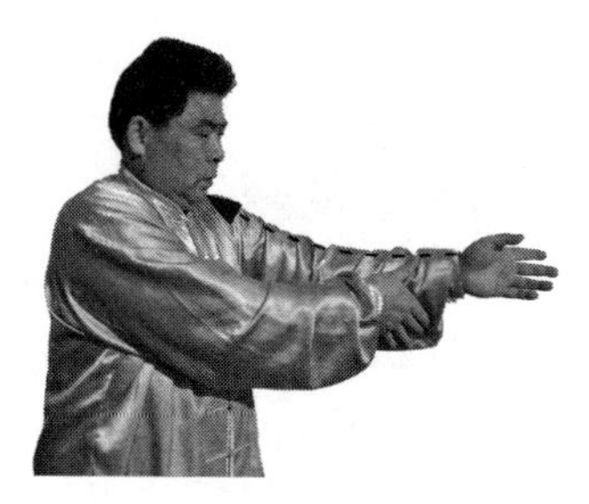

图5–3

(2) 掌拍法：左臂略上抬，左手成掌，略向外旋，使手太阴肺经（臂内前侧面）翻转向上，右手成掌，以掌心为力点，从肩部（图 5–4）沿手太阴肺经向下拍击至左腕部；再由左腕部（图 5–5）向上拍击至肩部。如此上下反复做 8 遍。

【要点】左臂拍击后，再拍击右臂，方法、要求相同。在拍击过程中，要注意轻重适中，击点细密，尽量使臂的手太阴肺经均匀受力。

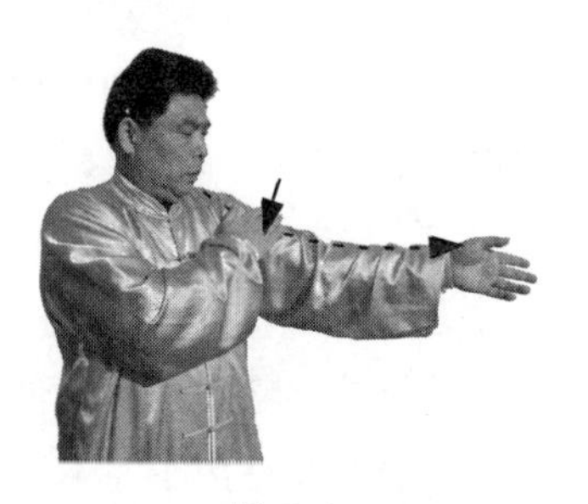

图 5–4

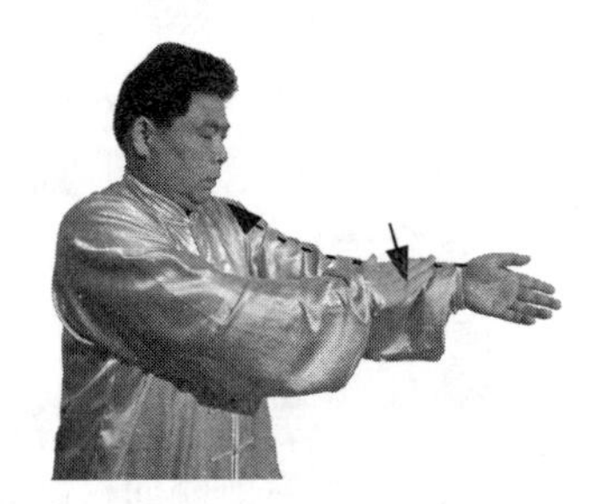

图 5–5

(3) 捶击法：左臂略上抬，左手成掌，略向外旋，使手太阴肺经（臂内前侧面）翻转向上，右手成拳，以拳心为力点，从肩部（图 5–6）沿手太阴肺经向下捶击至左腕部；再由左腕部（图 5–7）向上捶击至肩部。如此上下反复做 8 遍。

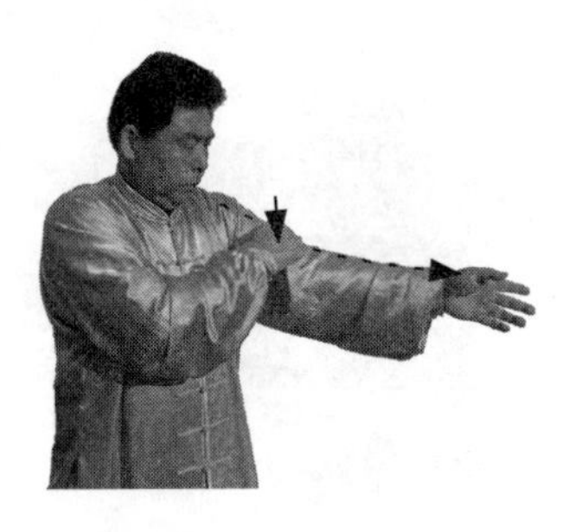

图 5–6

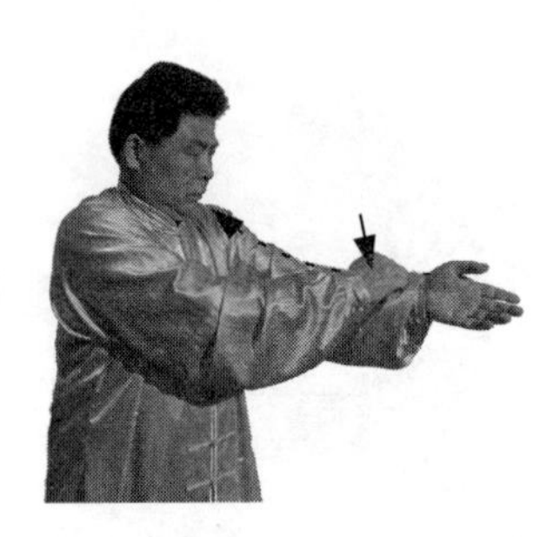

图 5–7

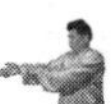

【要点】左臂捶击后，再捶击右臂，方法、要求相同。在捶击过程中，要注意轻重适中，击点细密，尽量使臂的手太阴肺经均匀受力。

(4) 抓拿法：左臂略上抬，左手成掌，略向外旋，使手太阴肺经（臂内前侧面）翻转向上，右手抓住上臂部手太阴肺经，以四指与手掌相对用力，从肩部（图 5-8）沿手太阴肺经向下一松一紧地抓至左腕部；再由左腕部（图 5-9）向上一松一紧地抓至肩部。如此上下反复做 8 遍。

【要点】左臂抓击后，再抓击右臂，方法、要求相同。在抓击过程中，要注意轻重适中，击点细密，尽量使臂的手太阴肺经均匀受力。

【锻炼效果】通过锻炼对该经内气的调养及外部良性刺激，以使之精气充盈，气血畅通，使之身体状况得到改善，从而使肺脏功能得以提高，使体质增强。可以调节心悸、气短、口干，手臂麻木，掌心热。对咳嗽，口渴，心烦不安，胸部闷满，喘气，上臂疼痛等有较好的锻炼效果。

【保健作用】对咳喘、心烦、掌中热、心里烦躁、咳喘有治疗作用。

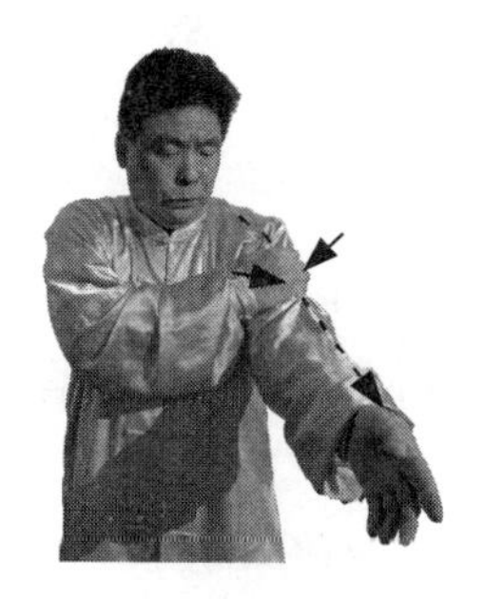

图 5-8

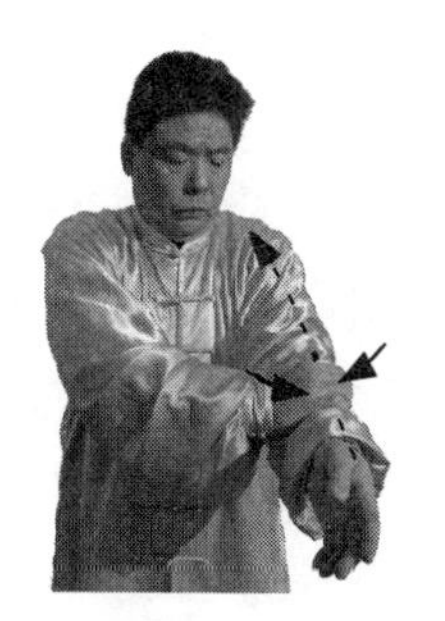

图 5-9

二、手阳明大肠经

【分布解剖】（图 5–10）。

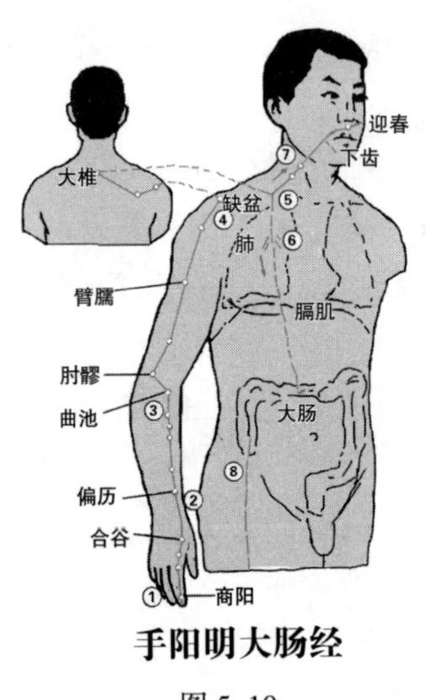

手阳明大肠经

图 5–10

【循行路线】起于食指桡侧端（商阳穴），经过手背行于上肢外侧前缘，上肩，至肩关节前缘，向后到第七颈椎棘突下（大椎穴），再向前下行入锁骨上窝（缺盆），进入胸腔络肺，向下通过膈肌下行，属大肠。

【分支】从锁骨上窝上行，经颈部至面颊，入下齿中，回出挟口两旁，左右交叉于人中，至对侧鼻翼旁（迎香穴），交于足阳明胃经。

【对应脏器】本经属于大肠经，与大肠相关联。

【适应范围】锻炼此经，可治疗耳、鼻、喉、头、颈等部

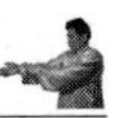

的病症，发热病等。适应牙齿疼痛、咽喉肿痛、耳聋、胸膈不畅者锻炼。

【锻炼方法】手阳明经常用锻炼方法有四指擦法、拍击法和拇食指捏拿法。

(1) 四指擦法：左臂略上抬，左手成掌，略向内旋，使手阳明大肠经（臂外前侧面）翻转向上，右手成掌，以掌四指紧贴于上臂阳明大肠经上，从肩部（图 5–11）沿手阳明大肠经向下擦至左腕部；再由左腕部（图 5–12）向上擦至肩部。如此上下反复做 8 遍。

【要点】左臂擦后，再擦右臂，方法、要求相同。在推擦过程中，要注意轻重适中，劲力均匀，尽量使臂的手阳明大肠经均匀受力。

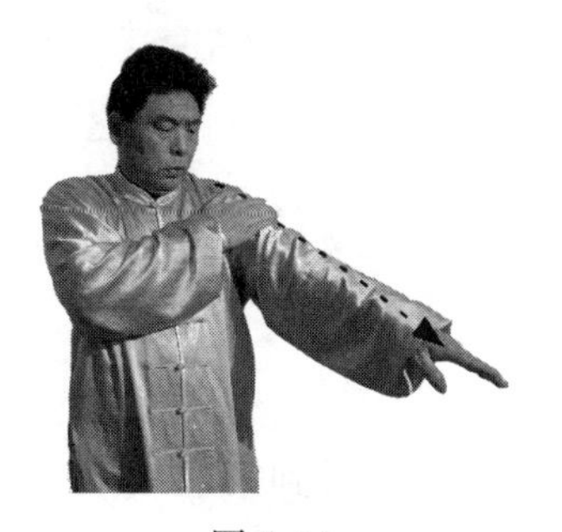

图 5–11

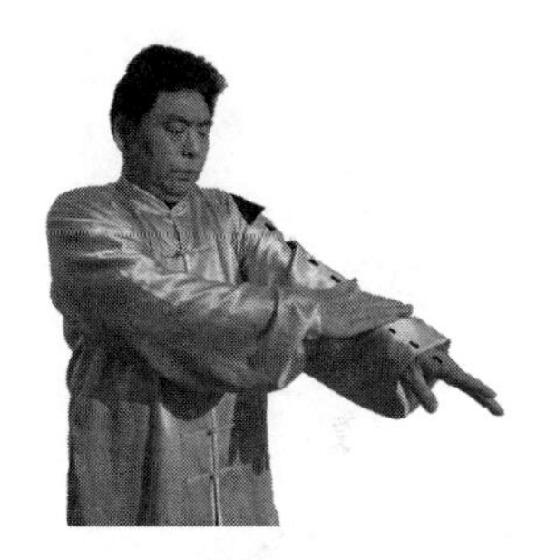

图 5–12

(2) 拍击法：左臂略上抬，左手成掌，略向内旋，使手阳明大肠经（臂外前侧面）翻转向上，右手成掌，以掌心为力点，从肩部（图 5–13）沿手阳明大肠经向下拍击左腕部；再由左腕部（图 5–14）向上拍击至肩部。如此上下反复做 8 遍。

【要点】左臂拍击后，再拍击右臂，方法、要求相同。在拍击过程中，要注意轻重适中，击点要密集，尽量使臂的手阳明大肠经均匀受力。

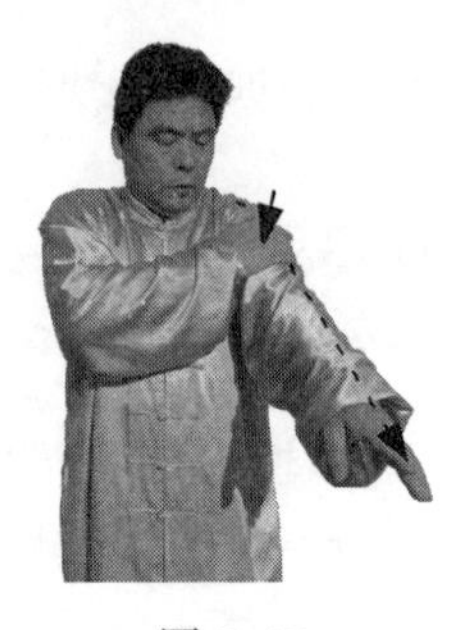

图 5–13

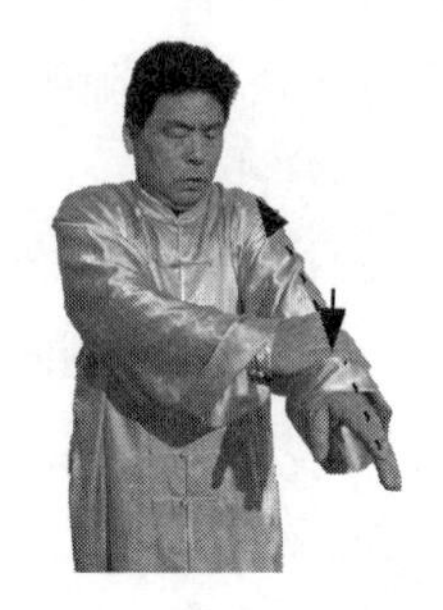

图 5–14

(3) 拇食指捏拿法：左臂略上抬，左手成掌，略向内旋，使手阳明大肠经（臂外前侧面）翻转向上，右手以拇、食相对用力，抓住上臂部手阳明大肠经，从肩部（图 5–15）沿手阳明大肠经向下一松一紧地捏拿至左腕部；再由左腕部（图 5–16）向上一松一紧地捏拿至肩部。如此上下反复做 8 遍。

【要点】 左臂捏拿后，再捏拿右臂，方法、要求相同。在捏拿过程中，要注意轻重适中，捏拿点密集，尽量使臂的手阳明大肠经均匀受力。

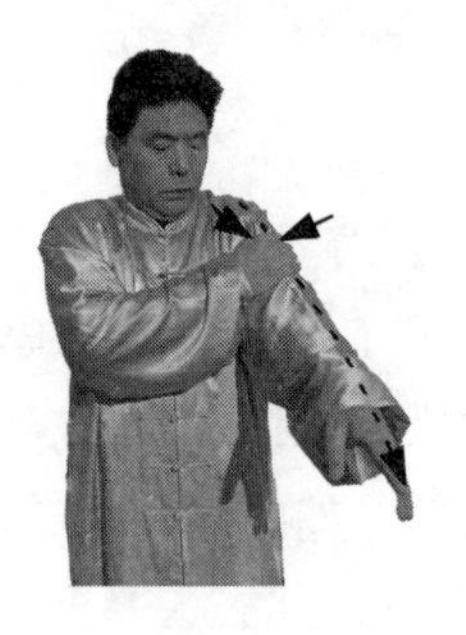

图 5–15

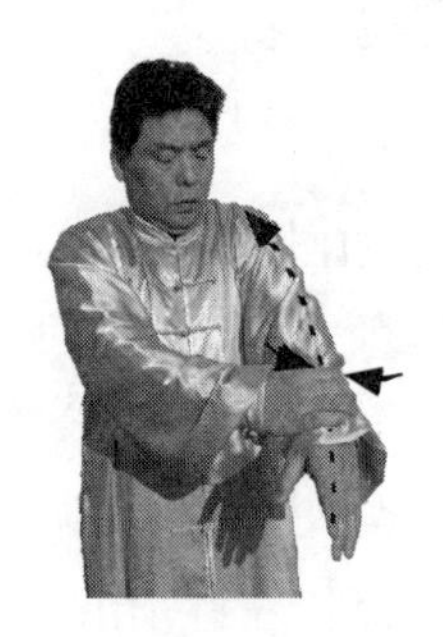

图 5–16

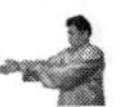

【锻炼效果】 通过以下锻炼对该经内气的调养和进行良性刺激，以使之精气充盈，气血畅通，使其身体内部环境及身体素质得到改善，而使大肠功能得以提高，使体质增强。可以缓解因便秘、腹泻而引起的堆积在人体大肠壁上的宿便得以清除。加强肠壁绒毛的蠕动，帮助人体排出毒素。对牙齿疼痛、咽喉肿痛、耳聋、胸膈不畅、皮肤病等有较好的治疗效果。

【保健作用】 可防治皮肤病；增强阳气或把多余的火气去掉；通便效果好。

三、足阳明胃经

【分布解剖】（图 5–17）。

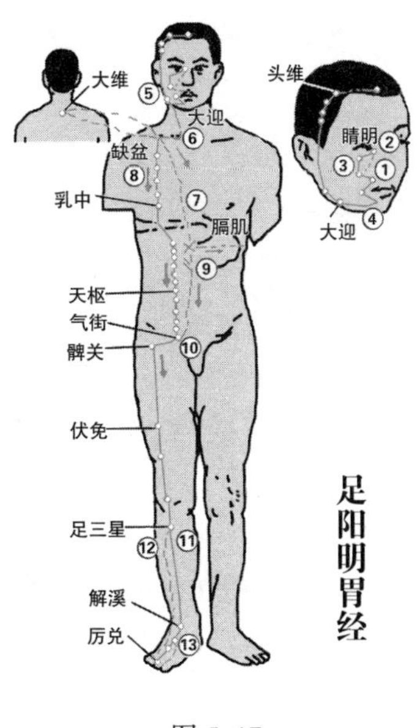

图 5–17

【循行路线】起于鼻翼旁（迎香穴），挟鼻上行，左右侧交会于鼻根部，旁行入目内眦，与足太阳经相交，向下沿鼻柱外侧，入上齿中，还出挟口两旁，环绕嘴唇，在颏唇沟承浆穴处左右相交，退回沿下颌骨后下缘到大迎穴处，沿下颌角上行耳前，经过上关穴（客主人），沿发际，到额前。

【分支】从大迎穴前方下行到人迎穴，沿喉咙向下后行至大椎，折向前行，入缺盆，深入体腔，下行穿过膈肌，属胃络脾。

【直行者】从缺盆出体表，沿乳中线下行，挟脐两旁（旁开 2 寸），下行至腹股沟处的气街穴。

【分支】从胃下口幽门处分出，沿腹腔内下行到气街穴，与直行之脉会合，而后下行大腿前侧，至膝膑，沿下肢胫骨前缘下行至足背，入足第二趾外侧端（厉兑穴）。

【分支】从膝下 3 寸处（足三里穴）分出，下行入中趾外侧端。

【分支】从足背上冲阳穴分出，前行入足大趾内侧端（隐白穴），交于足太阴脾经。

【对应脏器】本经属于胃经。

【适应范围】锻炼此经可治疗头、顶、眼、喉、鼻、齿等部位的病症。适应于高热、鼻流涕或出血、口唇生疮、喉咙发炎、齿痛、腹大水肿、膝关节疼痛、腿足疼痛者锻炼。

【锻炼方法】足阳明胃经常用大鱼际擦法、叩击法和捶击法进行锻炼。

(1) 大鱼际擦法：开步站立，两脚稍外展，两腿稍向外翻，使足阳明胃经（腿内前侧）翻向前，两掌以大鱼际为着力点紧贴于两大腿根部足阳明胃经上，从大腿根部（图 5-18）沿经向前下擦推至两踝部，同时上体取而随之向前下俯；再由

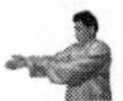

两踝部（图 5–19）沿经向上擦至两大腿根部，同时上体随之直起。如此上下反复做 8 遍。

【要点】在擦推过程中，要注意轻重适中，大鱼际部贴紧腿部经络，尽量使足阳明胃经均匀受力。

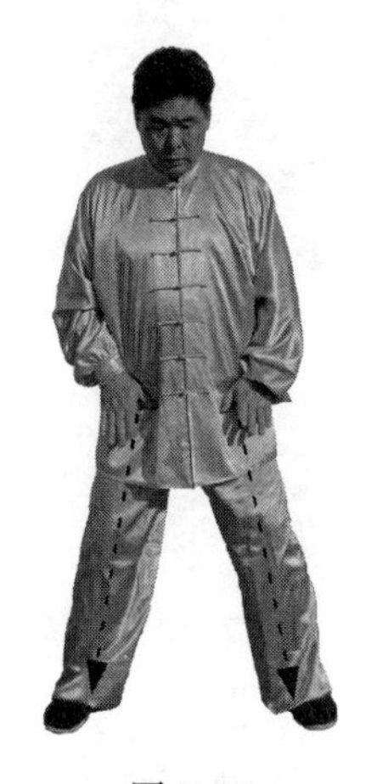

图 5–18

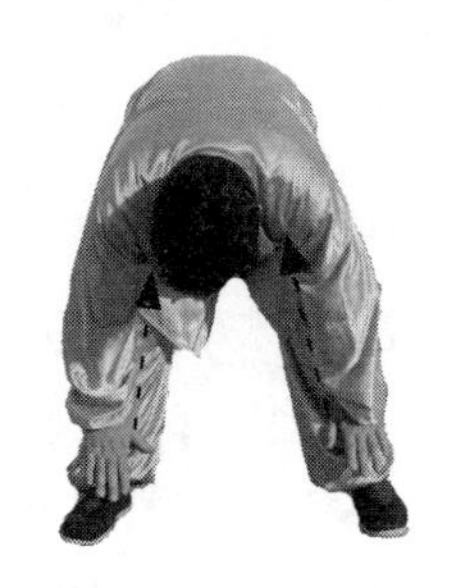

图 5–19

(2) 叩击法：开步站立，两脚稍外展，两腿稍向外翻，使足阳明胃经（腿内前侧）翻向前，两掌四指并齐向内屈扣，以四指尖顶为着力点，从两大腿根部（图 5–20）沿经向前下叩击至踝部，同时上体随之向前下俯；再由踝部（图 5–21）沿经向上叩击至大腿根部，同时上体随之直起。如此上下反复做 8 遍。

【要点】在叩击过程中，要注意轻重适中，力点准确，均匀密集，沿经进行，尽量使足阳明胃经均匀受力。

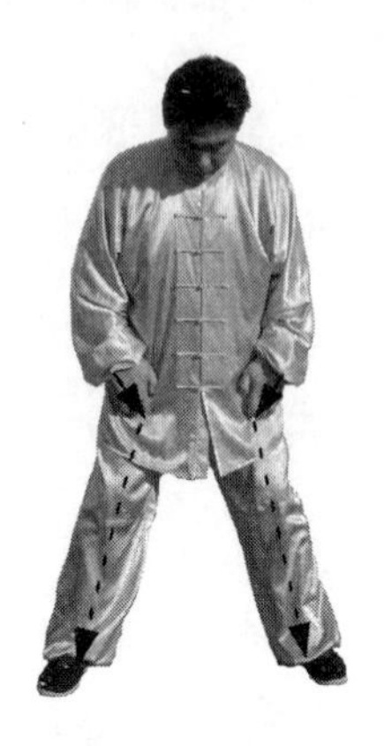

图 5-20

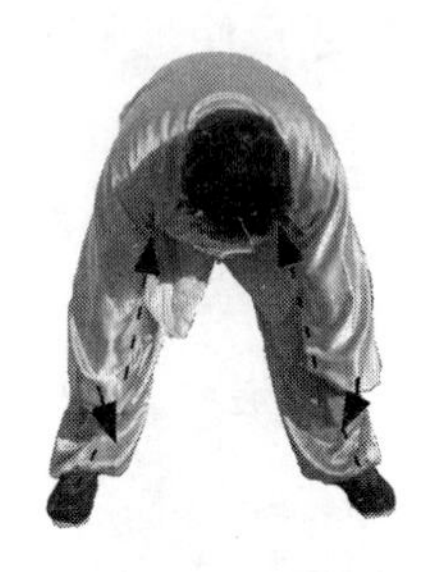

图 5-21

（3）捶击法：开步站立，两脚稍外展，两腿稍向外翻，使足阳明胃经（腿内前侧）翻向前，两手握拳，以拳心为着力点，从两大腿根部（图 5-22）沿经向前下叩击至踝部，同时上体随之向前下俯；再由踝部（图 5-23）沿经向上叩击至大腿根部，同时上体随之直起。如此上下反复做 8 遍。

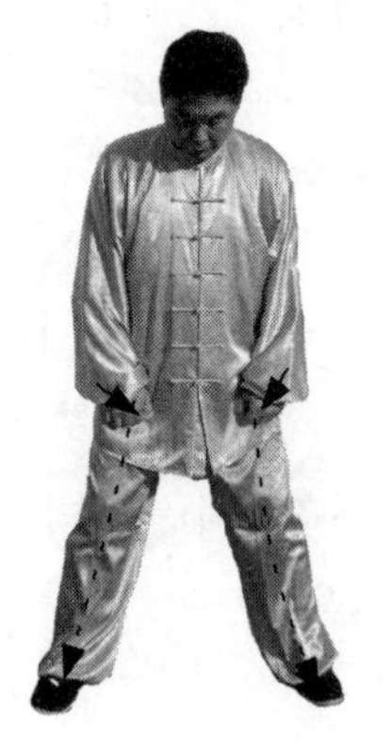

图 5-22

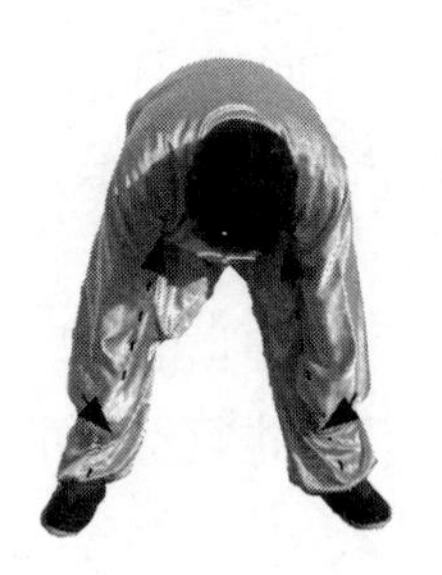

图 5-23

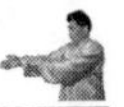

【要点】在捶击过程中，要注意轻重适中，力点准确，均匀密集，沿经进行，尽量使足阳明胃经均匀受力。

【锻炼效果】通过以下锻炼对该经内气的调养和进行良性刺激，以使之精气充盈，气血畅通，使其身体内部环境及身体素质得到改善，而使胃功能得以提高，使体质增强。可以帮助因饮食不规律引起的胃寒、胃热、胃部的各种急慢性炎症。排除胃胀气、长期疏通可以防止胃部疾病。对高热、鼻出血、口唇生疮、喉咙发炎、牙齿肿痛、腹大水肿、膝关节疼痛、腿足疼痛等病有较好的治疗效果。

【保健作用】主血所生之病。主治有关“血”方面所发生的病症及消化方面的疾病。

四、足太阳脾经

【分布解剖】（图 5–24）。

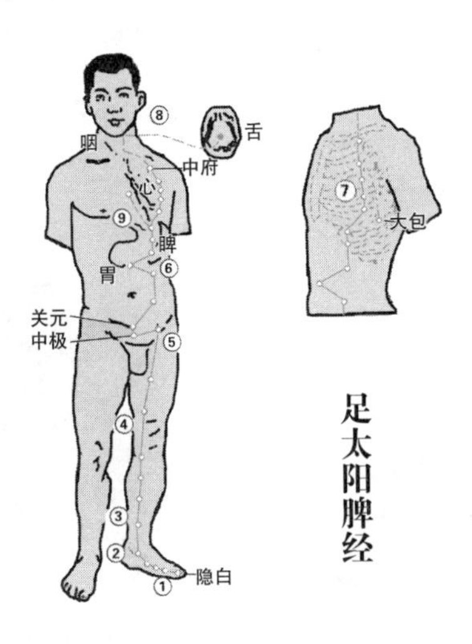

图 5–24

【循行路线】 起于足大趾内侧端（隐白穴），沿内侧赤白肉际，上行过内踝的前缘，沿小腿内侧正中线上行，在内踝上8寸处，交出足厥阴肝经之前，上行沿大腿内侧前缘进入腹部，属脾，络胃。向上穿过膈肌，沿食道两旁，连舌本，散舌下。

【分支】 从胃别出，上行通过膈肌，注入心中，交于手少阴心经。

【对应脏器】 本经属于脾经。

【适应范围】 锻炼此经可治疗胃肠道疾患及月经病，各种出血、贫血、失眠、水肿等。适应舌强直硬、食后呕吐、胃脘作痛、腹部发胀、全身无力、小便不畅者锻炼。

【锻炼方法】 足太阳脾经常用推摩法、叩击法和捶击法进行锻炼。

(1) 推摩法：取端坐势，将左腿向前伸直，向外翻，使足太阳脾经（腿内侧）翻向上，左掌以全掌为着力点紧贴于左大腿根部足太阳脾经上，从大腿根部（图5–25）沿经向前下推摩至踝部；再由踝部（图5–26）沿经向上摩至大腿根部。如此上下反复做8遍。

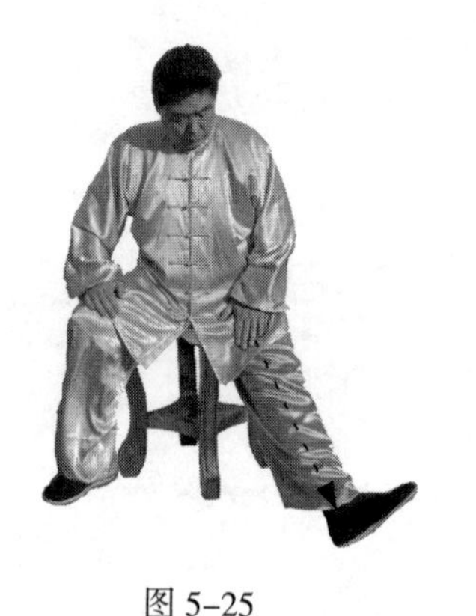
图5–25

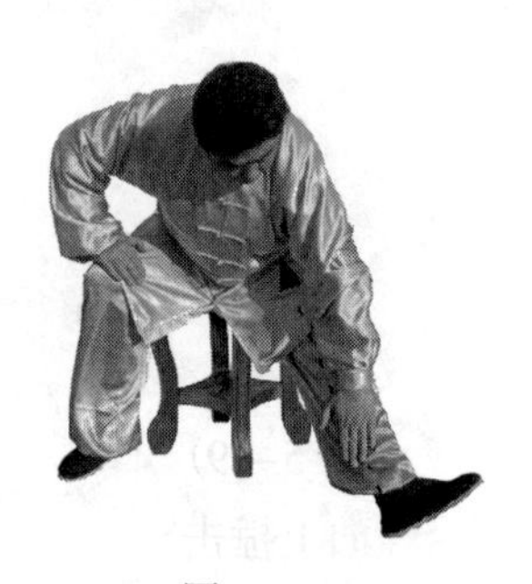
图5–26

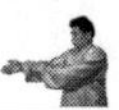

【要点】左腿推摩后，再推摩右腿，方法、要求相同。在推摩过程中，要注意轻重适中，全掌贴紧腿部经络，尽量使足太阳脾经均匀受力。

(2) 叩击法：取端坐势，将左腿向前伸直，向外翻，使足太阳脾经（腿内侧）翻向上，左掌四指并齐向内屈扣，以四指尖顶为着力点，从大腿根部（图 5–27）沿经向前下扣击至踝部；再由踝部（图 5–28）沿经向上扣击至大腿根部。如此上下反复做 8 遍。

【要点】左腿扣击后，再扣击右腿，方法、要求相同。在叩击过程中，要注意轻重适中，力点准确，均匀密集，沿经进行，尽量使足太阳脾经均匀受力。

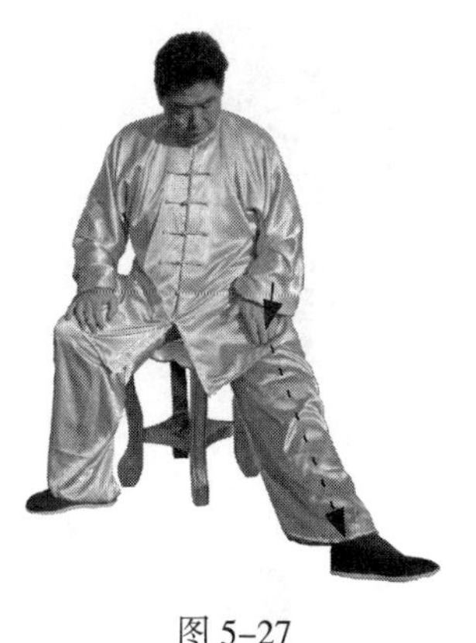

图 5–27

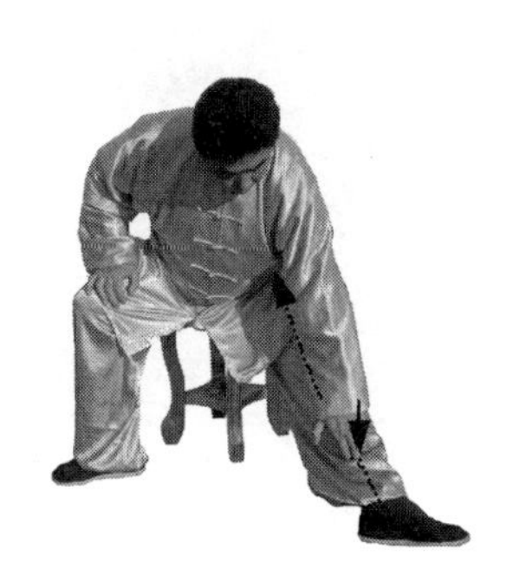

图 5–28

(3) 捶击法：取端坐势，将左腿向前伸直，向外翻，使足太阳脾经（腿内侧）翻向上，左手成拳，以拳轮为着力点，从大腿根部（图 5–29）沿经向前下捶击至踝部；再由踝部（图 5–30）沿经向上捶击至大腿根部。如此上下反复做 8 遍。

【要点】左腿捶击后，再捶击右腿，方法、要求相同。在捶击过程中，要注意轻重适中，力点准确，均匀密集，沿经进行，尽量使足太阳脾经均匀受力。

【锻炼效果】 通过以下锻炼对该经内气的调养和进行良性刺激，以使之精气充盈，气血畅通，使其身体内部环境及身体素质得到改善，而使脾功能得以提高，使体质增强。可以补充女性气血、畅通气血、增强淋巴循环，加强静脉代谢、提高人体免疫力。对舌强直硬、食后呕吐、胃脘作痛、腹部发胀、全身无力、小便不畅等病有较好的治疗作用。

【保健作用】 脾主运化，脾主统血。帮助胃吸收消化。

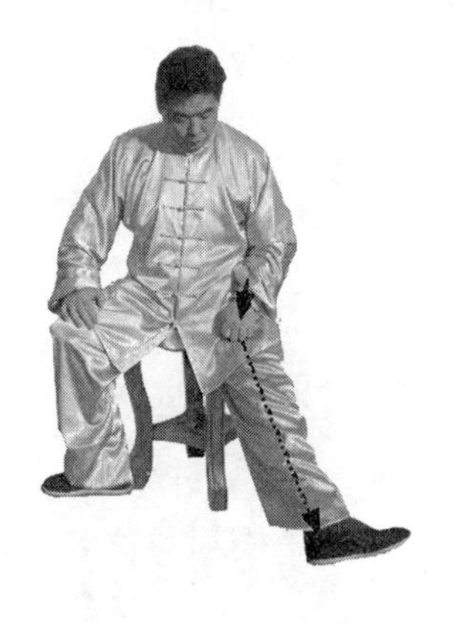

图 5–29

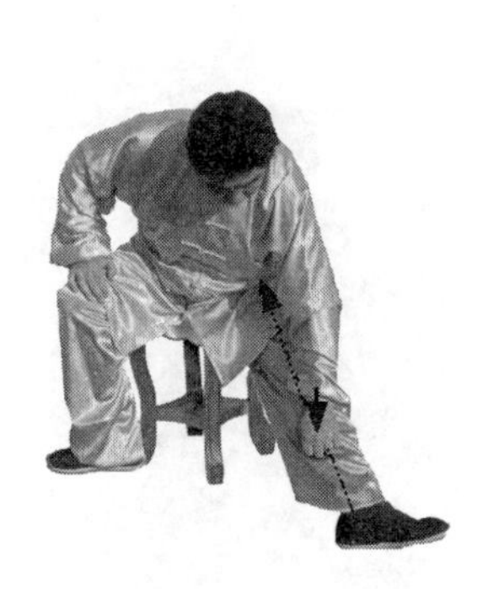

图 5–30

五、手少阳心经

【分布解剖】（图 5–31）。

【循行路线】 起于心中，走出后属心系，向下穿过膈肌，络小肠。

【分支】 从心系分出，挟食道上行，连于目系。

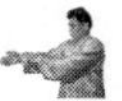

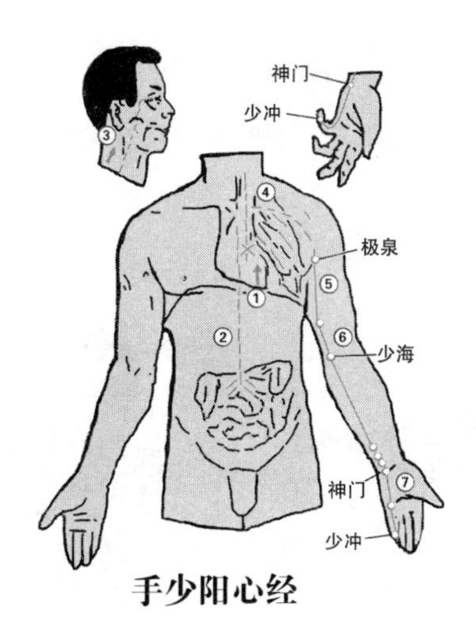

图 5-31

【直行者】从心系出来，退回上行经过肺，向下浅出腋下(极泉穴)，沿上肢内侧后缘，过肘中，经掌后锐骨端，进入掌中，沿小指桡侧，出小指桡侧端（少冲穴），交于手太阳小肠经。

【对应脏器】本经属于心经，与血脉、神志有关。

【适应范围】锻炼此经，可治疗心和胸部疾病及精神病等。适应喉咙干燥、口渴欲饮、目黄、胁肋作痛、掌心热痛、心神不宁者锻炼。

【锻炼方法】手少阴心包经常用大鱼际推法、拳推法和拇指捏拿法锻炼。

(1) 大鱼际推法：左臂略上抬，左手成掌，向外旋翻，使手少阴心经（臂内后侧面）翻转向上，右手大鱼际部贴按于左上臂手少阴心经上，以大鱼际部为力点，从肩部（图 5-32）沿手少阴心经向下擦至左腕部；再由左腕部（图 5-33）向上擦至肩部。如此上下反复做 8 遍。

【要点】左臂擦后，再擦右臂，方法、要求均同。在推擦过程中，要注意轻重适中，速度均匀，尽量使臂上的手少阴心经受力均匀。

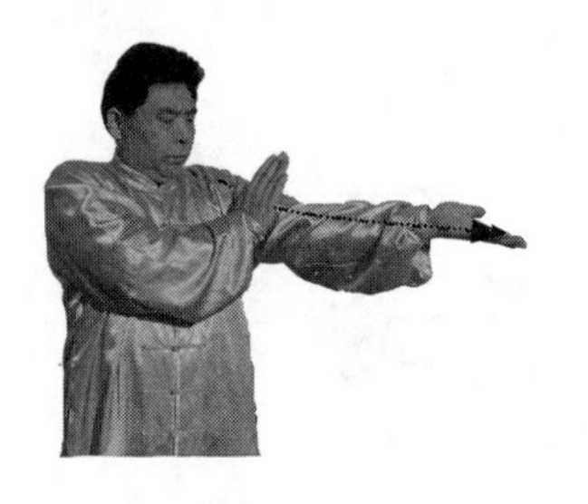

图 5–32

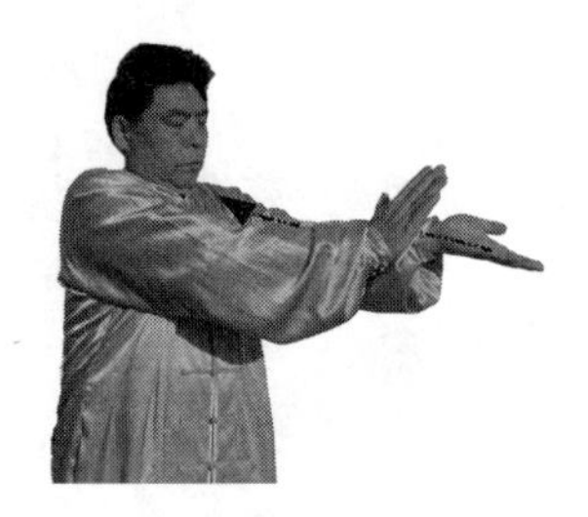

图 5–33

⑵ 拳推法：左臂略上抬，左手成掌，向外旋翻，使手少阴心经（臂内后侧面）翻转向上，右手握拳，拳心部贴按于左上臂手少阴心经上，以拳心为力点，从肩部（图 5–34）沿手少阴心经向下推摩至左腕部；再由左腕部（图 5–35）向上摩至肩部。如此上下反复做 8 遍。

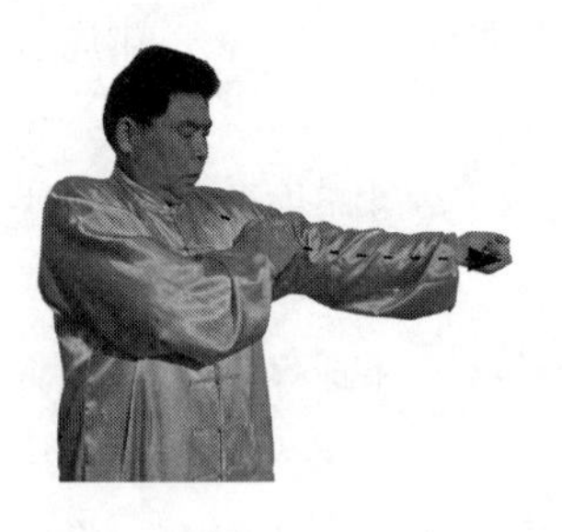

图 5–34

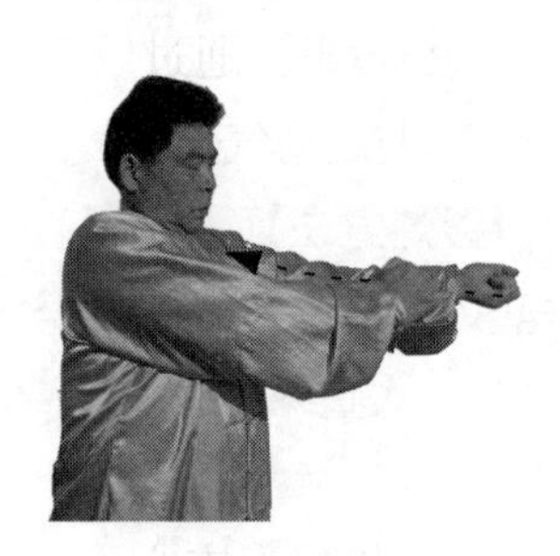

图 5–35

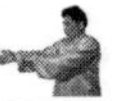

【要点】左臂推摩后，再推摩右臂，方法、要求均同。在推摩过程中，要注意轻重适中，速度均匀，尽量使臂上的手少阴心经受力均匀。

(3) 拇指捏拿法：左臂略上抬，左手握拳，向外旋翻，使手少阴心经（臂内后侧面）翻转向上，右手以拇指、食指相对用力，反手抓住上臂部手少阴心经，从肩部（图 5–36）沿手少阴心经向下一松一紧地捏拿至左腕部；再由左腕部（图 5–37）向上一松一紧地捏拿至肩部。如此上下反复做 8 遍。

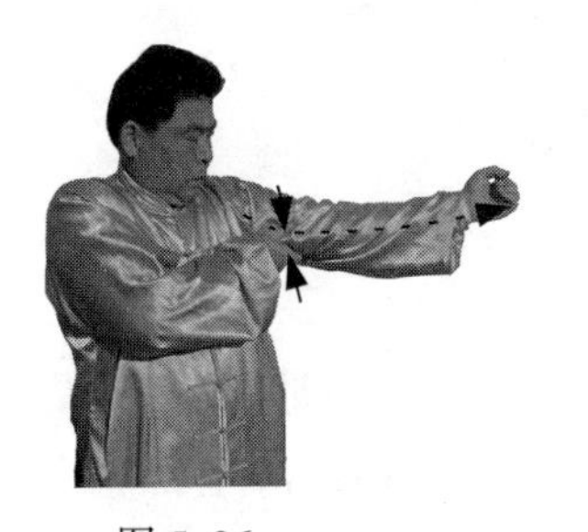

图 5–36

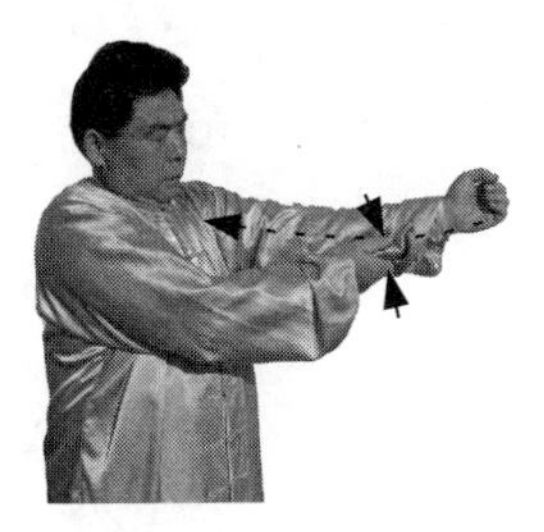

图 5–37

【要点】左臂捏拿后，再捏拿右臂，方法、要求相同。在捏拿过程中，要注意轻重适中，捏拿点密集，尽量使臂的手少阴心经均匀受力。

【锻炼效果】通过以下锻炼对该经内气的调养和进行良性刺激，以使之精气充盈，气血畅通，使其身体内部环境及身体素质得到改善，而使心脏功能得以提高，使体质增强。可强化心脏功能，帮助调节血压缓解心律不齐。对心神不宁、喉咙干燥、口渴欲饮、目黄、胁肋作痛、掌心热痛等病有较好的治疗效果。

【保健作用】主心理、思虑、神志、睡眠、感情纠葛等。解决情志方面的问题，是调解心理、安定神智的经络。

六、手太阳小肠经

【分布解剖】（图5–38）。

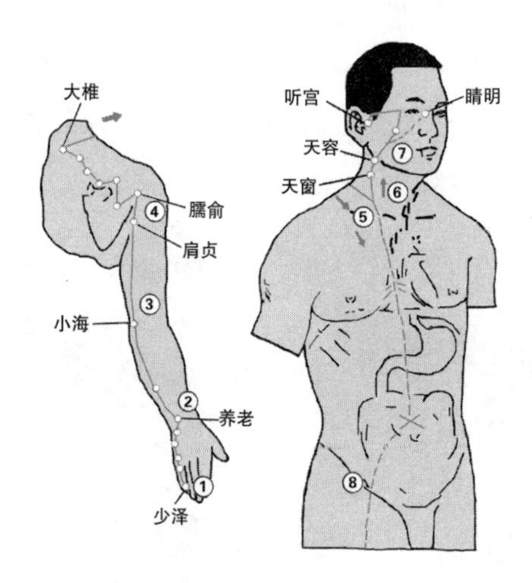

图5–38

【循行路线】起于小指外侧端（少泽穴），沿手背、上肢外侧后缘，过肘部，到肩关节后面，绕肩胛部，交肩上（大椎穴），前行入缺盆，深入体腔，络心，沿食道，穿过膈肌，到达胃部，下行，属小肠。

【分支】从缺盆出来，沿颈部上行到面颊，至目外眦后，退行进入耳中（听宫穴）。

【分支】从面颊部分出，向上行于眼下，至目内眦（睛明穴），交于足太阳膀胱经。

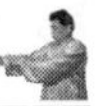

【对应脏器】本经属于小肠经，并与心的关系密切。

【适应范围】锻炼本经，可治疗眼、耳、喉、头、颈及精神等部病症。适应喉咙痛、颊肿、颈强难转、肩臂痛者锻炼。

【锻炼方法】手太阳小肠经常用锻炼方法有掌擦法、掌拍法和掌拿法。

(1) 掌擦法：左臂略上抬，左手握拳，向内旋翻，使手太阳小肠经（臂外后侧面）翻转向上，右手掌贴按于左上臂手太阳小肠经上，以掌心部为力点，从肩部（图 5–39）沿手太阳小肠经向下擦至左腕部；再由左腕部（图 5–40）向上擦至肩部。如此上下反复做 8 遍。

【要点】左臂擦后，再擦右臂，方法、要求均同。在推擦过程中，要注意轻重适中，速度均匀，尽量使臂上的手太阳小肠经受力均匀。

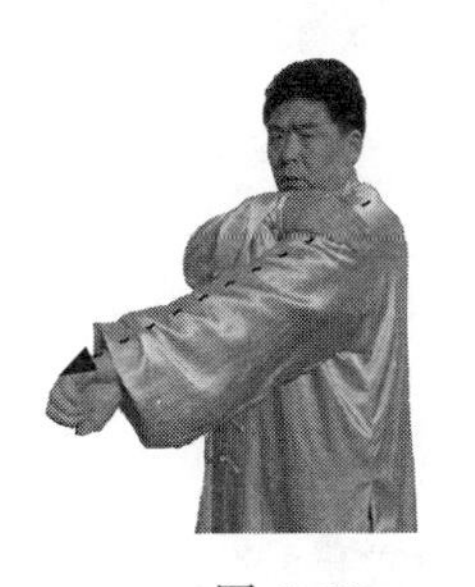

图 5–39

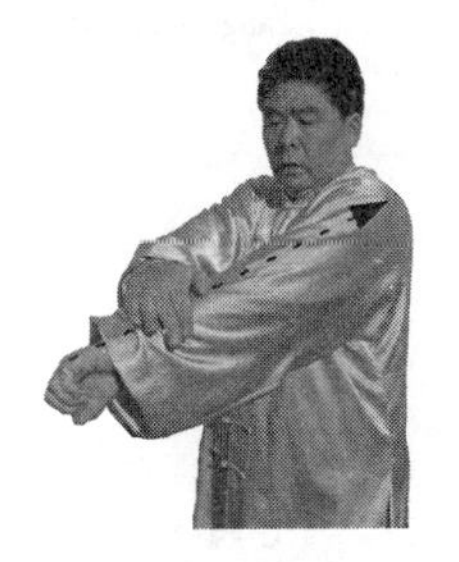

图 5–40

(2) 掌拍法：左臂略上抬，左手握拳，向内旋翻，使手太阳小肠经（臂外后侧面）翻转向上，右手以掌心部为力点，从肩部（图 5–41）沿手太阳小肠经向下拍打至左腕部；再由左腕部（图 5–42）向上拍打至肩部。如此上下反复做 8 遍。

【要点】左臂拍打后，再拍打右臂，方法、要求均同。在拍打过程中，要注意轻重适中，击点密集，尽量使臂上的手太阳小肠经受力均匀。

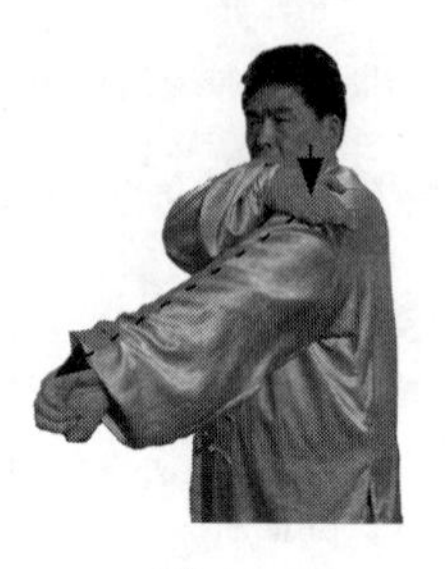
图 5–41

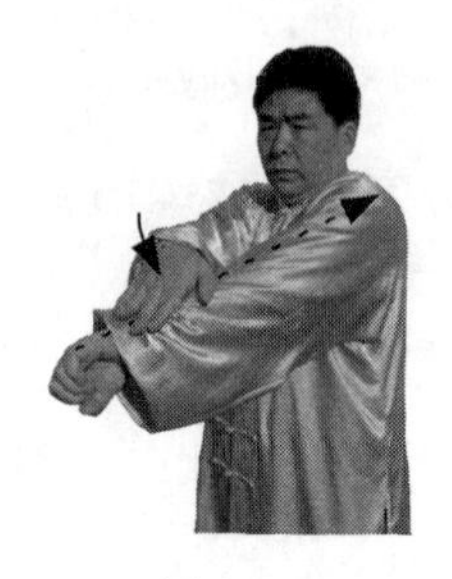
图 5–42

(3) 掌拿法：左臂略上抬，左手握拳，向内旋翻，使手太阳小肠经（臂外后侧面）翻转向上，右手以拇指与其余四指相对用力，抓住上臂部手太阳小肠经，从肩部（图 5–43）沿手太阳小肠经向下一松一紧地捏拿至左腕部；再由左腕部（图 5–44）向上一松一紧地捏拿至肩部。如此上下反复做 8 遍。

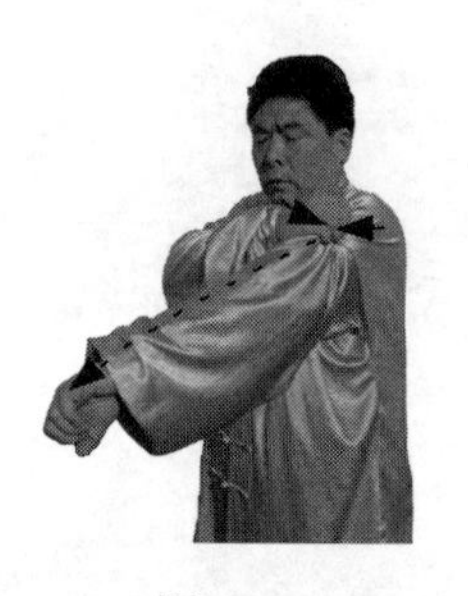
图 5–43

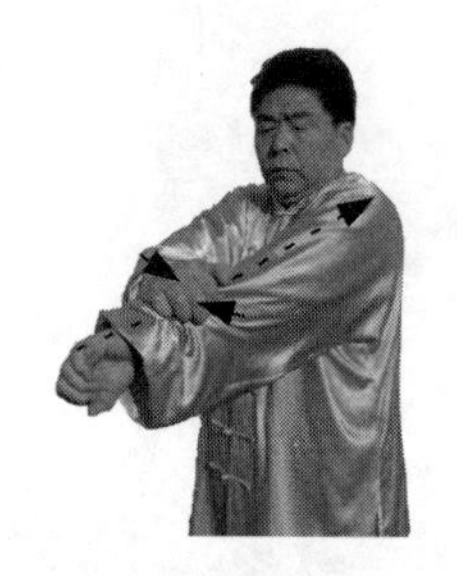
图 5–44

【要点】左臂捏拿后，再捏拿右臂，方法、要求相同。在捏拿过程中，要注意轻重适中，捏拿点密集，尽量使臂的手太阳小肠经均匀受力。

【锻炼效果】通过以下锻炼对该经内气的调养和进行良性

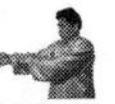

刺激，以使之精气充盈，气血畅通，使其身体内部环境及身体素质得到改善，而使小肠功能得以提高，使体质增强。促进人体对营养物质的吸收率。可以缓解因吸收不好而引起的贫血、面黄肌瘦得以改善。对喉咙痛、颊肿、颈强难转、肩臂痛等病有一定的治疗作用。

【保健作用】治疗肩背、颈椎等关节肌肉痛和脸部、耳朵等五官病。

七、足太阳膀胱经

【分布解剖】（图 5–45）。

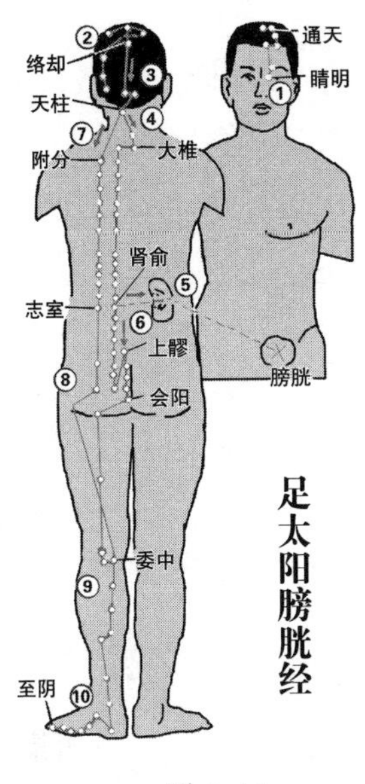

图 5–45

【循行路线】起于目内眦（睛明穴），向上到达额部，左右交会于头顶部（百会穴）。

【分支】从头顶部分出，到耳上角部。

【直行者】从头顶部分别向后行至枕骨处，进入颅腔，络脑，回出分别下行到项部（天柱穴），下行交会于大椎穴，再分左右沿肩胛内侧，脊柱两旁（1.5 寸），到达腰部（肾俞穴），进入脊柱两旁的肌肉（膂），深入体腔，络肾，属膀胱。

【分支】从腰部分出，沿脊柱两旁下行，穿过臀部，从大腿后侧外缘下行至腘窝中（委中穴）。

【分支】从项分出下行，经肩胛内侧；从附分穴挟脊（3 寸），下行至髀枢，经大腿后侧至腘窝中与前一支脉会合，然后下行穿过腓肠肌，出走于足外踝后，沿足背外侧缘至小趾外侧端（至阴穴），交于足少阴肾经。

【对应脏器】本经属于膀胱经，与各脏腑均有关联。

【适应范围】锻炼此经可治疗头项、眼、背、腰等部位的疾病。适应小便短少、目赤肿痛、脊椎疼痛、腰腿痛、精神错乱者锻炼。

【锻炼方法】足太阳膀胱经常用干梳头法、掌推法和捶击法锻炼。

（1）干梳头法：两手五指自然叉开，向里屈叩，十指指顶尖按于头前额发际处通天位部（图 5–46）；用力向后干梳头部足太阳膀胱经至后发际天柱穴部（图 5–47）。如此反复做 16 次。

【要点】十指尖顶端紧贴头皮，用力要适中，从前向后重复干梳，速度要均匀，使足太阳膀胱经受力均匀。

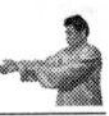

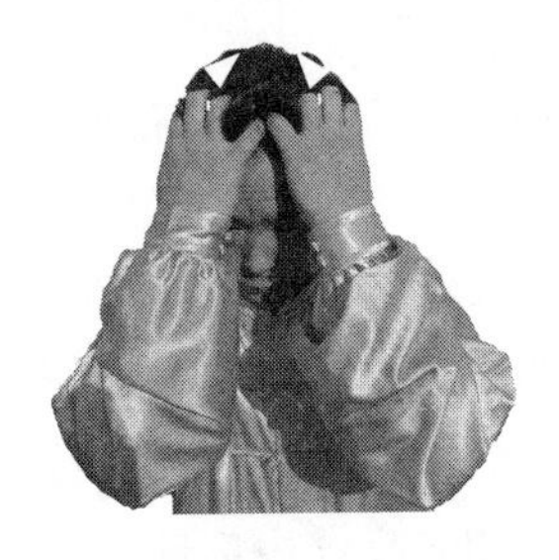

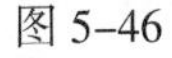
图 5-46

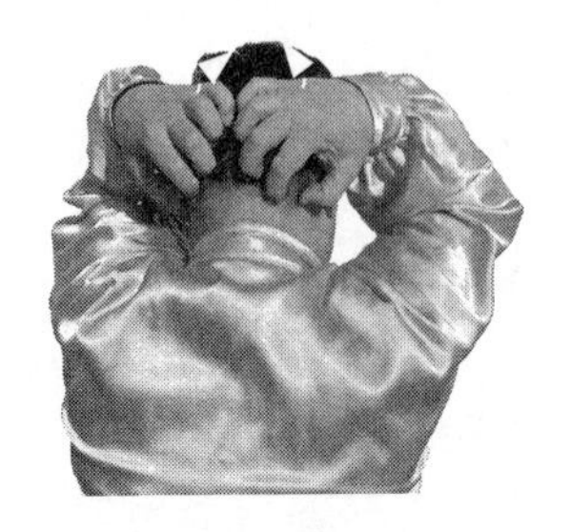

图 5-47

(2) 掌推法：开步自然站立，上体前下俯，两掌从两腿外侧绕于两腿后，两手掌心紧贴于臀下两大腿根部后侧（图 5-48），向下沿足太阳膀胱经直至推擦至脚后跟部；然后再由两脚后跟部（图 5-49）向上沿经擦到臀下两大腿根部。如此上下反复做 8 次。

【要点】 在推擦过程中，要注意轻重适中，速度均匀，尽量使两腿上的足太阳膀胱经受力均匀。

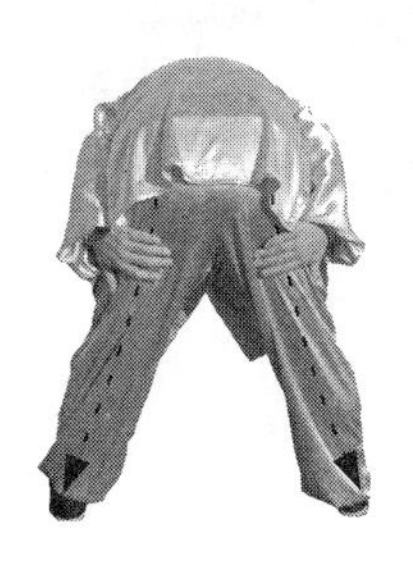

图 5-48

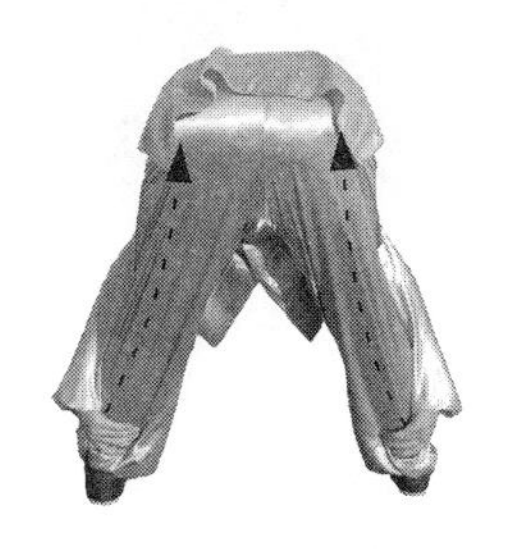

图 5-49

(3) 捶击法：开步自然站立，上体前下俯，两手握拳从两腿外侧绕于两腿后，两拳以拳背为力点从臀下两大腿根部后侧

（图 5–50），向下沿足太阳膀胱经捶击至脚后跟部；然后再由两脚后跟部（图 5–51）向上沿经捶击到臀下两大腿根部。如此上下反复做 8 次。

【要点】 在捶击过程中，要注意轻重适中，击点密集，不露空位，速度均匀，尽量使两腿上的足太阳膀胱经受力均匀。

【锻炼效果】 通过以下锻炼对该经内气的调养和进行良性刺激，以使之精气充盈，气血畅通，使其身体内部环境及身体素质得到改善，而使排尿系统功能得以提高，使体质增强。可以帮助人体排毒、平衡小便的酸碱度、缓解因喝水少而引起的膀胱炎症。改善眼袋及腿部浮肿。使目赤肿痛、脊椎疼痛、腰腿痛等病能得以治疗。

【保健作用】 是最大的排毒通道。

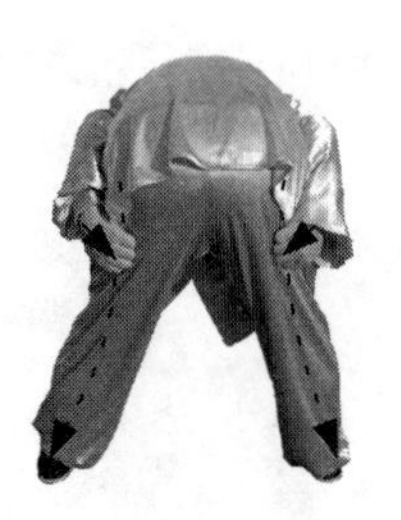

图 5–50

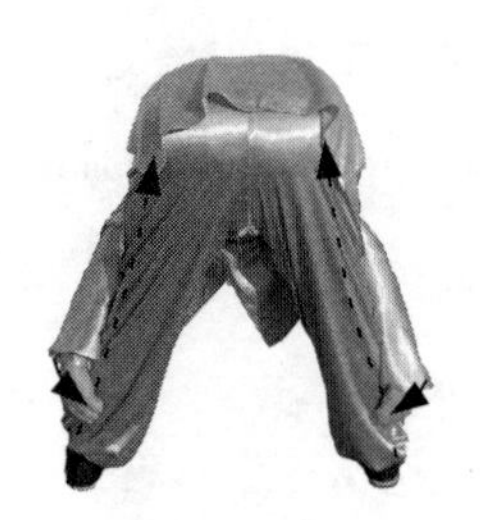

图 5–51

八、足少阴肾经

【分布解剖】 （图 5–52）。

【循行路线】 起于足小指下，斜行于足心（涌泉穴），出行于舟骨粗隆之下，沿内踝后，分出进入足跟，向上沿小腿内侧

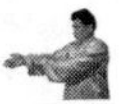

后缘，至腘内侧，上股内侧后缘入脊内（长强穴），穿过脊柱，属肾，络膀胱。

【直行者】从肾上行，穿过肝和膈肌，进入肺，沿喉咙，到舌根两旁。

【分支】从肺中分出，络心，注于胸中，交于手厥阴心包经。

【对应脏器】本经属于肾经，肾为人体一切机能的发源地。

【适应范围】锻炼此经可治疗肾及生殖系统疾病和某些神经精神病、喉、胸、腰部等病症。适应口内发热、舌下干、咽部肿、心烦、心痛、黄疸、腰痛、精神疲倦者锻炼。

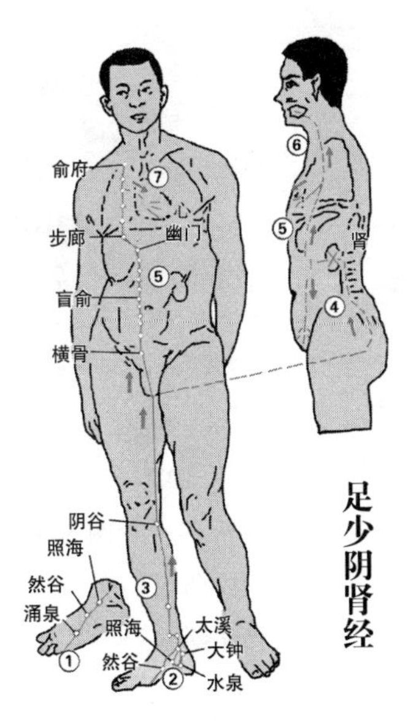

图 5–52

【锻炼方法】足少阴肾经常用掌根擦法、拳推法和叩击法锻炼。

(1) 掌根擦法：取端坐势，将左腿向前伸直，向外旋翻，使足少阴肾经（腿内后侧）翻向上，左掌以掌根为着力点紧贴于左大腿根部足少阴肾经上，从大腿根部（图 5-53）沿经向前下推擦至踝部；再由踝部（图 5-54）沿经向上擦至大腿根部。如此上下反复做 8 遍。

【要点】左腿推擦后，再擦右腿，方法、要求相同。在推擦过程中，要注意轻重适中，掌根贴紧腿部经络，尽量使足少阴肾经均匀受力。

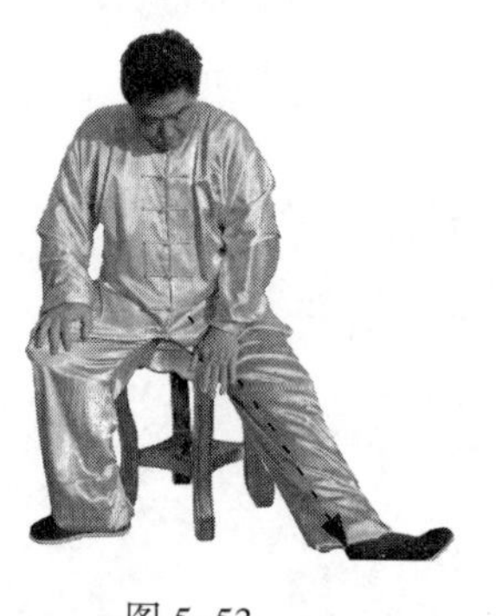
图 5-53

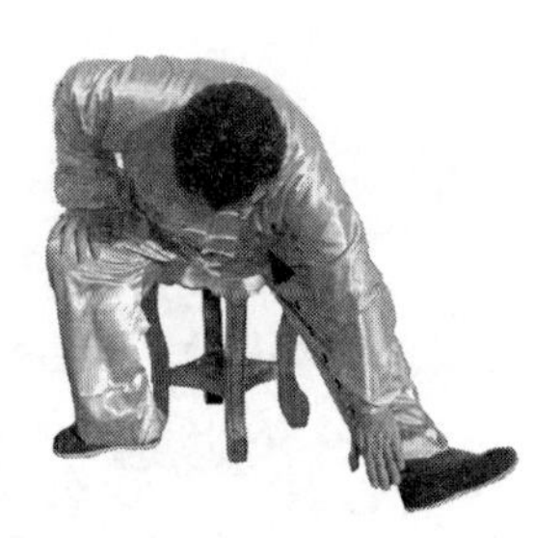
图 5-54

(2) 拳推法：取端坐势，将左腿向前伸直，向外旋翻，使足少阴肾经（腿内后侧）翻向上，左拳以拳心为着力点，从大腿根部（图 5-55）沿足少阴肾经向前下推擦至踝部；再由踝部（图 5-56）沿经向上擦至大腿根部。如此上下反复做 8 遍。

【要点】左腿推擦后，再擦右腿，方法、要求相同。在推擦过程中，要注意轻重适中，拳心贴紧腿部经络，尽量使足少阴肾经均匀受力。

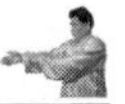

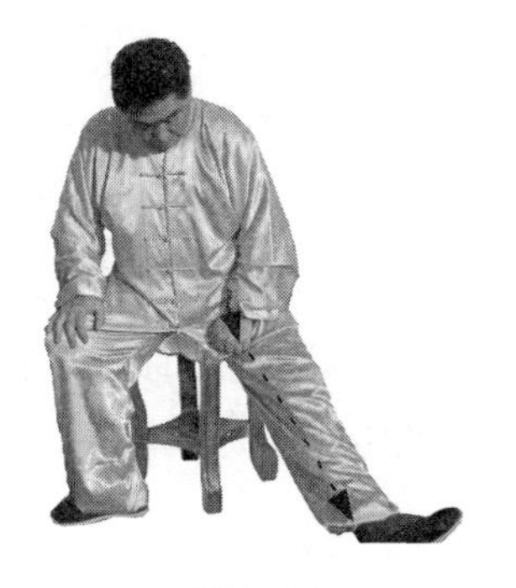

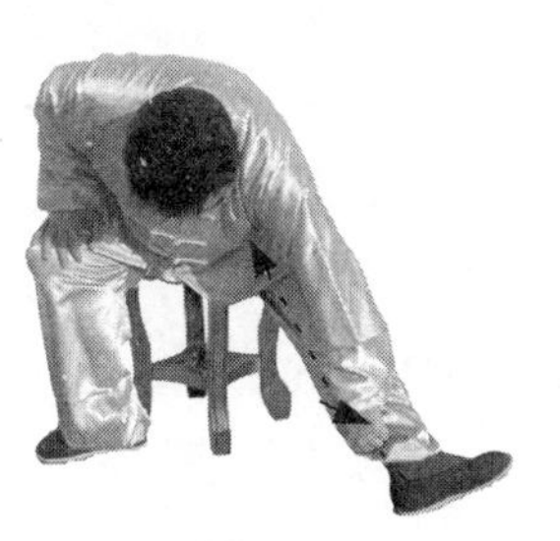

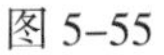

图 5–55　　　　图 5–56

⑶ 叩击法：将左腿向前伸直，向外旋翻，使足少阴肾经（腿内后侧）翻向上，左掌四指并齐向内屈叩，以四指尖顶为着力点，从大腿根部（图 5–57）沿经向前下叩击至踝部；再由踝部（图 5–58）沿经向上叩击至大腿根部。如此上下反复做 8 遍。

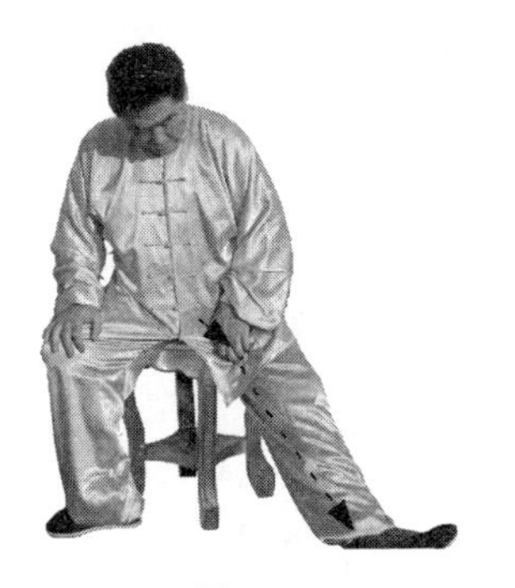

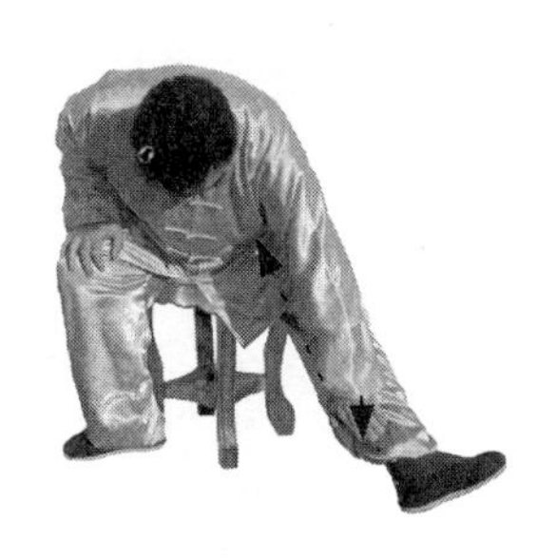

图 5–57　　　　图 5–58

【要点】左腿叩击后，再叩击右腿，方法、要求相同。在叩击过程中，要注意轻重适中，力点准确，均匀密集，沿经进行，尽量使足少阴肾经均匀受力。

【锻炼效果】通过锻炼对该经内气的调养和进行良性刺激，以使之精气充盈，气血畅通，使其身体内部环境及身体素质得到改善，而使肾功能得以提高，使体质增强。可以提高人体免疫力，强化肾脏功能缓解人体疲劳感。提高抗寒能力、改善黑眼圈。长期锻炼此经，可以改善男女性冷淡，有助于夫妻生活和谐。能使口内发热、舌下干、咽部肿、心烦、心痛、黄疸、腰痛、精神疲倦等病得以治疗。

【保健作用】肾为先天之本，肾主骨，治疗人体骨骼方面的疾病。肾开窍于耳，肾之府为腰。

九、手厥阴心包经

【分布解剖】（图 5–59）。

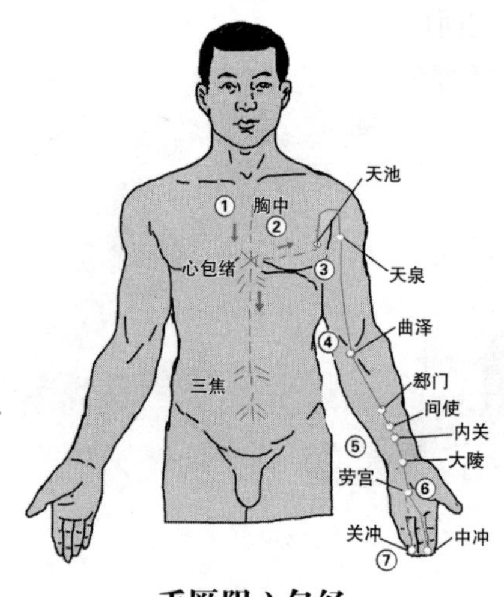

手厥阴心包经

图 5–59

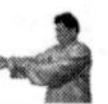

【循行路线】起于胸中，出属心包络，向下穿过膈肌，依次络于上、中、下三焦。

【分支】从胸中分出，沿胸浅出肋部当腋下三寸处（天池穴），向上至腋窝中，沿上肢内侧中线入肘，过腕部，入掌中（劳宫穴），沿中指桡侧，出中指桡侧端（中冲穴）。

【分支】从掌中分出，沿无名指出其尺侧端（关冲穴），交于手少阳三焦经。

【对应脏器】本经属于心包经。

【适应范围】锻炼此经可治疗心、胸、胃等部位及精神疾病。适应心悸、心烦、胸闷、心痛、眼睛发黄、肘臂痛，两肋闷胀，心脏搏动过速者锻炼。

【锻炼方法】手厥阴心包经常用掌推法、拍打法和掌侧击法锻炼。

（1）掌推法：左臂略上抬，左手成掌，向外旋翻，使手厥阴心包经（臂内侧面）翻转向上，右手全部按于左上臂手厥阴心包经上，以全掌部为力点，从肩部（图 5-60）沿手厥阴心包经向下擦至左腕部；再由左腕部（图 5-61）向上擦至肩部。如此上下反复做 8 遍。

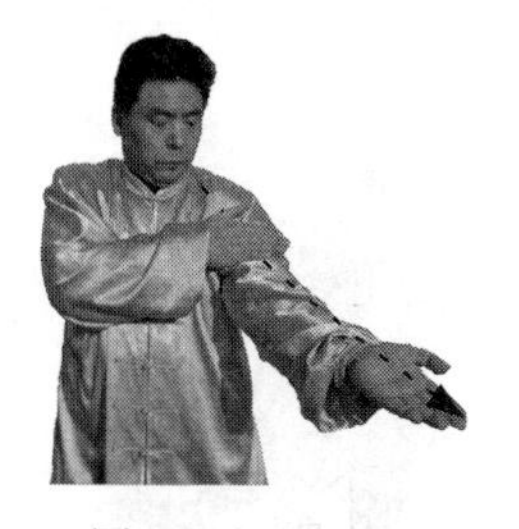

图 5-60

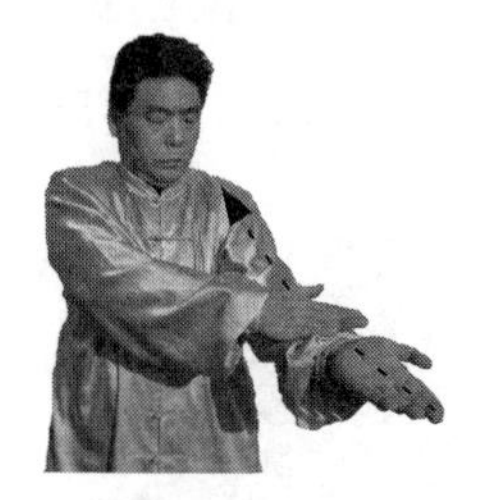

图 5-61

【要点】左臂擦后，再擦右臂，方法、要求均同。在推擦过程中，要注意轻重适中，速度均匀，尽量使臂上的手厥阴心包经受力均匀。

⑵ 拍打法：左臂略上抬，左手成掌，向外旋翻，使手厥阴心包经（臂内侧面）翻转向上，以右掌为力点，从左肩部（图 5-62）沿手厥阴心包经向下拍打至左腕部；再由左腕部（图 5-63）向上拍打至左肩部。如此上下反复做 8 遍。

【要点】左臂拍打后，再拍打右臂，方法、要求均同。在拍打过程中，要注意轻重适中，速度均匀，尽量使臂上的手厥阴心包经受力均匀。

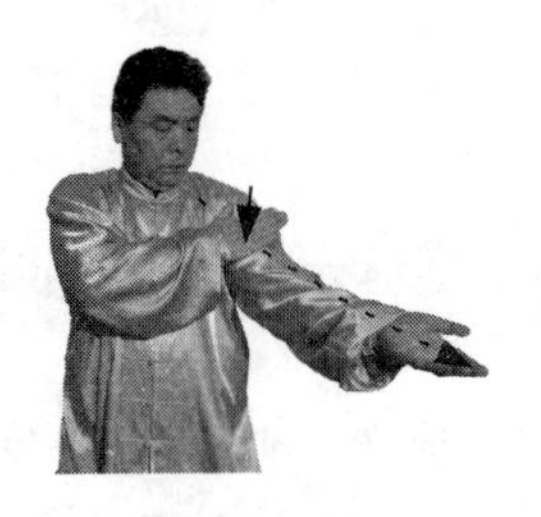

图 5-62

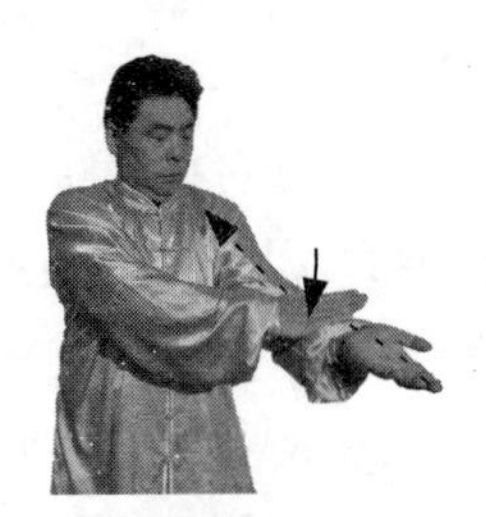

图 5-63

⑶ 掌侧击法：左臂略上抬，左手成掌，向外旋翻，使手厥阴心包经（臂内侧面）翻转向上，以右掌小指侧为力点，从肩部（图 5-64）沿手厥阴心包经向下击打至左腕部；再由左腕部（图 5-65）向上击打至肩部。如此上下反复做 8 遍。

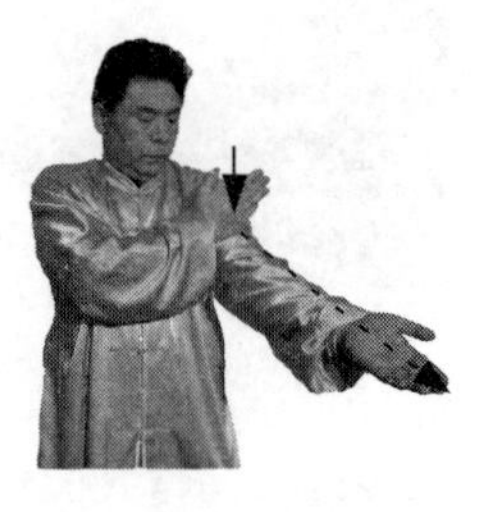

图 5-64

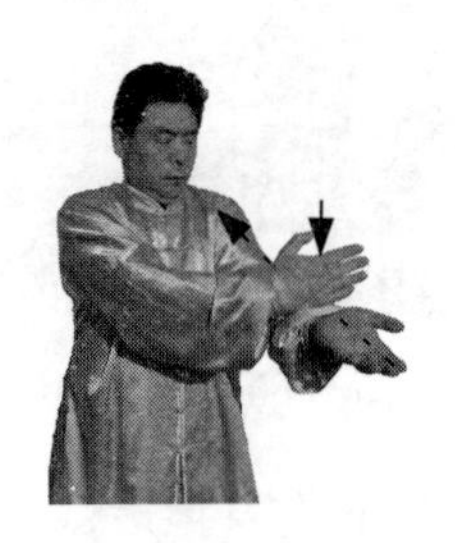

图 5-65

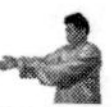

【要点】左臂击打后，再击打右臂，方法、要求均同。在击打过程中，要注意轻重适中，速度均匀，尽量使臂上的手厥阴心包经受力均匀。

【锻炼效果】通过以下锻炼对该经内气的调养和进行良性刺激，以使之精气充盈，气血畅通，使其身体内部环境及身体素质得到改善，而使脏腑功能得以提高，使体质增强。可强化心脏功能，帮助调节血压缓解心律不齐。能使心烦、心痛、眼睛发黄、肘臂痛，两肋闷胀，心脏搏动过速等病症得以消失。

【保健作用】强化心脏功能，帮助调节血压缓解心律不齐。

十、手少阳三焦经

【分布解剖】（图 5-66）。

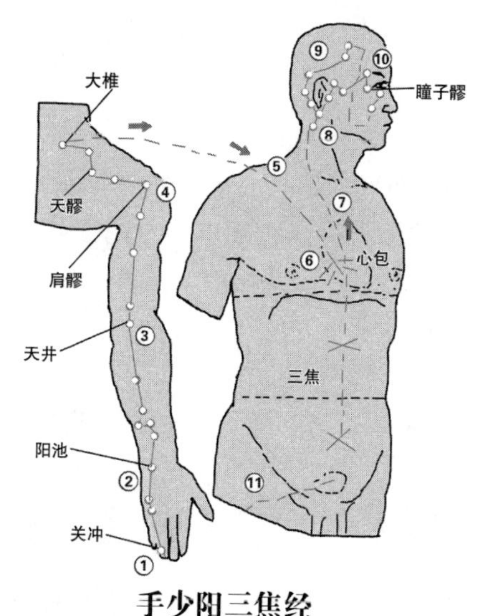

图 5-66

【循行路线】 起于无名指末端（关冲穴），向上沿无名指尺侧至手腕背面，上行尺骨、桡骨之间，通过肘尖，沿上臂外侧向上至肩部，向前行入缺盆，布于膻中，散络心包，穿过膈肌，依次属上、中、下三焦。

【分支】 从膻中分出，上行出缺盆，至肩部，左右交会于大椎，上行到项，沿耳后（翳风穴），直上出耳上角，然后屈曲向下经面颊部至目眶下。

【分支】 从耳后分出，进入耳中，出走耳前，经上关穴前，在面颊部与前一分支相交，至目外眦（瞳子髎穴），交于足少阳胆经。

【对应脏器】 本经属于三焦经。

【适应范围】 锻炼此经可治疗耳、胸、胁等疾病。适应便秘、耳聋、咽喉肿痛、面颊区痛、肩部及上肢疼痛者锻炼。

【锻炼方法】 手少阳三焦经常用锻炼方法有掌擦法、拍打法和捶击法。

(1) 掌擦法：左臂略上抬，左手成掌，向内旋翻，使手少阳三焦经（臂外侧面）翻转向上，右手全部按于左上臂手少阳三焦经上，以全掌部为力点，从肩部（图 5–67）沿手少阳三焦经向下擦至左腕部；再由左腕部（图 5–68）向上擦至肩部。如此上下反复做 8 遍。

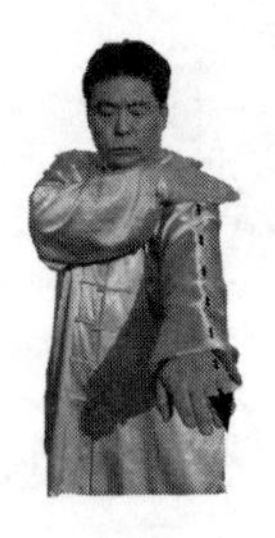
图 5–67

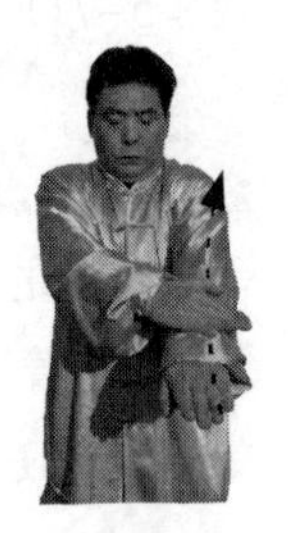
图 5–68

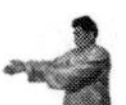

【要点】左臂擦后，再擦右臂，方法、要求均同。在推擦过程中，要注意轻重适中，速度均匀，尽量使臂上的手少阳三焦经受力均匀。

⑵ 拍打法：左臂略上抬，左手成掌，向内旋翻，使手少阳三焦经（臂外侧面）翻转向上，右手以全掌部为力点，从左肩部（图 5–69）沿手少阳三焦经向下拍打至左腕部；再由左腕部（图 5–70）向上拍打至肩部。如此上下反复做 8 遍。

【要点】左臂拍打后，再拍打右臂，方法、要求均同。在拍的过程中，要注意轻重适中，力点要准确，击点要密集，不留空位，尽量使臂上的手少阳三焦经受力均匀。

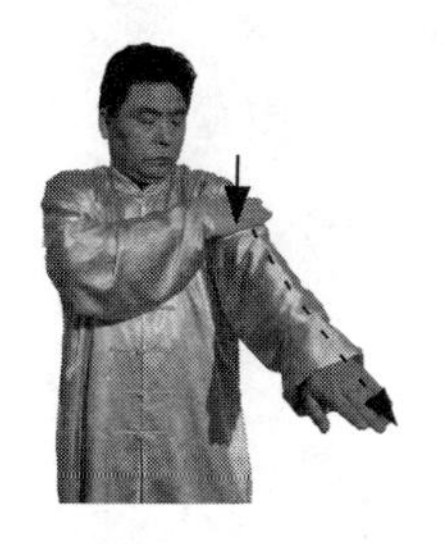

图 5–69

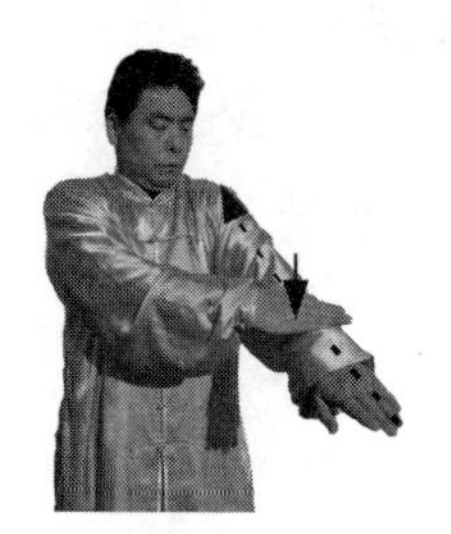

图 5–70

⑶ 捶击法：左臂略上抬，左手成掌，向内旋翻，使手少阳三焦经（臂外侧面）翻转向上，右手成拳，以拳心为力点，从左肩部（图 5–71）沿手少阳三焦经向下捶击至左腕部；再由左腕部（图 5–72）向上捶击至肩部。如此上下反复做 8 遍。

【要点】左臂捶击后，再捶击右臂，方法、要求均同。在捶击的过程中，要注意轻重适中，力点要准确，击点要密集，不留空位，尽量使臂上的手少阳三焦经受力均匀。

【锻炼效果】通过以下锻炼对该经内气的调养和进行良性刺激，以使之精气充盈，气血畅通，使其身体内部环境及身体素质得到改善，而使脏腑功能得以提高，使体质增强。可以调节女性内分泌。小腹胀气、腰腹臃肿或因三焦经受阻而引起的身体不适。能使耳聋、咽喉肿痛、面颊区痛、肩部及上肢疼痛等病得以治疗。

【保健作用】主内分泌失调，主情志，主气郁。

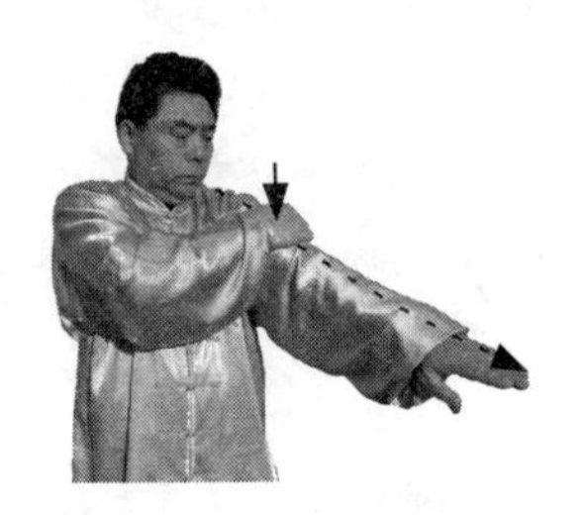
图 5–72

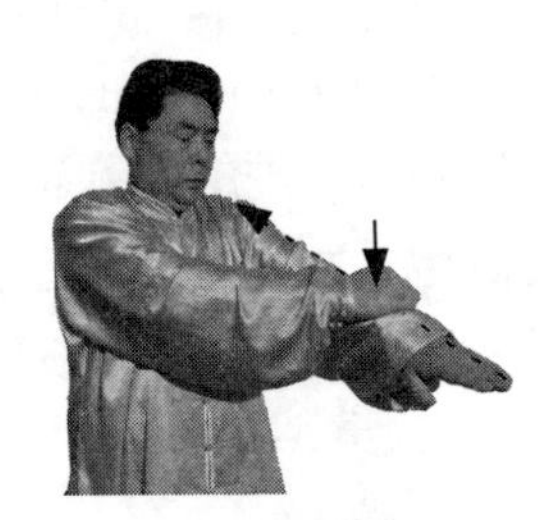
图 5–73

十一、足少阳胆经

【分布解剖】（图 5–73）。

【循行路线】起于目外眦（瞳子髎穴）上至头角（颔厌穴）。再向下到耳后（完骨穴），再折向上行，经额部至眉上（阳白穴），又向后折至风池穴，沿颈下行至肩上，左右交会于大椎穴，前行入缺盆。

【分支】从耳后进入耳中，出走于耳前，到目外眦后方。

【分支】从目外眦分出，下行至大迎穴，同手少阳经分布于面颊部的支脉相合，行至目眶下，向下的经过下颌角下行至颈部，与前脉会合于缺盆后，进入体腔，穿过膈肌，络肝，属胆，沿胁肋浅出气街，绕毛际，横向至环跳穴处。

【直行者】从缺盆下行至腋，沿胸侧，过季肋，下行至环

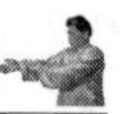

跳穴处与前脉会合，再向下沿大腿外侧、膝关节外缘，行于腓骨前面，直下至腓骨下端，浅出外踝之前，沿足背行出于足第四趾外侧端（窍阴穴）。

【分支】从足背（临泣穴）分出，前行出足大趾外侧端，折回穿过指甲，分布于足大趾爪甲后毫毛处，交于足厥阴肝经。

【对应脏器】本经属于胆经。

【适应范围】锻炼此经可消治疗侧头、眼、耳、鼻、喉、胸胁等部位的病症及肝胆疾病的神经系统疾病。适应于胸外侧胁区疼痛、头痛、上下颌肿痛，眼外眦痛者锻炼。

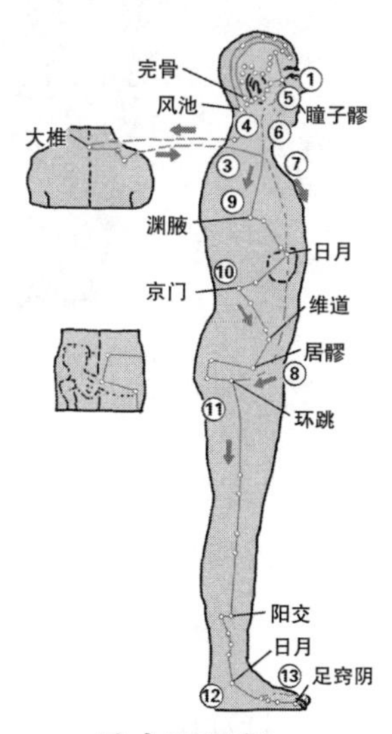

足少阳胆经

图 5–73

【锻炼方法】足少阳胆经常用掌推法、叩击法、捶击法锻炼。

(1) 掌推法：开步自然站立，上体前下俯，两掌掌心紧贴于两腿外侧胯旁，从两胯旁（图 5-74）沿足少阳胆经向下直至推擦至脚外踝部；然后再由两脚外踝部（图 5-75）向上沿经擦到两胯旁。如此上下反复做 8 次。

【要点】在推擦过程中，要注意轻重适中，速度均匀，尽量使两腿上的少阳胆经受力均匀。

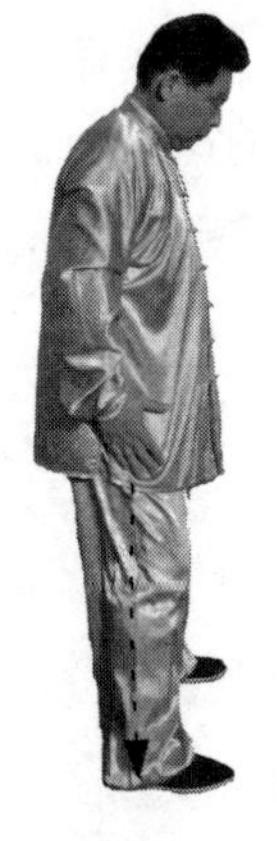
图 5-74

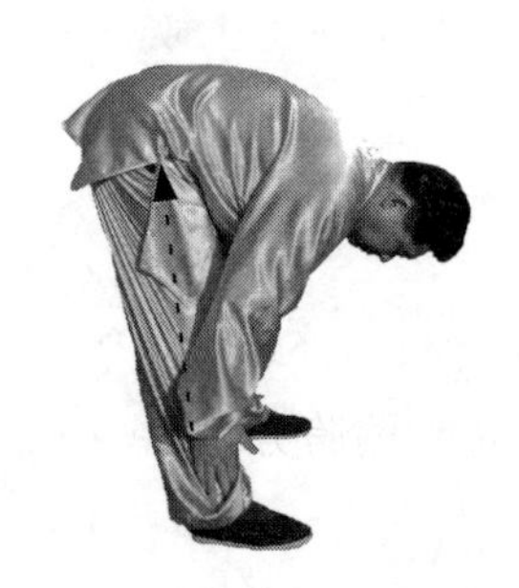
图 5-75

(2) 叩击法：开步自然站立，上体前下俯，两掌四指并拢向里屈叩，以四指尖顶为力点，从两腿外侧胯旁（图 5-76），沿足少阳胆经向下直至叩击至两脚外踝部；然后再由两脚外踝部（图 5-77）向上沿经叩击到两胯旁。如此上下反复做 8 次。

【要点】在叩击过程中，要注

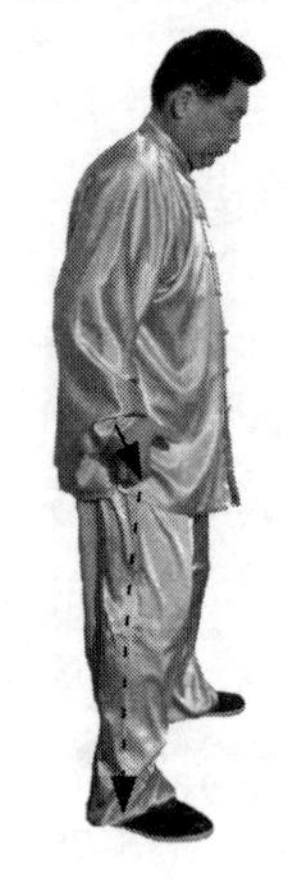
图 5-76

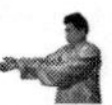

意轻重适中，力点准确，击点密集，不留空位，尽量使两腿上的少阳胆经受力均匀。

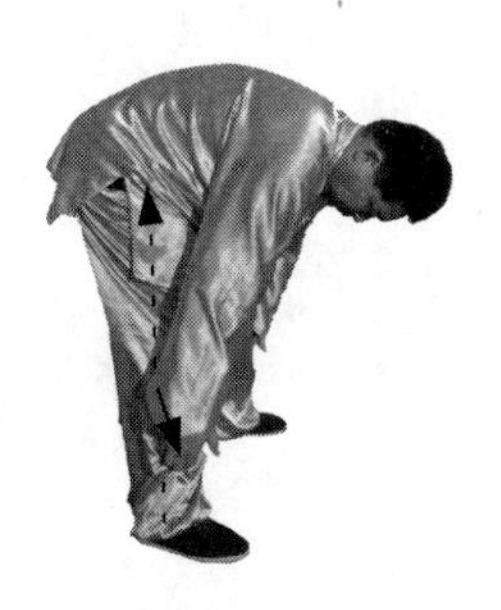

图 5-77

（3）捶击法：开步自然站立，上体前下俯，两手成拳，以拳心为力点，从两腿外侧胯旁（图 5-78），沿足少阳胆经向下直至捶击至两脚外踝部；然后再由两脚外踝部（图 5-79）向上沿经捶击到两胯旁。如此上下反复做 8 次。

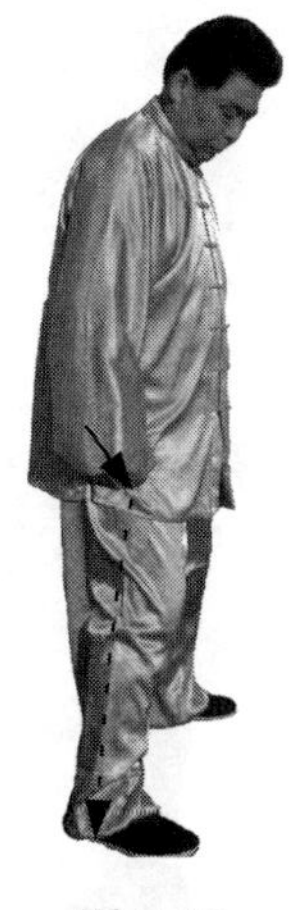

图 5-78

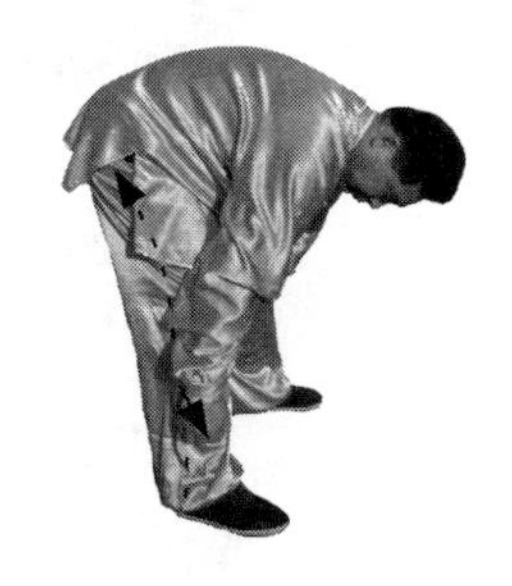

图 5-79

【要点】在捶击过程中，要注意轻重适中，力点准确，击点密集，不留空位，尽量使两腿上的少阳胆经受力均匀。

【锻炼效果】通过以下锻炼对该经内气的调养和进行良性刺激，以使之精气充盈，气血畅通，使其身体内部环境及身体素质得到改善，而使胆功能得以提高，使体质增强。可以加强胆囊分泌胆汁。帮助胃消化、加强肝脏解毒功能。能使胸外侧胁区疼痛、头痛、上下颌肿痛，眼外眦痛病得以治疗。

【保健作用】胆主决断，帮人决断谋虑，使人心情舒畅。

十二、足厥阴肝经

【分布解剖】（图 5-80）。

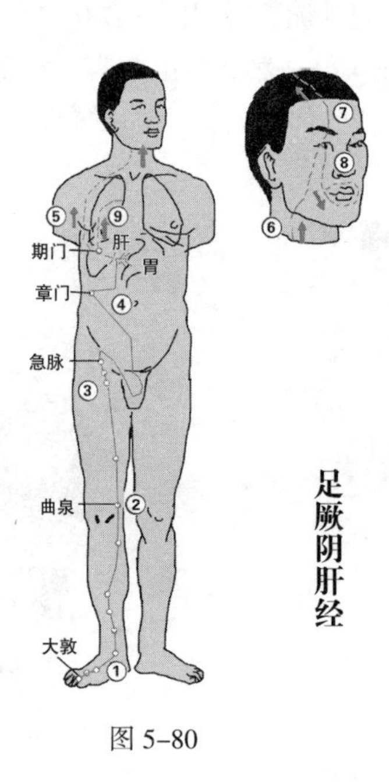

图 5-80

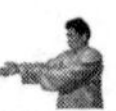

【循行路线】起于足大趾甲后毫毛处，向上沿足背至内踝前 1 寸处（中封穴），向上沿胫骨内缘，在内踝上 8 寸处交出足太阴脾经之后，上行过膝内侧，沿大腿内侧中线进入阴毛中，绕阴器，至小腹，挟胃两旁，属肝，络胆，向上穿过膈肌，分布于胁肋部，沿喉咙的后边，向上进入鼻咽部，上行连接目系，出于额，上行与督脉会于头顶部。

【分支】从目系分出，下行于颊里，环绕在口唇的里边。

【分支】从肝分出，穿过膈肌，向上注入肺，交于手太阴肺经。

【对应脏器】本经属于肝经。

【适应范围】锻炼此经可以治疗肝、胆疾病及泌尿生殖系统疾病。适应胸中闷满、呕吐、消化不良、泄泻、遗尿、淋漓不畅或闭塞者锻炼。

【锻炼方法】足厥阴肝经常用大鱼际推法、叩击法和捶击法锻炼。

（1）大鱼际推法：取端坐势，将左腿向前伸直，向外翻，使足太阳脾经（腿内侧）翻向上，左掌以大鱼际为着力点紧贴于左大腿根部足厥阴肝经上，从左大腿根部（图 5–81）沿经向前下推擦至左踝部；再由左踝部（图 5–82）沿经向上擦至左大腿根部。如此上下反复做 8 遍。

【要点】左腿推擦后，再推擦右腿，方法、要求相同。在推擦过程中，要注意轻重适中，全掌贴紧腿部经络，尽量使足厥阴肝经均匀受力。

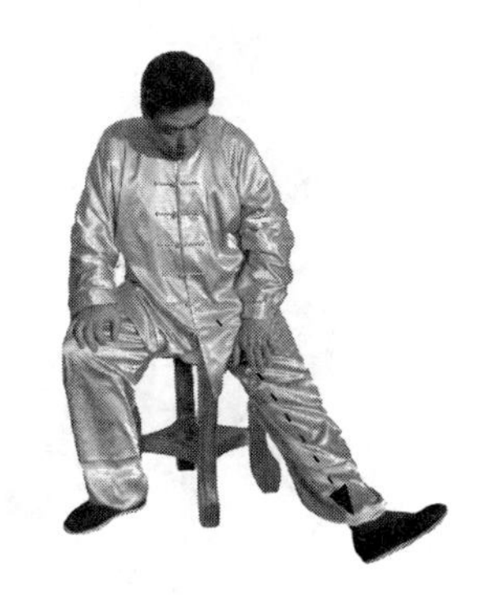

图 5–81

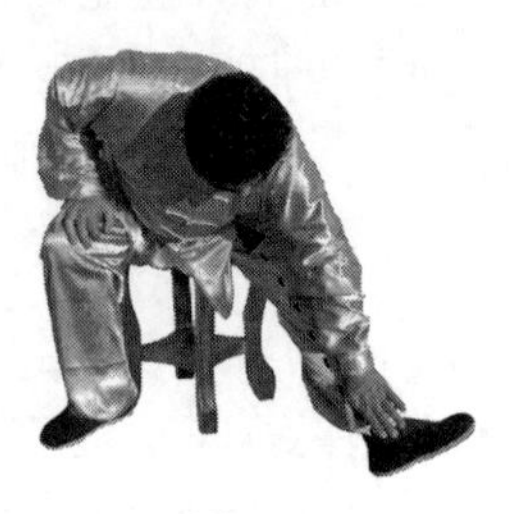

图 5-82

⑵ 叩击法：取端坐势，将左腿向前伸直，向外翻，使足厥阴肝经（腿内侧）翻向上，左掌四指并齐向内屈叩，以四指尖顶为着力点，从左大腿根部（图 5-83）沿经向前下叩击至左踝部；再由左踝部（图 5-84）沿经向上叩击至左大腿根部。如此上下反复做 8 遍。

【要点】左腿叩击后，再叩击右腿，方法、要求相同。在叩击过程中，要注意轻重适中，力点准确，均匀密集，沿经进行，尽量使足厥阴肝经均匀受力。

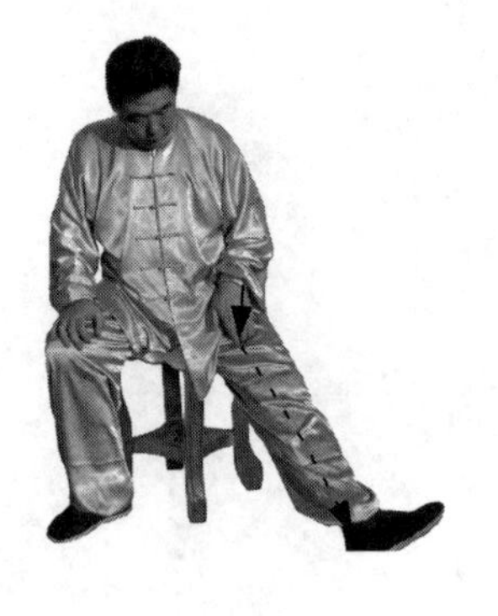

图 5-83

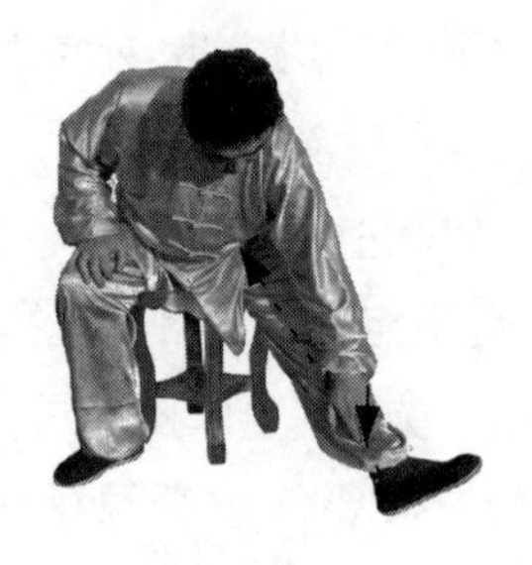

图 5-84

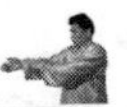

(3) 捶击法：取端坐势，将左腿向前伸直，向外翻，使足厥阴肝经（腿内侧）翻向上，左成拳，以拳轮为着力点，从左大腿根部（图 5–85）沿经向前下捶击至左踝部；再由左踝部（图 5–86）沿经向上捶击至左大腿根部。如此上下反复做 8 遍。

【要点】左腿捶击后，再捶击右腿，方法、要求相同。在捶击过程中，要注意轻重适中，力点准确，均匀密集，沿经进行，尽量使足厥阴肝经均匀受力。

【锻炼效果】通过以下锻炼对该经内气的调养和进行良性刺激，以使之精气充盈，气血畅通，使其身体内部环境及身体素质得到改善，而使肝功能得以提高，使体质增强。可以保护肝脏，提高肝脏养血功能，能淡化面部色斑、长期疏通可使女性容颜白里透红。能使胸中闷满、呕吐、消化不良、泄泻、遗尿、淋漓不畅或闭塞等病得以治疗。

【保健作用】肝主疏泄，抒发宣泄情志；肝主藏血，储藏全身的血；肝主宗筋，男性生殖问题。

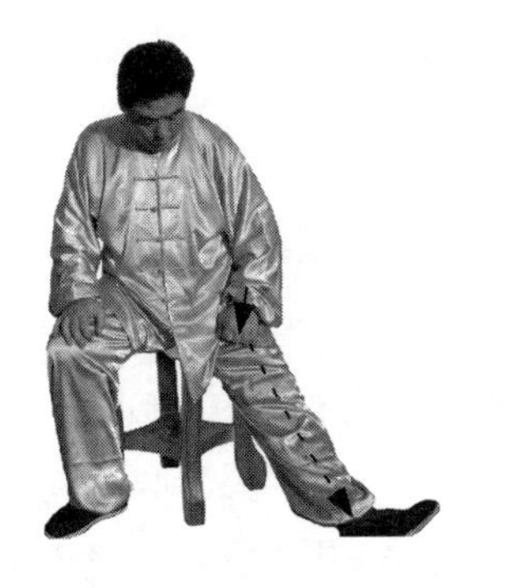

图 5–85

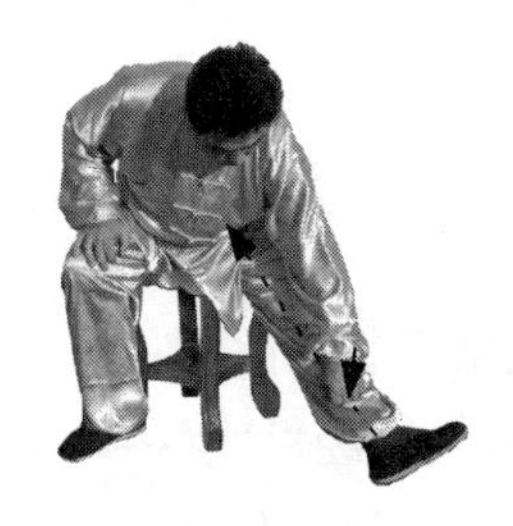

图 5–86

第二节 奇经八脉

一、督脉

【分布解剖】（图 5–87）。

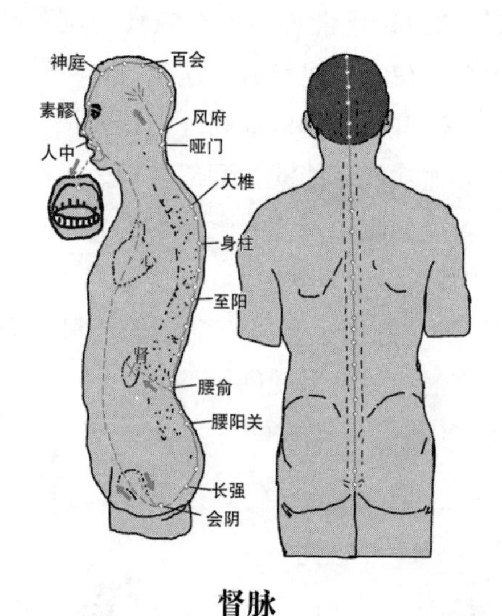

督脉

图 5–87

【概括叙述】 督，有总督的意思。督脉行于背正中，能总督一身之阳经，故称为“阳脉之海”。

【循行路线】 起于小腹内，下出会阴，沿脊柱里面上行，至项后风府穴处进入颅内，络脑，并由项沿头部正中线，经头顶、额部、鼻部、上唇，到上唇系带处。

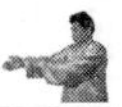

【分支】从脊柱里面分出，属肾。

【分支】从小腹内部直上，贯脐中央，上贯心，到喉部，再向上到下颌部，环绕口唇。向上至两眼下部的中央。

【对应脏器】与肾、脑关系密切。

【适应范围】锻炼此脉可以治疗中枢神经系统疾病、泌尿生殖系统疾病、发热病、头项、腰背及运动系统疾病。适应脊背强痛、龟背、精神失常、妇女不孕者锻炼。

【锻炼方法】督脉常用掌摩法和拍打法锻炼。

(1) 掌摩法：两掌从两腰侧向后绕于背后，两掌贴按于督脉上，从至阳穴（图 5-88）沿督脉向下摩至长强穴；然后再由长强穴（图 5-89）向上摩至至阳穴。如此上下反复摩 8 遍。

【要点】在推摩过程中，要注意轻重适中，两掌掌贴紧督脉，尽量使督脉均匀受力。

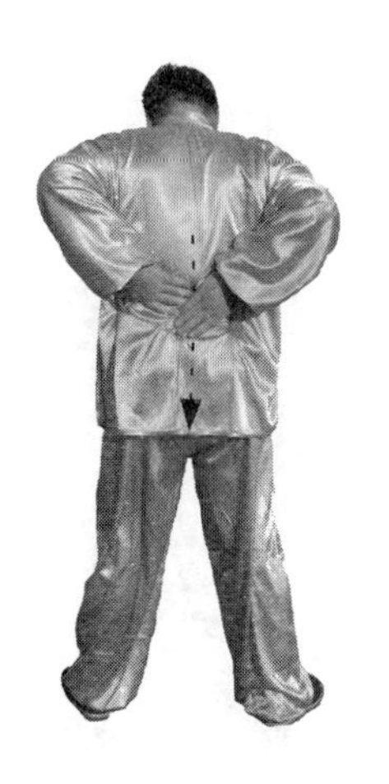

图 5-88

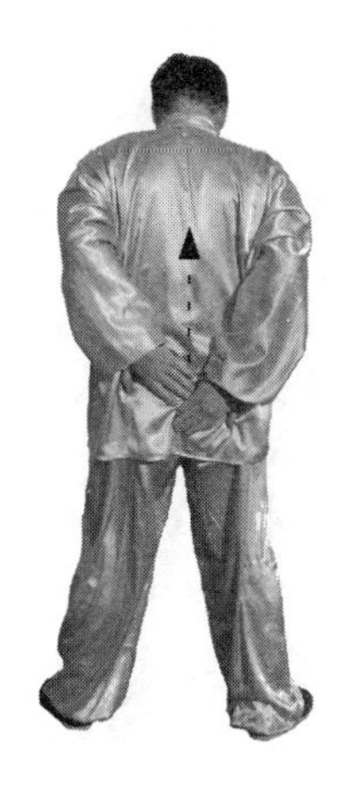

图 5-89

(2) 拍打法：右掌或左掌从腰侧绕于背后，以掌背为力点，从至阳穴（图 5–90）向下沿督脉直至拍击到长强穴；然后再由长强穴（图 5–91）向上沿督脉拍打到至阳穴。如此上下反得拍打 8 遍。

【要点】 在拍击过程中，要注意轻重适中，力点准确，均匀密集，沿经进行，不留空位，尽量使督脉均匀受力。

【锻炼效果】 通过以下锻炼对该经内气的调养和进行良性刺激，以使之精气充盈，气血畅通，使其身体内部环境及身体素质得到改善。可以疏通颈椎、腰椎、肩背疼痛畅通气血。缓解疲劳综合症。使体质增强，提高人体免疫力。能使中枢神经系统疾病、泌尿生殖系统疾病、发热病、头项、腰背及运动系统疾病得以治疗。

【保健作用】 总管一身阳经的功能。

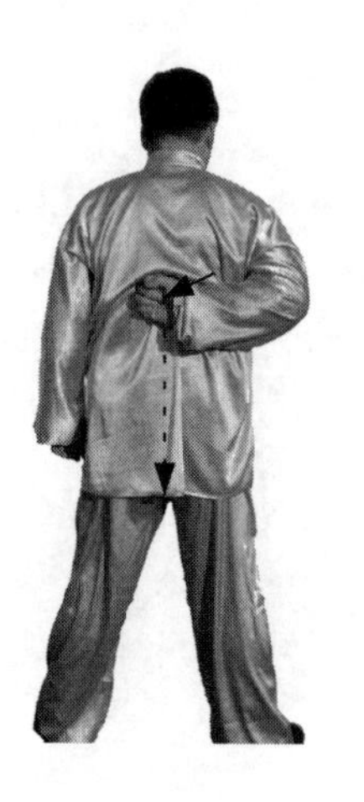
图 5–90

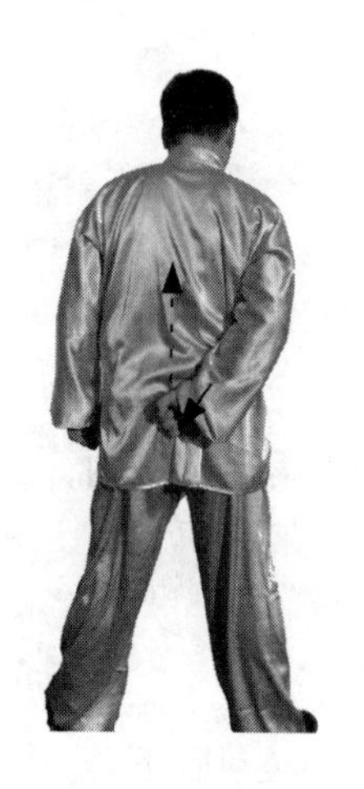
图 5–91

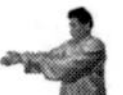

二、任脉

【分布解剖】（图 5-92）。

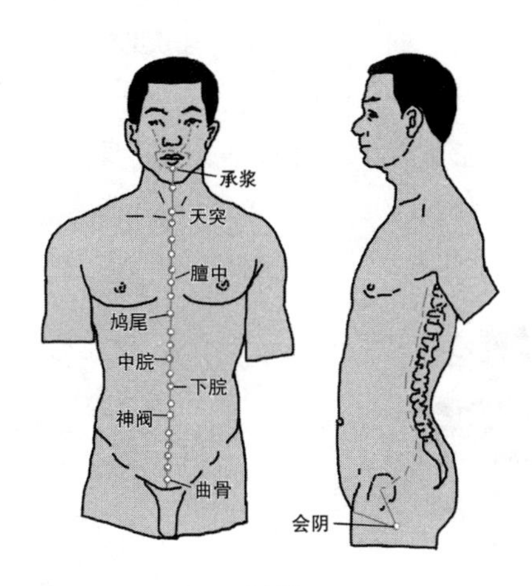

任脉

图 5-92

【概括叙述】任，即担任。任脉行于胸部的正中，能总任一身之阴经，故有“阴脉之海”的称号。任还有“妊养”的意思，其脉起于小腹内，在女子具有妊育胎儿的作用，所以又有“任主胞胎”的说法。

【循行路线】起于小腹内，下出会阴，经阴阜，沿腹部和胸部正中线上行，至咽喉，上行至下颌部，环绕口唇，沿面颊，分行至目眶下。

【对应器官】与女子的经、带、胎、产关系密切。

【适应范围】锻炼此经可治疗生殖、泌尿系统及胃肠疾病。

适应月经不调、经闭、白带、流产、不孕、疝气、遗尿、少腹肿块者锻炼。

【锻炼方法】任督常用叠掌擦法和捶击法锻炼。

(1) 叠掌擦法：两掌相叠（左掌在下或右掌在下均可）屈臂贴按于天突穴处（图 5–93）沿任督向下擦至曲骨穴处；再由曲骨穴（图 5–94）向上沿任脉擦到天突穴处。如此上下反复擦 8 遍。

【要点】在掌摩过程中，要注意轻重适中，掌要贴紧任脉，尽量使任脉均匀受力。

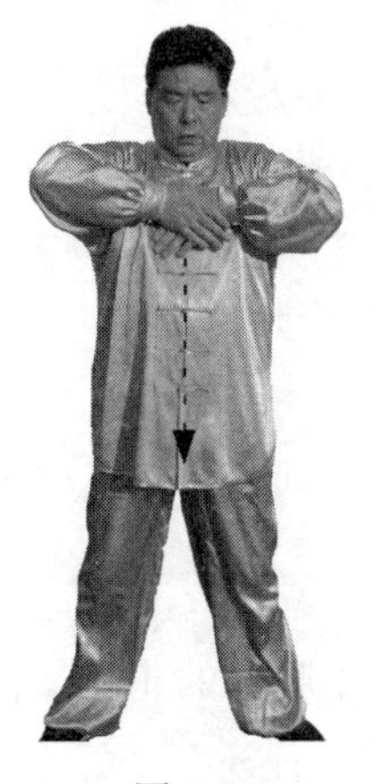

图 5–93

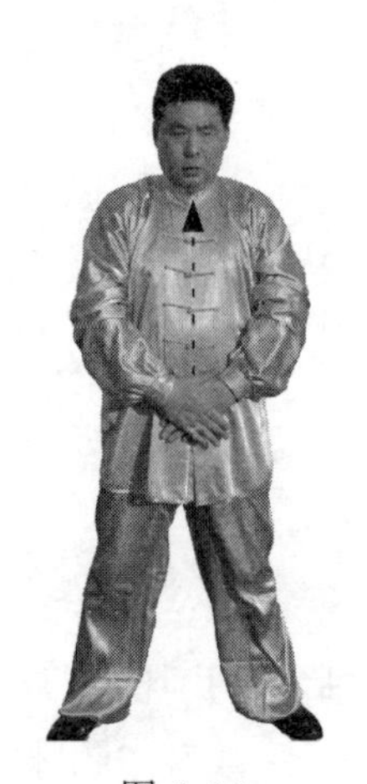

图 5–94

(2) 捶击法：两手握拳屈臂于天穴前，以拳心为力点，两拳交替从天突穴（图 5–95）沿任脉向下捶击到曲骨穴；再由至曲骨穴（图 5–96）沿任脉向上捶击到天突穴处。如此上下反复捶击 8 遍。

【要点】在捶击过程中，要注意轻重适中，力点准确，均匀密集，沿经进行，不留空位，尽量使任脉均匀受力。

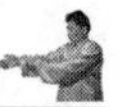

【锻炼效果】通过以下锻炼对该经内气的调养和进行良性刺激，以使之精气充盈，气血畅通，使其身体内部环境及身体素质得到改善，使体质增强。可以缓解乳腺增生，肠胃不适，月经不调、白带不适、可延缓更年期、缓解更年期综合症。可使月经病、经闭、白带、流产、不孕、疝气、遗尿、少腹肿块等疾病得以治疗。

【保健作用】调节所有阴经。

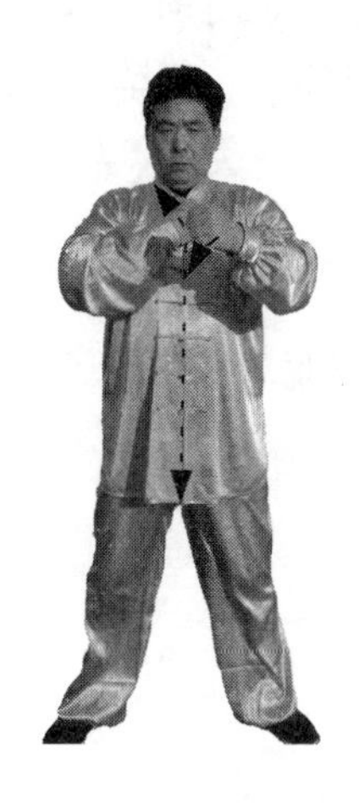

图 5–95

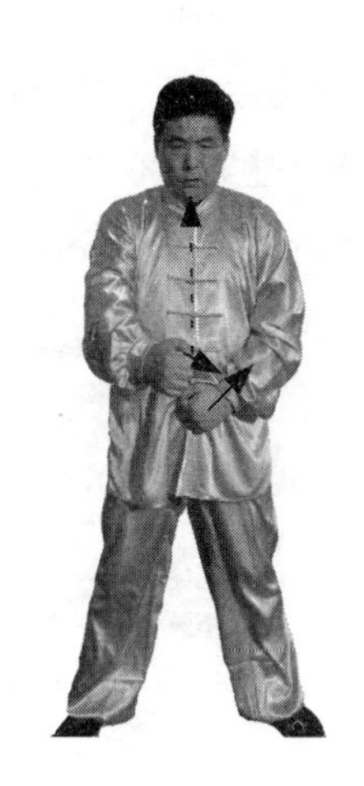

图 5–96

三、冲脉

【分布解剖】（图 5–97）。

【概括叙述】人体奇经八脉之一。出《素问·骨空论》等篇。冲脉能调节十二经气血，故称为十二经脉之海。冲、任脉盛，月经才能正常排泄，故又称血海。

【循行路线】冲脉起于胞中，其上行的一支，出于咽喉上部和后鼻道，向诸阳经渗灌精气。向下的一支，注入足少阴肾经的大络，从气冲部分出，沿大腿内侧下行，进入窝中，下行于小腿深部胫骨内侧，到足内踝之后的跟骨上缘而分出两支，与足少阴经并行，将精气灌注于足三阴经；向前行的分支，从内踝后的深部跟骨上缘处分出，沿着足背进入大趾间。

【对应脏器】与生殖机能关系密切。

【适应范围】锻炼此经可治疗月经不调、经闭、崩漏、乳少、吐血。适应呕吐、恶心、咳唾、吐血、腹内拘急疼痛、胸脘攻痛、妊娠恶阻、月经量少色淡，甚或经闭、不孕，或初潮经迟、绝经过早、小腹疼痛、头晕目眩、心悸失眠、男子阴器发育不良、胡须阴毛稀少者锻炼。

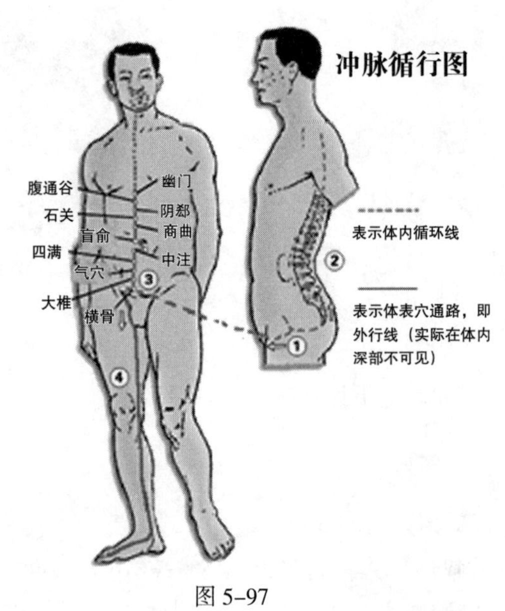

图 5–97

【锻炼方法】冲脉常用掌擦法、捶击法、叩击法和小鱼际擦法锻炼。

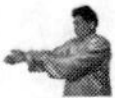

（1）掌擦法：两掌屈臂贴按于天突穴下两旁（图 5–98）沿两冲脉向下擦至两横骨穴处；再由两横骨穴（图 5–99）向上沿两冲脉擦到天突穴下两旁处。如此上下反复擦 8 遍。

【要点】在掌摩过程中，要注意轻重适中，掌要贴紧冲脉，尽量使冲脉均匀受力。

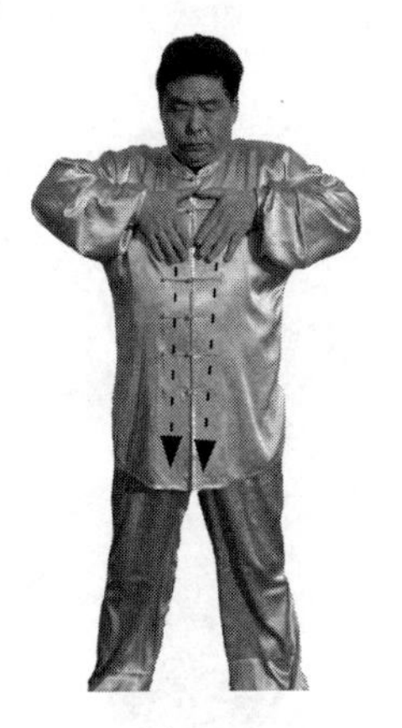

图 5–98

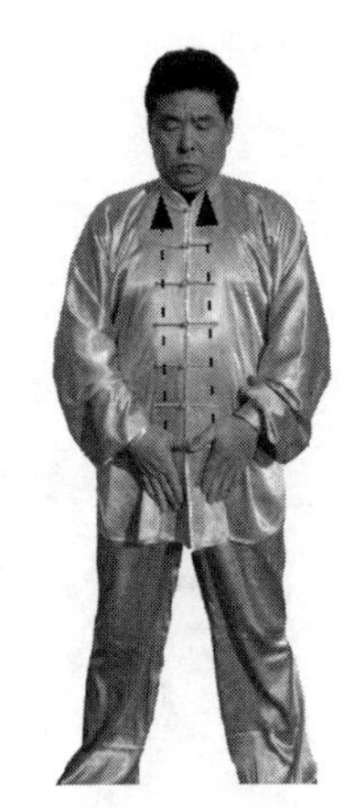

图 5–99

（2）捶击法：两手握成拳，屈臂于胸前，以拳心为力点，从天突穴下两旁（图 5–100）沿两冲脉向下捶击至两横骨穴处；再由两横骨穴处（图 5–101）向上沿两冲脉捶拍到天突穴下两旁处。如此上下反复捶击 8 遍。

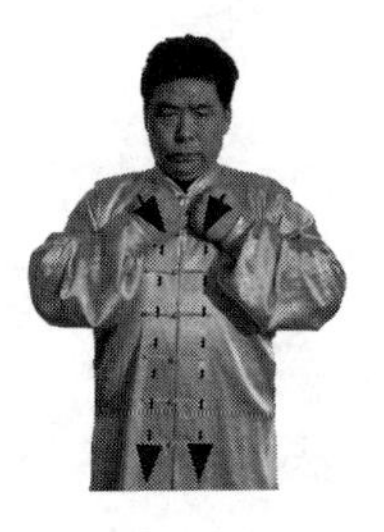

图 5–100

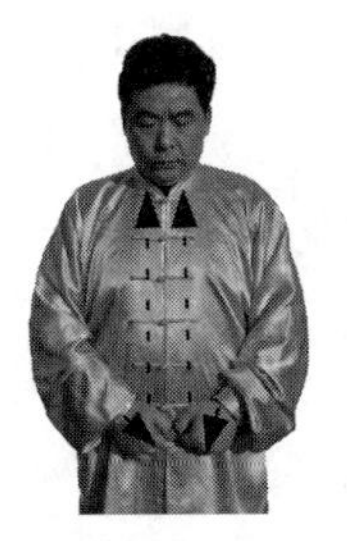

图 5–101

【要点】在捶击过程中，要注意轻重适中，力点准确，击点密集，沿脉进行，不留空位，尽量使冲脉均匀受力。

(3) 叩击法：取端坐势，将左腿向前伸直，向外翻，使冲脉（腿内后侧）翻向上，右掌四指并拢向内屈叩，以四指尖顶为着力点，从大腿根部（图 5–102）沿冲脉向下叩击至踝部；再由踝部（图 5–103）沿冲脉向上叩击至大腿根部。如此上下反复做 8 遍。

【要点】左腿叩击后，再叩击右腿，方法、要求相同。在叩击过程中，要注意轻重适中，力点准确，均匀密集，不留空位，尽量使冲脉均匀受力。

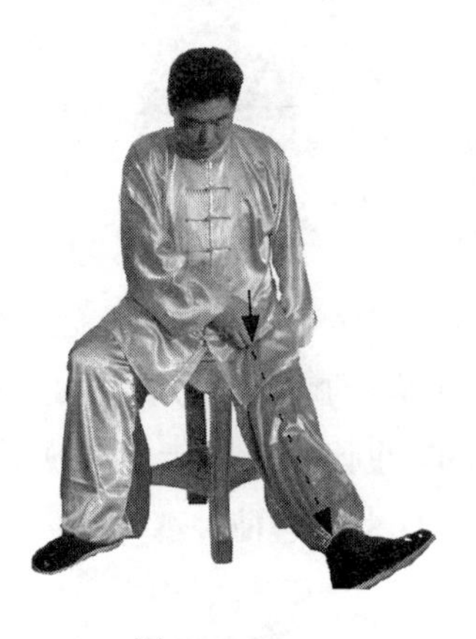
图 5–102

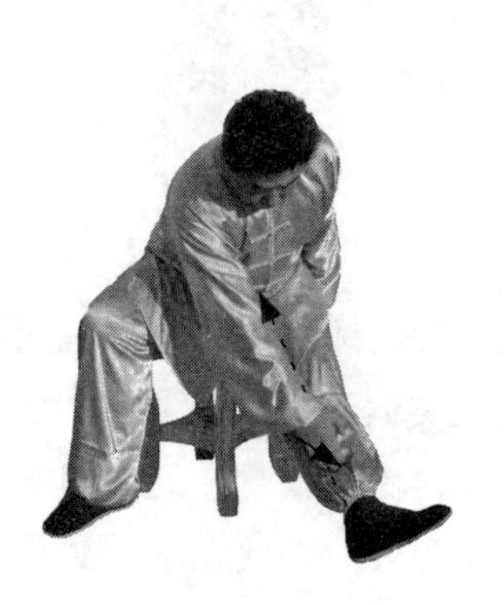
图 5–103

(4) 小鱼际擦法：取端坐势，将左腿向前伸直，向外翻，使冲脉（腿内后侧）翻向上，右掌小鱼际部贴按于左大腿部，从左大腿根部（图 5–104）沿冲脉向下擦至左踝部；再由左踝部（图 5–105）沿冲脉向上擦至左大腿根部。如此上下反复做 8 遍。

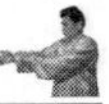

【要点】左腿擦后，再擦右腿，方法、要求相同。在擦摩过程中，要注意轻重适中，速度均匀，尽量使冲脉均匀受力。

【锻炼效果】通过以下锻炼可使月经不调、经闭、崩漏、乳少、吐血、腹内拘急疼痛、胸脘攻痛、头晕目眩、心悸失眠、男子阴器发育不良得以治疗。

【保健作用】锻炼此经可调节十二经气血，增强生殖功能，可调节气机升降。

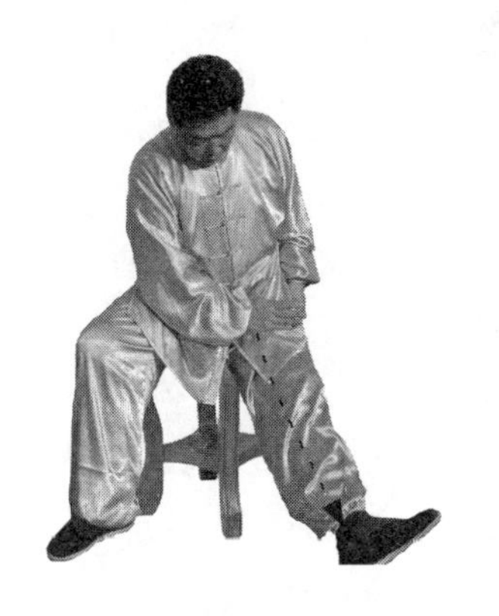

图 5–104

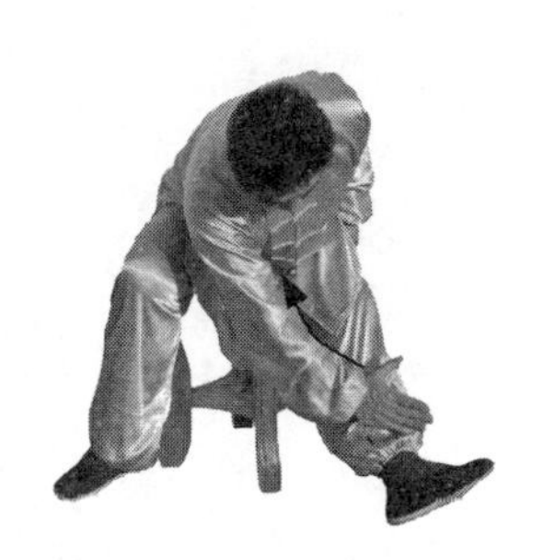

图 5–105

四、带脉

【分布解剖】（图 5–106）。

【概括叙述】带脉是“奇经八脉”之一，带之言束也，犹如束带一般。带脉的主要功能是“约束诸经”。《灵枢经》曰：足少阴之正，至腘中，别走太阳而合，上至肾，当十四椎，出属带脉。

【循行路线】起于季胁，斜向下行到带脉穴，再向前下方沿髋骨上缘斜行过少腹绕身一周。

【对应脏器】由于带脉出自督脉、行于腰腹，腰腹部是冲、任、督三脉脉气所发之处（冲、任、督皆起于胞中），所以带脉与冲、任、督三脉的关系极为密切。

【适应范围】本脉适应于月经不调、闭经、赤白带下、腹痛、疝气、腰胁痛。现多用于子宫内膜炎、附件炎、盆腔炎、带状疱疹等治疗。

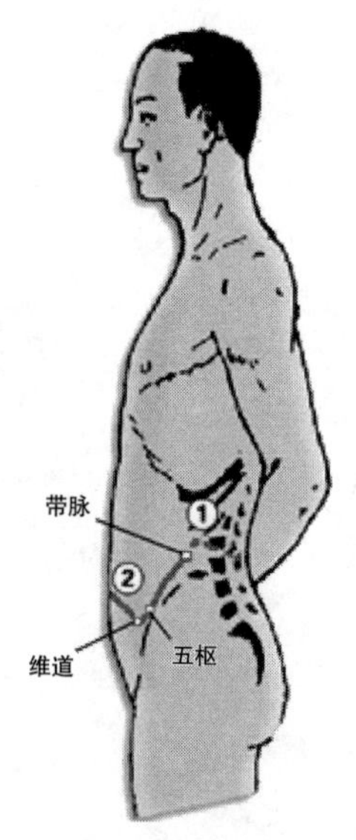

带脉循行图

图 5–106

【锻炼方法】带脉常用掌摩法和拍击法锻炼。

（1）掌摩法：两掌屈于腹前，掌心均紧贴于腹前，两掌虎口相对，指尖均向下（图 5–107），沿带脉向两侧经维道、过五枢擦摩至腰后两掌小指侧相触；再由腰后（图 5–108）向两

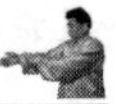

侧经五枢、过维道至擦摩腹前。如此前后反复做 8 遍。

【要点】在掌摩过程中，要注意轻重适中，掌要贴紧带脉，尽量使带脉均匀受力。

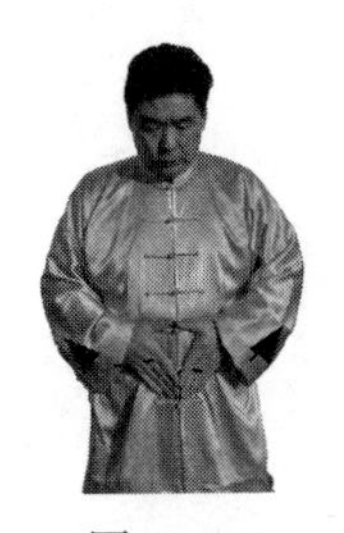

图 5–107

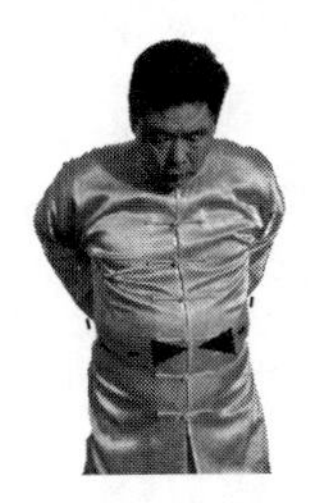

图 5–108

（2）拍击法：两掌屈于腹前，掌心均向里，两掌虎口相对，指尖均向下，以掌心为力点，从腹前（图 5–109），沿带脉向两侧经维道、过五枢拍击至腰后腰椎旁；再由腰椎旁（图 5–110）向两侧经五枢、过维道至拍打至腹前。如此前后反复做 8 遍。

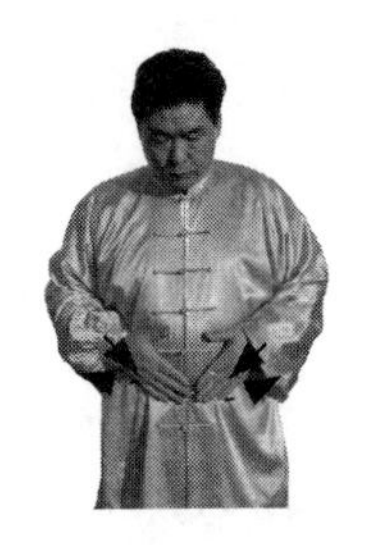

图 5–109

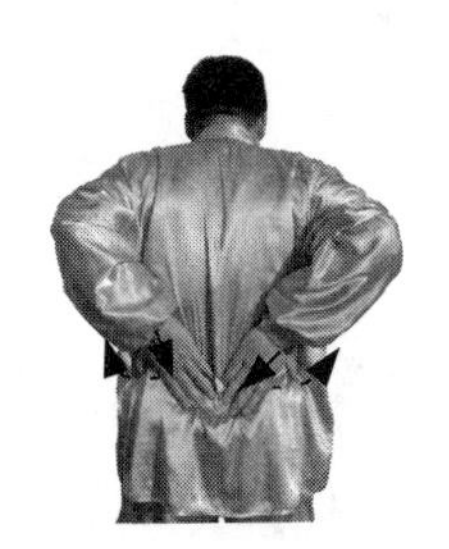

图 5–110

【要点】在拍打过程中，要注意轻重适中，力点要准确，击点要密集，尽量使带脉均匀受力。

【锻炼效果】通过以下锻炼可使月经不调、子宫内膜炎、附件炎、盆腔炎、带状疱疹得以治疗。

【保健作用】带脉与肾脏神经系统有关，所以锻炼此经可以固精、强肾、壮阳。

五、阴维脉

【分布解剖】（图 5–111）。

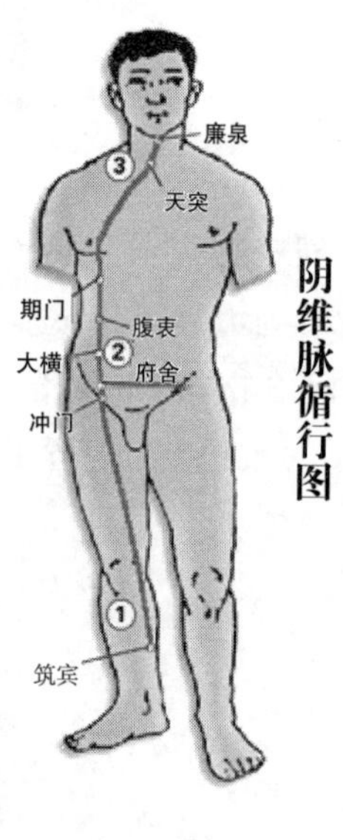

图 5–111

【概括叙述】人体奇经八脉之一。首载于《内经》。阴维脉主要维系、联络三阴经。

【循行路线】循行部位起于小腿内侧足三阴经交会之处，沿下肢内侧上行，至腹部。与足太阴脾经同行，至胁部，与足厥阴经相合，然后上行至咽喉，与任脉相会。

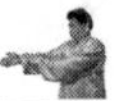

【对应脏器】心包、腹。

【适应范围】适应于心痛，忧郁。用于发冷、发热、外感热病等表症，心痛、胃痛、胸腹痛等里症的治疗。

【锻炼方法】阴维脉常用掌根推法、捶击法和叩击法锻炼。

(1) 掌根推法：开步自然站立，两脚稍外展，两腿稍外旋翻，使阴维脉（腿内侧）翻向前，两掌以掌根为着力点紧贴于胸前两锁骨下方（图 5–112），同时从锁骨下沿阴维脉经期门穴、过冲门穴两腿内侧向下推擦至腿部筑宾穴处，同时上体随之向前下俯；再由两腿部筑宾穴处（图 5–113）沿两大腿内侧向上经冲门、过期门擦至两锁骨下方，同时上体随之直起。如此上下反复做 8 遍。

【要点】在推擦过程中，要注意轻重适中，掌根贴紧经络，尽量使阴维脉均匀受力。

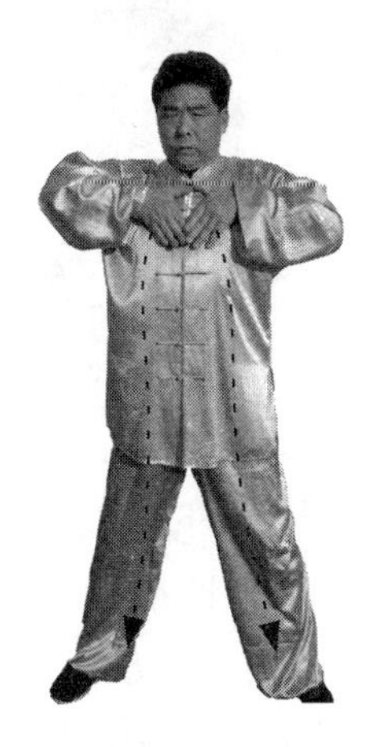

图 5–112

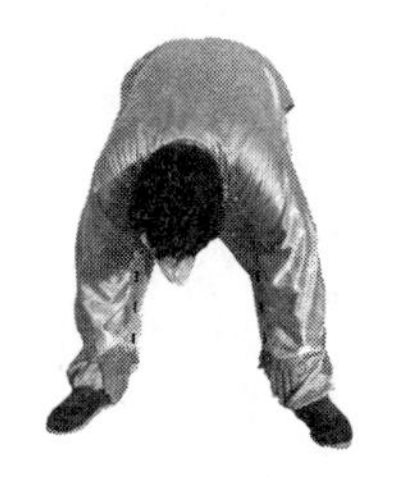

图 5–113

(2) 捶击法：开步自然站立，两脚稍外展，两腿稍外旋翻，使阴维脉（腿内侧）翻向上，两掌成拳，以拳心为力点，同时，从胸前两锁骨下方（图 5–114），沿阴维脉经期门穴、过冲门穴两腿内侧向下拍打至腿部筑宾穴处，同时上体随之向前下俯；再由两腿部筑宾穴处（图 5–115）沿两大腿内侧向上经冲门、过期门拍打至两锁骨下方，同时上体随之直起。如此上下反复做 8 遍。

【要点】在拍打过程中，要注意力点准确，轻重适中，击点密集，不留空位，尽量使阴维脉均匀受力。

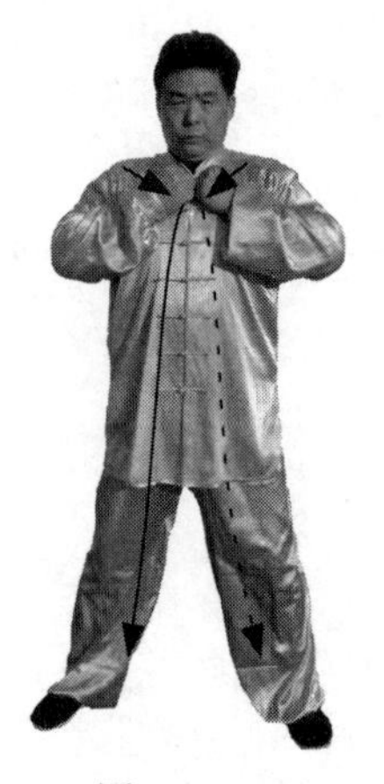

图 5–114

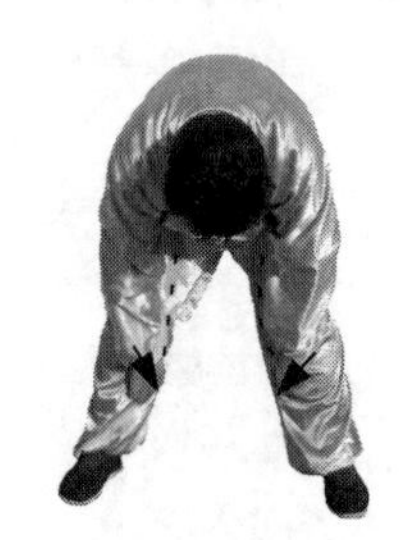

图 5–115

（3）叩击法：开步自然站立，两脚稍外展，两腿稍外旋翻，使阴维脉（腿内侧）翻向上，两掌均四指并拢，向里屈叩，以指顶尖为力点，同时，从胸前两锁骨下方（图 5–116），沿阴维脉经期门穴、过冲门穴两腿内侧向下叩击至腿部筑宾穴处，同时上体随之向前下俯；再由两腿部筑宾穴处（图 5–117）沿两大腿内侧向上经冲门、过期门叩击至两锁骨下方，同时上体随之直起。如此上下反复做 8 遍。

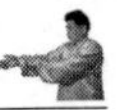

【要点】 在叩击过程中，要注意力点准确，轻重适中，击点密集，不留空位，尽量使阴维脉均匀受力。

【锻炼效果】 锻炼此以对发冷、发热、外感热病、心痛、胃痛、胸腹痛、忧郁等症有较好的治疗作用。

【保健作用】 锻炼此经对气血盛衰能起调节溢蓄的作用。

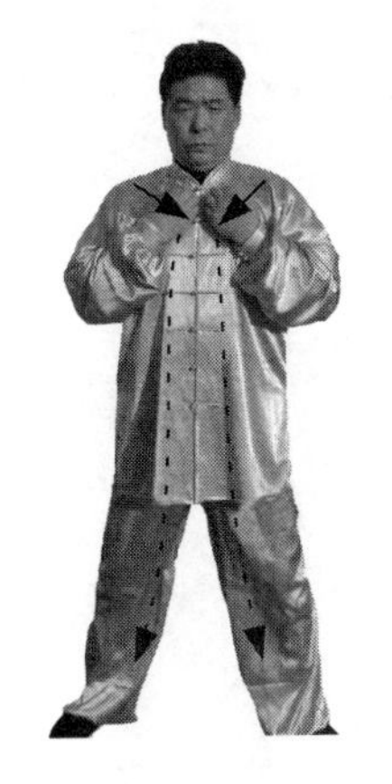

图 5–116

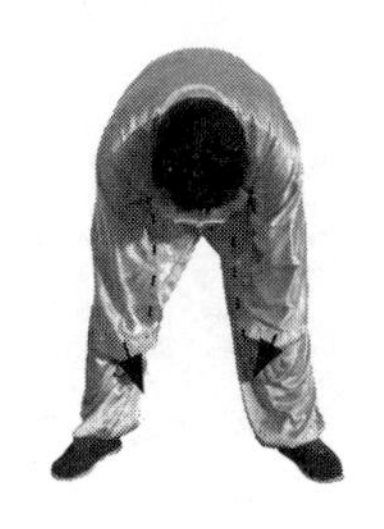

图 5–117

六、阳维脉

【分布解剖】 （图 5–118）。

【概括叙述】 阳维脉“奇经八脉”之一，“维”有维系联络之意，阳维脉有“维系”人身阳经的功能。阳维脉联络各阳经，与阴维脉共同起溢蓄气血的作用。

【循行路线】 起于足跟外侧，向上经过外踝，沿足少阳经上行到髋关节部，经胁肋后侧，从腋后上肩，至前额，再到项合于督脉。

【对应脏器】腰脊、下肢、头肩。

【适应范围】适应于治疗恶寒、发热、腰痛。

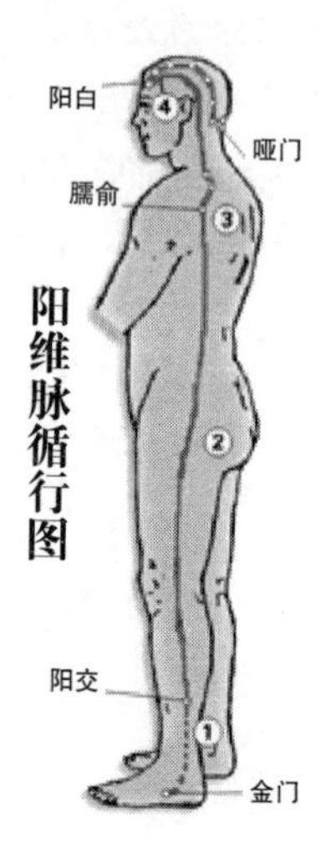

图 5-118

【锻炼方法】阳维脉常用掌推法、捶击法和叩击法锻炼。

（1）掌推法：自然开步站立，两掌屈臂向外于身体两侧胯旁，掌心均向里紧贴按于两胯上，上体前下俯，随之两掌从两胯旁（图 5-119）沿阳维脉向下推擦至两脚外踝部；然后再由两脚外踝部向（图 5-120）上沿阳维脉擦到两胯旁随之上身直起。如此上下反复做 8 次。

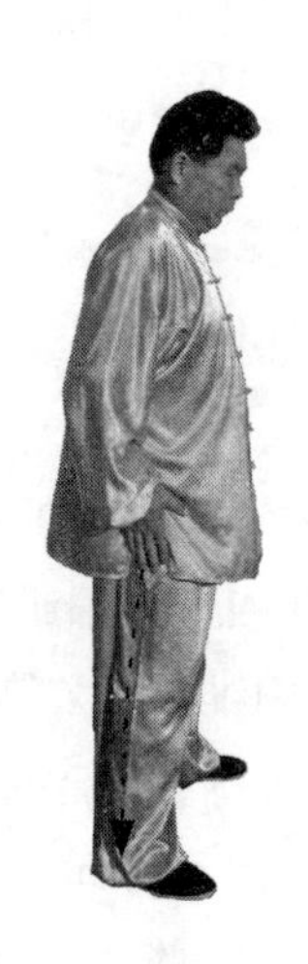

图 5-119

【要点】在推擦过程中，要

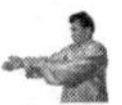

注意轻重适中，速度均匀，尽量使两腿上的阳维脉受力均匀。

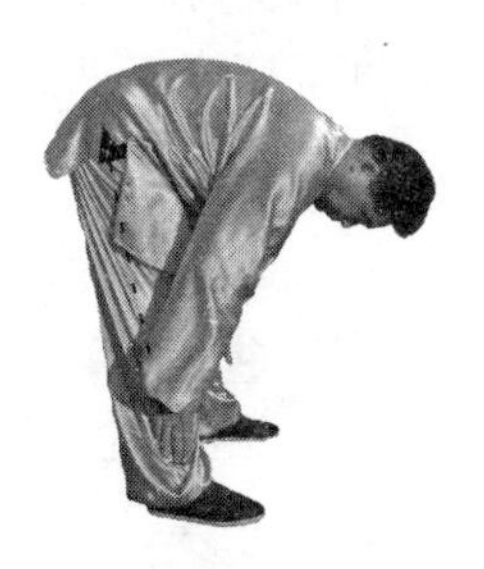

图 5-120

(2) 捶击法：开步自然站立，两手成拳，以拳心为力点，上体前下俯，随之两拳从两腿外侧胯旁（图 5-121），沿阳维脉向下直至捶击至两脚外踝部；然后再由两脚外踝部（图 5-122）向上沿经捶击到两胯旁，随之上体直起。如此上下反复做 8 次。

【要点】 在捶击过程中，要注意轻重适中，力点准确，击点密集，不留空位，尽量使两腿上的阳维脉受力均匀。

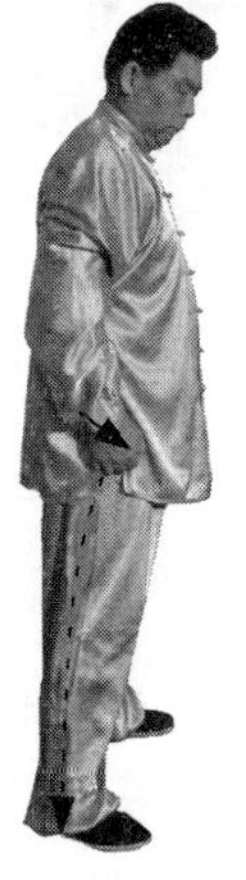

图 5-121

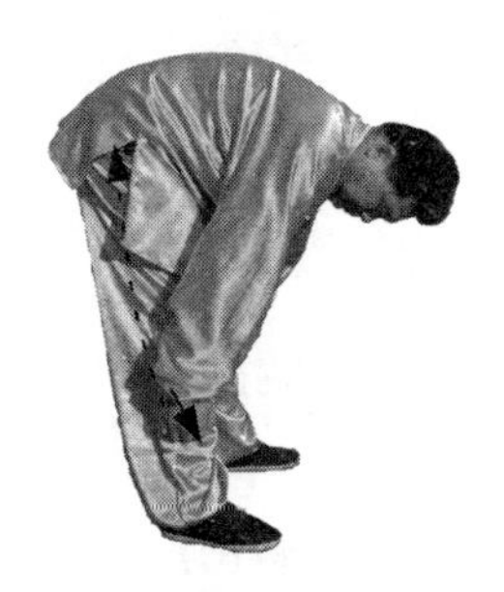

图 5-122

(3) 叩击法：开步自然站立，两掌四指并拢向里屈叩，以四指尖顶为力点，上体前下俯，随之两手从两腿外侧胯旁（图 5–123），沿阳维脉向下直至叩击至两脚外踝部；然后再由两脚外踝部（图 5–124）向上沿阳维脉叩击到两胯旁。如此上下反复做 8 次。

【要点】在叩击过程中，要注意轻重适中，力点准确，击点密集，不留空位，尽量使两腿上的阳维脉受力均匀。

【锻炼效果】锻炼此经有祛寒、解热，收到防治腰痛的锻炼效果。

【保健作用】锻炼此经能收到溢蓄气血的作用。

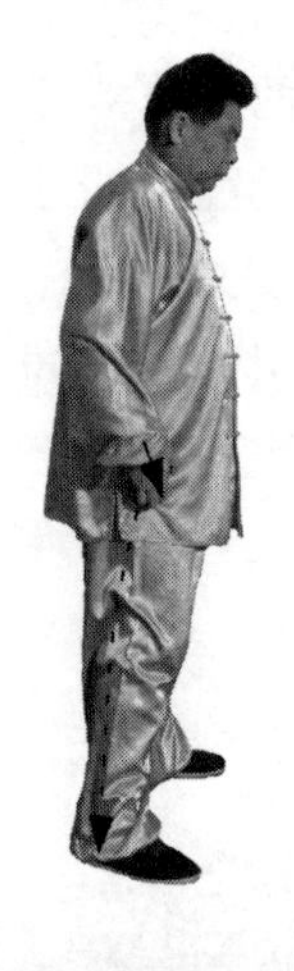

图 5–123

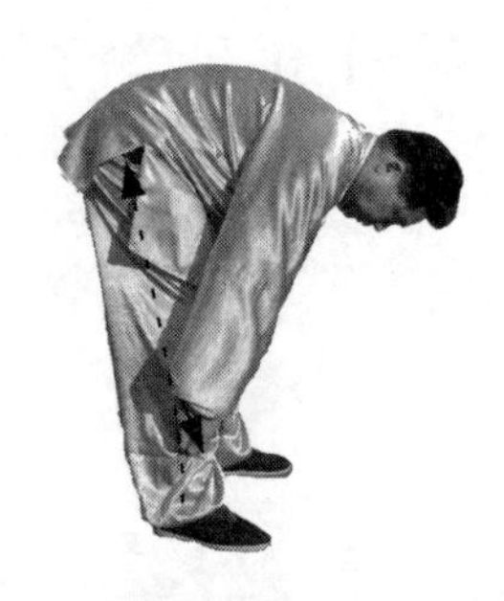

图 5–124

七、阴跷脉

【分布解剖】（图 5–125）。

【概括叙述】跷脉的“跷”字有足跟和跷捷的含意。阴跷

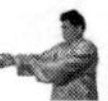

者，足少阴之别脉。

【循行路线】起于足跟内侧足少阴经的照海穴，通过内踝上行，沿大腿的内侧进入前阴部，沿躯干腹面上行，至胸部入于缺盆，上行于喉结旁足阳明经的人迎穴之前，到达鼻旁，连属眼内角，与足太阳、阳矫脉会合而上行。

【对应脏器】控制眼睛的开合和肌肉的运动。阴跷脉主阴气，司下肢运动。

【适应范围】此经适应于气血虚衰、腿腹肌削、屡痹无力、行走欹斜、嗜睡、失眠、眼睑下垂者锻炼。

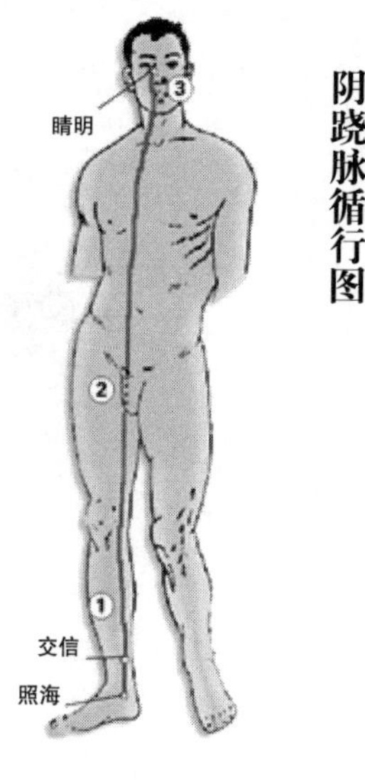

图 5-125

【锻炼方法】阴跷脉常用大鱼际推法、捶击法和叩击法锻炼。

(1) 大鱼际推法：开步自然站立，两脚稍外展，两腿稍外旋翻，使阴跷脉（腿内后侧）翻向前，两掌以大鱼际为着力点紧贴于胸前两锁骨下方，同时从锁骨下（图 5-126）沿阴跷脉经胸腹、两腿内侧向下推擦至两腿脚踝部，同时上体随之向前下俯腰；再由两腿脚踝部（图 5-127）沿阴跷脉向上过两大腿内侧、腹胸擦至两锁骨下方，同时上体随之直起。如此上下反复做 8 遍。

【要点】在推擦过程中，要注意轻重适中，大鱼际要贴紧经络，尽量使阴跷脉均匀受力。

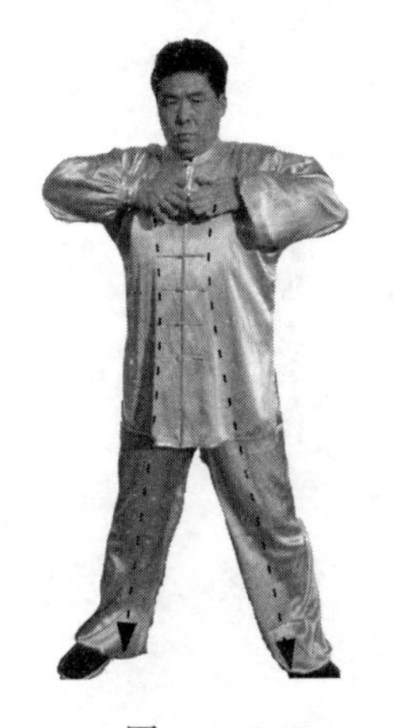

图 5-126

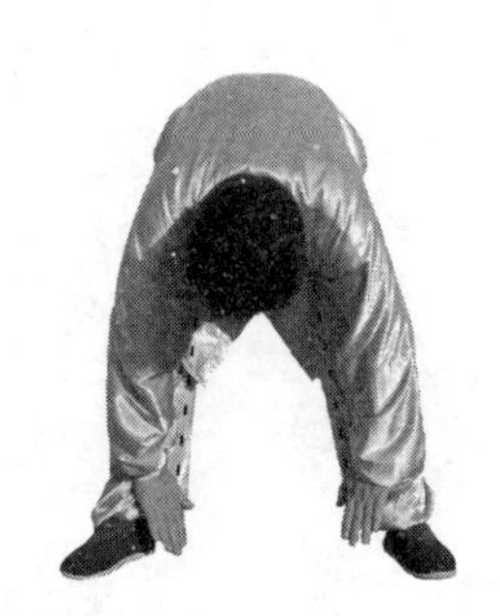

图 5-127

（2）捶击法：开步自然站立，两脚稍外展，两腿稍外旋翻，使阴跷脉（腿内后侧）翻向上，两掌成拳，以拳心为力点，同时，从胸前两锁骨下方（图 5-128），沿阴跷脉经胸腹、两腿内侧向下拍打至两腿脚踝部，同时上体随之向前下俯腰；再由两腿脚踝部（图 5-129）沿两大腿内侧向上经腹胸向上拍打至两锁骨下方，同时上体随之直起。如此上下反复做 8 遍。

【要点】在拍打过程中，要注意力点准确，轻重适中，击

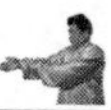

点密集，不留空位，尽量使阴跷脉均匀受力。

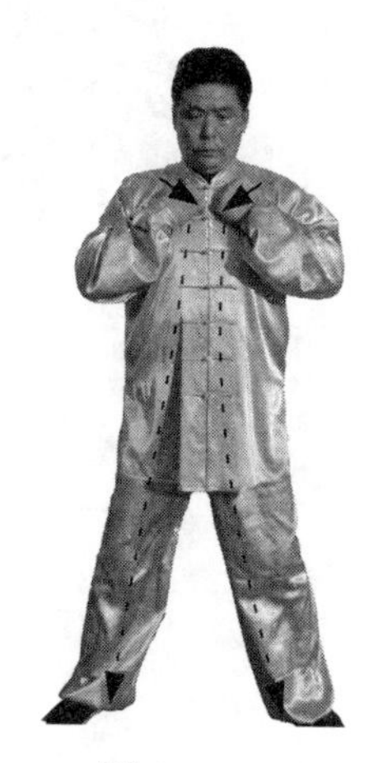

图 5-128

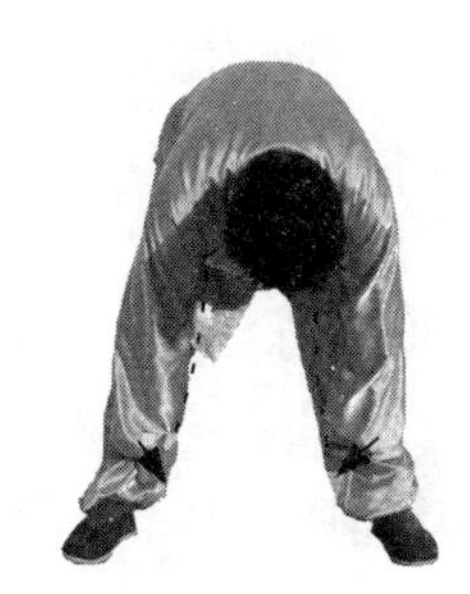

图 5-129

（3）叩击法：开步自然站立，两脚稍外展，两腿稍外旋翻，使阴跷脉（腿内后侧）翻向上，两掌均四指并拢，向里屈叩，以指顶尖为力点，同时，从胸前两锁骨下方（图 5-130），沿阴跷脉经胸腹、两腿内侧向下叩击至腿内踝部，同时上体随之向前下俯腰；再由两腿内踝部（图 5-131）沿阴跷脉经两大腿内侧向上过腹胸至两锁骨下方，同时上体随之直起。如此上下反复做 8 遍。

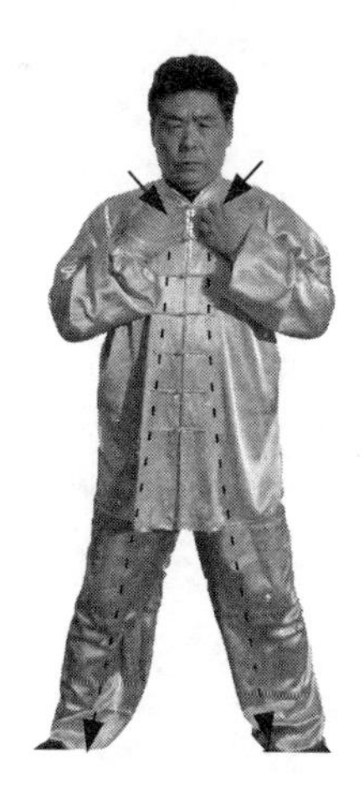

图 5-130

【要点】在叩击过程中，要注意力点准确，轻重适中，击点密集，不留空位，尽量使阴跷脉均匀受力。

【锻炼效果】锻炼此经对腰背强直、癫痫、骨节疼痛、遍身肿、咽喉

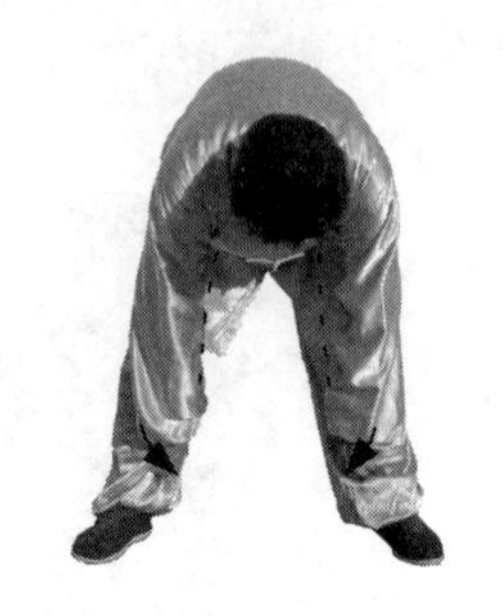
图 5–131

气塞、小便淋沥、膀胱气痛、肠鸣、肠风下血、黄疸、吐泻、反胃，胸膈嗳气、少腹痛、里急、阴中痛、男子阴疝、女子漏下不止有较好的防治效果。

【保健作用】锻炼此经能交通一身阴阳之气，调节肢体运动的功用，能使下肢灵活跷捷。能保持正常睡眠。

八、阳跷脉

【分布解剖】（图 5–132）。

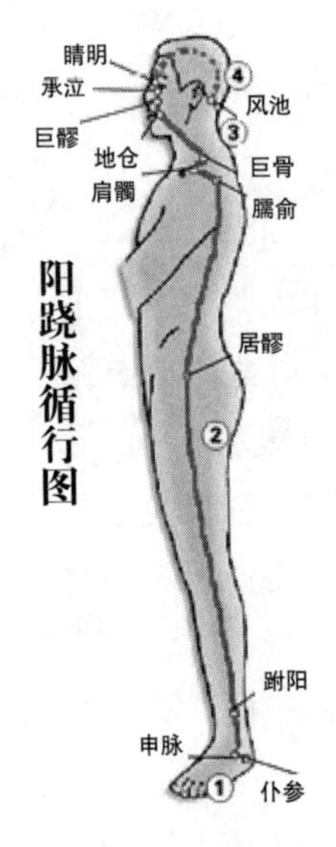

图 5–132

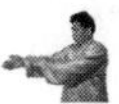

【概括叙述】阳蹻者，足太阳之别脉。

【循行路线】自足根部外侧的申脉穴起始，经外踝上行腓骨后缘，沿股部外侧，经髋、胁至肩髆外侧，沿颈上至口吻，至目内眦，与太阳、阴蹻脉会合，再上行经额，与足少阳经合于风池。

【对应脏器】主一身左右之阳，同时还有濡养眼目，司眼睑的开合和下肢运动的作用。

【适应范围】此经适应于腿腹肌削，痿痹无力者锻炼。

【锻炼方法】阳跷脉常用掌根推法、捶击法和叩击法锻炼。

（1）掌根推法：自然开步站立，两掌屈臂向外于身体两侧胯旁，掌心均向里，两掌掌根紧贴按于两胯上居髎穴处（图5-133），上体前下俯，随之两掌从两胯旁沿阳跷脉向下推擦至两脚外踝处跗阳穴。然后再由两脚外踝处跗阳穴（图5-134）向上沿阳跷脉擦到两胯旁居髎穴处，随之上身直起。如此上下反复做8次。

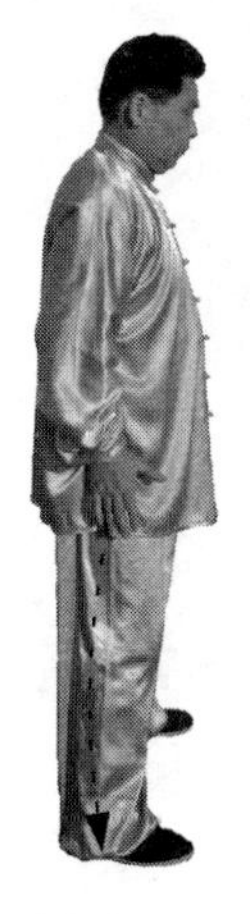

图5-133

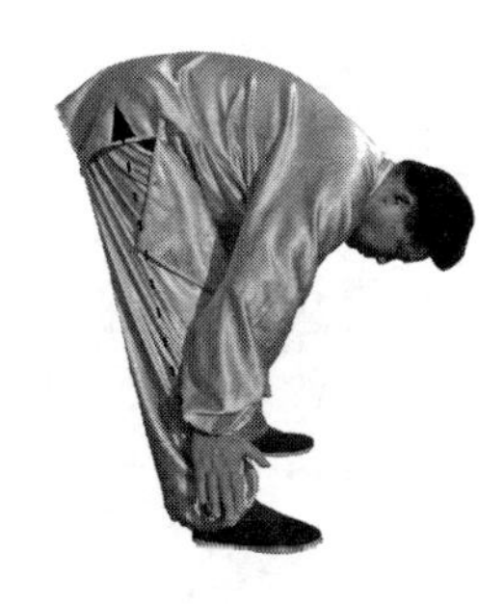

图5-134

【要点】 在推擦过程中，要注意轻重适中，速度均匀，尽量使两腿上的阳跷脉受力均匀。

（2）捶击法：开步自然站立，两手成拳，以拳心为力点，上体前下俯，随之两拳从两腿外侧胯旁居髎穴处（图 5–135），沿阳维脉向下直至捶击至两脚外踝处跗阳穴；然后再由两脚外踝处跗阳穴（图 5–136）向上沿阳跷脉捶击到两胯旁居髎穴处，随之上体直起。如此上下反复做 8 次。

【要点】 在捶击过程中，要注意轻重适中，力点准确，击点密集，不留空位，尽量使两腿上的阳跷脉受力均匀。

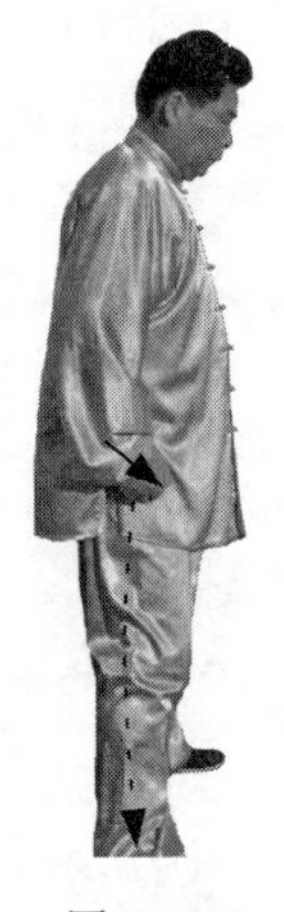

图 5–135

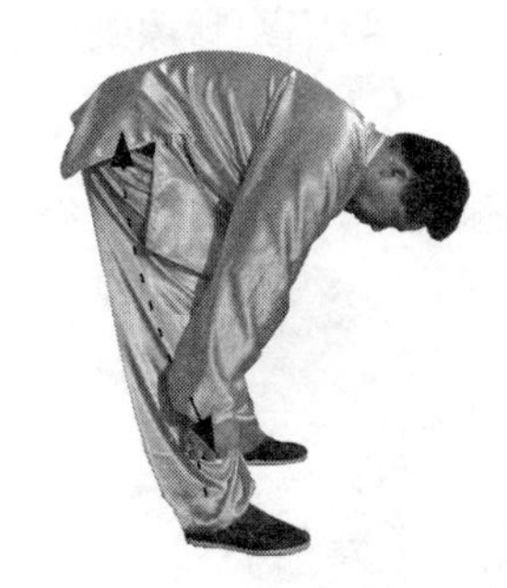

图 5–136

（3）叩击法：开步自然站立，两掌四指并拢向里屈叩，以四指尖顶为力点，上体前下俯，随之两手从两腿外侧胯旁居髎穴处（图 5–137），沿阳跷脉向下直至叩击至两脚外踝处跗阳穴；然后再由两脚外踝处跗阳穴（图 5–138）向上沿阳跷脉叩击到两胯旁居髎穴处。如此上下反复做 8 次。

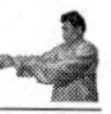

【要点】在叩击过程中，要注意轻重适中，力点准确，击点密集，不留空位，尽量使两腿上的阳跷脉受力均匀。

【锻炼效果】锻炼此经对腿腹肌削、痿痹无力、足外翻、癫狂、嗜睡或失眠、目内眦赤痛、眼睑下垂有较好的防治效果。

【保健作用】锻炼此经可维持下肢正常的生理活动，保持正常睡眠。

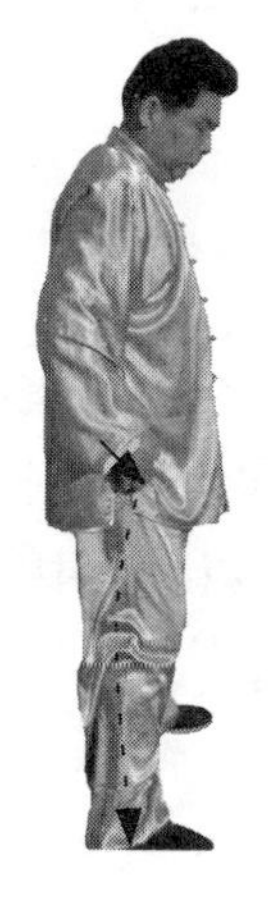

图 5–137

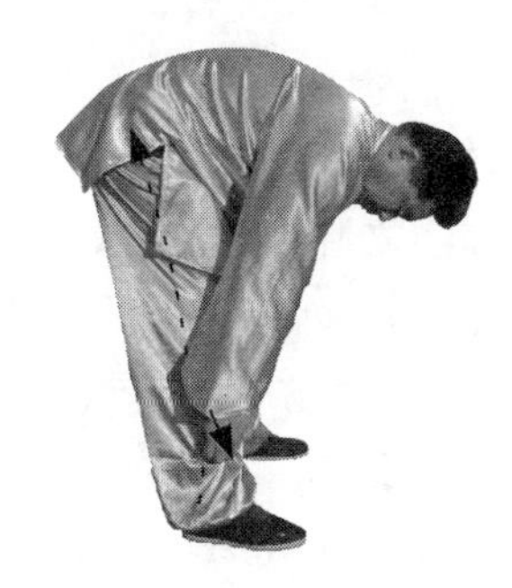

图 5–138

第六章 图解人体穴位按摩健身法

第一节 常用经穴

一、手太阴肺经上的中府穴

【穴位概述】中府穴，所谓中是指中焦，府是聚的意思。手太阴肺经之脉起于中焦，此穴为中气所聚，又为肺之募穴，藏气结聚之处。肺、脾、胃合气于此穴，所以名为中府。又因位于膺部，为气所过的俞穴，所以又称膺俞，为健身主要穴位之一。

【穴位位置】在锁骨外端下方云门直下1寸处（图6–1）。

【取穴方法】正坐或仰卧，在前胸壁外上方，平第一肋间，前正中线旁开6寸处取穴（图6–2）。

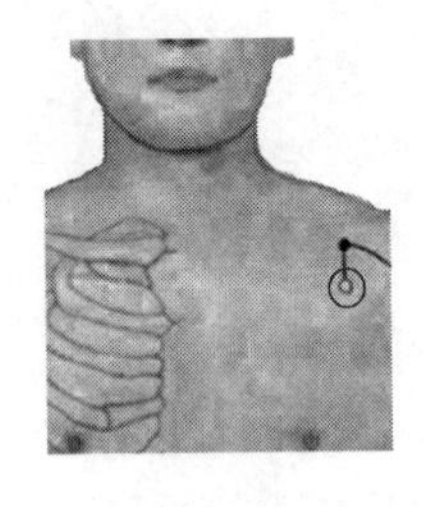

图6–1

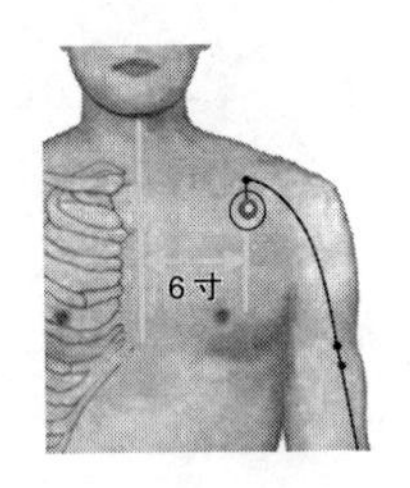

图6–2

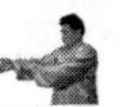

【适应范围】适于咳嗽、气喘、胸胀满、胸痛、腹胀、肩痛疼痛者练习。

【保健作用】坚持每天练习此穴，可缓解支气管平滑肌痉挛，改善肺通气量，缓解哮喘症状，并有增加肝血流量、改善肝血液循环的作用。

【按摩方法】中府穴的按摩常用锻炼方法有拍打法、叩击法和大鱼际揉法。

(1) 拍打法：用手掌拍打中府穴至发红、发热、有酸胀感时为度（图 6–3）。照法换手，再练另一侧穴位，每天练习 2~4 次，常年坚持。

(2) 叩击法：手指并拢里屈，捏成一撮，用指顶尖叩击中府穴至发红、发热、有酸胀感时为度（图 6–4）。照法换手再练另一侧穴位，每天练习 2~4 次，常年坚持。

(3) 大鱼际揉法：用手掌大鱼际揉搓中府穴至发红、发热、有酸胀感时为度（图 6–5）。照法换手，再练另一侧穴位，每天练习 2~4 次，常年坚持。

【锻炼效果】长期练习对咳嗽、气喘、胸胀满、胸痛、腹胀、肩痛疼痛均有较好的防治及健身效果。

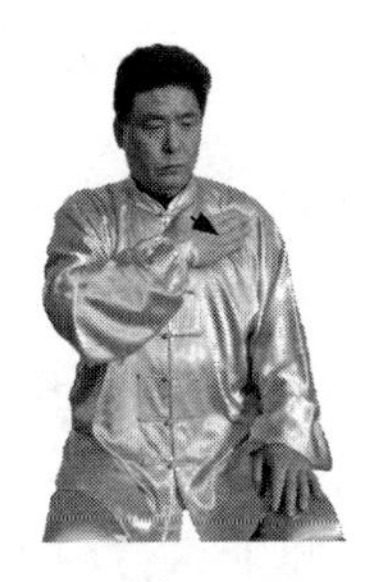

图 6–3

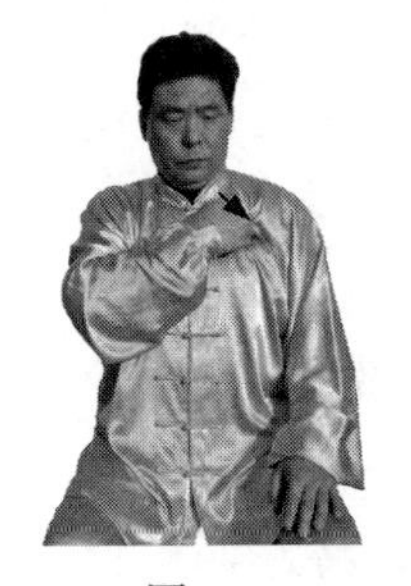

图 6–4

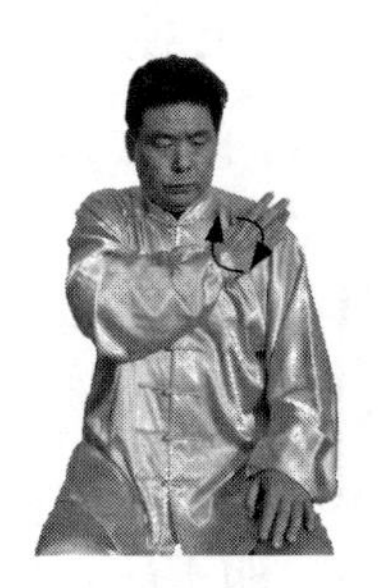

图 6–5

二、手太阴肺经上的尺泽穴

【穴位概述】尺泽为人体腧穴之一，属于手太阴肺经的合穴，出自《灵枢·本输》。此腧穴位于肘横纹中，肱二头肌腱桡侧凹陷处；有清泻肺热、和胃降逆的作用；临床上主要用于配合治疗咳嗽、气喘等病症，因此也是健身锻炼的主要穴位之一。

【穴位位置】在肘横纹上，肱二头肌腱的桡侧（图 6–6）。

【取穴方法】仰掌微屈肘。在肘横纹上，肱二头肌腱的桡侧缘取穴（图 6–7）。

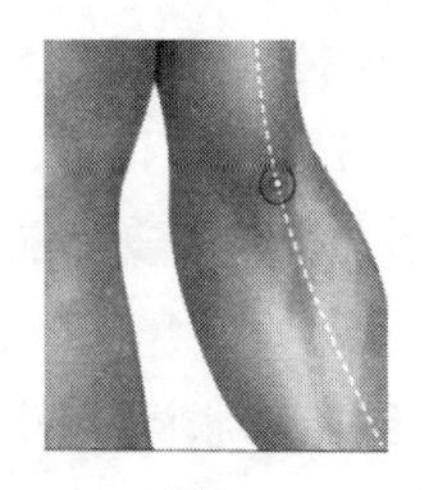

图 6–6

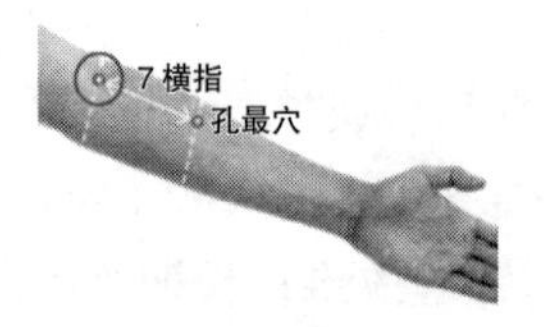

图 6–7

【适应范围】适于咳嗽、气喘、潮热、舌干、心烦、胁胀者练习。

【保健作用】坚持每天按摩，可补益肺和肾，调节身体虚实，降肺气而补肾。

【按摩方法】尺泽穴常用叩击法、中指揉法、拇指掐按法进行锻炼。

（1）叩击法：端坐，将左臂放置于左大腿上，臂内侧向上，右手指并拢里屈，捏成一撮，用指顶尖叩击左臂尺泽穴至

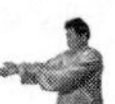

发红、发热、有酸胀感时为度（图 6–8）。照法换手再练另一侧穴位，每天练习 2~4 次，常年坚持。

⑵ 中指揉法：端坐，将左臂放置于左大腿上，臂内侧向上，右手拇指、无名指、小指里屈握于手心，中指伸直，食指稍屈指并贴抵靠于中指中节上，用中指尖按于左臂尺泽穴上顺时针揉后再逆时针揉至发红、发热、有酸胀感时为度（图 6–9）。照法换手再练另一侧穴位，每天练习 2~4 次，常年坚持。

⑶ 拇指掐按法：一手掌贴固于另一前臂肘前外侧，拇指屈叩于尺泽穴上与四指相对用力掐按至有酸胀感时为度（图 6–10）。照法换手再练另一侧穴位，每日 2~4 次，常年坚持。

【锻炼效果】通过此穴长期练习，对咳嗽、气喘、心烦、肋胀等均有较好的防治及健身效果。

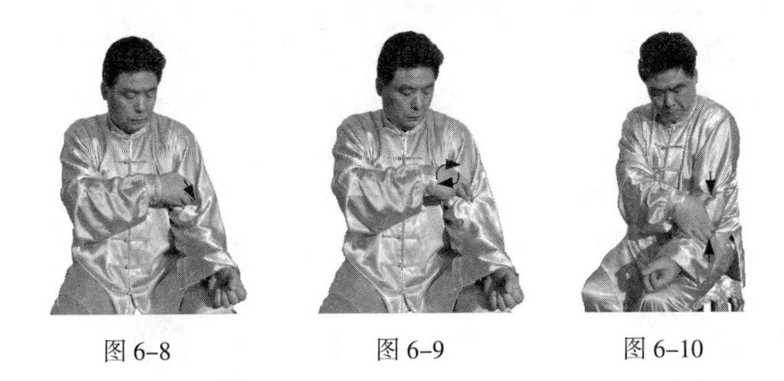

图 6–8　　图 6–9　　图 6–10

三、手太阴肺经上的太渊穴

【穴位概述】太渊穴，所谓太，盛大；渊，水深处。意指穴当寸口动脉，血气旺盛。太渊穴属于手太阴肺经腧穴。肺朝百脉，脉会太渊；肺主气、司呼吸，气为血帅，本穴开于寅，得气最先，故在人体穴位中占有重要地位，为主要保健穴位。

【穴位位置】在掌后纹上，桡动脉桡侧凹陷中（图 6–11）。

【取穴方法】伸臂仰掌。在后腕横纹桡侧端，桡动脉桡侧凹陷中取穴（图 6–12）。

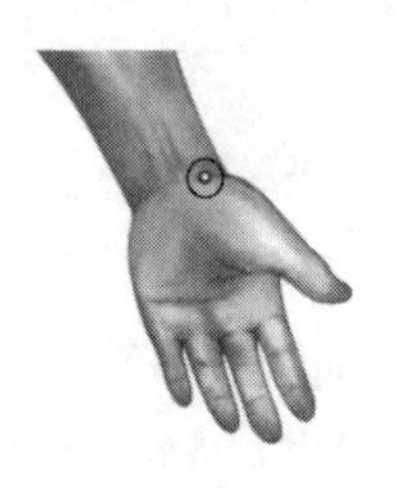

图 6–11

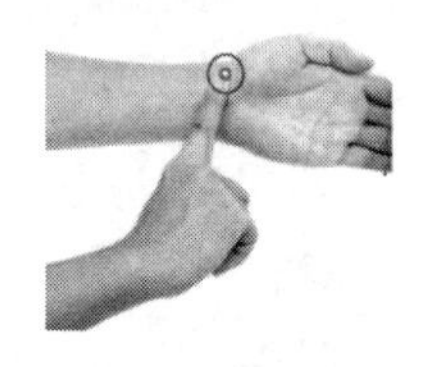

图 6–12

【适应范围】适于咳嗽、气喘、胸背痛、掌中发热、胃痛腹胀、手腕疼痛无力者练习。

【保健作用】每天坚持锻炼此穴，可清热宣肺，止咳利咽，疏通经络。

【按摩方法】太渊穴常用中指揉法、拇指按法进行锻炼。

（1）中指揉法：端坐，将左腕放置于左大腿上，批复指侧向上，右手拇指、无名指、小指里屈握于手心，中指伸直，食指稍屈指并贴抵靠于中指中节上，用中指尖按于左腕太渊穴上顺时针揉后再逆时针揉至发红、发热、有酸胀感时为度（图6–13）。照法换手再练另一侧穴位，每天练习 2~4 次，常年坚持。

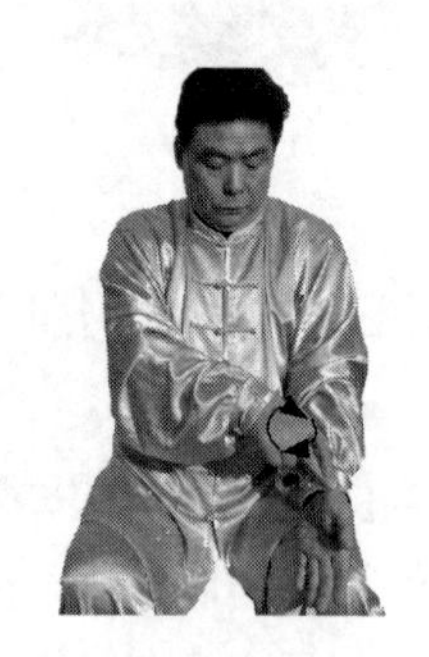

图 6–13

（2）拇指按法：一手掌贴固于另一前臂腕内后侧，拇指屈扣于太渊穴上与四指相对用力按掐至有酸胀感时为度（图 6–14）。照法换手再练另一侧穴位，

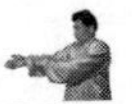

每日 2~4 次，常年坚持。

【锻炼效果】 长期练习对咳嗽、气喘、胸背痛、胃痛腹胀、掌中发热、手腕疼痛均有一定的防治及健身效果。

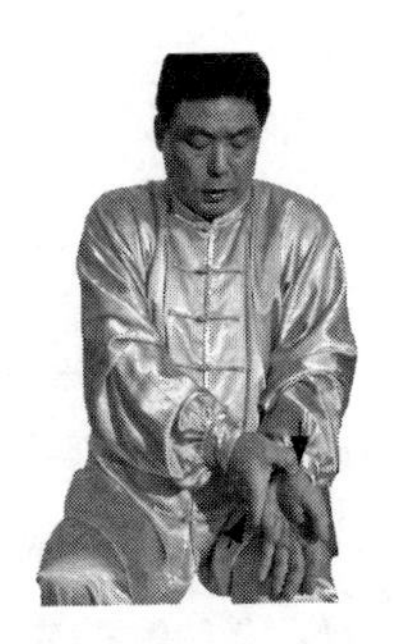

图 6–14

四、手太阴肺经上的鱼际穴

【穴位概述】 鱼际穴，所谓际，边际。因此穴在拇短展肌，拇指对掌肌之边缘，又此处肌肉丰隆，形如鱼腹，又当赤白肉际相会之处，故名。鱼际是人体腧穴之一，属于手太阴肺经之荥穴，出自《灵枢·本输》。此腧穴在手拇指本节（第一掌指关节）后凹陷处，约当第一掌骨中点桡侧，赤白肉际处；有清宣肺气，清热利咽的作用，为保健穴位；临床上主要用于配合治疗咳嗽、咽喉肿痛、失音、小儿疳积等病症。

【穴位位置】 在手大指端内侧甲角后 0.1 寸处（图 6–15）。

【取穴方法】 仰掌。在手指大鱼际部，第一骨中点的桡侧，赤白肉际陷处取穴（图 6–16）。

【适应范围】 适于咽喉肿痛、咳嗽、鼻衄、腮肿、中风、手挛指痛者练习。

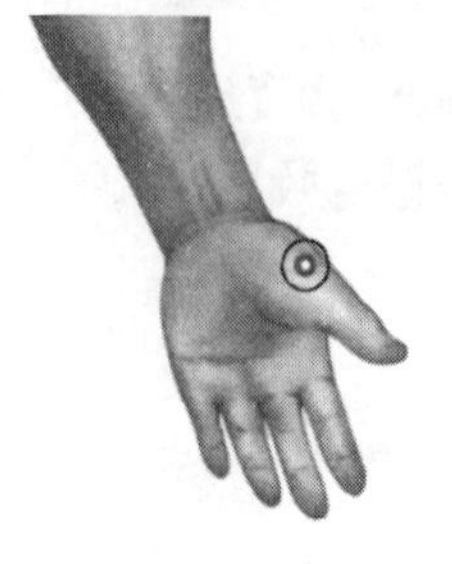

图 6-15

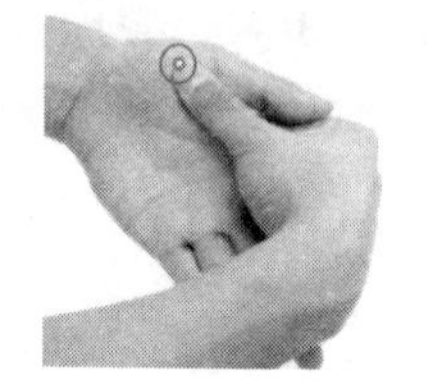

图 6-16

【保健作用】具有清肺利咽，开窍苏厥功效。经常练习此穴位，能增强肺功能，从而改善容易感冒者的体质状况，提高其抵御外邪的能力，有益保持身体健康。

【按摩方法】鱼际穴的按摩常用锻炼方法有两鱼际相搓法和拇指推搓法。

（1）两鱼际相搓法：两手鱼际穴相对贴靠一起，一前一后进行搓摩至发红、发热、有酸胀感为度（图 6-17）。每日练习 2~4 次，常年坚持。

（2）拇指推搓法：一手掌贴固于另一手掌背小指侧，拇指肚按于鱼际穴处前后推搓至发红、发热、有酸胀感时为度（图 6-18）。照法换手再练另一侧穴位，每日 2~4 次，常年坚持。

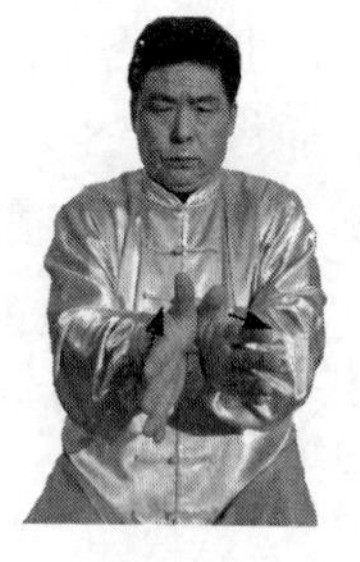

图 6-17

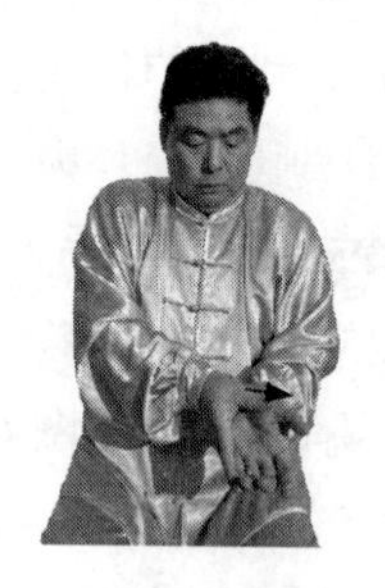

图 6-18

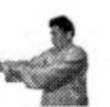

【锻炼效果】长期练习对咽喉肿痛、咳嗽、鼻衄、腮肿、中风、手挛指痛等均有防治及健身效果。

五、手太阴肺经上的少商穴

【穴位概述】少商穴，所谓少，指小的意思；商，指五音之一，肺音为商；此穴为肺经井穴，所出为井，是说手太阴肺经脉气外发似浅小水流，故名。少商是人体腧穴之一，属于手太阴肺经之井穴，出自《灵枢·本输》。此腧穴在手拇指末节桡侧，距指甲角 0.1 寸，有清肺利咽、开窍醒神的作用，为保健穴位；临床上主要用于配合治疗咽喉肿痛、鼻衄、高热、癫狂、昏迷等病症。

【穴位位置】在手大指端内侧（图 6–19）。

【取穴方法】握拳立置，拇指向上，在拇指桡侧，指甲角旁约 0.1 寸处取穴（图 6–20）。

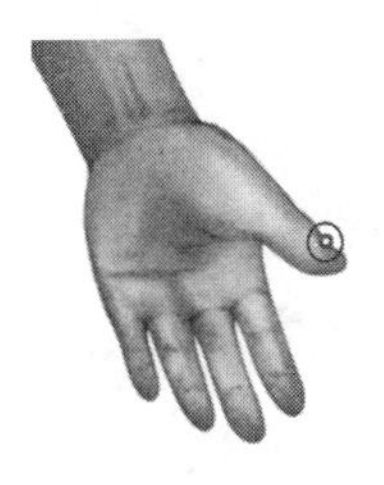

图 6–19

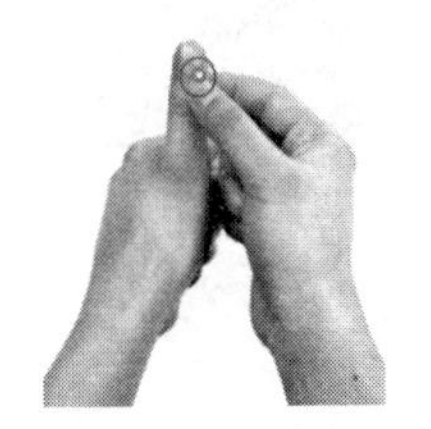

图 6–20

【适应范围】适于咽喉肿痛、咳嗽、鼻衄、腮肿、中风、手挛指痛、中暑者练习。

【保健作用】清肺利咽，开窍苏厥。经常练习此穴，对防治慢性咽炎非常有效，还可以预防感冒。另外，打嗝时，用拇指按压少商，以感觉酸痛为度，持续半分钟，即可止嗝。急性咽炎、扁桃体炎时，在少商处放几滴血，可有效缓解症状。

【按摩方法】少商穴常用拇指推法和掐捏法进行锻炼。

⑴ 拇指推法：两手掌心相合，一手拇指搭置于另一手食指中节上，另一手拇指肚按在少商穴处前后推搓至发红、发热、有酸胀感时为度（图6–21）。照法换手再练另一侧穴位，每天练习2~4次，常年坚持。

⑵ 掐捏法：两手掌心相合，一手拇指搭置于另一手食指中节上，另一手拇指尖按在少商穴上与食指相对用力捏至有酸胀感时为度（图6–22）。照法换手再练另一侧穴位，每天练习2~4次，常年坚持。

【锻炼效果】长期练习对咽喉肿痛、咳嗽、鼻衄、腮肿、中风、手挛指痛等均有防治及健身效果。

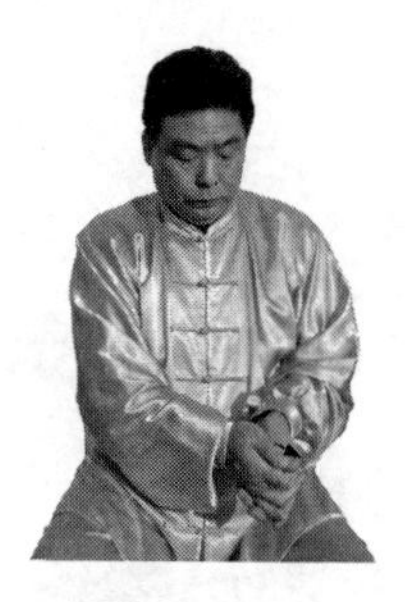

图6–21

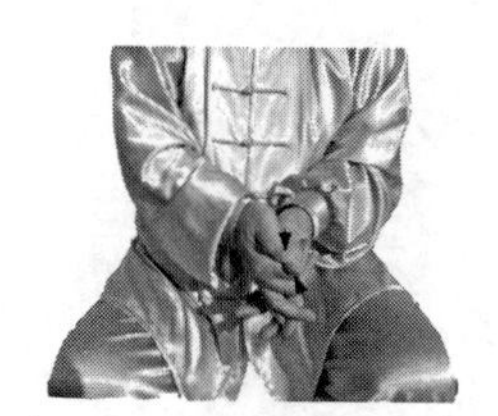

图6–22

六、手阳明大肠经上的商阳穴

【穴位概述】商阳穴，商，漏刻也，古之计时之器，此指本穴的微观形态如漏刻滴孔。阳，阳气也。该穴名意指大肠经

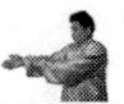

经气由本穴外出体表。这是因为人体系统的重力场特征，人体内部的温压场高于外部的温压场，因此大肠经体内经脉所产生的高温高压气态物就会由本穴的漏刻滴孔向外喷射。商阳之名正是对本穴气血物质这一运动特征的概括描述，故名。手阳明大肠经起于商阳穴，为手阳明大肠经的井穴。

【穴位位置】在食指桡侧指甲角后 0.1 寸处（图 6–23）。

【取穴方法】仰掌。在食指桡侧，指甲角旁约 0.1 寸处取穴(图 6–24)。

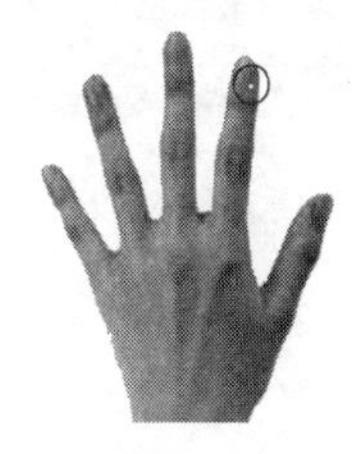

图 6–23

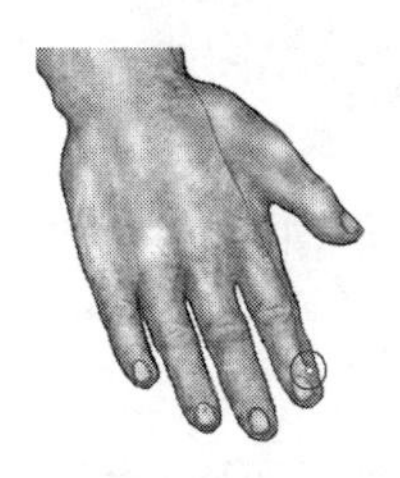

图 6–24

【适应范围】适于咽喉肿痛、齿痛、腮肿、耳鸣、中风、手指麻木者练习。

【保健作用】商阳穴具有清阳明热、宣肺利咽、开窍苏厥作用，是男性性功能保健的重要穴位。位于食指尖端桡侧指甲角旁，刺激该穴具有明显的强精壮阳之效，可延缓性衰老。

【按摩方法】商阳穴锻炼常用锻炼方法有拇指推法和掐捏法。

（1）拇指推法：一手食指伸开侧立搭置于另一手食指中节上，另一手拇指肚按在商阳穴处前后推搓至发红、发热、有酸胀感时为度（图 6–25）。照法换手再练另一侧穴位，每天练习 2~4 次，常年坚持。

（2）掐捏法：一手食指伸开侧立搭置于另一手食指中节

上，另一手拇指尖按在商阳穴上与食指相对用力捏至有酸胀感时为度（图 6–26）。照法换手再练另一侧穴位，每天练习 2~4 次，常年坚持。

【锻炼效果】长期练习对防治咽喉肿痛、齿痛、腮肿、耳鸣、中风、手指麻木等及健身均有较好的效果。

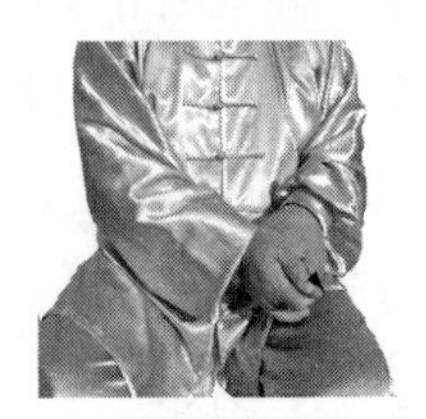
图 6–25

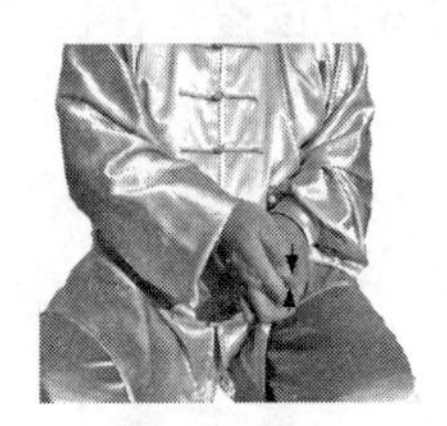
图 6–26

七、手阳明大肠经上的合谷穴

【穴位概述】虎口，容谷，合骨，含口。合谷穴属于手阳明大肠经的穴道，是一个很重要又好用的穴位。为什么叫合谷穴呢？就是因为他的位置在大拇指和食指的虎口间，拇指食指像两座山，虎口似一山谷，合谷穴在其中故名。为常用、重要的保健穴位之一。

【穴位位置】在第一、二掌骨之间，约当第二掌骨桡侧之中点（图 6–27）。

【取穴方法】以一手的拇指指骨关节横纹，放在另一手张开的拇、食二指间的蹼缘上，屈指当拇指尖尽处取穴（图 6–28）。

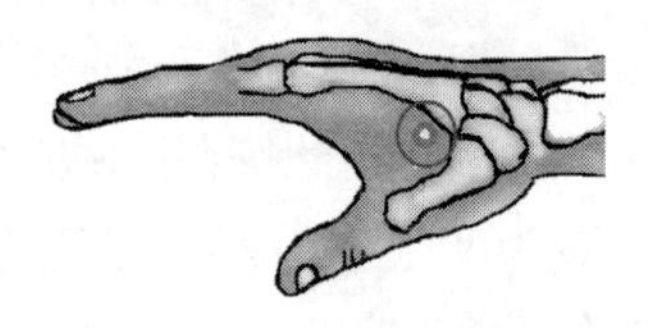
图 6–27

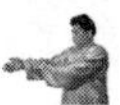

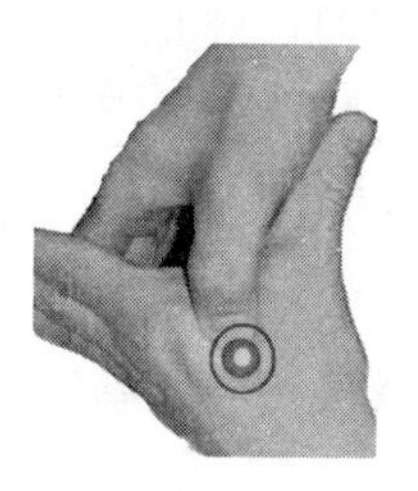

图 6–28

【适应范围】适于头痛、眩晕、齿痛、面肿、口眼歪斜、指挛、臂痛、半身不遂者以及所有人练习。

【保健作用】具有清泄阳明、祛风解表、疏经镇痛、通络开窍的作用。经常进行锻炼有助于全身各器官功能的增强和疾病的控制，能提高免疫能力，益寿延年。

【按摩方法】合谷穴常用拇指揉法和掐捏法进行锻炼。

(1) 拇指揉法：右掌四指稍屈食指侧贴靠于左掌心内，两虎口交叉，右拇屈顶按压于左手合谷穴上，拇指按顺时针揉后再逆时针揉至发红、发热、有酸胀感时为度（图 6–29）。照法换手再练另一侧穴位，每天练习 2~4 次，常年坚持。

(2) 掐捏法：右掌四指稍屈食指侧贴靠于左掌心内，两虎口交叉，右拇屈尖顶按于左手合谷穴上，拇指与食指相对用力掐至有酸胀感时再坚持一会儿（图 6–30）。照法换手再练另一侧穴位，每天练习 2~4 次，常年坚持。

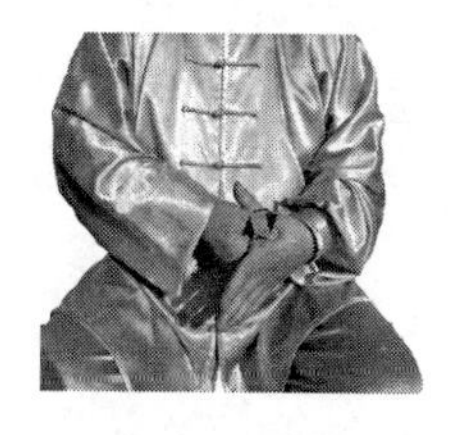

图 6–29

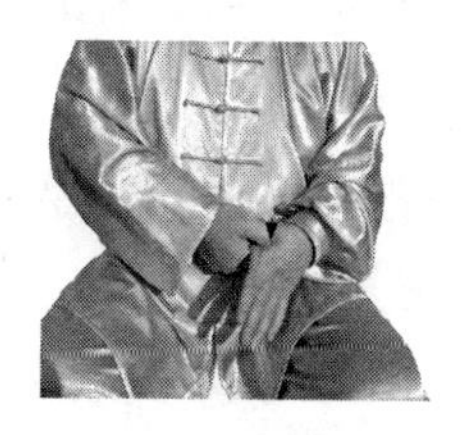

图 6–30

【锻炼效果】长期练习可健身强体，延年益寿；对防治感冒、头痛、眩晕、齿痛、面肿、口眼歪斜、指挛、臂痛、半身不遂等及健身均有较好的效果。

八、手阳明大肠经上的阳溪穴

【穴位概述】阳溪穴，所谓阳，热也、气也，指本穴的气血物质为阳热之气。溪，路径也。该穴名意指大肠经经气在此吸热后蒸升上行天部。本穴物质为合谷穴传来的水湿风气，至此后吸热蒸升并上行于天部，故名。为保健穴之一。

【穴位位置】在腕中上侧两傍间陷者中（图 6–31）。

【取穴方法】屈肘侧掌。在探针背横纹桡侧端，拇短伸肌腱与拇长伸肌腱之间的凹陷明显处取穴（图 6–32）。

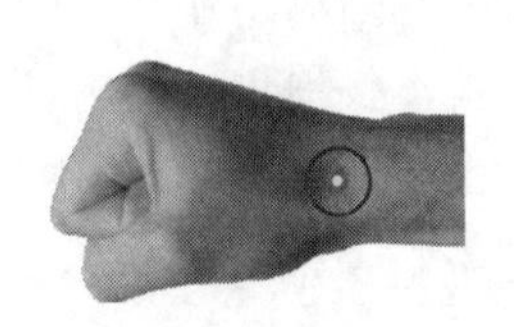

图 6–31

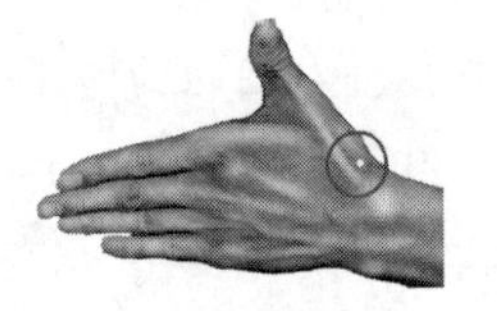

图 6–32

【适应范围】适于头痛、咽喉肿痛、齿痛、耳鸣、指腕挛痛、心烦者以及所有人练习。

【保健作用】具有清阳明热，疏风祛邪作用。经常练习此穴能调整阴阳、疏通经络、理顺气血、通利关节。

【按摩方法】阳溪穴常用中指揉法、拇指掐法和中指点法进行锻炼。

（1）中指揉法：端坐，左手握拳，将左拳放置于左大腿上，拳眼向上，右手拇指、无名指、小指里屈握于手心，中指

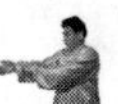

伸直，食指稍屈指并贴抵靠于中指中节上，用中指尖按于左阳溪穴上顺时针揉后再逆时针揉至发红、发热、有酸胀感时为度（图 6–33）。照法换手再练另一侧穴位，每天练习 2~4 次，常年坚持。

⑵ 拇指掐法：右手虎口向前，四指掌心贴握固于左腕内侧，拇指里屈，拇指尖顶按于左阳溪穴上其四指相对用力掐左阳溪穴至有酸胀感时再坚持一会儿（图 6–34）。照法换手再练另一侧穴位，每天练习 2~4 次，常年坚持。

⑶ 中指点法：端坐，左手握拳，将左拳放置于左大腿上，拳眼向上，右手拇指、无名指、小指里屈握于手心，中指伸直，食指稍屈指并贴抵靠于中指中节上，用中指尖向左阳溪穴上点击，后提起再点，直点击至发红、发热、有酸胀感时为度（图 6–35）。照法换手再练另一侧穴位，每天练习 2~4 次，常年坚持。

【锻炼效果】 长期练习可健身强体，延年益寿；对防治头痛、咽喉肿痛、齿痛、面肿、耳鸣、腕挛痛、齿痛、面肿、指挛、臂痛、半身不遂等及健身均有较好的效果。

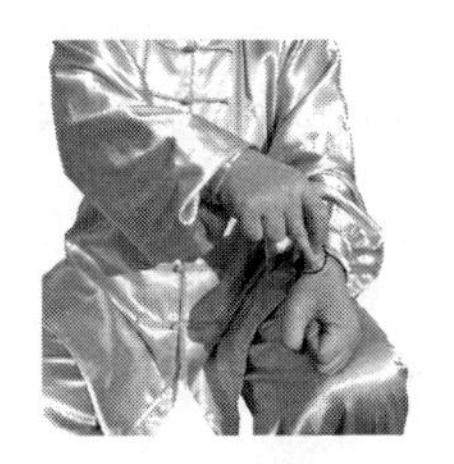

图 6–33

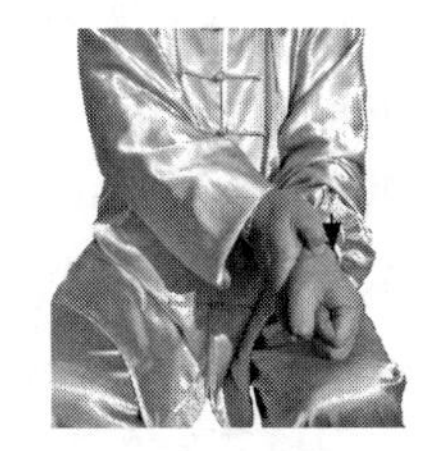

图 6–34

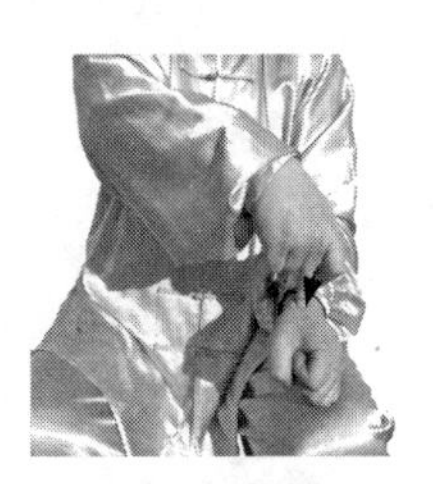

图 6–35

九、手阳明大肠经上的手三里穴

【穴位概述】手三里穴，所谓手，指穴所在部位为手部。三里，指穴内气血物质所覆盖的范围。该穴名意指大肠经冷降的浊气在此覆盖较大的范围。本穴物质由上廉穴传来，上廉穴的水湿云气化雨而降，在该穴处覆盖的范围如三里之广，故名。为保健穴位。

【穴位位置】在前臂背面桡侧、阳溪与曲池的连线上，肘横纹下 2 寸（图 6–36）。

【取穴方法】屈肘侧掌。在阳溪穴与曲池穴的连线上，曲池穴下 2 寸处取穴（图 6–37）。

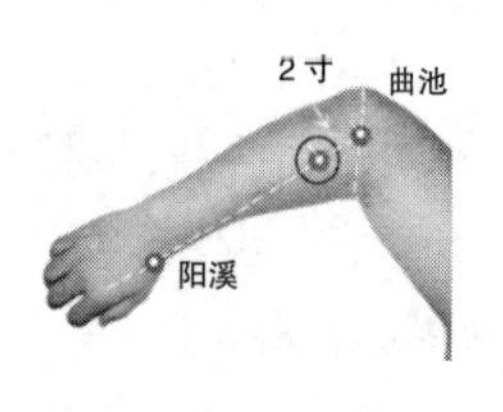

图 6–36

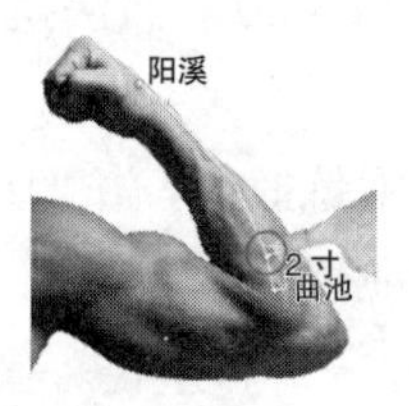

图 6–37

【适应范围】适于齿痛、颊颔肿、中风偏瘫、手臂痛麻木、肘不伸、腰痛、腹痛、腹泻者以及所有人练习。

【保健作用】疏经通络、清肠和胃、润化脾燥、生发脾气。

【按摩方法】手三里穴常用锻炼方法有拇指揉法、叩击法和捶击法。

（1）拇指揉法：左臂屈于胸前，拳心向下，右掌贴固于左肘前臂外侧处，拇指屈叩、用拇指肚按于手三里穴上，顺时针揉后再逆时针揉至发红、发热、有酸胀感时为度（图 6–38）。

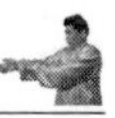

照法换手再练另一侧穴位，每天练习 2~4 次，常年坚持。

(2) 叩击法：左臂屈于胸前，拳心向下，右手手指并拢里屈，捏成一撮，用指顶尖叩击手三里穴至发红、发热、有酸胀感时为度（图 6–39）。照法换手再练另一侧穴位，每天练习 2~4 次，常年坚持。

(3) 捶击法：左臂屈于胸前，拳心向下，右手成拳，以拳心为力点，用右拳捶击手三里穴至发红、发热、有酸胀感时为度（图 6–40）。照法换手再练另一侧穴位，每天练习 2~4 次，常年坚持。

【锻炼效果】长期练习可预防齿痛、颊颔肿、中风偏瘫、手臂痛麻木、肘不伸。对腰痛、腹痛、腹泻也有较好的治疗作用，在健身方面也可取得较好的效果。

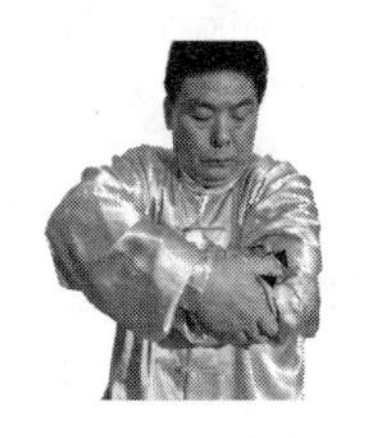

图 6–38

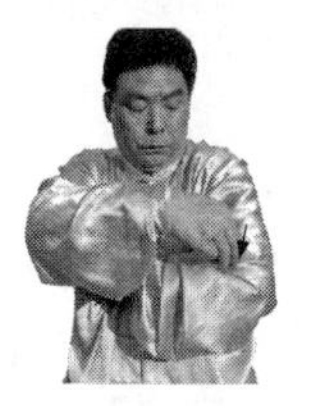

图 6–39

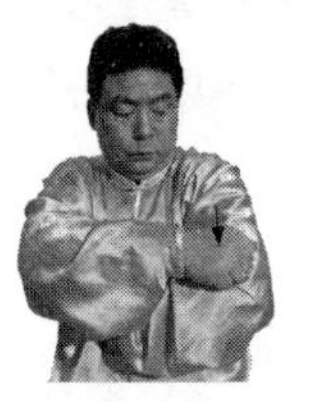

图 6–40

十、手阳明大肠经上的曲池穴

【穴位概述】曲池穴，所谓曲，隐秘也，不太察觉之意；池，水的围合之处、汇合之所。曲池名意指本穴的气血物质为地部之上的湿浊之气。本穴物质为手三里穴降地之雨气化而来，位处地之上部，性湿浊滞重，有如雾露，为隐秘之水，故名曲池。为保健穴位。

【穴位位置】屈肘，肘横纹外端凹陷处（图 6–41）。

【取穴方法】在肘尖与肘横纹终点连线中点处取之（图 6–42）。

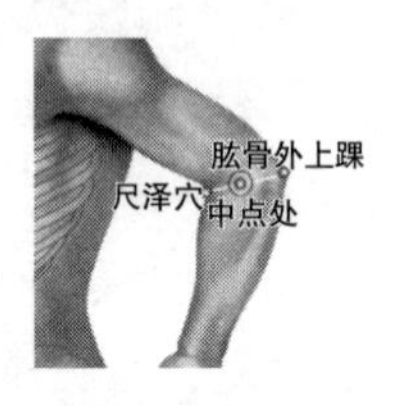

图 6–41

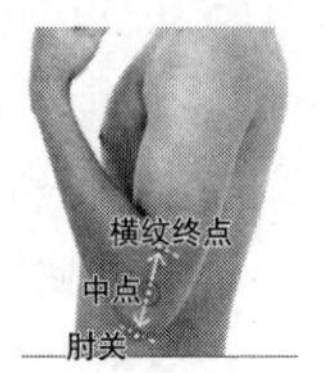

图 6–42

【适应范围】适于齿痛、发热、目赤痛、耳痛、上肢不遂者练习。

【保健作用】祛风解表、清热利湿、行气活血、调和气血。

【按摩方法】曲池穴常用锻炼方法有拇指揉法、中指点法、叩击法和捶击法。

(1) 拇指揉法：左臂屈于胸前，拳心向下，右掌贴固于左肘前臂外侧处，拇指屈叩，用拇指肚按于曲池穴上，顺时针揉后再逆时针揉至发红、发热、有酸胀感时为度（图 6–43）。照法换手再练另一侧穴位，每天练习 2~4 次，常年坚持。

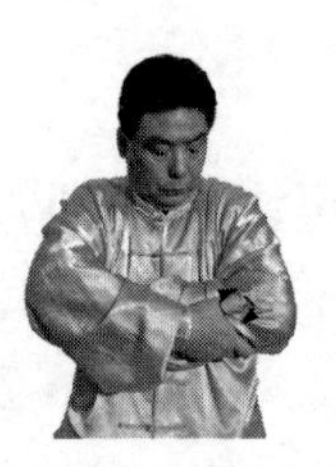

图 6–43

(2) 中指点法：左臂屈于胸前，拳心向下，右手拇指、无名指、小指里屈握于手心，中指伸直，食指稍屈并贴抵靠于中

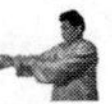

指中节上，用中指尖点击曲池穴至发红、发热、有酸胀感时为度（图 6-44）。照法换手再练另一侧穴位，每天练习 2~4 次，常年坚持。

(3) 叩击法：左臂屈于胸前，拳心向下，右手手指并拢里屈，捏成一撮，用指顶尖叩击手曲池穴至发红、发热、有酸胀感时为度（图 6-45）。照法换手再练另一侧穴位，每天练习 2~4 次，常年坚持。

(4) 捶击法：左臂屈于胸前，拳心向下，右手成拳，以拳心为力点，用右拳捶击手曲池穴至发红、发热、有酸胀感时为度（图 6-46）。照法换手再练另一侧穴位，每天练习 2~4 次，常年坚持。

【锻炼效果】长期练习对齿痛、发热、目赤痛、耳痛、上肢不遂均有较好的防治及健身效果。

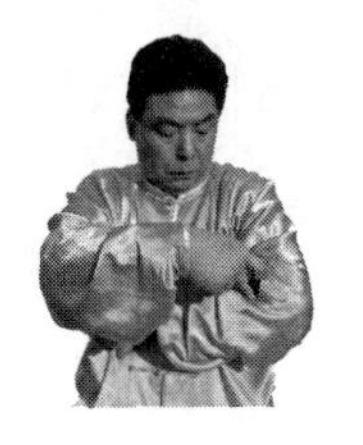

图 6-44

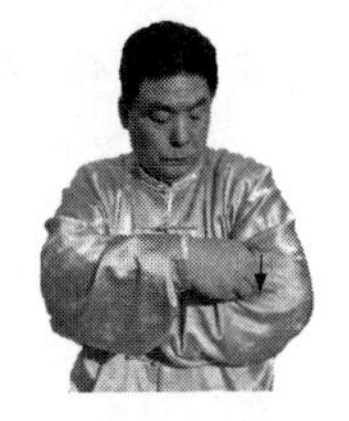

图 6-45

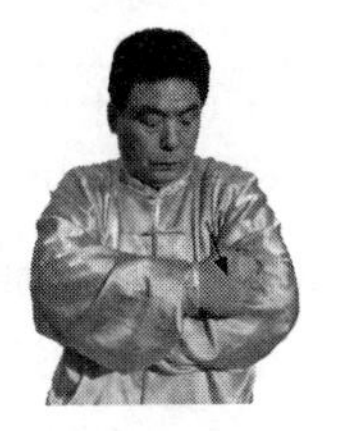

图 6-46

十一、手阳明大肠经上的迎香穴

【穴位概述】迎香穴，所谓迎，迎受也；香，脾胃五谷之气也。该穴名意指本穴接受胃经供给的气血。大肠经与胃经同为阳明经，气血物质所处的天部层次相近，迎香与胃经相邻，所处又为低位，因而胃经浊气下传本穴，故名。为常用保健穴位。

【穴位位置】在与鼻翼外缘中点平齐的鼻唇沟里（图6-47）。

【取穴方法】正坐仰靠，位于人体鼻翼外缘中点旁，当鼻唇沟中间（图6-48）。

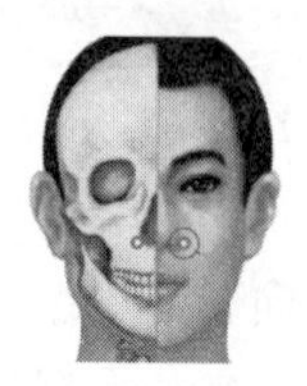

图6-47

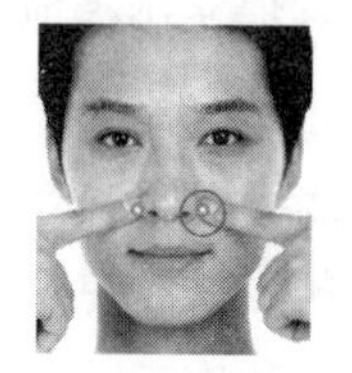

图6-48

【适应范围】适于鼻塞、鼻衄、鼻渊、不闻香臭、面痒、唇肿者练习。

【保健作用】具有疏散风热，通利鼻窍作用。常用于防治嗅觉减退、面神经麻痹或痉挛、胆道蛔虫等。

【按摩方法】迎香穴的常用锻炼方法有拇食指掐按法和中指揉按法。

（1）拇食指掐按法：用食拇两指顶尖掐按于两迎香穴上，食拇两指相对用力掐按两迎香穴至发红、发热、有酸胀感为度（图6-49）。每天练习2~4次，常年坚持。

（2）中指揉按法：用两手中顶尖端按于两迎香穴上，顺时针揉按后再逆时针揉按至发红、发热、有酸胀感为度（图6-50）。每天练习2~4次，常年坚持。

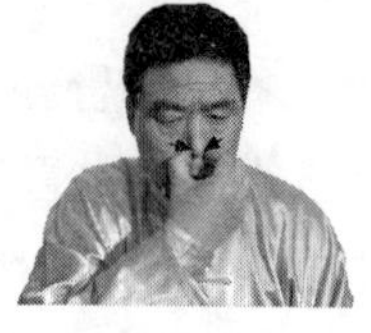

图6-49

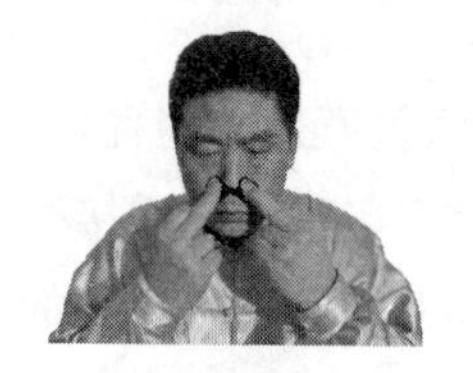

图6-50

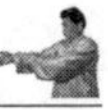

【锻炼效果】此穴主治鼻炎、鼻塞、鼻窦炎、流鼻水、鼻病、牙痛、感冒、可预防 H7N9 禽流感等。尤其是对上齿牙痛，指压该穴，可以快速止痛。鼻塞时按揉迎香穴，通常可缓解鼻塞，在健身方面也可取得较好的效果。

十二、足阳明胃经上的颊车穴

【穴位概述】颊车穴，颊，指穴所在的部位为面颊；车，运载工具也。颊车名意指本穴的功用是运送胃经的五谷精微气血循经上头。本穴物质为大迎穴传来的五谷精微气血，至本穴后由于受内部心火的外散之热，气血物质循胃经输送于头，若有车载一般，故名颊车。为常用保健穴位。

【穴位位置】在上下齿咬紧时出现肌肉隆起处（图 6–51）。

【取穴方法】用力咬紧上下齿，在咬肌隆起的高点处取之（图 6–52）。

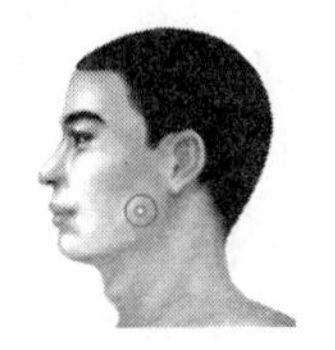

图 6–51

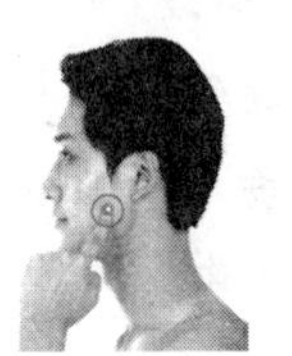

图 6–52

【适应范围】适于牙痛、口眼㖞斜上、颊肿、颈强者练习。

【保健作用】经常练习可疏风活络，通利牙关。

【按摩方法】颊车穴常用中指揉法和拇指掐法进行锻炼。

(1) 中指揉法：用两手中顶尖端按于两颊车穴上，顺时针揉按后再逆时针揉按至发红、发热、有酸胀感为度（图 6–53）。每天练习 2~4 次，常年坚持。

(2) 拇指掐法：右掌虎口向前，用右手向上掌托固住下巴，拇指屈扣按压于右侧颊车穴上，拇指与其四指相对用力掐右侧颊车穴至至有酸胀感时为度（图 6–54）。照法换手再练另一侧穴位，每日 2~4 次，常年坚持。

【锻炼效果】对牙痛有较好的疗效，可防治口眼喎斜、颊肿、颈强等。同时可取得较好的健身效果。

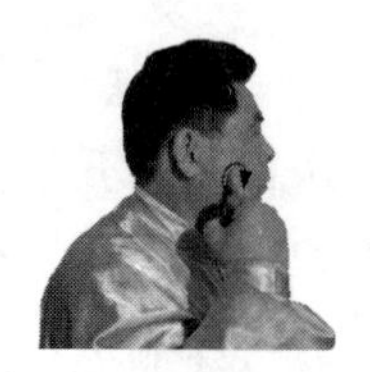

图 6–53

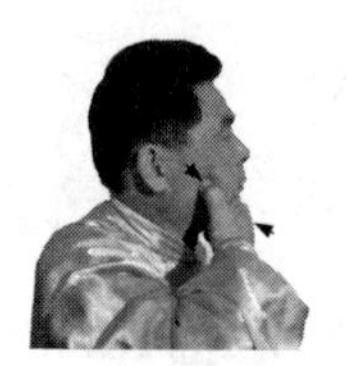

图 6–54

十三、足阳明胃经上的天枢穴

【穴位概述】天枢，天星名，即天枢星，为北斗星的北斗一，其左连线为北斗二天璇星，右连线为北斗四天权星。该穴之名意指本穴气血的运行有二条路径，一是穴内气血外出大肠经所在的天部层次，二是穴内气血循胃经运行。本穴气血物质来自两个方面，一是太乙穴、滑肉门穴二穴传来的风之余气，其二是由气冲穴与外陵穴间各穴传来的水湿之气，胃经上、下两部经脉的气血相交本穴后，因其气血饱满，除胃经外无其他出路，因此上走与胃经处于相近层次的大肠经，也就是向更高的天部输送，故名。天枢穴属于足阳明胃经，是手阳明大肠经募穴，位于脐旁两寸，恰为人身之中点，如天地交合之际，升降清浊之枢纽。人的气机上下沟通，升降沉浮，均过于天枢穴。天枢穴是保健常用穴位，其应用以防治肠胃疾病为主。

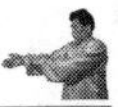

【穴位位置】脐中旁开 2 寸处（图 6–55）。

【取穴方法】仰卧，在中腹部，肚脐向左右三指宽处取之（图 6–56）。

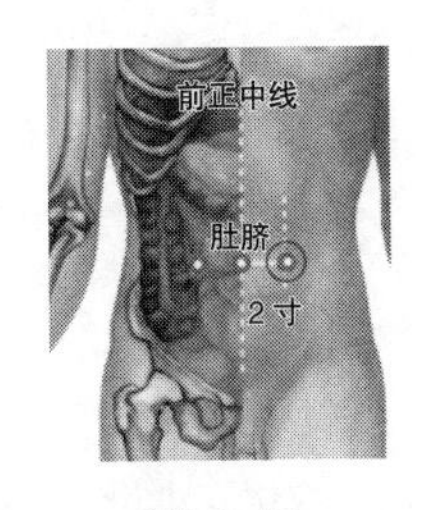

图 6–55

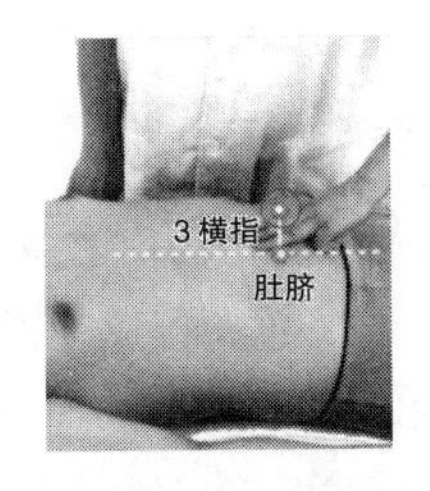

图 6–56

【适应范围】适于胃痛、呕吐、腹胀、腹痛者练习。

【保健作用】经常练习可调理胃肠、止吐豁痰、宁心安神。

【按摩方法】天枢穴常用小鱼际摩法和四指拍击法进行锻炼。

(1) 小鱼际摩法：两掌屈臂，用两掌小鱼际穴贴按于两天枢穴上搓摩至发红、发热、有酸胀感时为度（图 6–57）。每天练习 2~4 次，常年坚持。

(2) 四指叩击法：两掌屈臂上提于两肋侧，以两掌前四指处为力点，拍击两天枢穴至发红、发热、有酸胀感时为度（图 6–58）。每天练习 2~4 次，常年坚持。

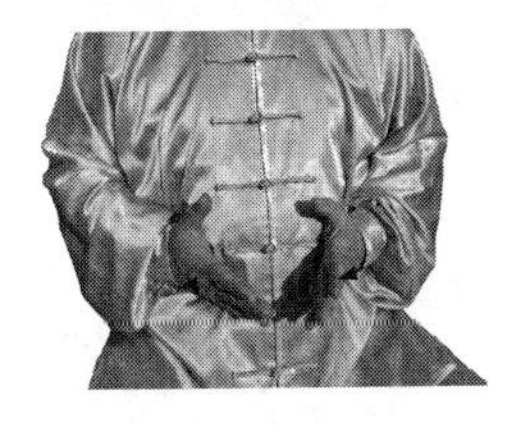
图 6–57

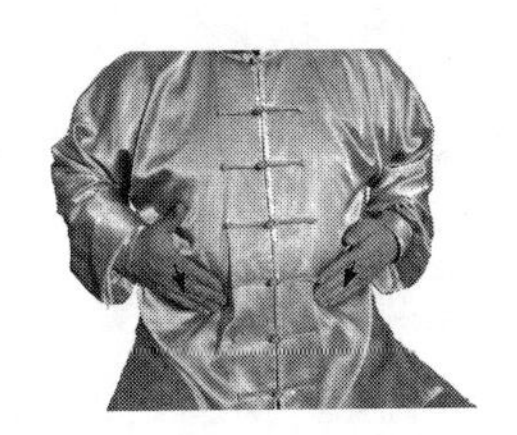
图 6–58

【锻炼效果】长期练习对胃痛、呕吐、腹胀、腹痛均有一定的防治及健身效果。

十四、足阳明胃经上的足三里穴

【穴位概述】足三里是"足阳明胃经"的主要穴位之一，是一个能防治多种疾病、强身健体的重要穴位。足三里是抗衰老的有效穴位。

"三里"是指理上、理中、理下。胃处在肚腹的上部，胃胀、胃脘疼痛的时候就要"理上"，按足三里的时候要同时往上方使劲；腹部正中出现不适，就需要"理中"，只用往内按就行了；小腹在肚腹的下部，小腹上的病痛，得在按住足三里的同时往下方使劲，这叫"理下"。

【穴位位置】在膝下 3 寸，胫骨前嵴外一横指处（图 6-59）。

【取穴方法】由外膝眼向下量四横指，在腓骨与胫骨之间，由胫骨旁量一横指，该处即是（图 6-60）。

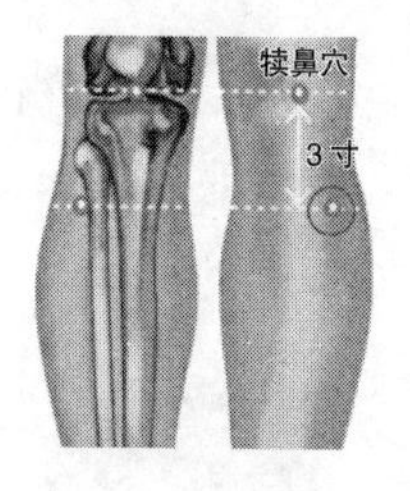

图 6-59

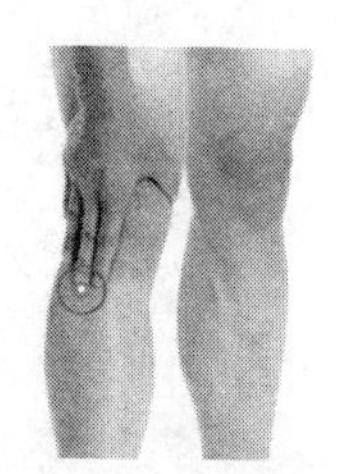

图 6-60

【适应范围】适于胃痛、食少、完谷不化、腹胀、腹痛、便秘、头痛、眩晕、失眠、耳鸣、虚劳、气短、中风、脚气、半身不遂及所有人练习。

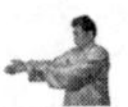

【保健作用】经常按摩足三里有调节机体免疫力、增强抗病能力、消积化滞，调理脾胃、补中益气、调理气血，通经活络、疏风化湿、扶正祛邪的作用。对于抗衰老延年益寿大有裨益。

【按摩方法】足三里穴常用拇指掐按法、叩击法、拍打法和捶击法进行锻炼。

(1) 拇指掐按法：右手掌虎口向下，贴固于右腿膝关节下外侧，拇指屈叩于足三里穴上与四指相对用力掐按至有酸胀感时为度（图 6–61）。照法换手再练另一侧穴位，每日 2~4 次，常年坚持。

(2) 叩击法：右手手指并拢里屈，捏成一撮，用指顶尖叩击足三里至发红、发热、有酸胀感时为度（图 6–62）。照法换手再练另一侧穴位，每天练习 2~4 次，常年坚持。

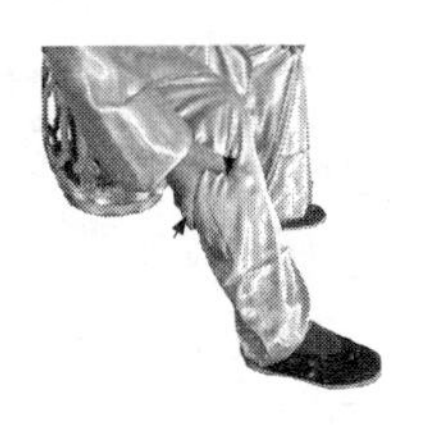

图 6–61

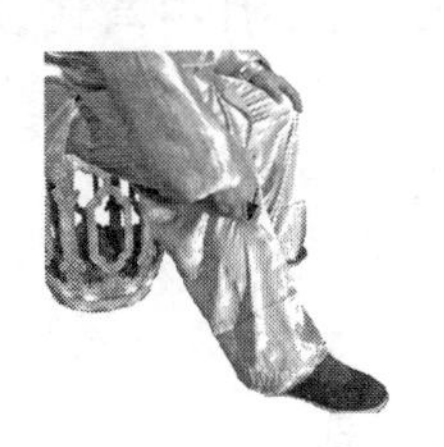

图 6–62

(3) 拍打法：用右手掌拍打右腿足三里至发红、发热、有酸胀感时为度（图 6–63）。照法换手再练另一侧穴位，每天练习 2~4 次，常年坚持。

(4) 捶击法：右手成拳，以拳心为力点，用右拳砸击右腿足三里至发红、发热、有酸胀感时为度（图 6–64）。照法换手再练另一侧穴位，每天练习 2~4 次，常年坚持。

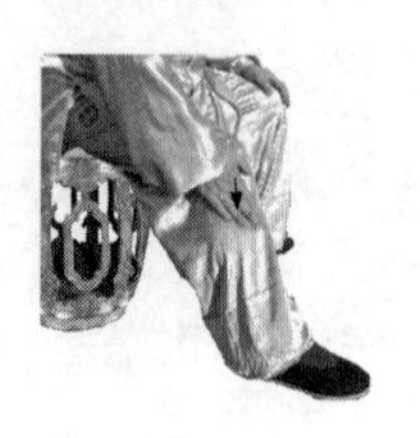

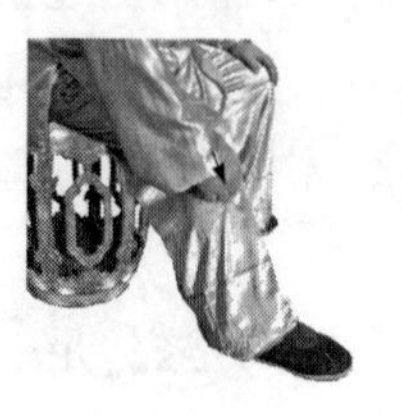

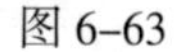
图 6-63　　图 6-64

【锻炼效果】锻炼此穴可收到保健防病、延年益寿、增强体力、解除疲劳、预防衰老的效果。对结核病、感冒、高血压、低血压、动脉硬化、冠心病、心绞痛、风心病、肺心病、脑出血等有较好的防治效果。对体质虚弱者，尤其是肠胃功能不好、抵抗力减低的人宜用此法增强体质。

十五、足阳明胃经上的上巨虚穴

【穴位概述】上巨虚穴，所谓上，上部也；巨，范围巨大也；虚，虚少也。该穴名意指本穴的气血物质处于较低的天部层次，较高的天部层次气血物质虚少。本穴物质为足三里穴传来的气化之气，因其气水湿较多而滞重，至本穴后所处为较低的天部层次，天之上部的气血相对处于空虚之状，故名。是足阳明胃经的一个穴位，属于大肠的下合穴，是保健穴。

【穴位位置】在犊鼻穴下 6 寸，足三里穴下 3 寸（图 6-65）。

【取穴方法】正坐垂足，犊鼻穴直下 6 寸，胫骨前嵴外一横指处取之（图 6-66）。

【适应范围】适应肠鸣、腹痛、泄泻、便秘、肠痈、下肢痿痹、脚气者及所有人进行练习。

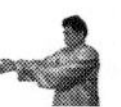

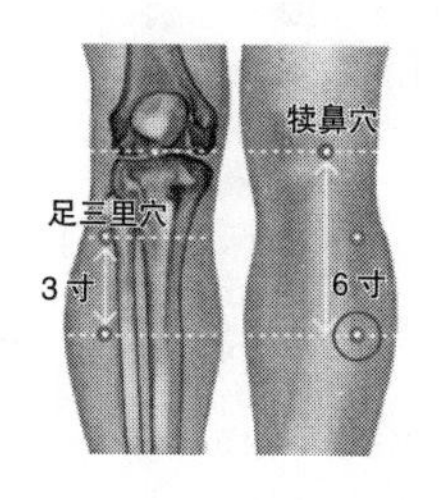

图 6–65

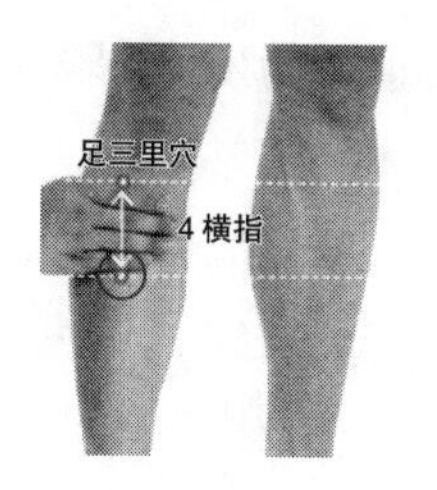

图 6–66

【保健作用】经常练习此穴具有调理肠胃、通腑化滞、行气活血、起痿缓挛的作用。

【按摩方法】上巨虚穴常用锻炼方法有拇指掐按法、叩击法、拍打法和捶击法。

(1) 拇指掐按法：右手掌虎口向下，贴固于右小腿肚外侧，拇指屈叩于上巨虚穴上与四指相对用力掐按至有酸胀感时为度（图 6–67）。照法换手再练另一侧穴位，每日 2~4 次，常年坚持。

(2) 叩击法：右手手指并拢里屈，捏成一撮，用指顶尖叩击上巨虚穴至发红、发热、有酸胀感时为度（图 6–68）。照法换手再练另一侧穴位，每天练习 2~4 次，常年坚持。

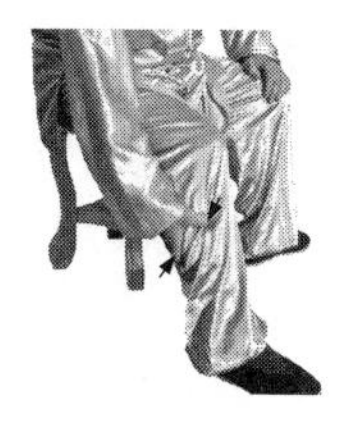

图 6–67

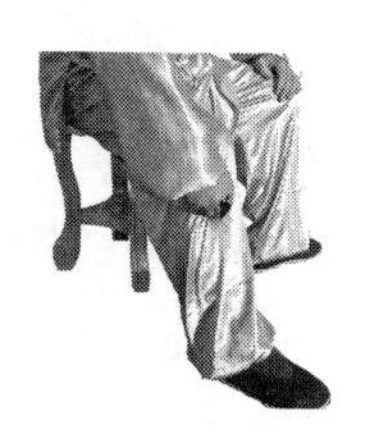

图 6–68

(3) 拍打法：用右手掌拍打右腿上巨虚穴至发红、发热、有酸胀感时为度（图 6–69）。照法换手再练另一侧穴位，每天练习 2~4 次，常年坚持。

(4) 捶击法：右手成拳，以拳心为力点，用右拳砸击右腿上巨虚穴至发红、发热、有酸胀感时为度（图 6–70）。照法换手再练另一侧穴位，每天练习 2~4 次，常年坚持。

【锻炼效果】练习此穴对防治急性细菌性痢疾、急性肠炎、单纯性阑尾炎等及健身可收到较好的效果，常用于肠鸣、腹痛、腹泻、便秘、肠痈、下肢痿痹的治疗。

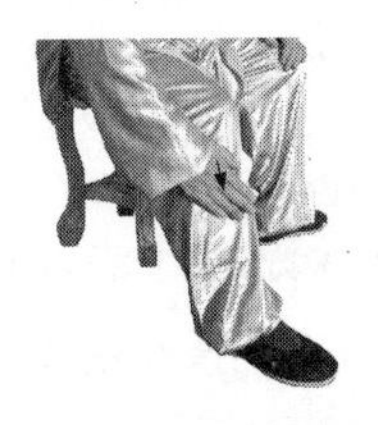

图 6–69

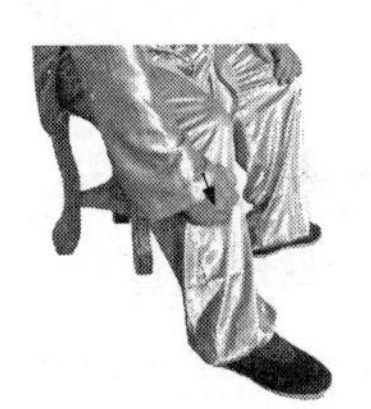

图 6–70

十六、足阳明胃经上的解溪穴

【穴位概述】解溪穴为人体足阳明胃经上的重要穴道之一。解溪，所谓解，散也；溪，地面流行的经水也。解溪名意指胃经的地部经水由本穴散解，流溢四方。本穴为丰隆穴传来的地部经水，至本穴后，因本穴的通行渠道狭小，地部经水满溢而流散经外，故名。此穴为保健穴。

【穴位位置】在足背与小腿交界处的横纹中央凹陷中，当拇长伸肌腱与趾长伸肌腱之间（图 6–71）。

【取穴方法】正坐垂足，平齐外踝高点，在足背与小腿交

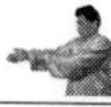

界处的横纹中，拇长伸肌腱与趾长伸肌腱之间处取穴（图 6-72）。

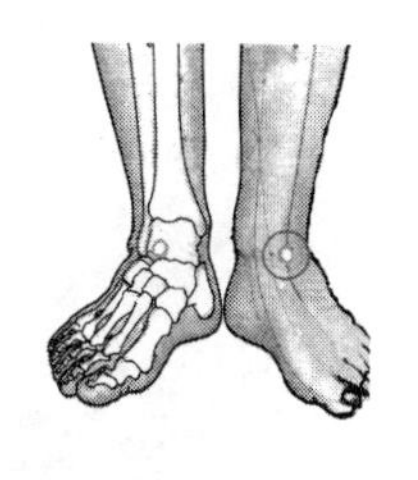
图 6-71

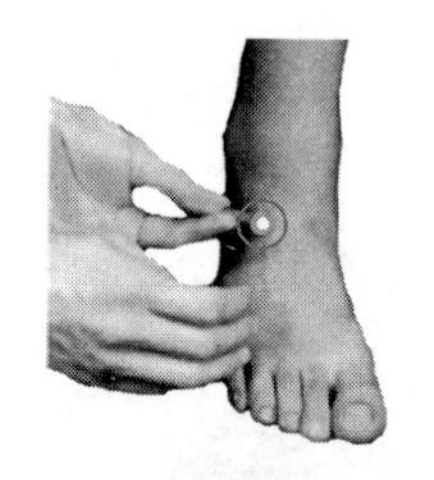
图 6-72

【适应范围】适于下肢痿痹、踝关节病、垂足等下肢、头痛、眩晕、癫狂、腹胀、便秘、下肢痿痹者及所有人进行练习。

【保健作用】练习此穴具有舒筋活络、清胃化痰、镇惊安神的作用。

【按摩方法】解溪穴常用中指揉法、拇指掐法和叩击法进行锻炼。

（1）中指揉法：右手拇指、无名指、小指里屈握于手心，中指伸直，食指稍屈并贴抵靠于中指中节上，用中指尖按于解溪穴上顺时针揉后再逆时针揉至发红、发热、有酸胀感时为度（图 6-73）。照法换手再练另一侧穴位，每天练习 2~4 次，常年坚持。

（2）拇指掐法：右手掌贴固于右踝外侧，拇指屈扣于解溪穴上与四指相对用力掐按至有酸胀感时为度（图 6-74）。照法换手再练另一侧穴位，每日 2~4 次，常年坚持。

（3）叩击法：右手手指并拢里屈，捏成一撮，用指顶尖叩击解溪穴至发红、发热、有酸胀感时为度（图 6-75）。照法换手再练另一侧穴位，每天练习 2~4 次，常年坚持。

【锻炼效果】 经常练习此穴对防治足下垂、神经性头痛、胃肠炎、踝关节及其周围软组织疾患等及健身均有较好的效果。

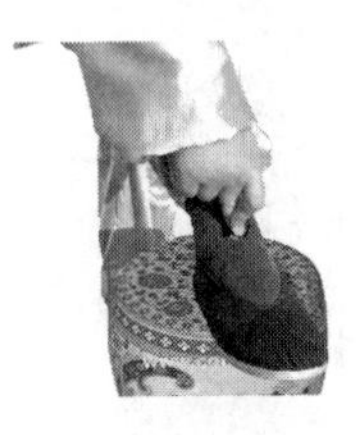

图 6–73

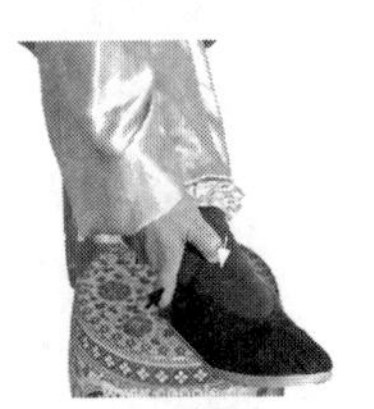

图 6–74

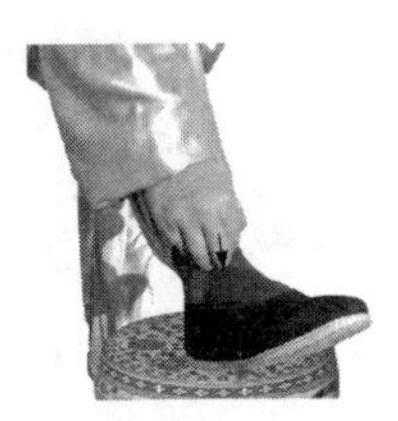

图 6–75

十七、足太阴脾经上的三阴交穴

【穴位概述】 三阴，足三阴经也。交，交会也。三阴交穴名意指足部的三条阴经中气血物质在本穴交会。本穴物质有脾经提供的湿热之气，有肝经提供的水湿风气，有肾经提供的寒冷之气，三条阴经气血交会于此，故名三阴交穴。为常用的保健大穴。

【穴位位置】 内踝高点直上 3 寸，胫骨内侧面后缘处（图 6–76）。

【取穴方法】 在内踝尖上直上 3 寸，自己的手指，4 指幅宽，按压有一骨头为胫骨，此穴位于胫骨后缘靠近骨边凹陷处（图 6–77）。

【适应范围】 适于腹胀、肠鸣、脘腹疼痛、饮食不化、月经不调、不孕、恶露不行、遗精、阳痿、早泄、小便不利、遗尿、失眠、下肢痿痹者及所有人练习。

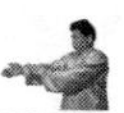

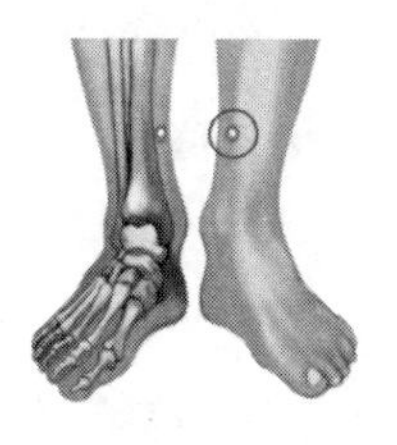

图 6–76

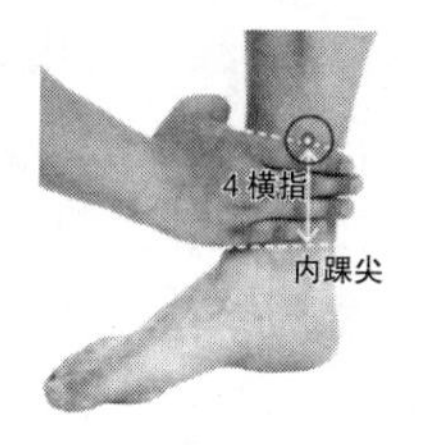

图 6–77

【保健作用】练习此穴具有健脾和胃、调补肝肾、行气活血、疏经通络的作用。

【按摩方法】三阴交穴常用中指揉法、叩击法和捶击法等方法进行锻炼。

（1）中指揉法：右手拇指、无名指、小指里屈握于手心，中指伸直，食指稍屈指并贴抵靠于中指中节上，用中指尖按于三阴交穴上顺时针揉后再逆时针揉至发红、发热、有酸胀感时为度（图 6–78）。照法换手再练另一侧穴位，每天练习 2~4 次，常年坚持。

（2）叩击法：右手指并拢里屈，捏成一撮，用指顶尖叩击三阴交穴至发红、发热、有酸胀感时为度（图 6–79）。照法换手再练另一侧穴位，每天练习 2~4 次，常年坚持。

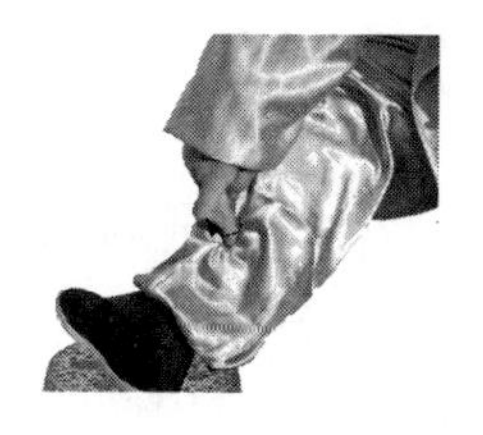

图 6–78

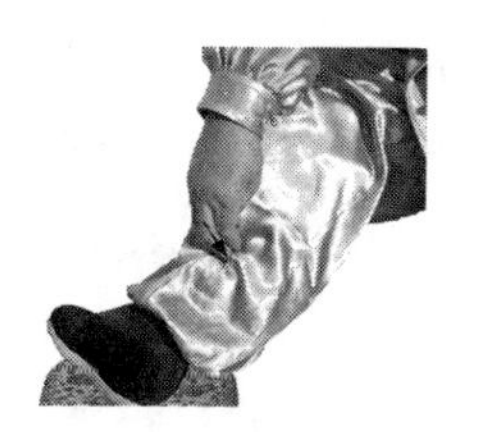

图 6–79

(3) 捶击法：右手成拳，以拳心为力点，用右拳砸击右腿三阴交穴至发红、发热、有酸胀感时为度（图 6–80）。照法换手再练另一侧穴位，每天练习 2~4 次，常年坚持。

【锻炼效果】长期练习能强健身体、延年益寿，对腹胀、肠鸣、脘腹疼痛、饮食不化、月经不调、不孕、恶露不行、遗精、阳痿、早泄、小便不利、遗尿、失眠、下肢痿痹均有较好的防治及健身效果。

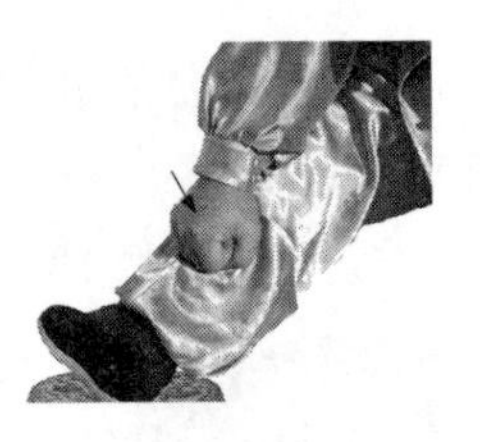

图 6–80

十八、足太阴脾经上的阴陵泉穴

【穴位概述】阴陵泉足太阴脾经之合穴。阴陵泉，所谓阴，水也；陵，土丘也；泉，水泉也。该穴名意指脾经地部流行的经水及脾土物质混合物在本穴聚合堆积。本穴物质为地机穴流来的泥水混合物，因本穴位处肉之陷处，泥水混合物在本穴沉积，水液溢出，脾土物质沉积为地之下部翻扣的土丘之状，故名。阴陵泉穴为保健穴位。

【穴位位置】在胫骨内髁下缘，胫骨后缘和腓肠肌之间凹陷处（图 6–81）。

【取穴方法】正坐，在小腿内侧，膝下胫骨内侧凹陷中取之（图 6–82）。

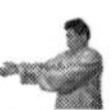

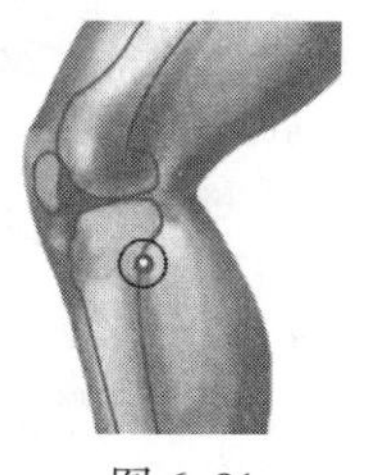

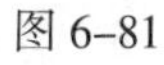
图 6–81

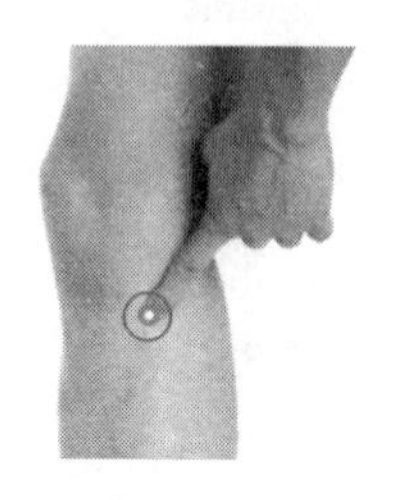

图 6–82

【适应范围】适于腹痛、腹胀、喘逆、溏泄、水肿、黄疸、小便不利、阴茎痛、遗精、妇人阴痛、月经不调、腰痛、足膝红肿者练习。

【保健作用】练习此穴具有健脾利湿，调补肝肾，通利三焦，通经活络作用。

【按摩方法】阴陵泉穴常用锻炼方法有拇指掐法、叩击法和捶击法。

（1）拇指掐法：坐式，左腿盘于右腿上，右手按固于左小腿内前侧，拇指屈叩按在阴陵泉穴上，与四指相对用力掐至有酸胀感时再持一会儿（图 6–83）。照法换手再练另一侧穴位，每天练习 2~4 次，常年坚持。

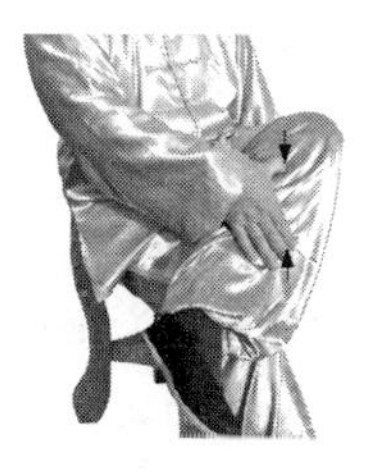

图 6–83

(2) 叩击法：坐式，左腿盘于右腿上，右手手指并拢里屈，捏成一撮，用指顶尖叩击左腿阴陵泉穴至发红、发热、有酸胀感时为度（图 6–84）。照法换手再练另一侧穴位，每天练习 2~4 次，常年坚持。

(3) 捶击法：坐式，左腿盘于右腿上，右手成拳，以拳轮为力点，用右拳捶击左阴陵泉穴至发红、发热、有酸胀感时为度（图 6–85）。照法换手再练另一侧穴位，每天练习 2~4 次，常年坚持。

【锻炼效果】长期练习对腹痛、腹胀、喘逆、溏泄、水肿、黄疸、小便不利、阴茎痛、遗精、妇人阴痛、月经不调、腰痛、足膝红肿、膝盖疼痛、糖尿病等均有较好的防治及健身效果。

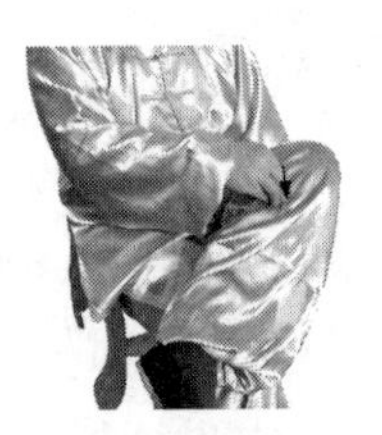
图 6–84

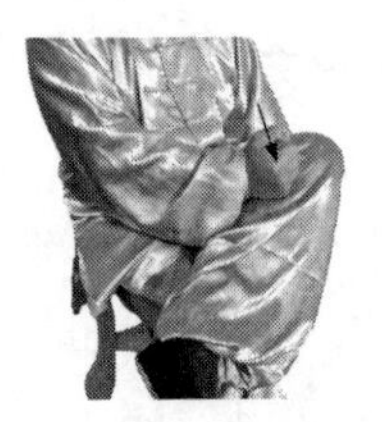
图 6–85

十九、足太阴脾经上的大横穴

【穴位概述】大横穴，所谓大，穴内气血作用的区域范围大也；横，穴内气血运动的方式为横向传输也，风也。该穴名意指本穴物质为天部横向传输的水湿风气。本穴物质为腹结穴传来的水湿云气，至本穴后因受脾部外散之热，水湿云气胀散而形成风气，其运行方式为天部的横向传输，故名。大横穴是

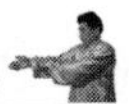

足太阴与阴维脉交会穴。为保健穴。

【穴位位置】在腹下 3 寸，直脐旁距脐中 4 寸（图 6–86）。

【取穴方法】仰卧上，腹中部，距脐中 4 寸处取穴（图 6–87）。

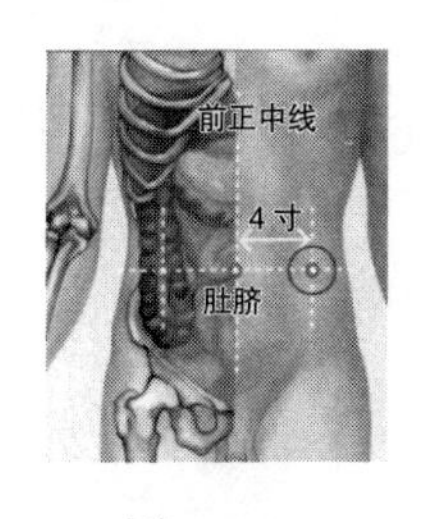

图 6–86

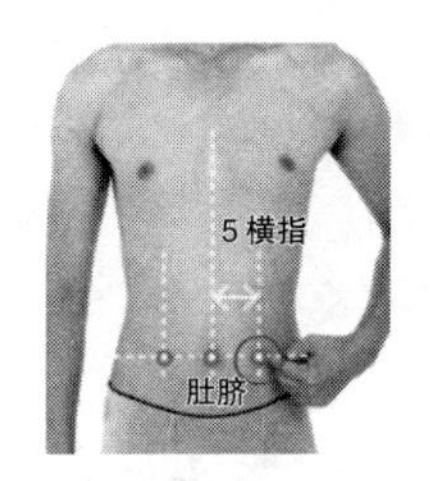

图 6–87

【适应范围】适于泄泻、便秘、腹痛者以及所有人进行练习。

【保健作用】经常练习此穴具有除湿散结、理气健脾、通调肠胃的作用。

【按摩方法】大横穴常用掌根揉法、拍打法和捶击法进行锻炼。

（1）掌根揉法：两掌屈臂上提于两肋侧，两掌掌根贴按于两大横穴上，里旋揉后再外旋揉至两大横穴发红、发热、有酸胀感时为度（图 6–88）。每天练习 2~4 次，常年坚持。

（2）拍打法：两掌屈臂上提于两肋侧旁，用两掌拍打两侧大横穴至发红、发热、有酸胀感时为度（图 6–89）。每天练习 2~4 次，常年坚持。

（3）捶击法：两掌成拳屈臂上提于两肋侧旁，以两拳拳心为力点，用两拳捶击两侧大横穴至发红、发热、有酸胀感时为度（图 6–90）。每天练习 2~4 次，常年坚持。

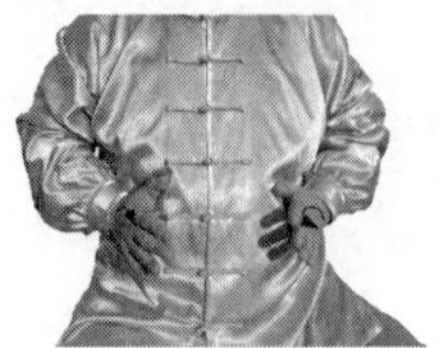
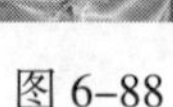
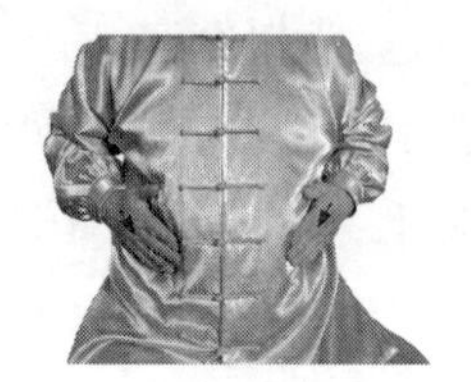
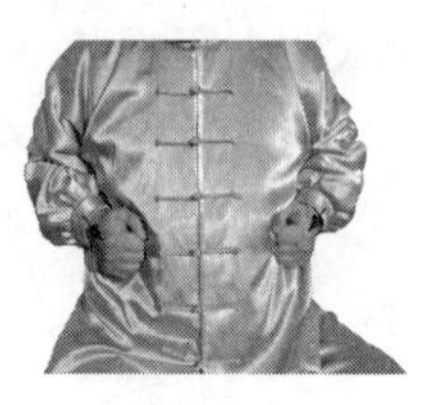

图 6-88　　图 6-89　　图 6-90

【锻炼效果】经常练习此穴对于防治气血瘀滞化热引起的便秘、肠痈、以及虚寒洞泄、着凉腹痛、体虚多汗等及健身均有较好的效果。

二十、手少阴心经上的神门穴

【穴位概述】神门穴，所谓神，与鬼相对，气也；门，出入的门户也。该穴名意指心经体内经脉的气血物质由此交于心经体表经脉。本穴因有地部孔隙与心经体内经脉相通，气血物质为心经体内经脉的外传之气，其气性同心经气血之本性，为人之神气，故名。为保健穴位。

【穴位位置】在掌后兑骨之端陷者中（图 6–91）。

【取穴方法】伸臂仰掌，在腕横纹尺侧端，尺侧腕屈肌腱的桡侧凹陷处取穴（图 6–92）。

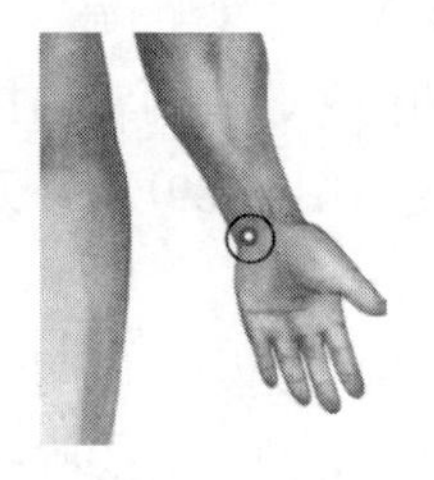

图 6–91

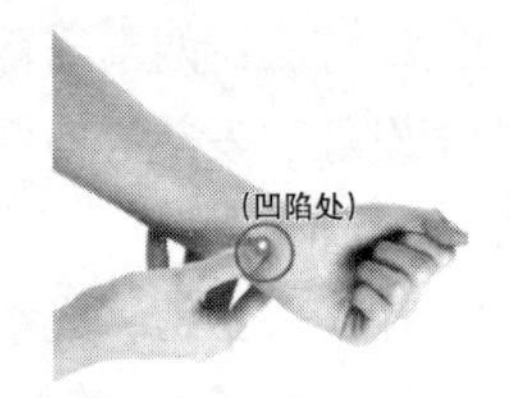

图 6–92

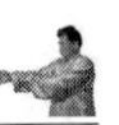

【适应范围】适于心痛、心烦、惊悸、怔忡、健忘、失眠、痴呆、癫狂痫、晕车、高血压、胸胁痛者以及健康人群练习。

【保健作用】练习此穴具有宁心安神，调理气血，疏经通络的作用。

【按摩方法】神门穴常用拇指掐法、拇指揉法和中指点法进行锻炼。

⑴ 拇指掐法：左掌前伸上抬起，掌心向上，右掌从左臂一托住左腕，拇指屈扣按压于左神门穴上与其四指相对用力掐至发红、发热、有酸胀感时为度（图 6–93）。照法换手再练另一侧穴位，每天练习 2~4 次，常年坚持。

⑵ 拇指揉法：左掌前伸上抬起，掌心向上，右掌从左臂一托住左腕，拇指屈扣按压于左神门穴顺时针揉后再逆时针揉至发红、发热、有酸胀感时为度（图 6–94）。照法换手再练另一侧穴位，每天练习 2~4 次，常年坚持。

⑶ 中指点法：左掌前伸上抬起，掌心向上，右手拇指、无名指、小指里屈握于手心，中指伸直，食指稍屈指并贴抵靠于中指中节上，用中指尖点击神门穴至发红、发热、有酸胀感时为度（图 6–95）。照法换手再练另一侧穴位，每天练习 2~4 次，常年坚持。

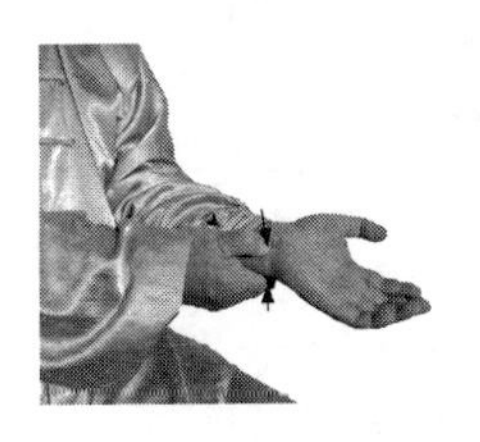

图 6–93

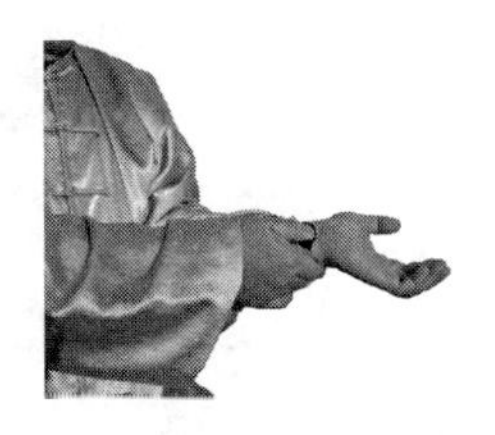

图 6–94

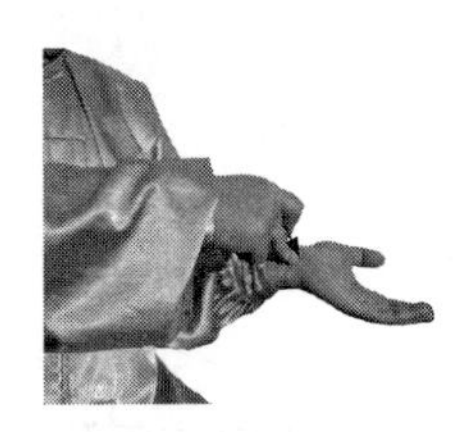

图 6–95

【锻炼效果】经常练习对于帮助入眠，调节自律神经，补益心气，安定心神；辅助治疗心痛、心烦、惊悸、怔忡、健忘、失眠、痴呆、癫狂痫、晕车等及健身均有较好的效果；对防治高血压；缓解胸胁痛、掌中热、便秘、食欲不振；改善心悸，治疗心绞痛、无脉症、神经衰弱、癔病、精神分裂症等也有一定作用。

二十一、手少阴心经上的通里穴

【穴位概述】通里穴，所谓通，通道也；里，内部也。该穴名意指心经的地部经水由本穴的地部通道从地之天部流入地之地部。本穴物质为灵道穴传来的地部经水，因本穴有地部孔隙通于地之地部，经水即从本穴的地之天部流入地之地部，故名。上穴为保健穴位。

【穴位位置】在腕后 1 寸处（图 6–96）。

【取穴方法】伸臂仰掌，在腕掌横纹上 1 寸，尽侧腕屈肌腱的桡侧缘处取穴（图 6–97）。

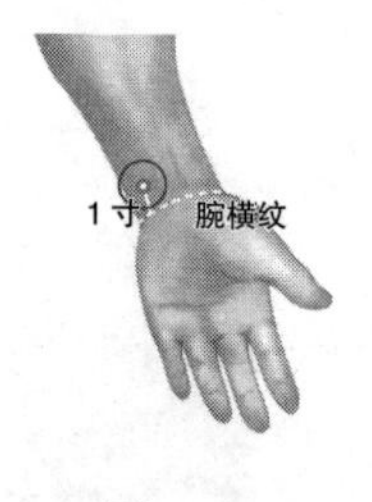

图 6–96

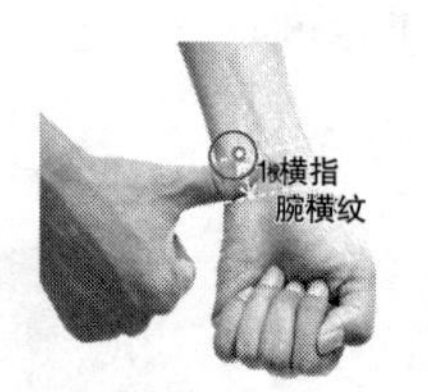

图 6–97

【适应范围】适于头痛、眩晕、神经衰弱、癔病性失语、精神分裂症；心悸、怔忡、心绞痛、心动过缓；扁桃腺炎、咳

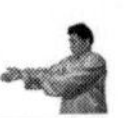

嗽、哮喘；急性舌骨肌麻痹、暴喑、舌强不语；腕臂痛者以及健康人群练习。

【保健作用】练习此穴可宁心安神，疏经通络，调理气血，利舌和营。

【按摩方法】通里穴常用拇指掐法、拇指揉法和中指点法进行锻炼。

(1) 拇指掐法：左掌前伸上抬起，掌心向上，右掌从左臂一托住左腕，拇指屈扣按压于左通里穴上与其四指相对用力掐至发红、发热、有酸胀感时为度（图 6–98）。照法换手再练另一侧穴位，每天练习 2~4 次，常年坚持。

(2) 拇指揉法：左掌前伸上抬起，掌心向上，右掌从左臂一托住左腕，拇指屈扣按压于左通里穴顺时针揉后再逆时针揉至发红、发热、有酸胀感时为度（图 6–99）。照法换手再练另一侧穴位，每天练习 2~4 次，常年坚持。

(3) 中指点法：左掌前伸上抬起，掌心向上，右手拇指、无名指、小指里屈握于手心，中指伸直，食指稍屈指并贴抵靠于中指中节上，用中指尖点击通里穴至发红、发热、有酸胀感时为度（图 6–100）。照法换手再练另一侧穴位，每天练习 2~4 次，常年坚持。

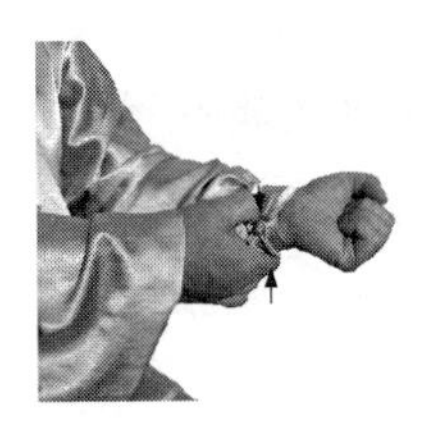

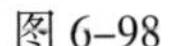
图 6–98

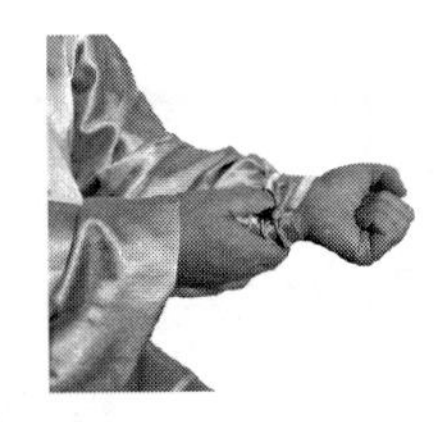

图 6–99

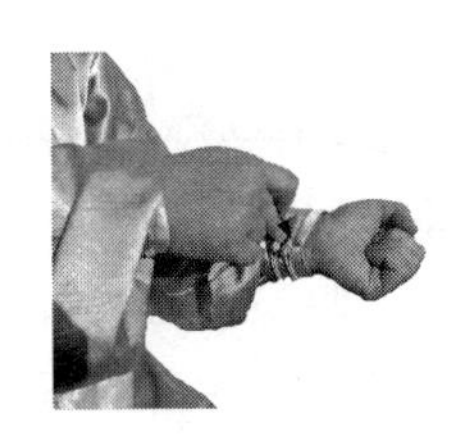

图 6–100

【锻炼效果】 经常练习对防治头痛、眩晕、心悸、怔忡、神经衰弱、心动过缓、咳嗽、哮喘、扁桃腺炎、腕臂痛等及健身均有较好的效果。

二十二、手少阴心经上的小海穴

【穴位概述】 小海穴，所谓小，与大相对，为孝为阴也；海，穴内气血场覆盖的范围广阔如海也。小海穴名意指小肠经气血在此汇合，气血场范围巨大。为保健穴位。

【穴位位置】 在肘内大骨外，肘端 0.5 寸凹陷中（图 6-101）。

【取穴方法】 屈肘抬臂，在肘关节内侧，心骨鹰嘴与肱骨内上髁之间，尺神经沟中（图 6-102）。

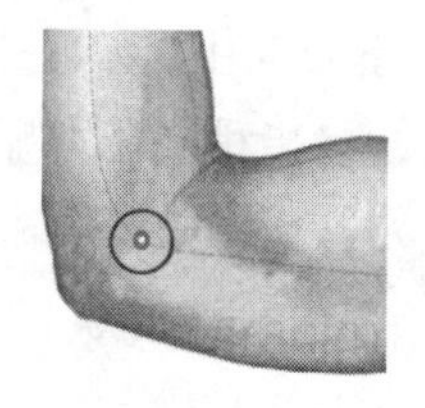
图 6-101

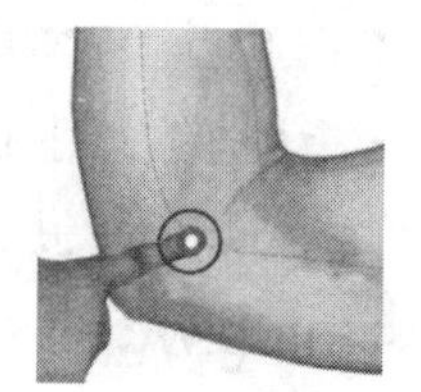
图 6-102

【适应范围】 适于小肠吸收营养不良、造血功能障碍、贫血、肘臂痛、肩、肱、肘、臂等部位肌肉痉挛、尺神经痛、头痛、眼睑充血、听觉麻痹、寒热齿龈肿、下腹痛、四肢无力者以及健康人群练习。

【保健作用】 练习此穴具有疏通经络、散风解热、行气活血作用。

【按摩方法】 小海穴常用拇指掐法和中指揉法进行锻炼。

（1）拇指掐法：左臂屈肘前伸上抬起，前臂外翻，右掌从左肘下托固住左肘，拇指屈扣按压在小海穴上与其四指相对用力掐至有酸胀感时再坚持一会儿（图 6–103）。照法换手再练另一侧穴位，每天练习 2~4 次，常年坚持。

（2）中指揉法：左臂屈肘前伸上抬起，前臂外翻，右手拇指、无名指、小指里屈握于手心，中指伸直，食指稍屈指并贴抵靠于中指中节上，用中指尖按压于小海穴上顺时针揉后再逆时针揉至发红、发热、有酸胀感时为度（图 6–104）。照法换手再练另一侧穴位，每天练习 2~4 次，常年坚持。

【锻炼效果】 长期练习对消化不良、贫血、肘臂痛、肩肱肘臂等部位肌肉痉挛、尺神经痛、头痛、眼睑充血、听觉麻痹、寒热齿龈肿、下腹痛、四肢无力等均有较好的防治及健身效果。

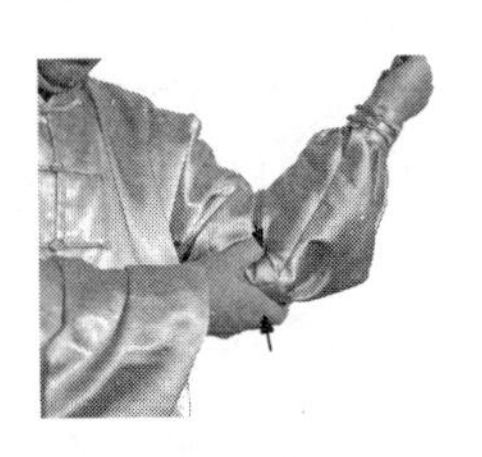

图 6–103

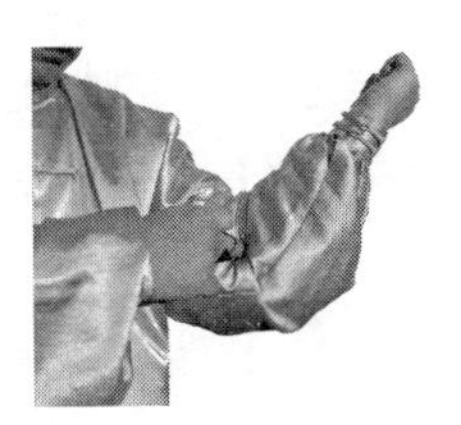

图 6–104

二十三、手太阳小肠经上的少泽穴

【穴位概述】 少泽穴，所谓少，阴也，浊也；泽，沼泽也。该穴名意指穴内的气血物质为天部的湿热水气。本穴因有地部孔隙连通小肠经体内经脉，穴内物质为小肠经体内经脉外输的经水，经水出体表后气化为天部的水湿之气，如热带沼泽气化之气一般，故名。少泽穴常用治疗热症，治也为保健穴位。

【穴位位置】在小指尺侧，指甲角后 0.1 寸处（图 6-105）。

【取穴方法】俯掌伸指，在小指尺侧，指甲角旁约 0.1 寸处取穴（图 6-106）。

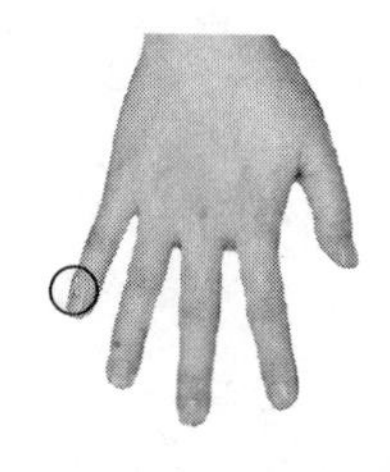

图 6-105

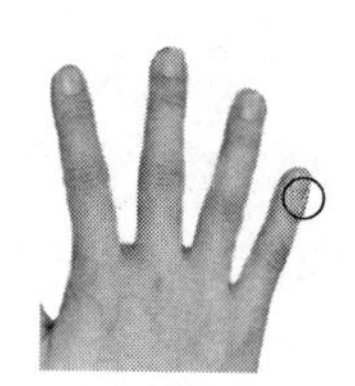

图 6-106

【适应范围】适于热病、心烦、心痛、口干、口中热、头痛、颈项强急、咽喉肿痛、耳鸣、乳汁少、臂内侧痛者练习。

【保健作用】经习此穴具有清心开窍，泄热利咽，活络通乳作用。

【按摩方法】少泽穴常用拇指推法和拇指掐法进行锻炼。

（1）拇指推法：左手前伸抬起，向外旋翻使小指侧转向上，右手食指从左小指内侧伸过托固住左小指，拇指按于左少泽穴上由后向前推搓、揉捻至发红、发热、有酸胀感时为度(图 6-107)。照法换手再练另一侧穴位，每天练习 2~4 次，常年坚持。

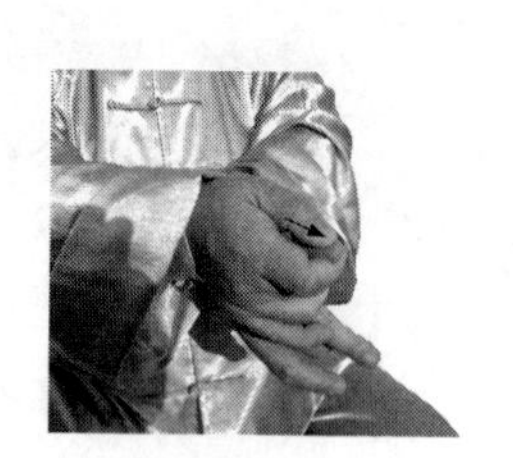

图 6-107

（2）拇指掐法：左手前伸抬起屈于胸前，左掌向外旋翻使小指侧转向上，

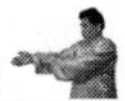

右手食指从左小指内侧伸过托固住左小指，拇指按于左少泽穴上与其食指相对用力掐至发红、发热、有酸胀感时为度（图 6–108）。照法换手再练另一侧穴位，每天练习2~4 次，常年坚持。

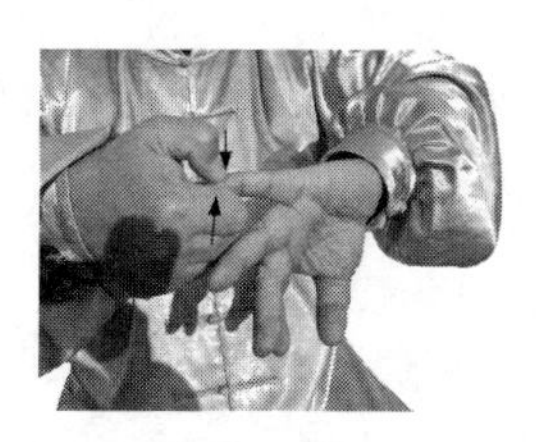

图 6–108

【锻炼效果】长期练习对热病、心烦、心痛、口干、口中热、头痛、颈项强急、咽喉肿痛、耳鸣、乳汁少、臂内侧痛均有较好的防治及健身效果。

二十四、手太阳小肠经上的小海穴

【穴位概述】小海穴，所谓小，与大相对，为孝为阴也；海，穴内气血场覆盖的范围广阔如海也。该穴名意指小肠经气血在此汇合，气血场范围巨大。本穴物质为支正穴传来的天部之气，至本穴后为聚集之状，聚集的天部之气以云气的方式而存在，覆盖的范围巨大如海，亦含有一定水湿，故名。小肠经合穴。本穴为小肠经气血的汇合之处，故为小肠经合穴。也是保健穴。

【穴位位置】在肘内大骨外，去肘端 0.5 寸陷者中（图 6–109）。

【取穴方法】该穴在肘内侧，当尺骨鹰嘴与肱骨内上髁之间凹陷处（图 6–110）。

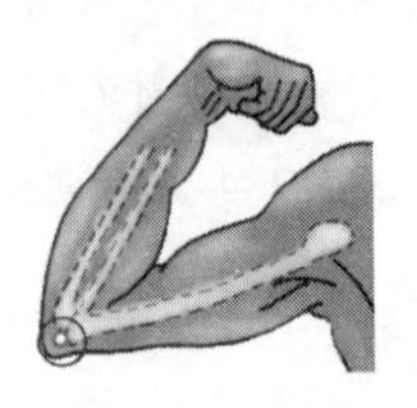

图 6–109

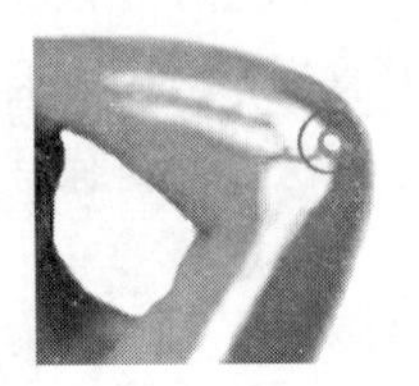

图 6–110

【适应范围】适于头痛、眩晕、颈项强痛、咽喉肿痛、颊肿、齿痛、耳鸣、肩肘臂外侧痛、癫狂者以及健康人群练习。

【保健作用】练习此穴具有疏通经络、行气活血、散风清热的作用。

【按摩方法】小海穴常用拇指掐法和中指揉法进行锻炼。

(1) 拇指掐法：左臂屈肘向上抬起，肘尖向前，右掌托固住左肘，拇指屈扣压在小海穴上与其四指相对用力掐至有酸胀感时再坚持一会儿（图 6–111）。照法换手再练另一侧穴位，每天练习 2~4 次，常年坚持。

(2) 中指揉法：左臂屈肘向上抬起，肘尖向前，右手拇指、无名指、小指里屈握于手心，中指伸直，食指稍屈并贴抵靠于中指中节上，用中指尖按压在小海穴上顺时针揉后再顺时针揉至发红、发热、有酸胀感时为度（图 6–112）。照法换手再练另一侧穴位，每天练习 2~4 次，常年坚持。

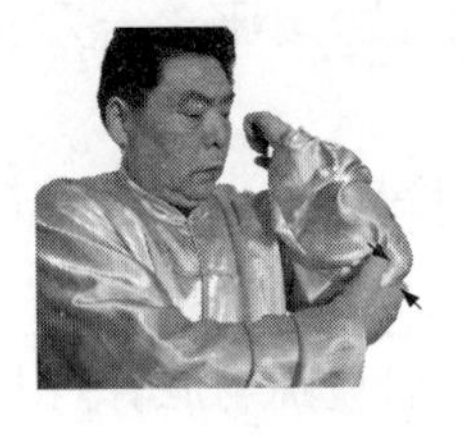

图 6–111

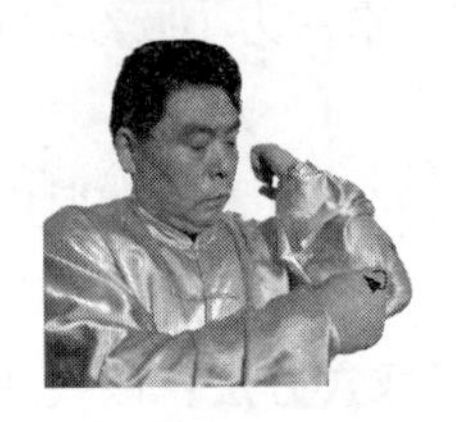

图 6–112

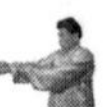

【锻炼效果】经常练习此穴对防治头痛、眩晕、颈项强痛、咽喉肿痛、颊肿、齿痛、耳鸣、肩肘臂外侧痛、癫狂等及健身均可收到较好的效果。

二十五、手太阳小肠经上的听宫穴

【穴位概述】听宫穴是手、足少阳和手太阳三经之会，为保健穴位。所谓听，闻声也；宫，宫殿也。该穴名意指小肠经体表经脉的气血由本穴内走体内经脉。本穴物质为颧髎穴传来的冷降水湿云气，至本穴后，水湿云气化雨降地，雨降强度比颧髎穴大，如可闻声，而注入地之地部经水又如流入水液所处的地部宫殿，故名。

【穴位位置】在头部侧面耳屏前部，下颌骨髁状突的后方，张口呈凹陷处（图 6–113）。

【取穴方法】正坐或仰卧，耳屏前，耳珠平衡缺口凹陷中取穴（图 6–114）。

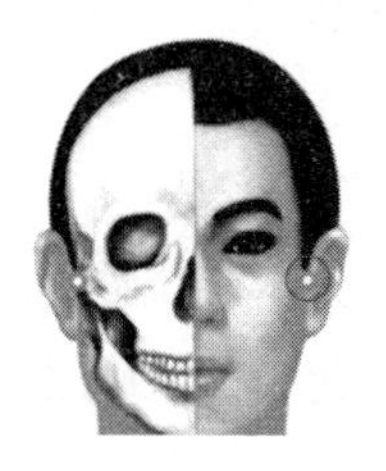

图 6–113

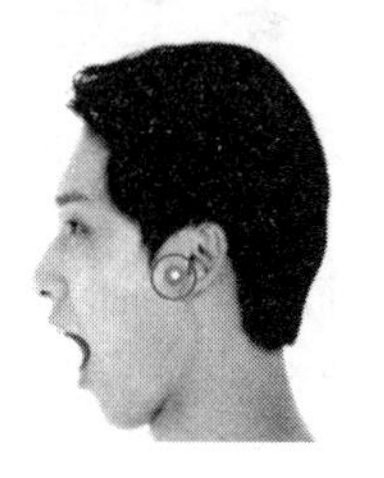

图 6–114

【适应范围】适于耳鸣、耳中肿痛、齿痛者练习。

【保健作用】该穴具有聪耳开窍，清心安神的作用。

【按摩方法】听宫穴常用中指揉法和拇指掐法进行锻炼。

（1）中指揉法：两手握拳中指伸直，用中指指尖顶按压在两听宫穴上，先向外旋揉后再里旋揉至发红、发热、有酸胀感时为度（图 6–115）。照法换手再练另一侧穴位，每天练习 2~4 次，常年坚持。

（2）拇指掐法：两掌掌心向里，虎口向上，贴固于额前，拇指向后分别屈扣于两听宫穴上，两拇指相对用力掐两听宫穴至有酸胀感时再坚持一会儿（图 6–116）。每天练习 2~4 次，常年坚持。

【锻炼效果】长期练习对耳鸣、耳中肿痛、齿痛有较好的防治及健身效果。

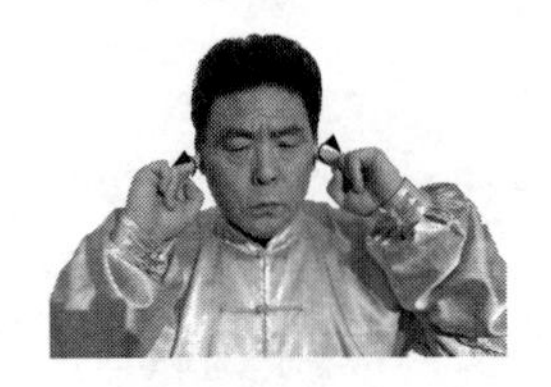

图 6–115

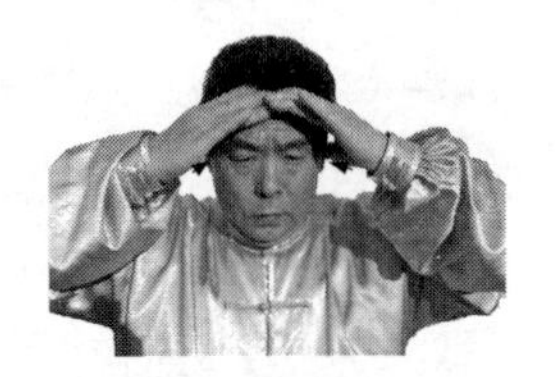

图 6–116

二十六、足太阳膀胱经上的肺俞穴

【穴位概述】肺俞穴为足太阳经背部的腧穴，俞同输，因其内应肺脏，是肺气转输、输注之处，为治疗肺脏疾病的重要腧穴，故名肺俞。俞穴是脏腑经脉之气转输、输注之处，为保健穴位。

【穴位位置】在第三胸椎棘突旁开 1.5 寸处（图 6–117）。

【取穴方法】正坐或俯卧，位于背部第三胸椎棘突下，左右旁开二指宽处（图 6–118）。

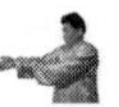

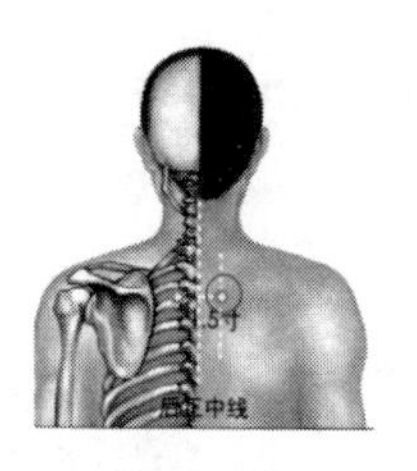

图 6–117

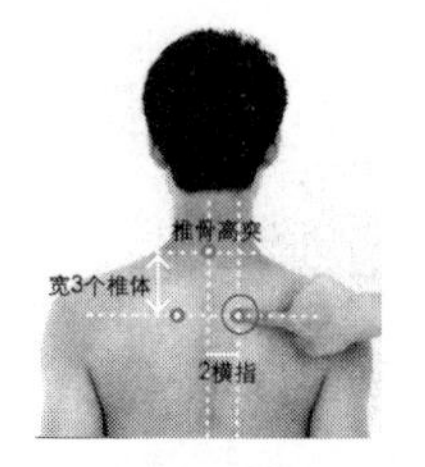

图 6–118

【适应范围】此穴适于咳嗽、气喘、吐血、骨蒸、潮热、盗汗、鼻塞者以及健康人群练习。

【保健作用】此穴具有调补肺气，补虚清热作用。

【按摩方法】肺俞穴常用拍打法和叩击法进行练习。

（1）拍打法：两臂向上抬起，掌心向上，过头两侧向后下，屈臂拍击两肺俞穴至发红、发热、有酸胀感时为度（图 6–119）。每天练习 2~4 次，常年坚持。

⑵ 叩击法：两臂向上抬起，两手手指并拢里屈，捏成一撮，过头两侧向后下，用两手之指顶尖叩击两肺俞穴至发红、发热、有酸胀感时为度（图 6–120）。每天练习 2~4 次，常年坚持。

【锻炼效果】经常练习此穴对防治咳嗽、气喘、肺炎、支气管炎、肺结核等及健身均有较好的效果。

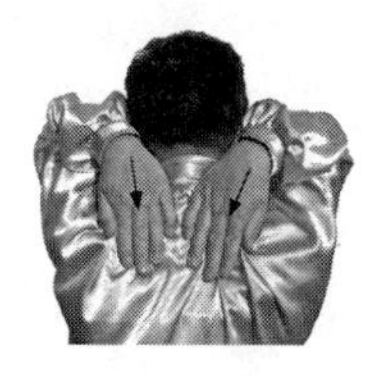

图 6–119

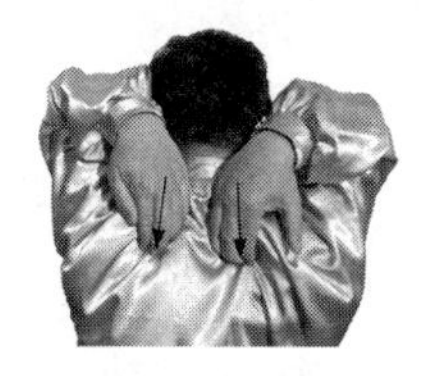

图 6–120

二十七、足太阳膀胱经上的肾俞穴

【穴位概述】肾俞穴，所谓肾，肾脏也；俞，输也。肾俞名意指，肾脏的寒湿水气由此外输膀胱经。为常用保健穴。

【穴位位置】在第二腰椎棘突旁开 1.5 寸处（图 6–121）。

【取穴方法】正坐或俯卧，在腰部第二腰椎棘突下，左右二指宽处取穴（图 6–122）。

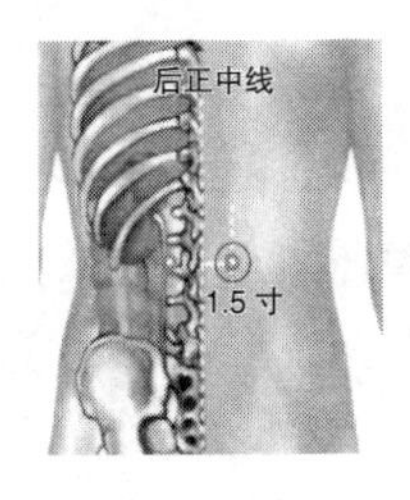

图 6–121

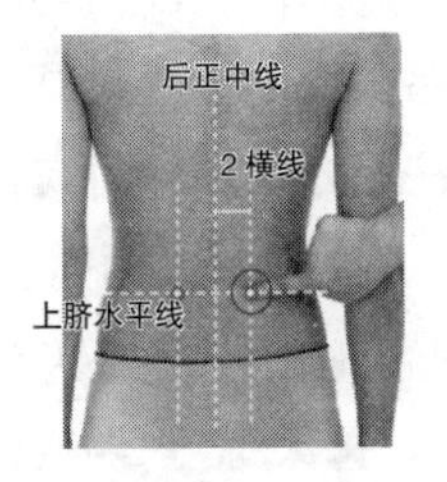

图 6–122

【适应范围】适于腰痛、遗精、阳痿、早泄、肾脏病、高血压、低血压、耳鸣、目眩、精力减退者以及健康人群练习。

【保健作用】此穴具有滋阴壮阳，补肾益气，利水消肿的作用。

【按摩方法】肾俞穴常用捶击法和掌背摩法进行练习。

(1) 捶击法：两手握拳向屈臂于腰后，以拳为力点，捶击两肾俞穴至发红、发热、有酸胀感时为度（图 6–123）。每天练习 2~4 次，常年坚持。

(2) 掌背摩法：两掌屈臂于腰后，两掌掌背贴于两肾俞穴上搓摩至发红、发热、有酸胀感时为度（图 6–124）。每天练习 2~4 次，常年坚持。

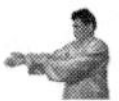

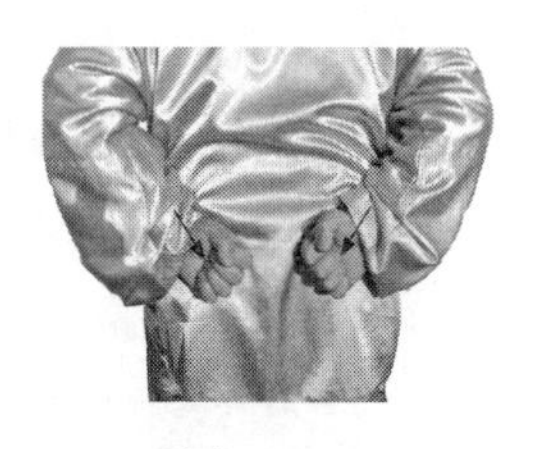

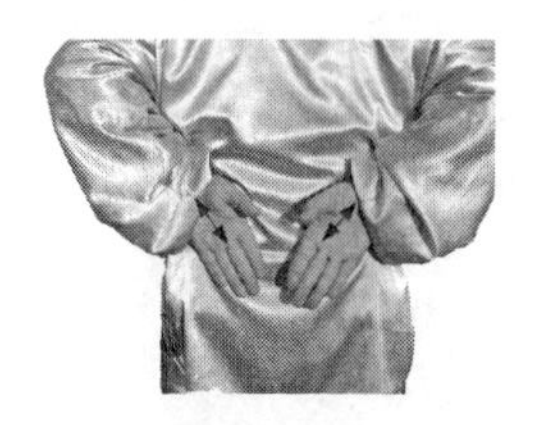

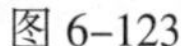

图 6-123　　　　图 6-124

【锻炼效果】 经常练习此穴可以壮腰强肾，对防治腰痛、遗精、阳痿、早泄、肾脏病、高血压、低血压、耳鸣、目眩、精力减退等及健身均有较好的效果。

二十八、足太阳膀胱经上的关元俞穴

【穴位概述】 关元俞穴，所谓关元，脐下关元穴也，指气血来源于与关元穴对应的小腹内部；俞，输也。关元俞名意指小腹内部的湿热水气由此外输膀胱经。本穴物质为来自于小腹内部的湿热水气，所对应的部位为脐下的关元穴，故名关元俞。是重要的保健大穴。

【穴位位置】 穴位于腰部，在第五腰椎棘突下，旁开 1.5 寸(图 6–125)。

【取穴方法】 正坐或俯卧，在骶部第五腰椎棘突下，左右旁开 2 指宽处取穴（图 6–126）。

【适应范围】 适于腰痛、遗尿、小便频数、小便不利、腹胀、便秘、遗精、经痛、月经不调、消渴、下肢痿痹者及健康人群练习。

【保健作用】 此穴具有壮阳补肾，调理下焦的作用。

【按摩方法】 关元俞穴常用捶击法和掌搓法进行锻炼。

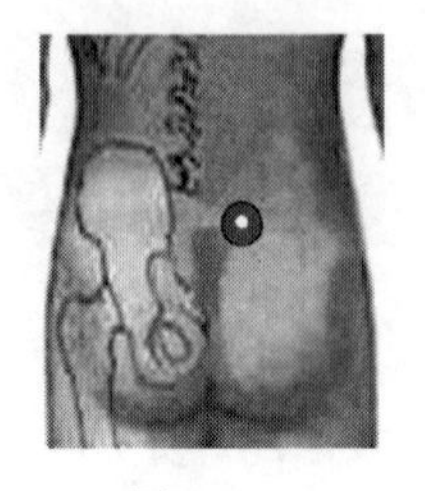

图 6–125

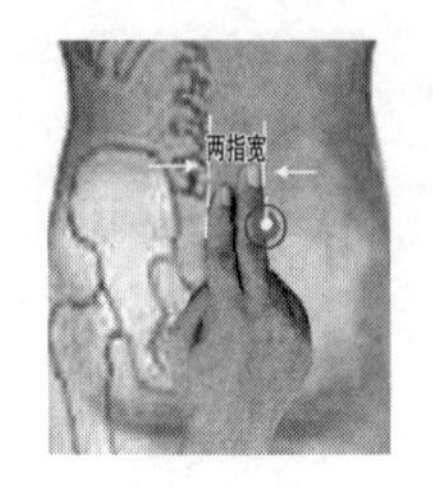

图 6–126

（1）捶击法：两手握拳向屈臂于腰后，以拳为力点，捶击两关元俞穴至发红、发热、有酸胀感时为度（图 6–127）。每天练习 2~4 次，常年坚持。

（2）掌搓法：两掌屈臂于腰后，两掌掌背贴于两关元俞穴上搓摩至发红、发热、有酸胀感时为度（图 6–128）。每天练习 2~4 次，常年坚持。

【锻炼效果】经常练习此穴可以延长性欲时间，提高男性勃起功能。对防治腰痛、遗尿、小便频数、小便不利、腹胀、便秘、遗精、经痛、月经不调、消渴、下肢痿痹等及健身均有较好的效果。

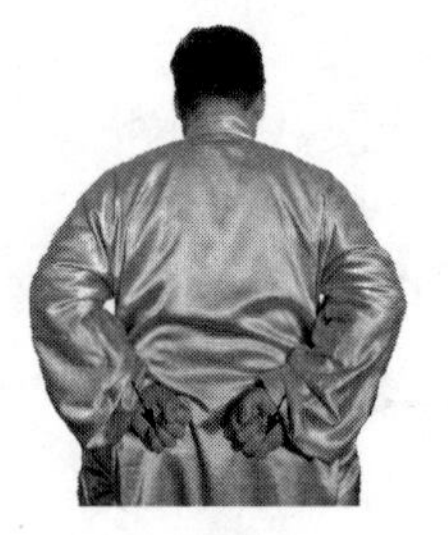

图 6–127

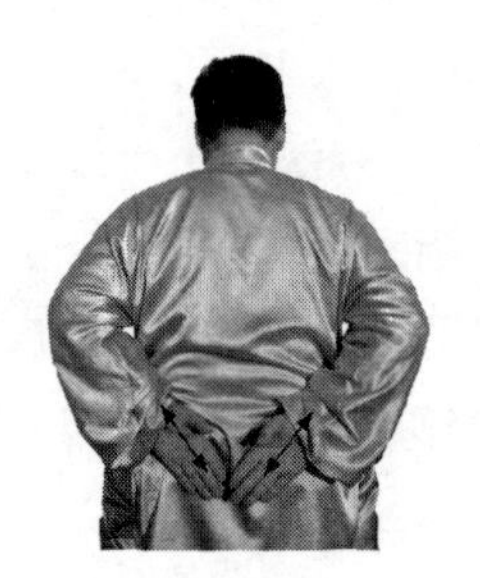

图 6–128

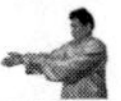

二十九、足太阳膀胱经上的膀胱俞穴

【穴位概述】膀胱俞穴，所谓膀胱，膀胱腑也；俞，输也。该穴名意指膀胱腑中的寒湿水气由此外输膀胱经。此穴气血物质为寒湿水气。大部分寒湿水气冷降归于地部，小部分吸热后循膀胱经上行。此穴为保健穴。

【穴位位置】在第二骶椎棘突下，两旁各 1.5 寸处（图 6–129）。

【取穴方法】俯卧，在髂后上棘内缘下与骶骨间的凹陷中取之（图 6–130）。

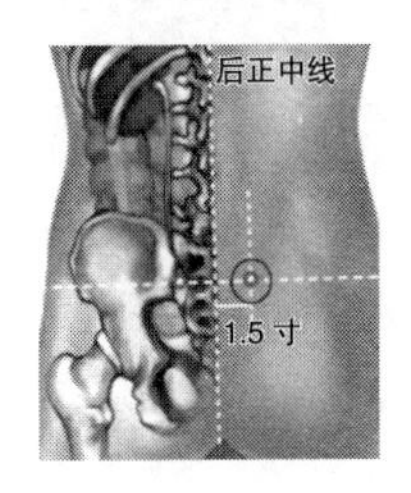

图 6–129

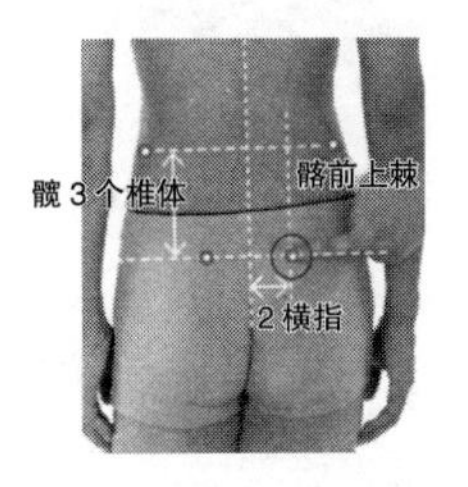

图 6–130

【适应范围】适于小便不利、尿赤浊、遗尿、遗精、阳痿、腹痛、便秘、阴部湿痒、腰脊强痛、下肢痿痹者以及健康人群练习。

【保健作用】此穴具有通调膀胱，清热利湿的作用。

【按摩方法】膀胱俞穴常用锻炼方法有捶击法和掌摩法。

（1）捶击法：两手握拳向屈臂于腰后，以拳为力点，捶击两膀胱俞穴至发红、发热、有酸胀感时为度（图 6–131）。每天练习 2~4 次，常年坚持。

(2) 掌摩法：两掌屈臂于腰后，两掌掌背贴于两膀胱俞穴上搓摩至发红、发热、有酸胀感时为度（图 6–132）。每天练习 2~4 次，常年坚持。

【锻炼效果】经常练习此穴对防治小便不利、尿赤浊、遗尿、遗精、阳痿、腹痛、便秘、阴部湿痒、腰脊强痛、下肢痿痹等及健身均有较好的效果。

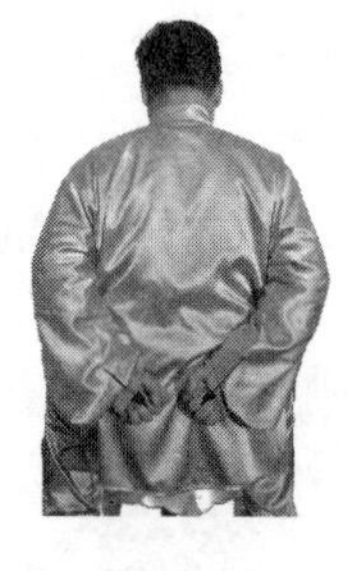

图 6–131

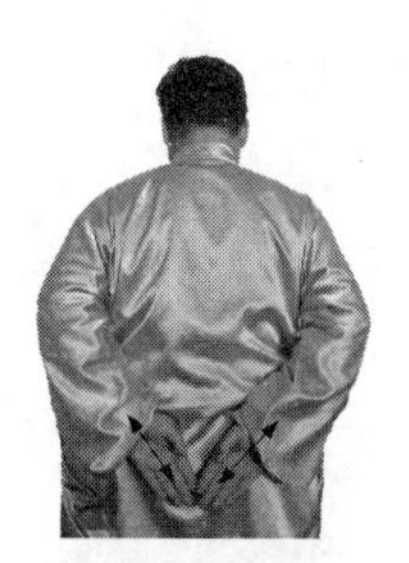

图 6–132

三十、足太阳膀胱经上的委中穴

【穴位概述】委中穴，又名郄中，为足太阳膀胱经之合穴，足太阳经为少气多血之经，是刺血较为理想的穴位也是保健穴位。委中穴，所谓委，堆积也；中，指穴内气血所在为天人地三部的中部也。该穴名意指膀胱经的湿热水气在此聚集。本穴物质为膀胱经膝下部各穴上行的水湿之气，为吸热后的上行之气，在本穴为聚集之状，故名。

【穴位位置】该穴位于腘窝横纹中央（图 6–133）。

【取穴方法】该穴在腘横纹中点，股二头肌腱与半腱肌肌腱的中间（图 6–134）。

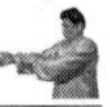

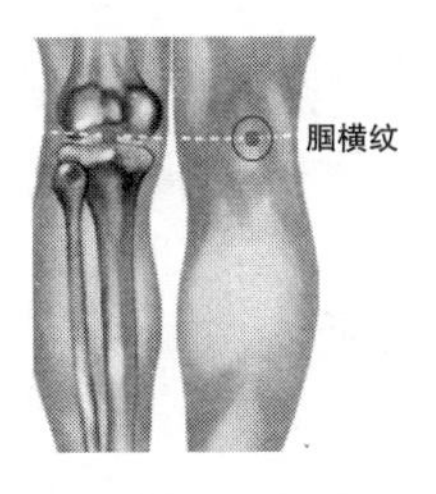

图 6–133

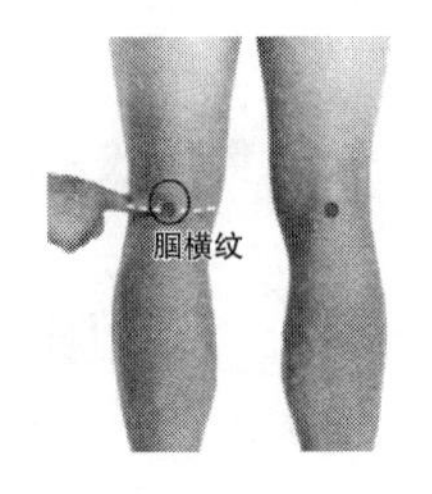

图 6–134

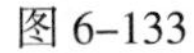

【适应范围】适于腰背痛、膝肿痛、下肢痿痹、腘筋挛急、中风、中暑、半身不遂、腹痛、吐泻、遗尿、小便不利者练习。

【保健作用】此穴具有舒筋利节，清热解毒作用。

【按摩方法】委中穴常用叩击法和拇指掐法进行锻炼。

(1) 叩击法：两手五指捏成撮，屈臂于两腿膝后，用两手五指头叩击两委中穴至发红、发热、有酸胀感时为度（图 6–135）。每天练习 2~4 次，常年坚持。

(2) 拇指掐法：两掌屈臂于两腿膝外后侧，虎口向上，四指固住两腿，两拇指屈叩按于两膝窝委中穴上与其四指相对用力掐至有酸胀感时再坚持一会儿（图 6–136）。每天练习 2~4 次，常年坚持。

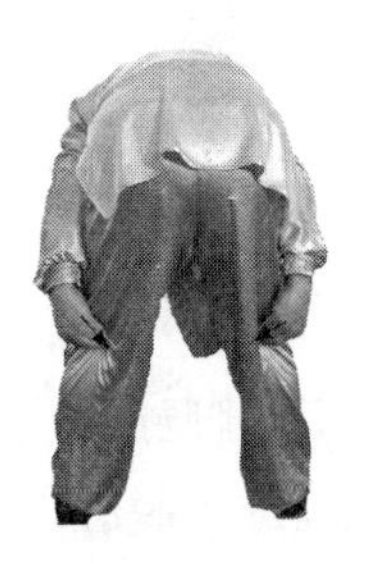

图 6–135

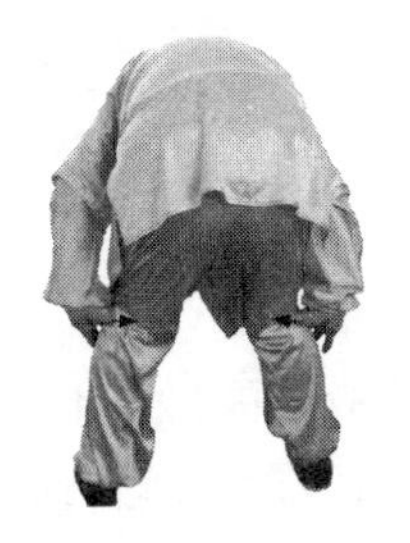

图 6–136

【锻炼效果】 长期练习对腰背痛、膝肿痛、下肢痿痹、腘筋挛急、中风、中暑、半身不遂、腹痛、吐泻、遗尿、小便不利均有防治及健身效果。

三十一、足太阳膀胱经上的承山穴

【穴位概述】 承山穴，所谓承，承受、承托也；山，土石之大堆也，此指穴内物质为脾土。承山名意指随膀胱经经水下行的脾土微粒在此固化。本穴物质为随膀胱经经水上行而来的脾土与水液的混合物，行至本穴后，水液气化而干燥的脾土微粒则沉降穴周，沉降的脾土堆积如大山之状，故名承山。承山穴是去除人体湿气的最好穴位，为常用保健穴位。

【穴位位置】 该穴在小腿肚子下方正中，腓肠肌肌腹下出现的尖角凹陷处（图 6–137）。

【取穴方法】 俯卧，在腓肠肌两肌腹之间，用力伸小腿时，在人字纹凹陷中取之（图 6–138）。

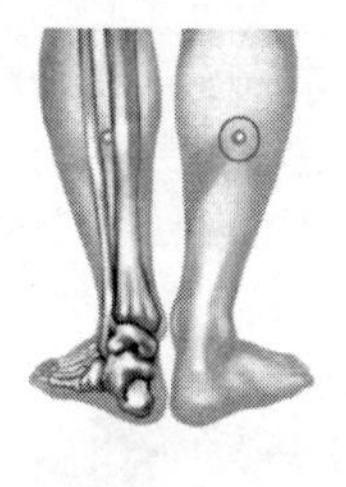

图 6–137

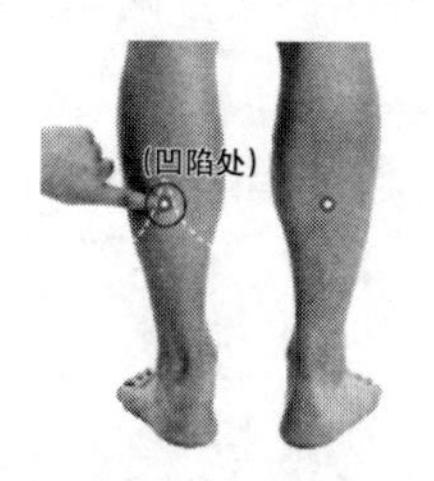

图 6–138

【适应范围】 适于经常小腿肚抽筋（腓肠肌痉挛）、脚部劳累、膝盖劳累、腰背痛、腰腿痛、便秘或患脱肛、痔疮者以及健康人群练习。

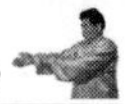

【保健作用】 此穴具有舒筋，理肠疗痔作用。

【按摩方法】 承山穴常用捶击法和拇指掐法进行锻炼。

(1) 捶击法：两手成拳，屈臂于两腿膝后，以两拳背为力点，用两拳捶击两承山穴至发红、发热、有酸胀感时为度(图 6–139)。每天练习 2~4 次，常年坚持。

(2) 拇指掐法：两掌屈臂于两腿外后侧，虎口向上，四指固住两腿，两拇指屈扣按于两腿承山穴上与其四指相对用力掐至有酸胀感时再坚持一会儿（图 6–140）。每天练习 2~4 次，常年坚持。

【锻炼效果】 经常练习此穴对防治小腿肚抽筋（腓肠肌痉挛）、脚部劳累、膝盖劳累、腰背痛、腰腿痛、便秘、脱肛、痔疮等及健身均有较好的效果。

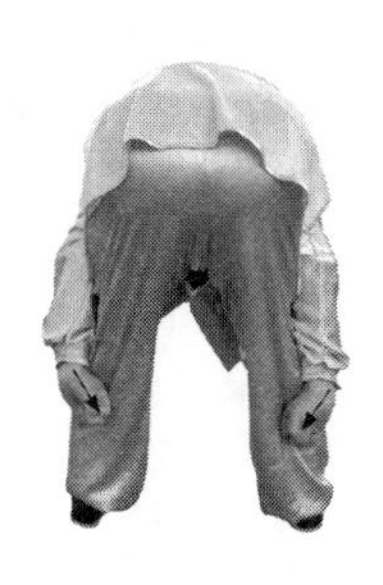

图 6–139

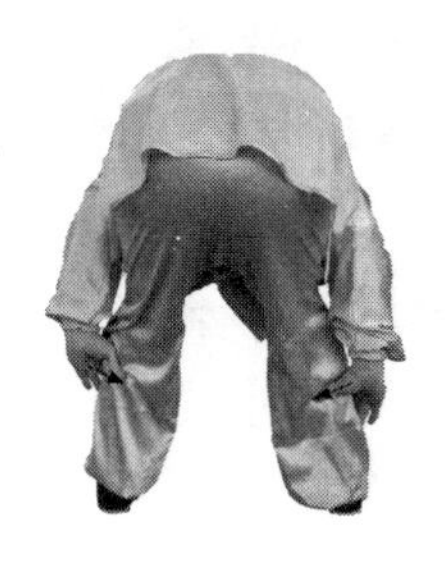

图 6–140

三十二、足少阴肾经上的涌泉穴

【穴位概述】 涌泉穴，所谓涌，外涌而出也；泉，泉水也。该穴名意指体内肾经的经水由此外涌而出体表。本穴为肾经经脉的第一穴，它联通肾经的体内体表经脉，肾经体内经脉中的高温高压的水液由此外涌而出体表，故名。为肾经井穴。也是保健穴位。

【穴位位置】在足心，屈足卷趾凹陷中（图 6–141）。

【取穴方法】正坐或仰卧，跷足，在足底中线的前、中 1/3 交点处，当足趾跖屈时，足底前呈凹陷处取之（图 6–142）。

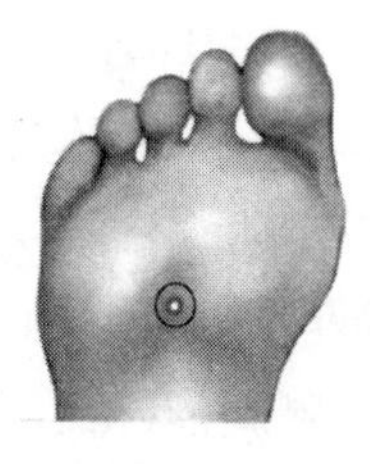

图 6–141

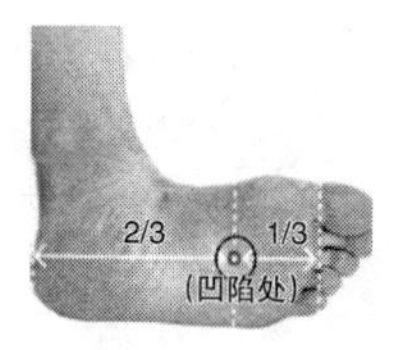

图 6–142

【适应范围】适于头顶痛、眩晕、失眠、舌干、咽喉肿痛、失音、小便不利、便秘、心烦、善恐、中风、下肢痉挛者练习。

【保健作用】该穴具有清热开窍，交济心肾作用。

【按摩方法】涌泉穴常用拇指揉法、鱼际搓法和中指点法等进行锻炼。

（1）拇指揉法：端坐，将左腿盘于右大腿上，左手搬固住左脚脖，右手掌托固住左脚外侧缘，拇指按压于涌泉穴上顺时针旋揉后再逆时针旋揉至发红、发热、有酸胀感时为度（图6–143）。照法换手再练另一侧穴位，每天练习 2~4 次，常年坚持。

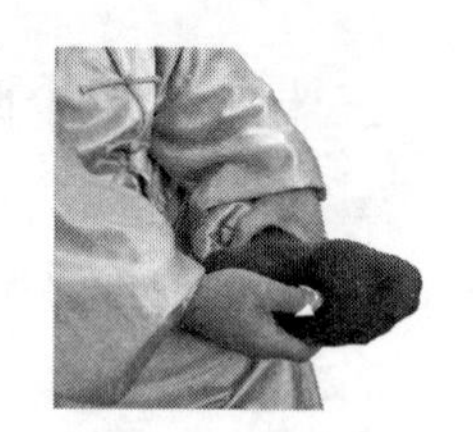

图 6–143

（2）鱼际搓法：端坐，将左腿盘于右大腿上，左手搬固住左腿脖，右

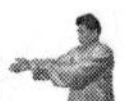

掌鱼际贴按于涌泉穴上搓摩至发红、发热、有酸胀感时为度（图 6–144）。照法换手再练另一侧穴位，每天练习2~4 次，常年坚持。

⑶ 中指点法：端坐，将左腿盘于右大腿上，左手搬固住左腿脖，右手拇指、无名指、小指里屈握于手心，中指伸直，食指稍屈指并贴抵靠于中指中节上，用中指尖点击涌泉穴至发红、发热、有酸胀感时为度（图 6–145）。照法换手再练另一侧穴位，每天练习 2~4 次，常年坚持。

【锻炼效果】长期练习对头顶痛、眩晕、失眠、舌干、咽喉肿痛、失音、小便不利、便秘、心烦、善恐、中风、下肢痉挛均有较好的防治及健身效果。

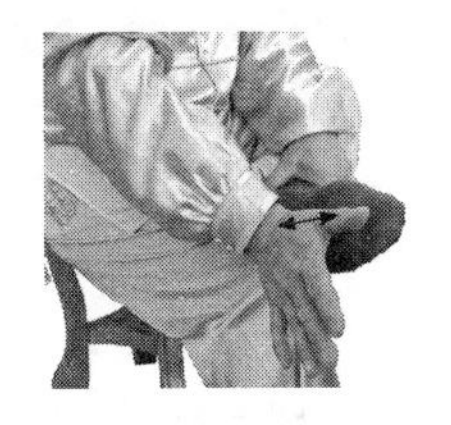

图 6–144

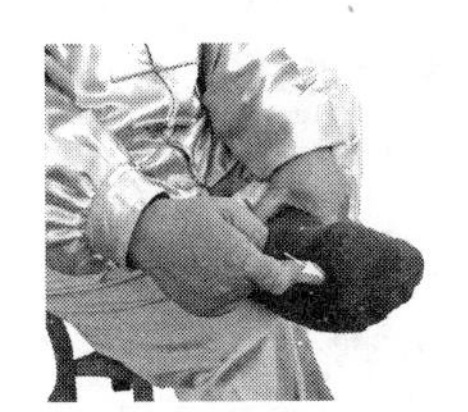

图 6–145

三十三、足少阴肾经上的太溪穴

【穴位概述】太溪穴，所谓太，大也；溪，溪流也。太溪名意指肾经水液在此形成较大的溪水。本穴物质为然谷穴传来的冷降之水，至本穴后，冷降水液形成了较为宽大的浅溪，故名太溪。本穴输出的地部经水真正表现出肾经气血的本源特性，故为肾经原穴。也是保健穴位。

【穴位位置】在内踝与跟腱之间凹陷中（图 6–146）。

【取穴方法】 正坐垂足，在足内踝高点与跟腱之间的凹陷中取穴（图 6–147）。

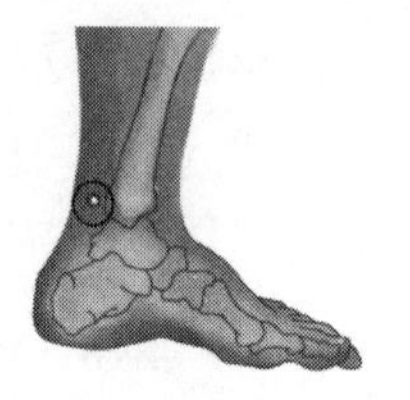
图 6–146

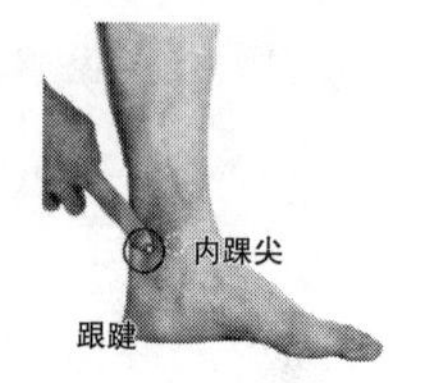

图 6–147

【适应范围】 适于咽喉干痛、齿痛龈肿、耳鸣、耳聋、胸痛、咳嗽、气喘、消渴、失眠、健忘、遗精、阳痿、月经不调、小便频数、腰脊痛、内踝肿痛者练习。

【保健作用】 该穴具有滋阴补肾，清肺止渴，通调冲任的作用。

【按摩方法】 太溪穴常用拇指掐法和中指点法进行锻炼。

（1）拇指掐法：端坐，将左腿盘于右大腿上，左手搬固住左腿脖，右手食指托固住左脚外踝后处，拇指按于太溪穴上与食指相对用力掐至有酸胀感时再坚持一会儿（图 6–148）。照法换手再练另一侧穴位，每天练习 2~4 次，常年坚持。

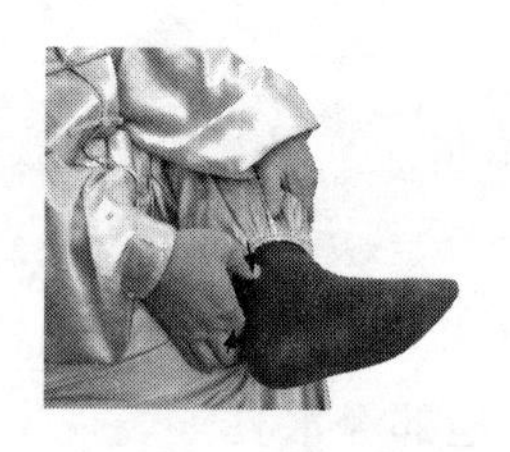
图 6–148

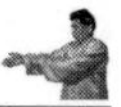

⑵ 中指点法：端坐，将左腿盘于右大腿上，左手搬固住左腿脖，右手拇指、无名指、小指里屈握于手心，中指伸直，食指稍屈并贴抵靠于中指中节上，用中指尖点击太溪穴至发红、发热、有酸胀感时为度（图 6–149）。照法换手再练另一侧穴位，每天练习 2~4 次，常年坚持。

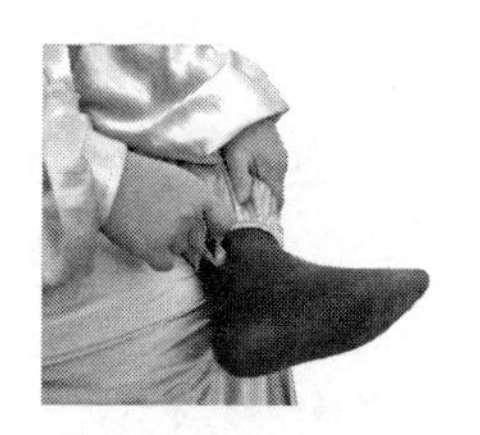

图 6–149

【锻炼效果】长期练习对咽喉干痛、齿痛龈肿、耳鸣、耳聋、胸痛、咳嗽、气喘、消渴、失眠、健忘、遗精、阳痿、月经不调、小便频数、腰脊痛、内踝肿痛均有较好的防治及健身效果。

三十四、手厥阴心包经上的劳宫穴

【穴位概述】劳宫穴，所谓劳，劳作也；宫，宫殿也。该穴名意指心包经的高热之气在此带动脾土中的水湿气化为气。本穴物质为中冲穴传来的高温干燥之气，行至本穴后，此高温之气传热于脾土使脾土中的水湿亦随之气化，穴内的地部脾土未受其气血之生反而付出其湿，如人之劳作付出一般，故名。该穴为心包经荥穴。也是常用保健穴位。

【穴位位置】在掌中央动脉中（图 6–150）。

【取穴方法】屈指握拳时，在中指尖下取穴（图 6–151）。

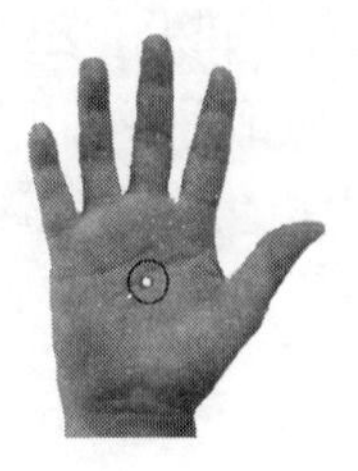

图 6–150

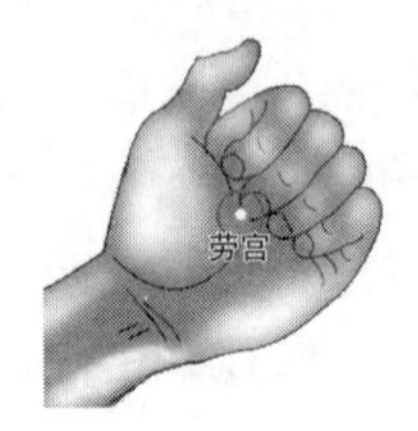

图 6–151

【适应范围】适于所有人及癫狂、痫症、癔病、中风、中暑、热病烦躁、心痛、胃痛、呕吐、口臭者练习。

【保健作用】清热开窍、宁心安神。

【按摩方法】劳宫穴常用拇指搓法和中指揉法进行练习。

(1) 拇指搓法：左掌上抬于胸前，拇指侧向上，右掌托固于左掌外缘，拇指按于左手劳宫穴上来回搓摩至发红、发热、有酸胀感时为度（图 6–152）。照法换手再练另一侧穴位，每天练习 2~4 次，常年坚持。

(2) 中指揉法：左掌上抬于胸前，拇指侧向上，右手中指伸直，食指稍屈指并贴抵靠于中指中节上，用中指尖按于左手劳宫穴上顺时针旋揉后再逆时针旋揉至发红、发热、有酸胀感时为度（图 6–153）。照法换手再练另一侧穴位，每天练习 2~4 次，常年坚持。

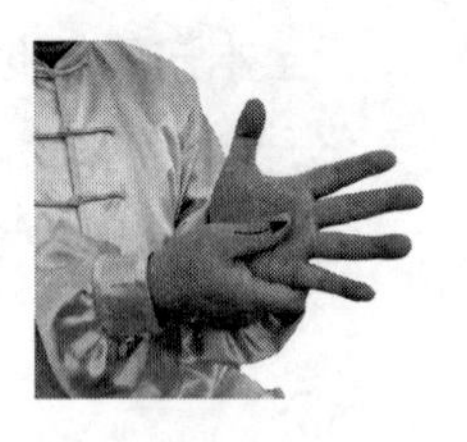

图 6–152

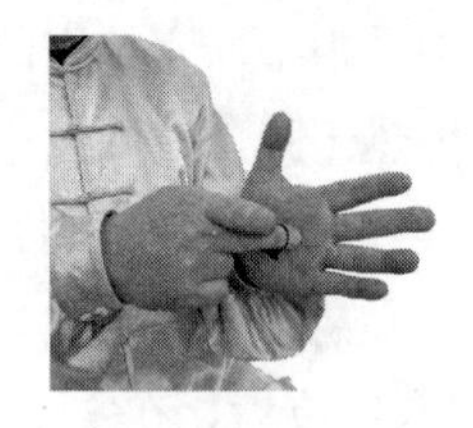

图 6–153

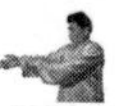

【锻炼效果】长期练习可强健身体，延年益寿；对癫狂、痫症、癔病、中风、中暑、热病烦躁、心痛、胃痛、呕吐、口臭有较好的防治及健身效果。

三十五、手厥阴心包经上的内关穴

【穴位概述】内关穴，所谓内，内部也；关，关卡也。内关名意指心包经的体表经水由此注入体内。本穴物质为间使穴传来的地部经水，流至本穴后由本穴的地部孔隙从地之表部注入心包经的体内经脉，心包经体内经脉经水的气化之气无法从本穴的地部孔隙外出体表，如被关卡阻挡一般，故而得名。本穴是手厥阴心包经络穴。八脉交会穴之一，通阳维脉。为保健穴位。

【穴位位置】在腕横上 2 寸，掌长肌腱与桡侧腕屈肌腱中间（图 6–154）。

【取穴方法】伸臂仰掌，在腕掌横纹上 2 寸处，当长肌腱与桡侧腕屈肌腱之间凹陷中取穴（图 6–155）。

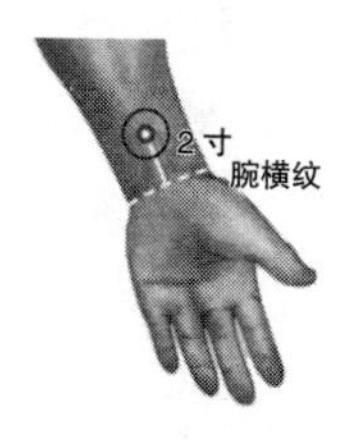

图 6–154

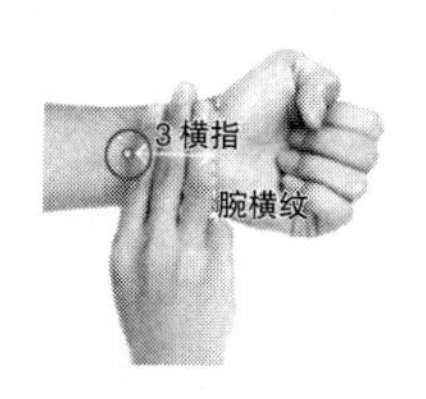

图 6–155

【适应范围】适于所有人及心痛、心悸、怔忡、胸闷、烦躁、气短、胃痛、胁痛、呕吐、眩晕、失眠、癫狂、热病、中暑、偏瘫、哮喘、偏头痛、肘臂挛痛、手麻者练习。

【保健作用】该穴具有宁心安神、理气和胃、疏经活络作用。

【按摩方法】内关穴常用锻炼方法有拇指掐法、拇指揉法和中指点法。

(1) 拇指掐法：左手握拳，拳心向上抬起，右掌托固住左腕外后侧，拇指屈扣用指尖顶按在内关穴上，与其四指相对用力掐至有酸胀感时再坚持一会儿（图 6–156）。照法换手再练另一侧穴位，每日 2~4 次，常年坚持。

(2) 拇指揉法：左手握拳，拳心向上抬起，右掌托固住左腕外后侧，拇指屈扣用指肚按在内关穴上，顺时针旋揉后再逆时针旋揉至发红、发热、有酸胀感时为度（图 6–157）。照法换手再练另一侧穴位，每天练习 2~4 次，常年坚持。

(3) 中指点法：左手握拳，拳心向上抬起，右手拇指、无名指、小指里屈握于手心，中指伸直，食指稍屈并贴抵靠于中指中节上，以中指尖为力点，用中指点击内关穴至发红、发热、有酸胀感时为度（图 6–158）。照法换手再练另一侧穴位，每天练习 2~4 次，常年坚持。

【锻炼效果】长期练习能强健身体，延年益寿；对心痛、心悸、怔忡、胸闷、烦躁、气短、胃痛、胁痛、呕吐、眩晕、失眠、癫狂、热病、中暑、偏瘫、哮喘、偏头痛、肘臂挛痛、手麻有较好的防治及健身效果。

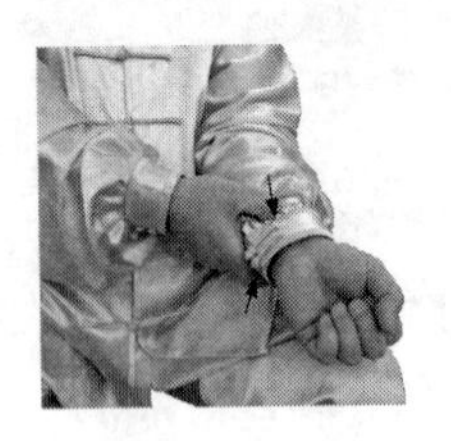
图 6–156

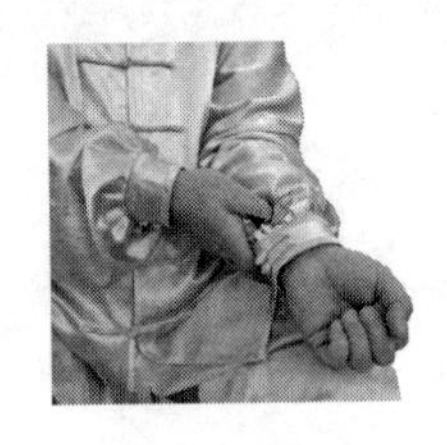
图 6–157

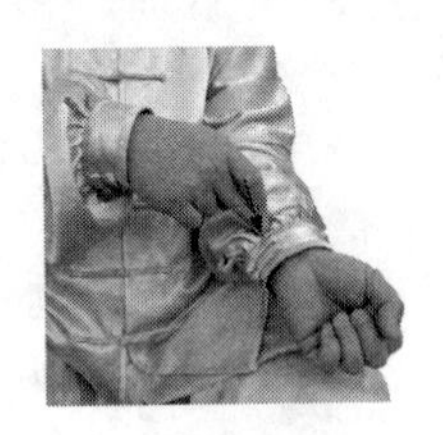
图 6–158

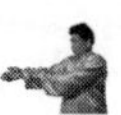

三十六、手厥阴心包经上的曲泽穴

【穴位概述】曲泽穴，所谓曲，弯曲；泽，沼泽。脉气至此较“池”浅而广，归属于手厥阴心包经的腧穴。为保健穴位。

【穴位位置】在肘弯凹陷处（图 6–159）。

【取穴方法】仰掌微屈肘，在肘横纹上，肱二头肌腱尺侧缘取之（图 6–160）。

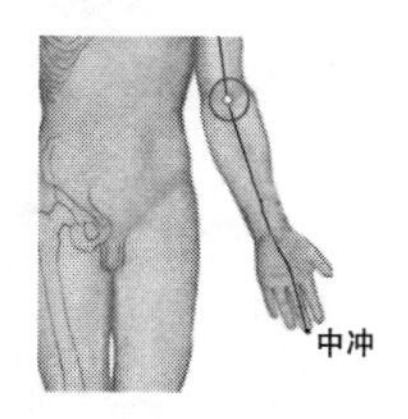

图 6–159

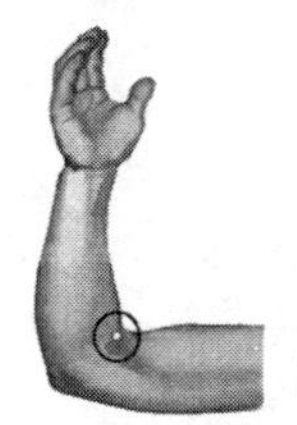
图 6–160

【适应范围】适于心痛、心悸、胸痛、呕吐、胃痛、中暑、泄泻、热病、瘾疹、肘臂痛者以及健康人群练习。

【保健作用】该穴具有清热除烦，舒筋活血的作用。

【按摩方法】曲泽穴常用拇指掐法、中指揉法和中指点法进行练习。

（1）拇指掐法：左臂上抬臂内侧面向上，右手掌托固在左肘内侧，拇指屈扣按压于曲泽穴上与其四指相对用力掐至有酸胀感时再坚持一会儿（图 6–161）。照法换手再练另一侧穴位，每日 2~4 次，常年坚持。

（2）中指揉法：左臂上抬臂内侧面向上，右手拇指、无名指、小指里屈握于手心，中指伸直，食指稍屈并贴抵靠于中指中节上，用中指尖按于曲泽穴上顺时针揉后再逆时针揉至发红、发热、有酸胀感时为度（图 6–162）。照法换手再练另一侧穴位，每天练习 2~4 次，常年坚持。

（3）中指点法：左臂上抬臂内侧面向上，右手拇指、无名指、小指里屈握于手心，中指伸直，食指稍屈并贴抵靠于中指中节上，以右中指尖为力点，用右指点击曲泽穴至发红、发热、有酸胀感时为度（图 6–163）。照法换手再练另一侧穴位，每天练习 2~4 次，常年坚持。

【锻炼效果】经常练习此穴对防治心痛、心悸、胸痛、呕吐、胃痛、中暑、泄泻、热病、瘾疹、肘臂痛等及健身均有较好的效果。

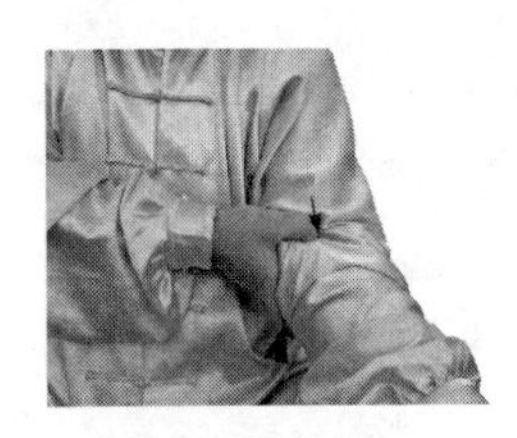

图 6–161

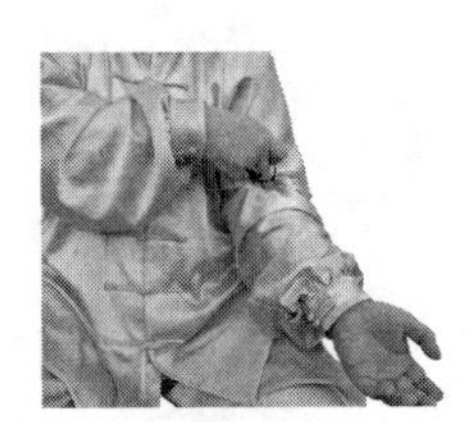

图 6–162

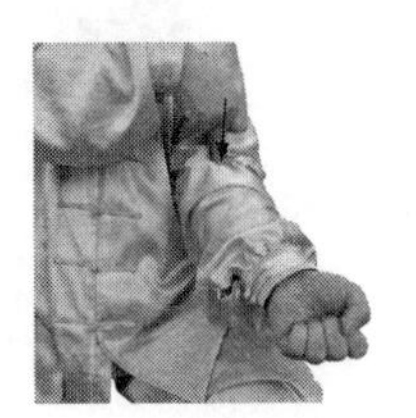

图 6–163

三十七、手少阳三焦经上的外关穴

【穴位概述】外关穴，所谓外，外部也；关，关卡也。该穴名意指三焦经气血在此胀散外行，外部气血被关卡不得入于三焦经。本穴物质为阳池穴传来的阳热之气，行至本穴后因吸热而进一步胀散，胀散之气由穴内出于穴外，穴外的气血物质无法入于穴内，外来之物如被关卡一般，故名。为手少阳阳维之会。也是常用的保健穴位。

【穴位位置】在阳池上 2 寸，尺、桡两骨间（图 6–164）。

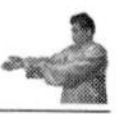

【取穴方法】俯掌，在腕背横纹向上三指宽处取之，与正面内关相对（图 6–165）。

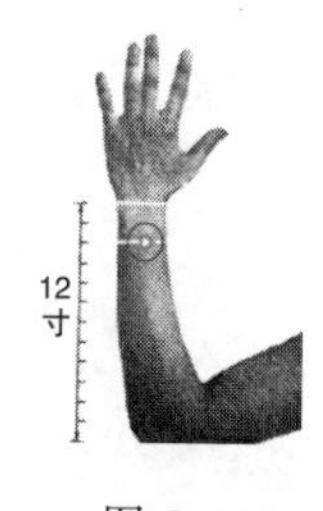

图 6–164

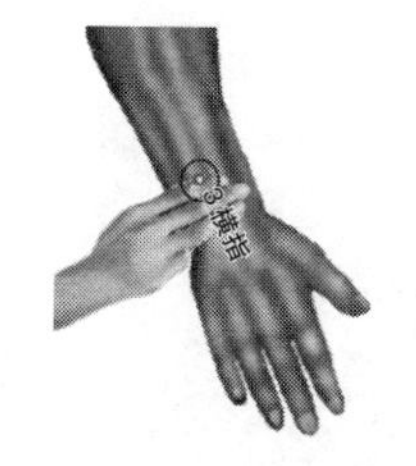

图 6–165

【适应范围】适于热病、头痛、颊肿、目赤肿痛、鼻衄、齿痛、耳鸣、耳聋、胁痛、肘臂不能屈伸、上肢痿痹、手指疼痛、手颤者练习。

【保健作用】祛邪清热、疏经活络。

【按摩方法】外关穴常用拇指掐法、鱼际按摩法和中指点法进行锻炼。

（1）拇指掐法：左拳屈臂于胸前，拳心向下，右手从左臂外侧前臂内侧托固住左臂，拇指屈扣按于外关穴上，与其四指相对用力掐至，有酸胀感时再坚持一会儿（图 6–166）。照法换手再练另一侧穴位，每天练习 2~4 次，常年坚持。

（2）鱼际按摩法：左拳屈臂于胸前，拳心向下，右手鱼际贴按于外关穴上先顺时针按摩后再逆时针按摩至发红、发热、有酸胀感时为度（图 6–167）。照法换手再练另一侧穴位，每天练习 2~4 次，常年坚持。

（3）中指点法：左拳屈臂于胸前，拳心向下，右手拇指、无名指、小指里屈握于手心，中指伸直，食指稍屈并贴抵靠于中指中节上，以中指尖为力点，用右手中指点击外关穴至发红、发热、有酸胀感时为度（图 6–168）。照法换手再练另一侧穴位，每天练习 2~4 次，常年坚持。

【锻炼效果】长期练习对热病、头痛、颊肿、目赤肿痛、鼻衄、齿痛、耳鸣、耳聋、胁肋痛、肘臂不能屈伸、上肢痿痹、手指疼痛、手颤等均有较好的防治及健身效果。

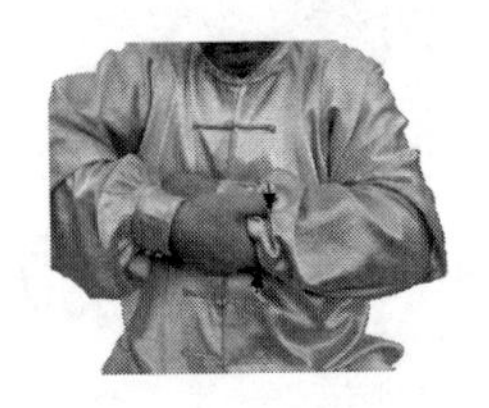

图 6–166

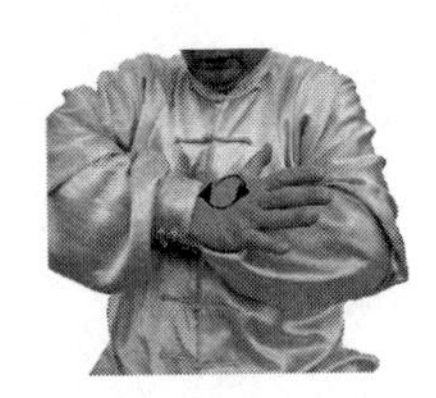

图 6–167

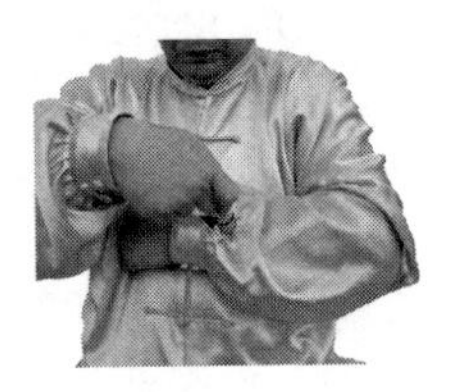

图 6–168

三十八、手少阳三焦经上的天井穴

【穴位概述】天井穴，所谓天，天部也；井，孔隙通道也。该穴名意指三焦经吸热上行的水浊之气在此聚集。本穴物质为四渎穴传来的水湿之气，至本穴后为聚集之状，其变化为散热冷缩并从天之上部降至天之下部，气血的运行变化如从天井的上部落下一般，故名。为保健穴位。

【穴位位置】在上臂外侧，屈肘时，肘尖直上 1 寸凹陷处（图 6–169）。

【取穴方法】以手叉腰，于肘尖（尺骨鹰嘴）后上方 1 寸凹陷处取穴（图 6–170）。

【适应范围】适于偏头痛、颈项肩臂痛、耳鸣、胁肋痛、上肢痹痛、中风、抑郁症者以及健康人群练习。

【保健作用】该穴具有行气散结、安神通络、疏风清热的作用。

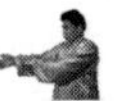

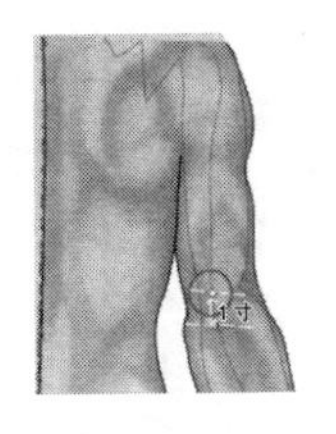

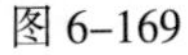
图 6–169

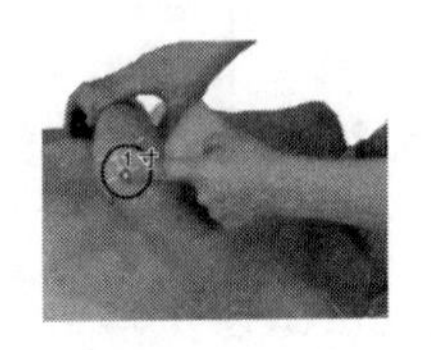

图 6–170

【按摩方法】天井穴常用中指抠法和叩击法进行锻炼。

⑴ 中指抠法：左臂向上抬于面前，臂内侧向里，右手虎口向上，从左臂肘内后侧，拇指贴固在左肘内，中指屈叩按在天井穴上与拇指相对用力抠至有酸胀感时再坚持一会儿（图 6–171）。照法换手再练另一侧穴位，每天练习 2~4 次，常年坚持。

⑵ 叩击法：左臂向上抬于面前，臂内侧向里，右手手指并拢里屈，捏成一撮，用指顶尖叩击天井穴至发红、发热、有酸胀感时为度（图 6–172）。照法换手再练另一侧穴位，每天练习 2~4 次，常年坚持。

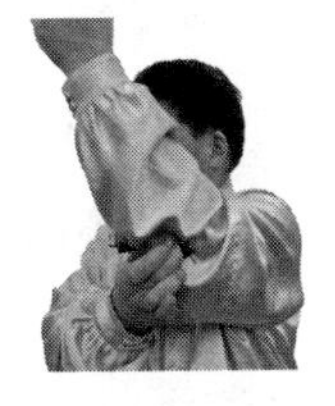

图 6–171

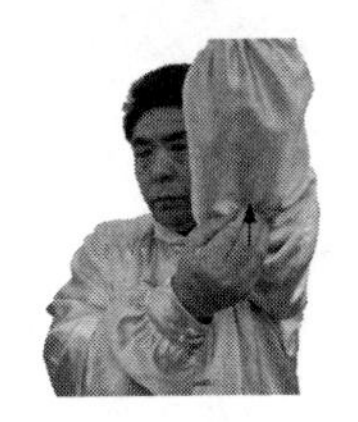

图 6–172

【锻炼效果】经常练习此穴对防治眼睑炎、扁桃腺炎、外眼角红肿、咽喉疼痛、中风、忧郁症、精神分裂症、支气管炎、颈淋巴结核、心痛、胸痛、偏头痛、颈项痛、肘关节及上肢软组织损伤、落枕等及健身均有较好的效果。

三十九、手少阳三焦经上的耳门穴

【穴位概述】耳，穴内气血作用的部位为耳也。门，出入的门户也。耳门名意指三焦经经气中的滞重水湿在此冷降后由耳孔流入体内。本穴物质为角孙穴传来的水湿之气，至本穴后，水湿之气化雨冷降为地部经水并循耳孔流入体内，本穴如同三焦经气血出入耳的门户，故名耳门。为保健穴位。

【穴位位置】在耳屏上切迹之前方与下颌髁状突稍上方之凹陷处（图 6–173）。

【取穴方法】张口，耳屏上切迹前方，下颌骨髁状突后缘凹陷中取穴（图 6–174）。

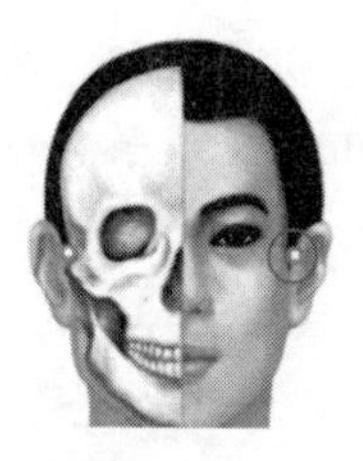

图 6–173

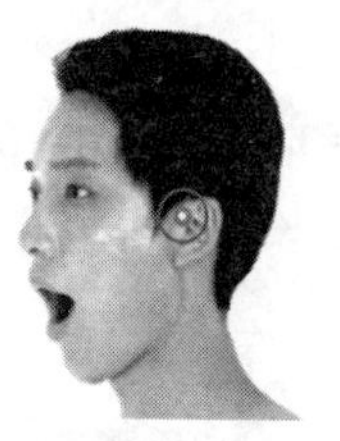

图 6–174

【适应范围】适于耳鸣、耳聋、眩晕、齿痛、颈颌肿痛者练习。

【保健作用】该穴具有疏风清热、降浊升清作用。

【按摩方法】耳门穴常用中指揉法和拇指掐法进行锻炼。

（1）中指揉法：两手成拳中指伸直，中指指尖按压在两耳门穴上，向外旋揉后再向内旋揉至发红、发热、有酸胀感时为度（图 6–175）。每天练习 2~4 次，常年坚持。

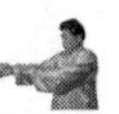

(2) 拇指掐法：两手成拳，两大拇指伸直翘起，食指侧贴靠于两颧骨处，两拇指指肚按于两耳门上相对用力掐按至有酸胀感时再坚持一会儿（图 6–176）。每天练习 2~4 次，常年坚持。

用中指按于耳门穴上，进行按揉至发红、发热、有酸胀感时为度，每天练习 2~4 次，常年坚持。

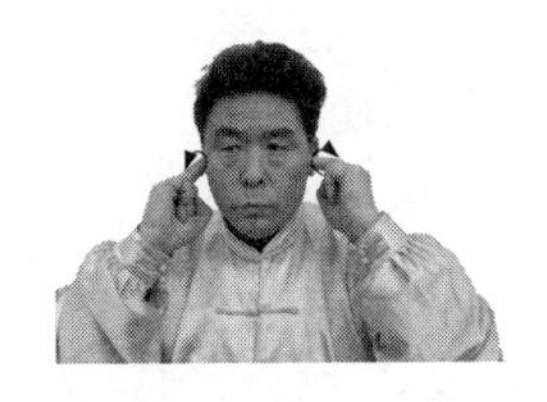

图 6–175

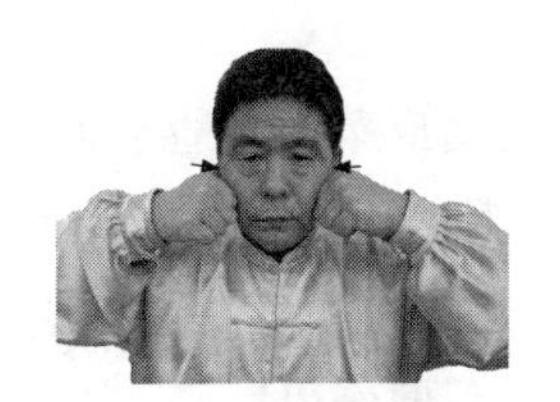

图 6–176

【锻炼效果】长期练习对耳鸣、耳聋、眩晕、齿痛、颈颌肿痛均有较好的防治及健身效果。

四十、足少阳胆经上的风池穴

【穴位概述】风池穴，所谓风，指穴内物质为天部的风气；池，屯居水液之器也，指穴内物质富含水湿。风池名意指有经气血在此化为阳热风气。本穴物质为脑空穴传来的水湿之气，至本穴后，因受外部之热，水湿之气胀散并化为阳热风气输散于头颈各部，故名风池。为足少阳阳维之会。是保健穴位。

【穴位位置】在项后，枕骨下，胸锁乳突肌与斜肌上端之间凹陷处（图 6–177）。

【取穴方法】俯伏，在项后枕骨下两侧，当斜方肌上端与胸锁乳突肌之间凹陷中取穴（图 6–178）。

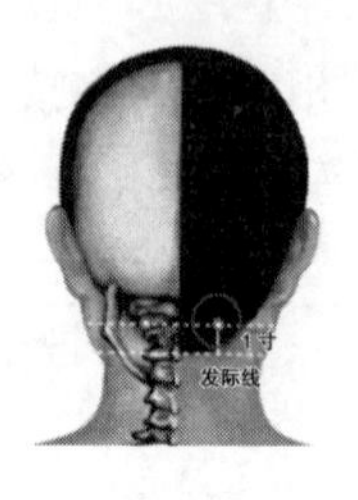

图 6–177

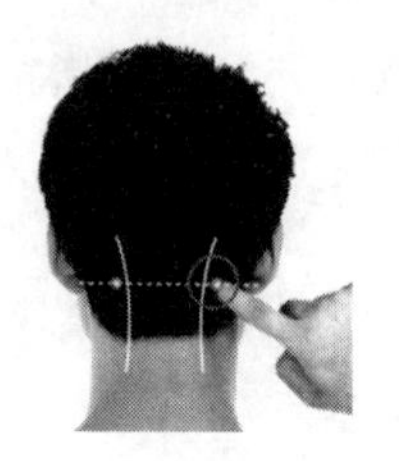

图 6–178

【适应范围】适于头痛、眩晕、颈项强痛、目赤肿痛、迎风流泪、夜盲、鼻渊、鼻塞、伤风、耳鸣、耳聋、气闭、中风、热病无汗、腰痛肩疼痛、失眠、健忘者练习。

【保健作用】疏风清热、醒脑开窍、聪耳明目、通经活络。

【按摩方法】风池穴常用拇指掐法和叩击法进行锻炼。

(1) 拇指掐法：两掌按固于头两耳后上侧部，虎口均向后，两拇指屈叩按压于两风池穴上与四指相对用力掐击至有酸胀感时再坚持一会儿（图 6–179）。每天练习 2~4 次，常年坚持。

(2) 叩击法：两手手指并拢里屈，捏成一撮，从头两侧绕屈于头后方，用指顶尖叩击两风池穴（图 6–180）至发红、发热、有酸胀感时为度，每天练习 2~4 次，常年坚持。

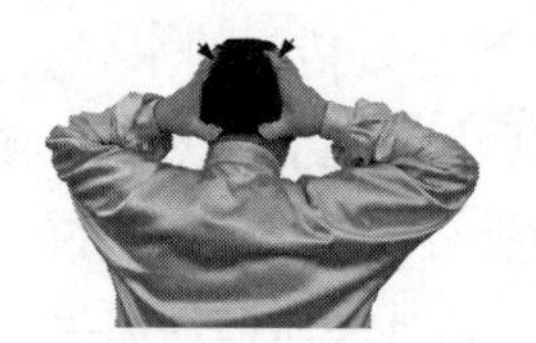

图 6–179

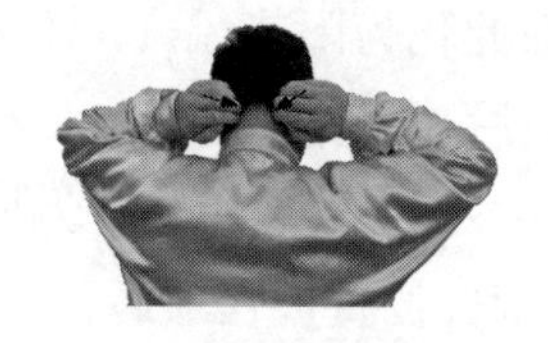

图 6–180

【锻炼效果】长期练习对头痛、眩晕、颈项强痛、目赤肿痛、迎风流泪、夜盲、鼻渊、鼻塞、伤风、耳鸣、耳聋、气

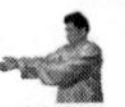

闭、中风、口眼㖞斜、热病无汗、腰痛肩疼痛、失眠、健忘等均有较好的防治及健身效果。

四十一、足少阳胆经上的肩井穴

【穴位概述】肩井穴，所谓肩，指穴在肩部也；井，地部孔隙也。肩井穴名意指胆经的地部水液由此流入地之地部。本穴物质为胆经上部经脉下行而至的地部经水，至本穴后，经水由本穴的地部孔隙流入地之地部，故名肩井穴。

【穴位位置】在肩上陷者中，缺盆上，大骨前（图 6–181）。

【取穴方法】正坐，在大椎穴与肩峰连线的中点处取穴（图 6–182）。

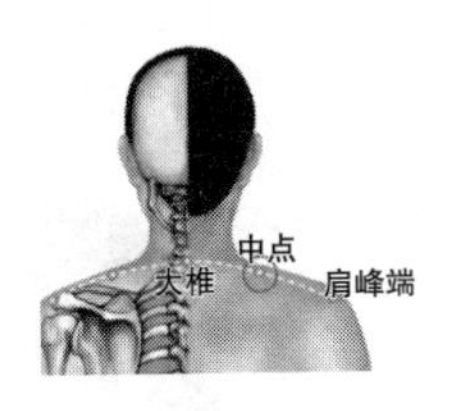

图 6–181

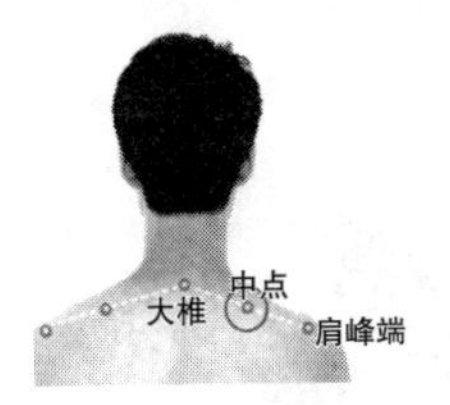

图 6–182

【适应范围】适于肩酸痛、头酸痛、头重脚轻、眼睛疲劳、耳鸣、高血压、落枕者以及健康人群练习。

【保健作用】该穴具有疏经活络、理气豁痰、疏导水液的作用。

【按摩方法】肩井穴常用拍打法、叩击法和中指抠法进行锻炼。

⑴ 拍打法：右掌从胸前屈臂于左肩上方，掌心向下，以掌心为力点，用右掌拍击左肩肩井穴至发红、发热、有酸胀感时为度（图 6–183）。照法换手再练另一侧穴位，每天练习 2~4 次，常年坚持。

⑵ 叩击法：右手手指并拢里屈，捏成一撮，从胸前屈臂于左肩上方，指尖向下，以指尖为力点，用右手指顶尖叩击左肩肩井穴至发红、发热、有酸胀感时为度（图 6–184）。照法换手再练另一侧穴位，每天练习 2~4 次，常年坚持。

⑶ 中指抠法：右手成拳从胸前绕过拳心向后贴靠于左肩前，中指伸开再屈指钩住左肩井穴，与其四指相对用力抠至有酸胀感时再坚持一会儿（图 6–185）。照法换手再练另一侧穴位，每天练习 2~4 次，常年坚持。

【锻炼效果】 经常练习此穴对防治肩背痹痛、手臂不举、颈项强痛、乳痈、中风、瘰疬、难产、诸虚百损等及健身均有较好效果。

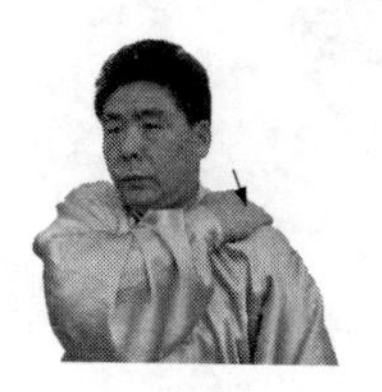

图 6–183

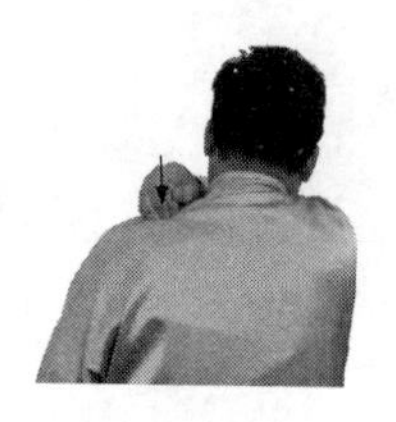

图 6–184

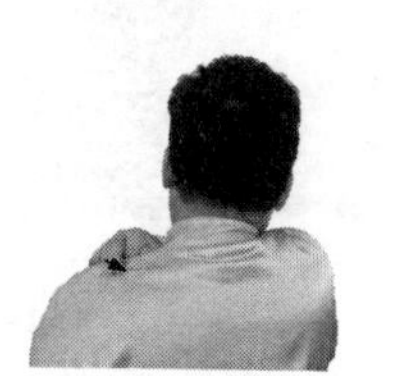

图 6–185

四十二、足少阳胆经上的环跳穴

【穴位概述】 环跳穴，所谓环，一种圆形而中间有孔的玉器或一串连环中的一节，此指穴内物质为天部肺金特性的凉湿

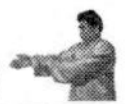

之气。跳，跳动也，阳之健也，指穴内阳气健盛。环跳名意指胆经水湿在此大量气化为天部阳气。本穴物质为居髎穴传来的地部水湿，至本穴后，水湿渗入穴内丰满的肌肉之中并气化为天部的阳气，穴内阳气健盛使人自如，故名环跳。环跳穴近髋关节。又称髋骨、环谷等。主下肢动作，指下肢屈膝屈髋环曲跳跃时。足跟可触及此穴。同时经此穴治疗可使下肢疾病好转，做环曲跳跃运动。此穴也为保健穴。

【穴位位置】侧卧伸下足，屈上足，在髀枢中（图 6-186）。

【取穴方法】侧卧屈股，在股骨大转子高点与骶管裂孔连线的 1/3 与内 2/3 交点处取之（图 6–187）。

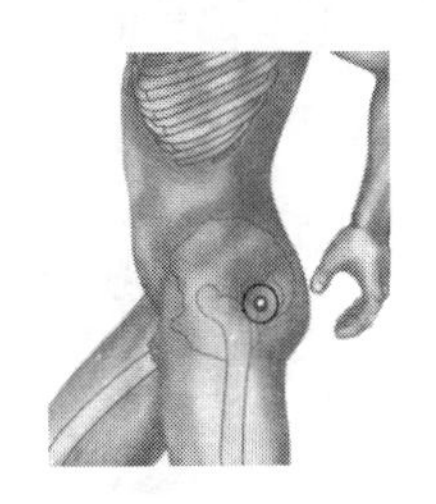

图 6–186

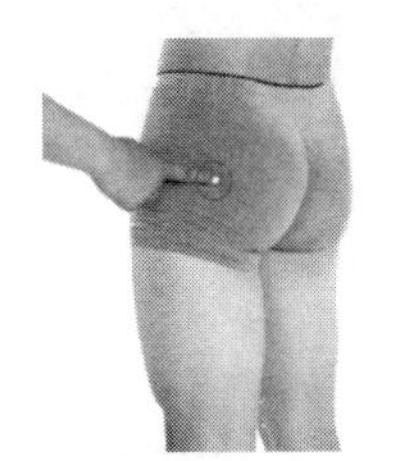

图 6–187

【适应范围】适于坐骨神经痛、下肢麻痹、脑血管病后遗症、腰腿痛、髋关节及周围软组织疾病、脚气、感冒、神经衰弱、风疹、湿疹等患者经及健康人群练习。

【保健作用】该穴具有散风祛湿、舒筋利节、通经活络的作用。

【按摩方法】环跳穴常用捶击法和叩击法进行锻炼。

（1）捶击法：两手成拳，拳心向里，两臂稍屈下垂于两环跳穴外，以拳心为力点，用两拳捶击环跳穴至发红、发热、有酸胀感时为度（图 6–188）。每天练习 2~4 次，常年坚持。

（2）叩击法：两手手指并拢里屈，捏成一撮，两臂稍屈下垂于两环跳穴外，用指顶尖叩击环跳穴至发红、发热、有酸胀感时为度（图 6–189）。每天练习 2~4 次，常年坚持。

【锻炼效果】经常练习此穴对防治坐骨神经痛、下肢麻痹、脑血管病后遗症、腰腿痛、髋关节及周围软组织疾病、脚气、感冒、神经衰弱、风疹、湿疹等及健身均有较好的效果。

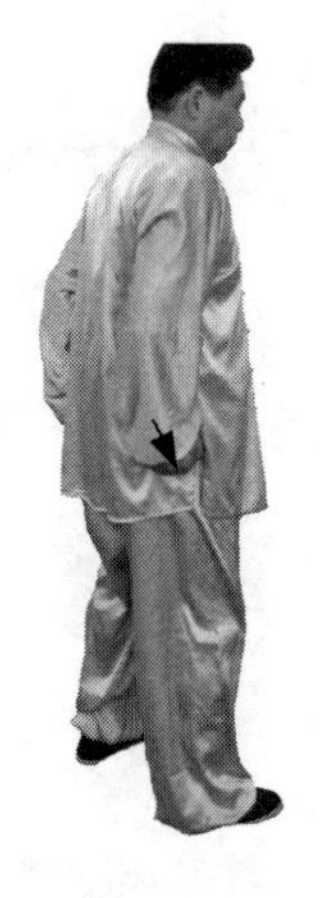

图 6–188

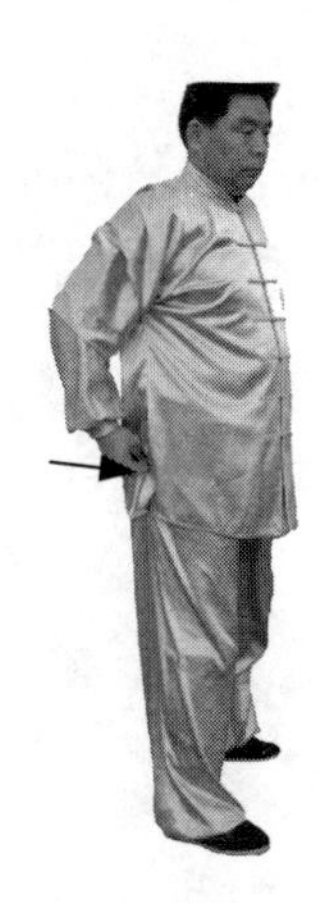

图 6–189

四十三、足少阳胆经上的风市穴

【穴位概述】风市穴为足少阳胆经的腧穴，位于下肢的大腿外侧部。常主治下肢风痹、中风、半身不遂、麻木不仁等病，为治疗风邪的要穴。也是常用的保健穴位。

风，风气也。市，集市也。该穴名意指胆经经气在此散热冷缩后化为水湿风气。本穴物质为环跳穴传来的天部凉湿水

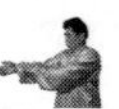

气，至本穴后，凉湿水气进一步散热缩合而变为天部的水湿云气，水湿云气由本穴的天部层次横向向外传输，本穴如同风气的集散之地，故名。

【穴位位置】在大腿外侧部的中线上，当腘横纹水平线上7寸处（图6–190）。

【取穴方法】直立，手下垂于体侧，中指尖所到处取穴（图6–191）。

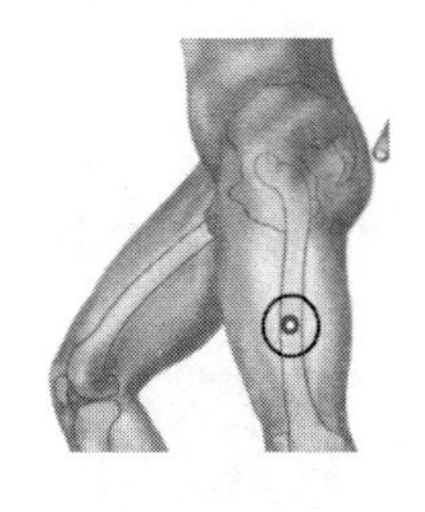

图6–190

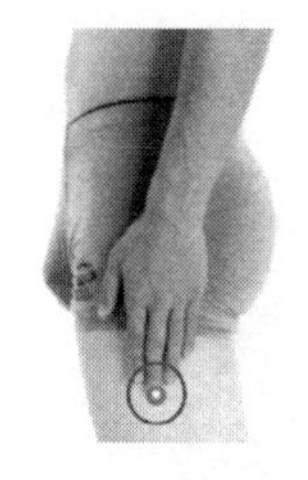

图6–191

【适应范围】适用于半身不遂、下肢痿痹、股外侧皮神经痛、腰病及脚气患者的治疗和健康人群保健锻炼。

【保健作用】该穴具有运化水湿、疏经活络、散风祛湿的作用。

【按摩方法】风市穴常用捶击法、叩击法和推搓法进行练习。

（1）捶击法：开步站立，两腿稍屈，两手成拳，拳心向里，两臂下垂于两腿外侧，以拳心为力点，用两拳捶击风市穴至发红、发热、有酸胀感时为度（图6–192）。每天练习2~4次，常年坚持。

（2）叩击法：开步站立，两腿稍屈，两手手指并拢里屈，捏成一撮，两臂下垂于两腿外侧，用指顶尖叩击风市穴至发红、发热、有酸胀感时为度（图 6–193）。每天练习 2~4 次，常年坚持。

（3）推搓法：开步站立，两腿稍屈，两手成拳，拳心向里，两臂下垂于两腿外侧，两拳贴靠于风市穴上上下搓摩至发红、发热、有酸胀感时为度（图 6–194）。每天练习 2~4 次，常年坚持。

【锻炼效果】经常练习此穴对防治半身不遂、下肢痿痹、股外侧皮神经痛、腰痛、脚气等及健身均有较好的效果。

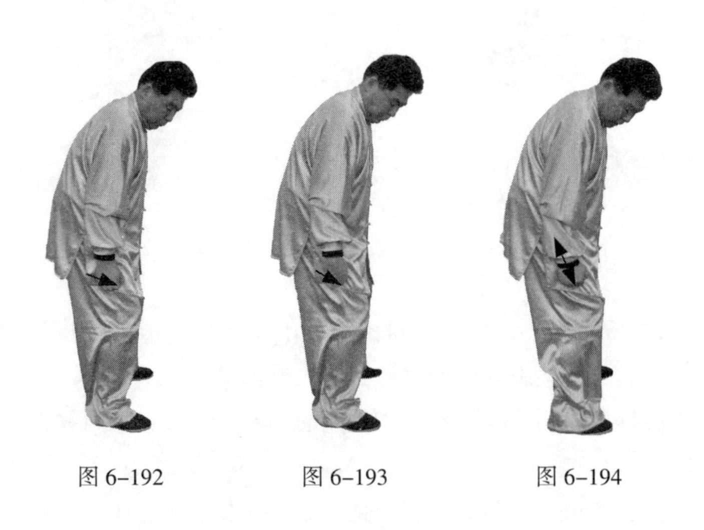

图 6–192　　图 6–193　　图 6–194

四十四、足少阳胆经上的阳陵泉穴

【穴位概述】阳陵泉穴，是依其所在部位而命名的。胆属阳经，膝外侧属阳；腓骨小头部似陵；陵前下方凹陷处经气象流水入合深似泉，故名。阳陵泉穴，又名筋会、阳陵；是足少阳之脉所入为合的合上穴，为筋之会穴。也是常用保健穴位。

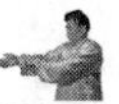

【穴位位置】 在膝下 1 寸，腓骨小头之前凹陷中（图 6-195）。

【取穴方法】 侧卧屈膝，在腓骨小头之前凹陷中取之（图 6-196）。

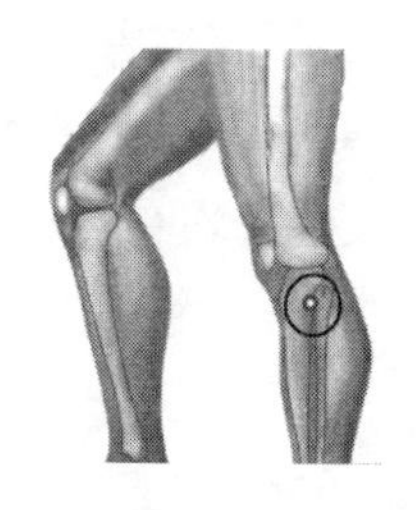

图 6–195

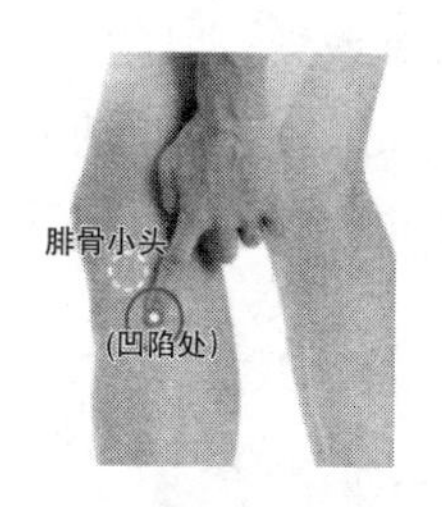

图 6–196

【适应范围】 适于半身不遂、下肢痿痹、麻木、膝膑肿痛、脚气、胁肋痛、口苦、呕吐、黄疸、坐骨神经痛、肝炎、胆囊炎、胆道蛔虫症、膝关节炎等病的治疗以及健康人群的保健锻炼。

【保健作用】 该穴具有疏肝利胆、清热利湿、舒筋利节的作用。

【按摩方法】 阳陵泉穴常用叩击法、捶击法和中指抠法进行锻炼。

（1）叩击法：开步站立，两腿屈膝，上体稍前下俯，两手手指并拢里屈，捏成一撮，两臂下垂于两腿外侧，用指顶尖叩击阳陵泉穴至发红、发热、有酸胀感时为度（图 6–197）。每天练习 2~4 次，常年坚持。

（2）捶击法：开步站立，两腿屈膝，上体稍前下俯，两手成拳，拳心向里，两臂下垂于两腿外侧，以拳心为力点，用两拳捶击阳陵泉穴至发红、发热、有酸胀感时为度（图 6–198）。每天练习 2~4 次，常年坚持。

(3) 中指抠法：端坐，右腿稍向外伸，右手成拳拳心向里贴靠于右腿阳陵泉外后侧，右指伸开后屈指钩住阳陵泉穴与其四指相对用力抠至有酸胀感时再坚持一会儿（图 6–199）。照法换手再练另一侧穴位，每日 2~4 次，常年坚持。

【锻炼效果】 以常练习对防治半身不遂、下肢痿痹、麻木、膝膑肿痛、脚气、胁肋痛、口苦、呕吐、黄疸、坐骨神经痛、肝炎、胆囊炎、胆道蛔虫症、膝关节炎等及健身均有较好的效果。

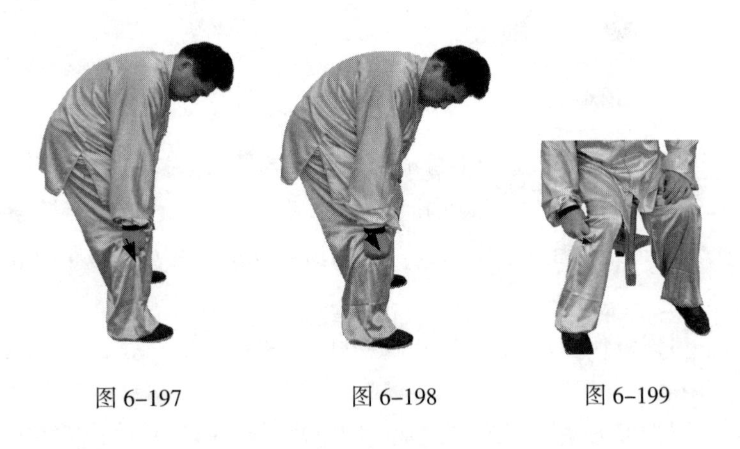

图 6–197　　图 6–198　　图 6–199

四十五、足厥阴肝经上的期门穴

【穴位概述】 期门穴，所谓期，期望、约会之意；门，出入的门户。期门名意指天之中部的水湿之气由此输入肝经。本穴为肝经的最上一穴，由于下部的章门穴无物外传而使本穴处于气血物质的空虚状态。但是，本穴又因其位处于人体前正中线及侧正中线的中间位置，既不阴又不阳、既不高亦不低，因而既无热气在此冷降也无经水在此停驻，所以，本穴作为肝经募穴，尽管其穴内气血空虚，但却募集不到气血物质，唯有期

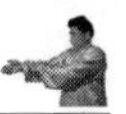

望等待，故名期门。是保健穴位。

【穴位位置】在乳中线上，乳头下二肋间，第六肋间隙处（图 6–200）。

【取穴方法】仰卧，在乳头直下，第六肋间隙处取穴（图 6–201）。

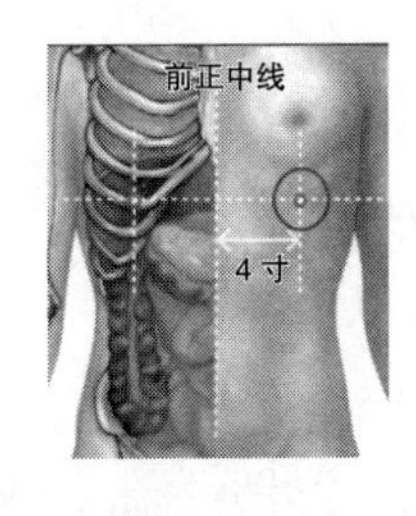

图 6–200

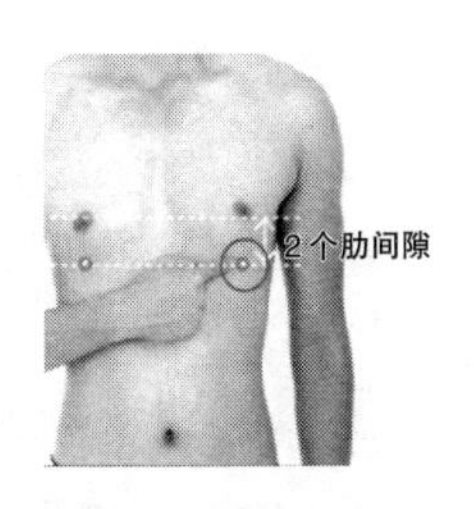

图 6–201

【适应范围】适于胸胁胀满疼痛、腹胀、吞酸、呕吐、泄泻、饥不欲食、小便不利、遗尿、胸中热、伤寒热入血室、乳痈、咳嗽者练习。

【保健作用】该穴具有疏肝理气，健脾和胃的作用。

【按摩方法】期门穴常用鱼际搓法和拍打法进行练习。

（1）鱼际搓法：两掌屈肘上提于两乳下方，用两鱼际贴按于两期门穴上先向外后再向里揉搓至发红、发热、有酸胀感时为度（图 6–202）。每天练习 2~4 次，常年坚持。

（2）拍打法：两掌屈肘上提于两乳下方，以掌心为力点，用两掌拍打两期门穴至发红、发热、有酸胀感时为度（图6–203）。每天练习 2~4 次，常年坚持。

【锻炼效果】长期练习对胸胁胀满疼痛、腹胀、吞酸、呕吐、泄泻、饥不欲食、小便不利、遗尿、胸中热、伤寒热入血室、乳痈、咳嗽均有较好的防治疗及健身效果。

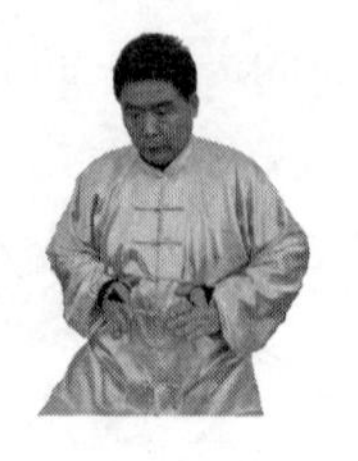

图 6-202

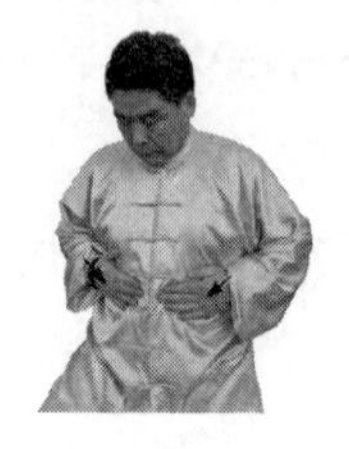

图 6-203

四十六、足厥阴肝经上的章门穴

【穴位概述】章门穴，所谓章，大木材也；门，出入的门户也。该穴名意指肝经的强劲风气在此风停气息。本穴物质为急脉穴传来的强劲风气，至本息，风气如同由此进入门户一般，故名。此穴为保健穴。

【穴位位置】在侧腹部，第十一浮肋端之下际（图 6-204）。

【取穴方法】屈肘合腋时，在肘尖处取穴（图 6-205）

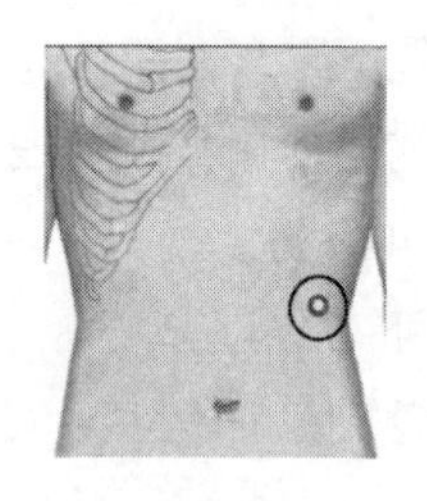

图 6-204

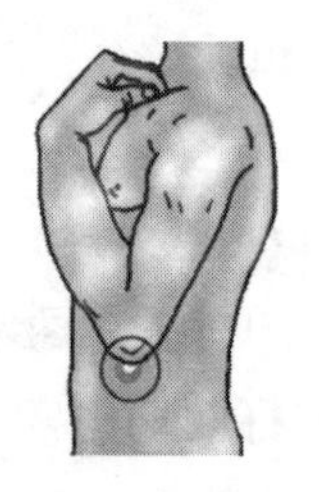

图 6-205

【适应范围】适于腹部胀痛、肠鸣、泄泻、呕吐、神疲肢倦、胸肋痛、黄疸、痞块、疳积、腰背痛不能转动者练习。

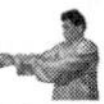

【保健作用】 该穴具有疏肝健脾、化积消滞作用。

【按摩方法】 章门穴常用鱼际揉法和拇指按法进行锻炼。

(1) 鱼际揉法：两掌屈肘上提于两肋旁，用两鱼际贴按于两章门穴上先向外后再向里揉搓至发红、发热、有酸胀感时为度（图 6-206)。每天练习 2~4 次，常年坚持。

(2) 拇指按法：两手成拳屈肘上提于两肋旁，两拳拳心均向里贴固于两章门穴下，两拇指张开屈扣于两章门穴上，相对用力按压至有酸胀感时再坚持一会儿（图 6-207)。每天练习 2~4 次，常年坚持。

【锻炼效果】 长期练习对腹部胀痛、肠鸣、泄泻、呕吐、神疲肢倦、胸胁痛、黄疸、痞块、疳积、腰背痛不能转动均有较好的防治及健身效果。

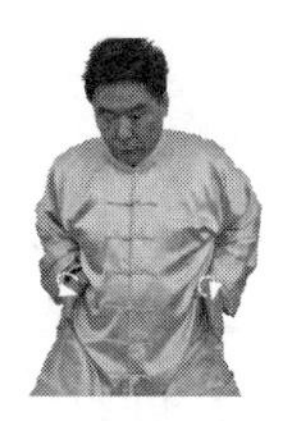

图 6-206

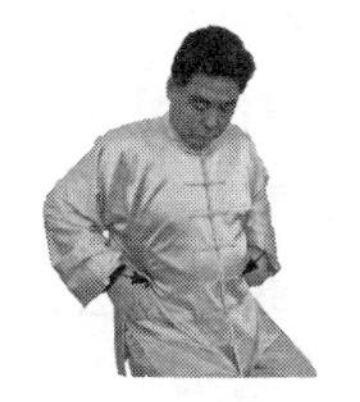

图 6-207

四十七、足厥阴肝经上的曲泉穴

【穴位概述】 曲泉穴，所谓曲，隐秘也；泉，泉水也。该穴名意指肝经的水湿云气在此聚集。本穴物质为膝关穴传来的水湿之气，至本穴后为聚集之状，大量的水湿如隐藏于天部之中，故名。本穴为肝经气血的会合之处，故为肝经合穴。也是保健穴。

【穴位位置】在膝内辅骨下，大筋上、小筋下凹陷中（图6–208）。

【取穴方法】下坐屈膝，在膝关节内侧横纹头上方凹陷中取之（图 6–209）。

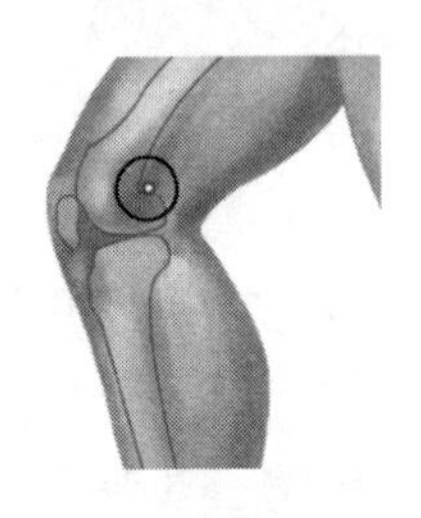

图 6–208

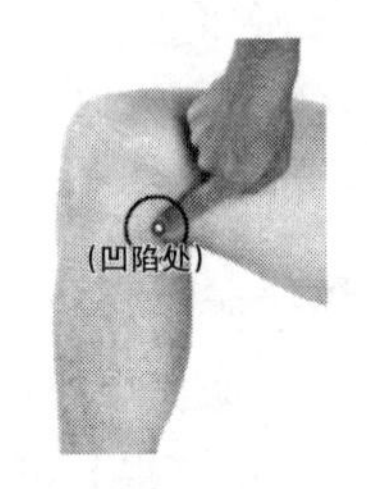

图 6–209

【适应范围】适于月经不调、痛经、带下、阴挺、阴痒、遗精、阳痿、疝气、小便不利、膝膑肿痛、下肢痿痹者以及健康人群锻炼。

【保健作用】该穴具有散寒湿、舒筋活络的作用。

【按摩方法】曲泉穴常用拇指掐法和拳轮砸法进行锻炼。

(1) 拇指掐法：端坐，左手按在左大腿上，右手掌四指托固住左腿弯处，拇指张开屈扣按于曲泉穴上与其四指相对用力，掐至发红、发热、有酸胀感时为度（图 6–210）。照法换手再练另一侧穴位，每天练习 2~4 次，常年坚持。

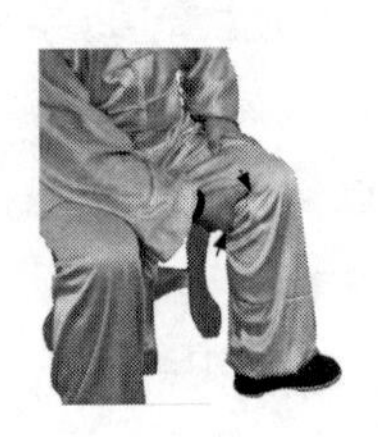

图 6–210

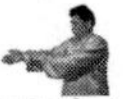

（2）拳轮砸法：端坐，左手按在左大腿上，右手成拳，以拳轮为力点，用右拳拳轮部砸击左腿曲泉穴至发红、发热、有酸胀感时为度（图 6–211）。照法换手再练另一侧穴位，每天练习 2~4 次，常年坚持。

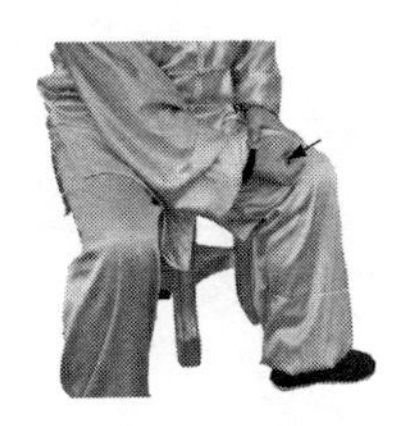

图 6–211

【锻炼效果】经常练习此穴对防治月经不调、痛经、带下、阴挺、阴痒、遗精、阳痿、疝气、小便不利、膝膑肿痛、下肢痿痹等及健身均有较好的效果。

四十八、督脉上的命门穴

【穴位概述】命门穴，所谓命，人之根本也；门，出入的门户也。命门名意指脊骨中的高温高压阴性水液由此外输督脉。本穴因其位处腰背的正中部位，内连脊骨，在人体重力场中为位置低下之处，脊骨内的高温高压阴性水液由此外输体表督脉，本穴外输的阴性水液有维系督脉气血流行不息的作用，为人体的生命之本，故名命门。此穴为重要的保健穴位。

【穴位位置】在第二腰椎棘突下（图 6–212）。

【取穴方法】俯卧，在腰部后正中线上，第二腰椎棘突下凹陷处取穴（图 6–213）。

【适应范围】适于阳痿、遗精、早泄、白浊、赤白带下、痛经、遗尿、尿频、痔血、脱肛、泄泻、腰脊强痛、膝冷乏力、下肢麻痹者练习。

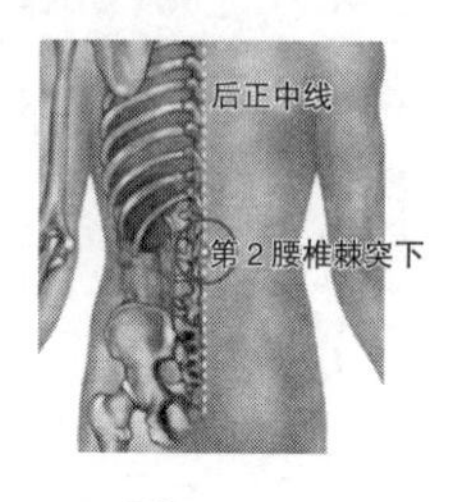

图 6–212

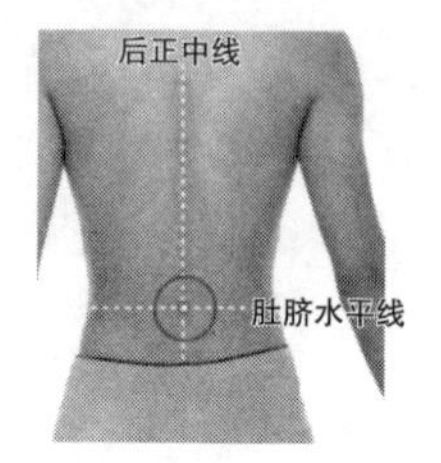

图 6–213

【保健作用】壮阳益肾、强壮腰膝、固精止带、疏经调气。

【按摩方法】命门穴常用的锻炼方法有捶击法和掌搓法。

⑴ 捶击法：右手（或左手）握拳屈臂绕于腰后，以拳背为力点，用右拳捶击命门穴至发红、发热、有酸胀感时为度（图 6–214）。每天练习 2~4 次，常年坚持。

⑵ 掌搓法：右（左）掌屈臂绕于腰后，掌心向前，贴按于命门穴上斜向上下搓至发红、发热、有酸胀感时为度（图 6–215）。每天练习 2~4 次，常年坚持。

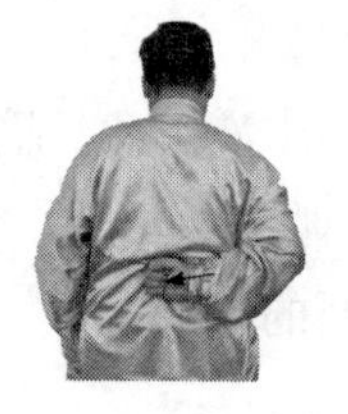
图 6–214

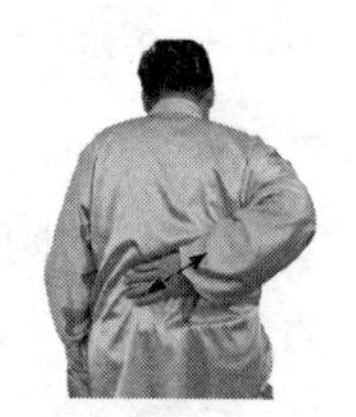
图 6–215

【锻炼效果】长期练习对阳痿、遗精、早泄、白浊、赤白带下、痛经、遗尿、尿频、痔血、脱肛、泄泻、腰脊强痛、膝

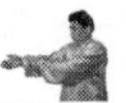

冷乏力、下肢麻痹均有较好的防治及健身效果。

四十九、督脉上的大椎穴

【穴位概述】大椎名意指手足三阳的阳热之气由此汇入本穴并与督脉的阳气上行头颈。本穴物质一为督脉陶道穴传来的充足阳气，二是手足三阳经外散于背部阳面的阳气，穴内的阳气充足满盛如椎般坚实，故名大椎。指穴内的气血物质为实而非虚也。为常用的保健大穴。

【穴位位置】在第七颈椎棘突与第一胸椎棘突之间，约与肩相平（图 6–216）。

【取穴方法】正坐低头，在颈部下端，第七颈椎棘突下凹陷处取穴（图 6–217）。

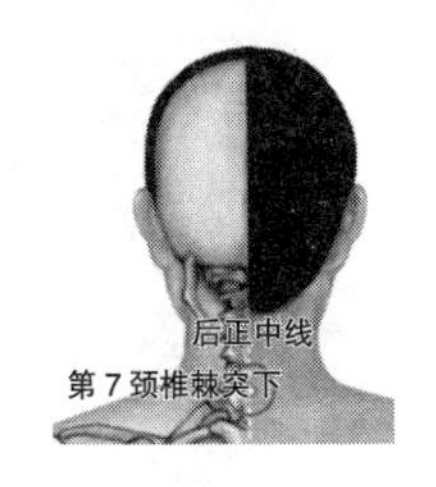

图 6–216

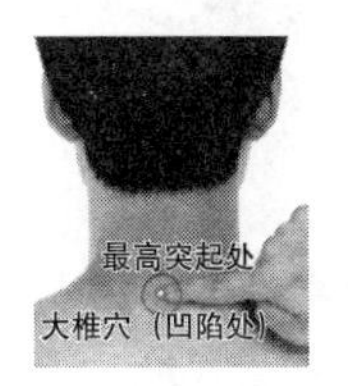

图 6–217

【适应范围】适于热病、头痛、项强、寒热无汗、咳嗽、气喘、骨蒸潮热、癫狂、痫症、角弓反张、肩背痛、腰脊强、中暑、呕吐、五劳虚损者练习。

【保健作用】解表清热、疏风散寒、熄风止痉、肃肺宁心。

【按摩方法】大椎穴常用拍打法、捶击法和叩击法进行锻炼。

（1）拍打法：右（左）掌举起，屈肘向后下于背后，掌心向前，用掌拍打大椎穴至发红、发热、有酸胀感时为度（图6–218）。每天练习2~4次，常年坚持。

（2）捶击法：右（左）拳举起，屈肘向后下于背后，以拳心为力点，用拳捶击大椎穴至发红、发热、有酸胀感时为度（图6–219）。每天练习2~4次，常年坚持。

（3）叩击法：右（左）手手指并拢里屈，捏成一撮，举起，屈肘向后下于背后，以指尖为力点，用右（左）手指尖叩击大椎穴至发红、发热、有酸胀感时为度（图6–220）。每天练习2~4次，常年坚持。

【锻炼效果】长期练习对热病、头痛、项强、寒热无汗、咳嗽、气喘、骨蒸潮热、癫狂、痫症、角弓反张、肩背痛、腰脊强、中暑、呕吐、五劳虚损均有较好的防治及健身效果。

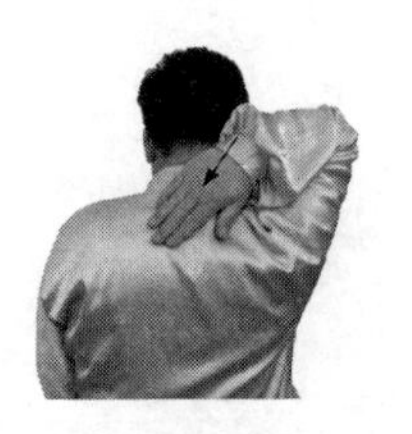
图6–218

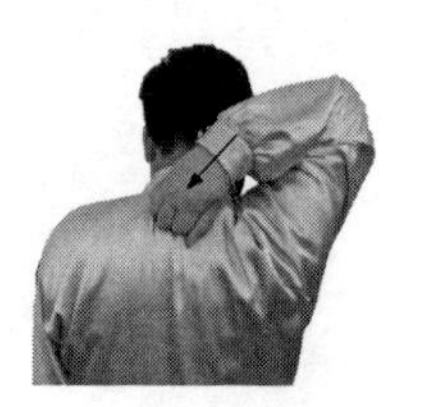
图6–219

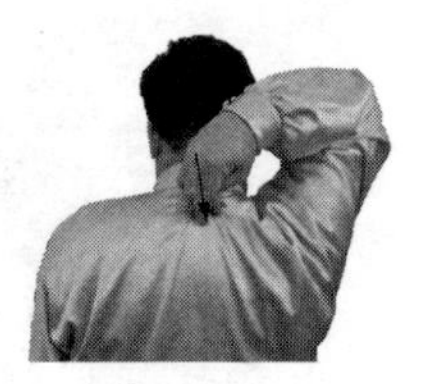
图6–220

五十、督脉上的百会穴

【穴位概述】百会穴，所谓百，数量词，多之意；会，交会也。百会名意指手足三阳经及督脉的阳气在此交会。本穴由于其处于人之头顶，在人的最高处，因此人体各经上传的阳气都交会于此，故名百会。三阳五会、三阳、五会名意与百会

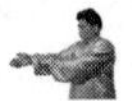

同，三阳指手足三阳经，五会指五脏六腑的气血皆会于此。为重要的保健大穴。

【穴位位置】在两侧耳廓尖连线之中点处（图 6–221）。

【取穴方法】正坐，在头顶正中心，两耳角直上连线中点处取穴（图 6–222）。

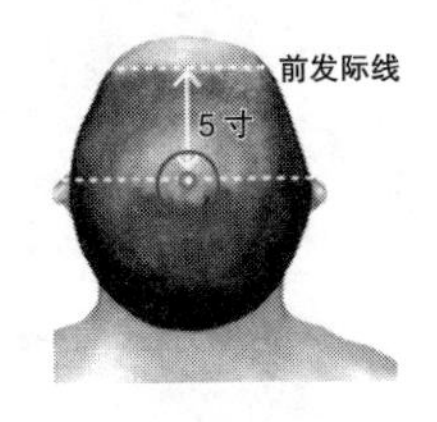

图 6–221

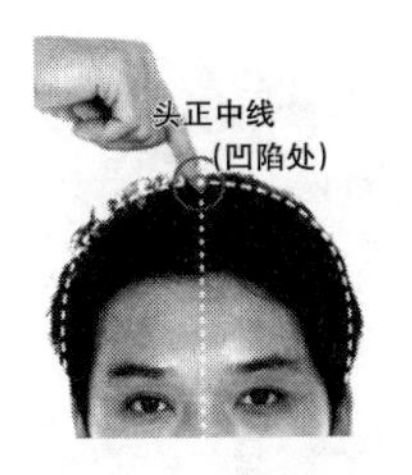

图 6–222

【适应范围】适于头痛、眩晕、中风失语、心悸、健忘、癫狂、痫症、耳鸣、耳聋、鼻塞、脱肛、痔疮、阴挺、泄泻、口噤者练习。

【保健作用】平肝熄风，升阳益气，醒脑宁神，清热开窍。

【按摩方法】百会穴常用锻炼方法有叠掌按揉法、拍打法和中指揉法。

（1）叠掌按揉法：两手相叠（左、右掌在下都可）按于头顶百会穴上，先顺时针揉后再逆时针按揉至发红、发热、有酸胀感时为度（图 6–223）。每天练习 2~4 次，常年坚持。

（2）拍打法：右（左）掌上举屈于头顶上方，以掌心为力点，用掌向百会穴拍打至发红、发热、有酸胀感时为度（图 6–224）。每天练习 2~4 次，常年坚持。

（3）中指揉法：右（左）手成拳后，中指张开伸直，上举屈于头顶上方，中指尖顶按于百会穴上，先顺时针揉后再逆时针按揉至发红、发热、有酸胀感时为度（图 6–225）。每天练习 2~4 次，常年坚持。

【锻炼效果】 长期练习对头痛、眩晕、中风失语、心悸、健忘、癫狂、痫症、耳鸣、耳聋、鼻塞、脱肛、痔疮、阴挺、泄泻、口噤均有较好的防治及健身效果。

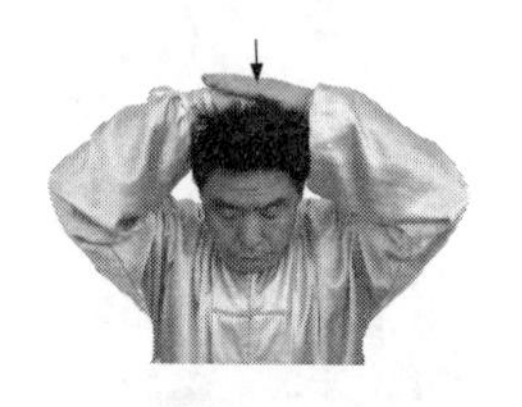

图 6–223

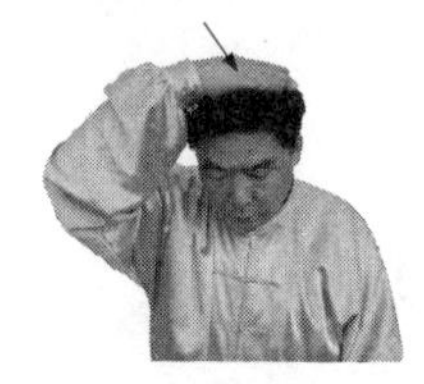

图 6–224

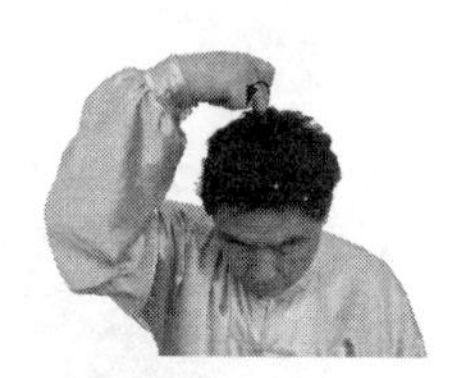

图 6–225

五十一、督脉上的人中穴

【穴位概述】 人中穴，所谓人，指本穴位在头面天地人三部中的人部；中，指本穴位处在头面前正中线。人中名意指本穴位于鼻唇沟的中部。为急救昏厥要穴。也是重要的保健穴位。

【穴位位置】 在鼻柱下，人中沟近上方正中（图 6–226）。

【取穴方法】 正坐，在上嘴唇沟的上 1/3 与下 2/3 交界处取穴（图 6–227）。

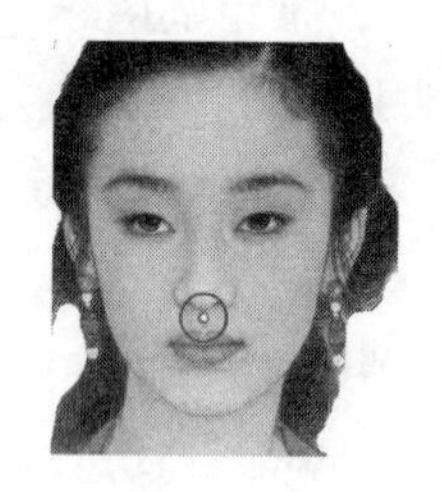

图 6–226

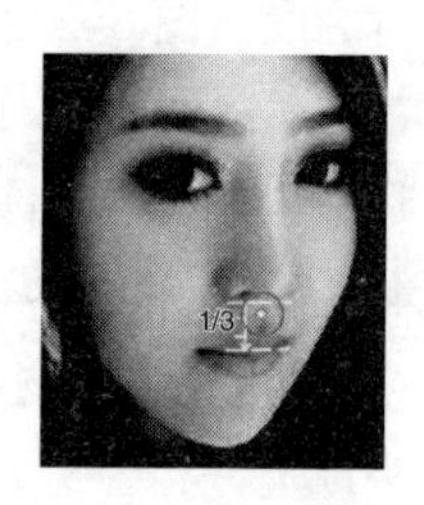

图 6–227

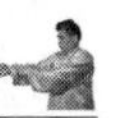

【适应范围】适于癫狂、痫证、暑病、牙关紧闭、口眼㖞斜、面肿、齿痛、鼻塞、中风失语、黄疸、消渴、脊背强痛、挫闪腰痛者练习。

【保健作用】开窍启闭、苏厥救逆、清热化痰、宁神镇痛。

【按摩方法】人中穴常用中指揉法和中指点法进行锻炼。

(1) 中指揉法：右（左）手成拳后，中指张开伸直，用中指尖顶按于人中穴上，先顺时针后再逆时针旋揉至发红、发热、有酸胀感时为度（图 6–228）。每天练习 2~4 次，常年坚持。

(2) 中指点法：右（左）手成拳后，中指张开伸直，用中指尖顶按于人中穴上，持续用力按压至有酸胀感时再坚持一会儿(图 6–229)。每天练习 2~4 次，常年坚持。

【锻炼效果】长期练习对癫狂、痫症、暑病、牙关紧闭、口眼㖞斜、面肿、齿痛、鼻塞、中风失语、黄疸、消渴、脊背强痛、挫闪腰痛均有较好的防治及健身效果。

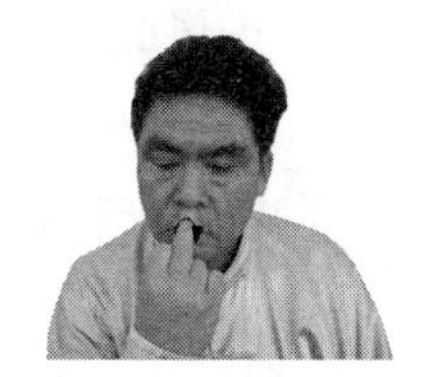

图 6–228

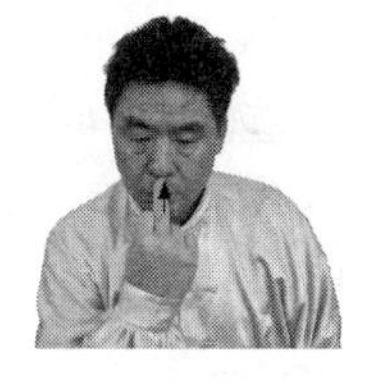

图 6–229

五十二、任脉上的关元穴

【穴位概述】关元穴，所谓关，关卡也；元，元首也。关元名意指任脉气血中的滞重水湿在此关卡不得上行。本穴物质为中极穴吸热上行的天部水湿之气，至本穴后，大部分水湿被冷降于地，只有小部分水湿之气吸热上行，本穴如同天部水湿的关卡一般，故名关元。有强壮作用。为重要的保健大穴。

【穴位位置】 在腹正中线上，脐下 3 寸处（图 6–230）。

【取穴方法】 仰卧，在下腹部前正中线上，从肚脐到耻骨上方画一线，从肚脐往下 3/5 处取穴（图 6–231）。

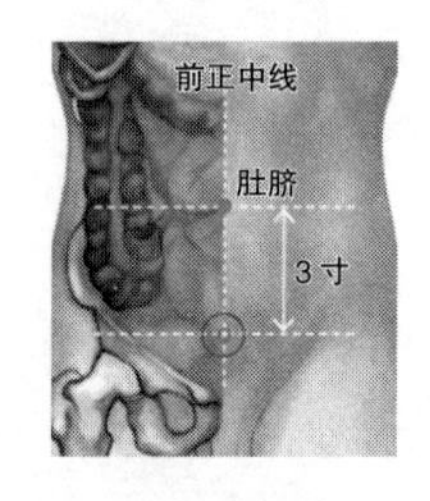

图 6–230

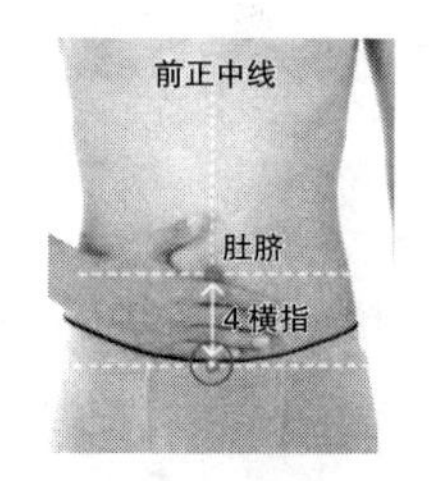

图 6–231

【适应范围】 适于所有人及遗精、早泄、阳痿、遗尿、小便不利、尿频、尿闭、便血、脱肛、疝气、泄泻、月经不调、不孕、崩漏、经闭、经痛、赤白带下、阴挺、中风脱症、虚劳冷惫、羸瘦无力、消渴、少腹冷痛者练习。

【保健作用】 温肾益精、回阳补气、调理冲任、理气除寒、强壮身体。

【按摩方法】 关元穴常用的锻炼方法有叠掌揉法、拍打法、中指按法等。

（1）叠掌揉法：两掌相叠（左、右掌在下都可）贴按于关元穴上先顺时针旋揉后再逆时针旋揉至发红、发热、有酸胀感时为度（图 6–232）。每天练习 2~4 次，常年坚持。

（2）拍打法：用右（左）掌拍打关元穴至发红、发热、有酸胀感时为度（图 6–233）。每天练习 2~4 次，常年坚持。

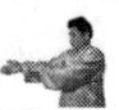

⑶ 中指按法：右（左）手拇指、无名指、小指里屈握于手心，中指伸直，食指稍屈指并贴抵靠于中指中节上，用中指尖顶按于关元穴上持续用力按压至有酸胀感时再坚持一会儿（图 6–234）。每天练习 2~4 次，常年坚持。

【锻炼效果】长期练习能健壮身体、延年益寿，并对遗精、早泄、阳痿、遗尿、小便不利、尿频、尿闭、便血、脱肛、疝气、泄泻、月经不调、不孕、崩漏、经闭、经痛、赤白带下、阴挺、中风脱症、虚劳冷惫、羸瘦无力、消渴、少腹冷痛均有较好的防治及健身效果。

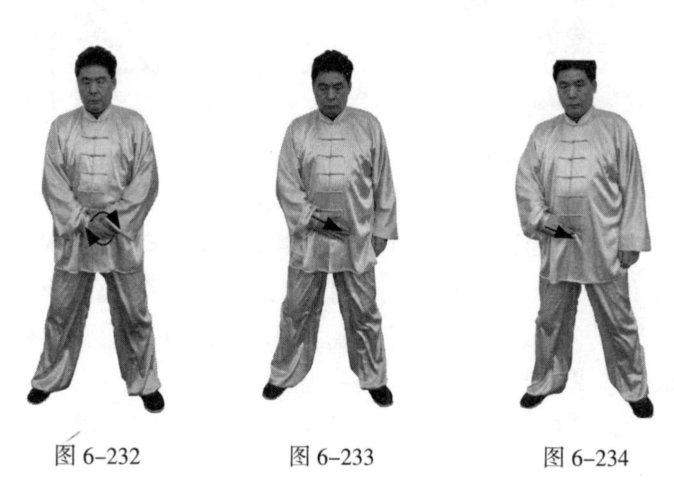

图 6–232　　图 6–233　　图 6–234

五十三、任脉上的气海穴

【穴位概述】气海穴，所谓气，气态物也；海，大也。气海名意指任脉水气在此吸热后气化胀散。本穴物质为石门穴传来的弱小水气，至本穴后，水气吸热胀散而化为充盛的天部之气，本穴如同气之海洋，故名气海。气海又名丹田，此为道家术语，道家视脐下腹部为丹田，故名。意守的常用部位，打通任督小周天的关键。为元气聚集之处，是最重要的常用保健大穴。

【穴位位置】在腹正中线上，脐下1.5寸处（图6–235）。

【取穴方法】正坐或仰卧，在腹正中线上，脐下1.5寸处取穴（图6–236）。

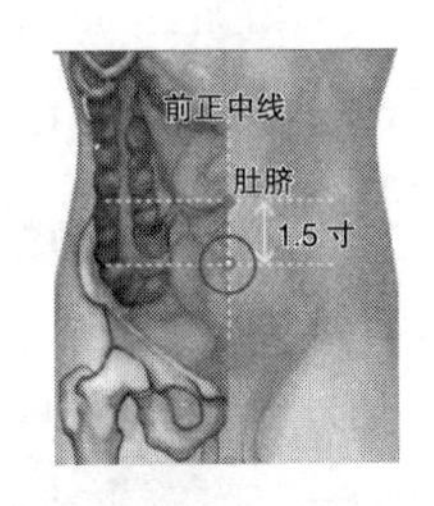

图6–235

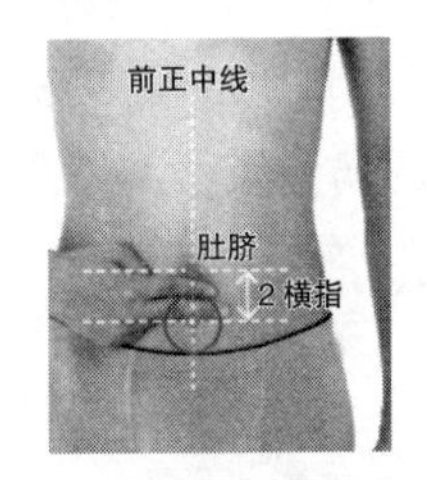

图6–236

【适应范围】适于所有人及少腹痛、水肿、脘腹胀满、水谷不化、泄痢、便秘、脱肛、阳痿、遗精、遗尿、尿闭、淋症、疝气、月经不调、痛经、闭经、崩漏、带下、恶露不尽、阴挺、虚劳羸瘦、疲怠乏力者练习。

【保健作用】此穴具有益肾固精、升阳补气、调理冲任、强壮身体、益寿延年的作用。

【按摩方法】气海穴常用锻炼方法有叠掌揉法、拍打法和中指按法。

(1) 叠掌揉法：两掌相叠（左、右掌在下都可）贴按于气海穴上先顺时针旋揉后再逆时针旋揉至发红、发热、有酸胀感时为度（图6–237）。每天练习2~4次，常年坚持。

(2) 拍打法：用右（左）掌拍打气海穴至发红、发热、有酸胀感时为度（图6–238）。每天练习2~4次，常年坚持。

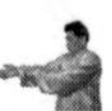

(3) 中指按法：右（左）手拇指、无名指、小指里屈握于手心，中指伸直，食指稍屈并贴抵靠于中指中节上，用中指尖顶按于气海穴上持续用力按压至有酸胀感时再坚持一会儿（图6–239）。每天练习 2~4 次，常年坚持。

【锻炼效果】长期练习能健壮身体、延年益寿；并对少腹痛、水肿、脘腹胀满、水谷不化、泄痢、便秘、脱肛、阳痿、遗精、遗尿、尿闭、淋症、疝气、月经不调、痛经、闭经、崩漏、带下、恶露不尽、阴挺、疲怠乏力均有较好的防治及健身效果。

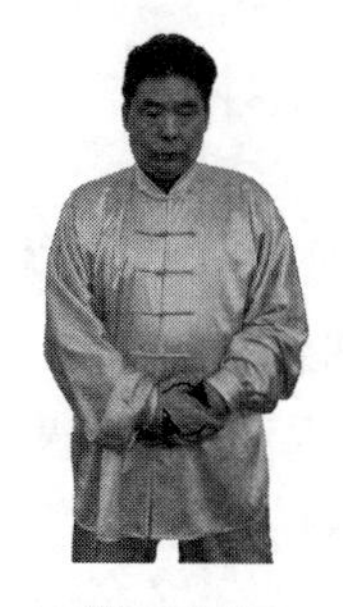

图 6–237

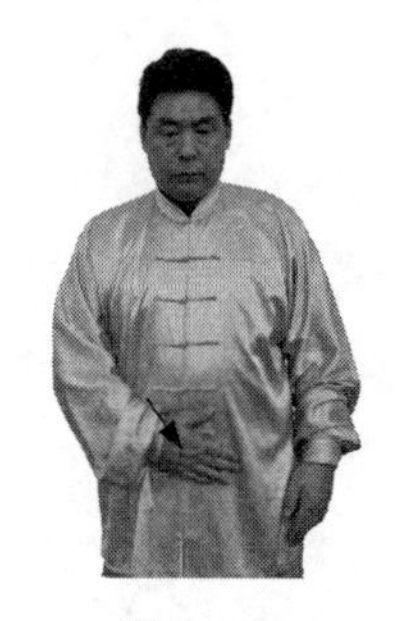

图 6–238

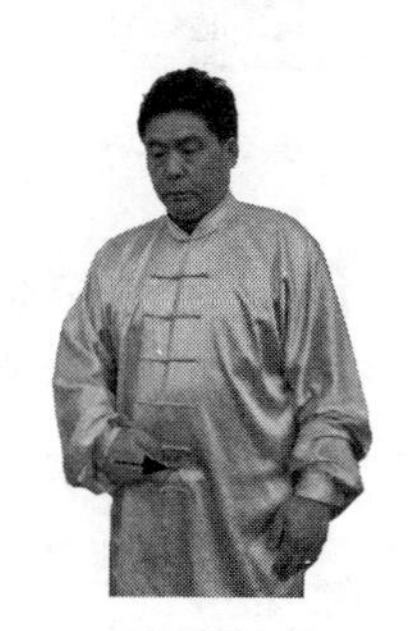

图 6–239

五十四、任脉上的中脘穴

【穴位概述】中脘穴，所谓中，指本穴相对于上脘穴、下脘穴二穴而为中也；脘，空腔也。该穴名意指任有脉的地部经水由此向下而行。本穴物质为任脉上部经脉的下行经水，至本穴后，经水继续向下而行，如流入任脉下部的巨大空腔，故名。穴在胃体中部，胃之募穴，八会穴之腑会。是重要的保健穴位。

【穴位位置】 在上腹部，前正中线上，当脐中上 4 寸（图 6–240）。

【取穴方法】 正坐或仰卧，在脐上 4 寸，腹中线上取穴（图 6–241）。

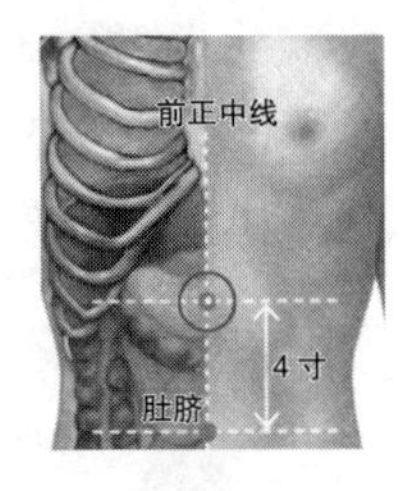

图 6–240

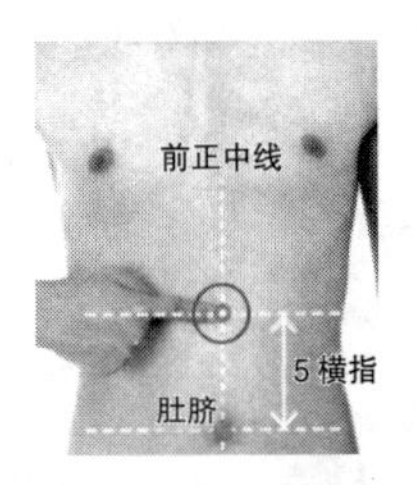

图 6–241

【适应范围】 适于胃痛、腹痛、腹胀、呕逆、反胃、食不化；肠鸣、泄泻、便秘、便血、胁下坚痛；喘息不止、失眠、脏躁、癫痫、胃炎、胃溃疡、胃扩张、子宫脱垂、荨麻疹患者以及健康人群健身锻炼。

【保健作用】 此穴具有健脾和胃、消积化滞、理气止痛的作用。

【按摩方法】 中脘穴常用叠掌揉法、拍打法和中指按法进行锻炼。

（1）叠掌揉法：叠掌揉法：两掌相叠（左、右掌在下都可）贴按于中脘穴上先顺时针旋揉后再逆时针旋揉至发红、发热、有酸胀感时为度（图 6–242）。每天练习 2~4 次，常年坚持。

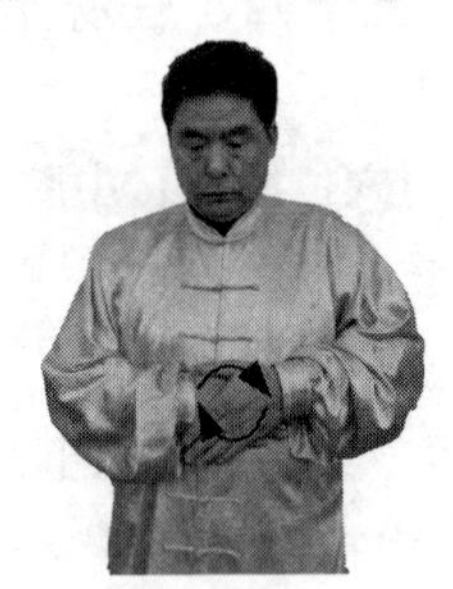
图 6–242

（2）拍打法：用右（左）掌拍

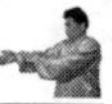

打中脘穴至发红、发热、有酸胀感时为度（图 6–243）。每天练习 2~4 次，常年坚持。

⑶ 中指按法：右（左）手拇指、无名指、小指里屈握于手心，中指伸直，食指稍屈并贴抵靠于中指中节上，用中指尖顶按于中脘穴上持续用力按压至有酸胀感时再坚持一会儿（图 6–244）。每天练习 2~4 次，常年坚持。

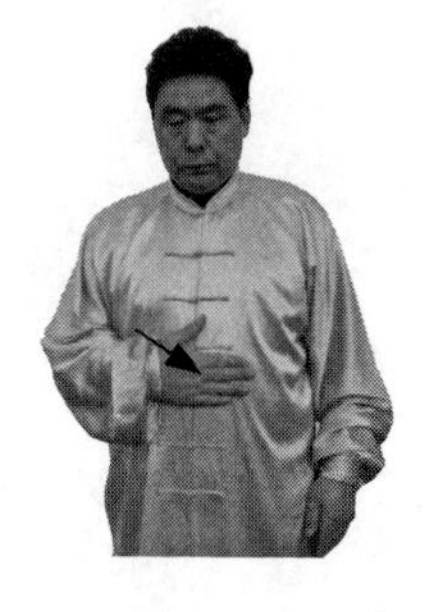

图 6–243

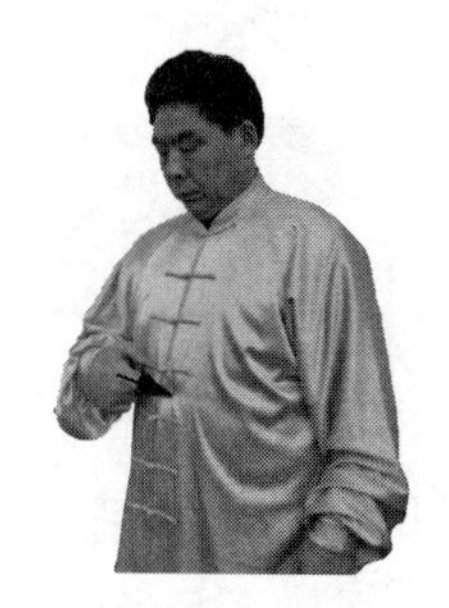

图 6–244

【锻炼效果】经常练习此穴对防治反胃、食不化、呕逆、胃痛、胃溃疡、胃扩张、胃炎、急性胃肠炎、胃十二指肠球部溃疡、腹痛、腹胀、肠鸣、泄泻、便秘、便血、肋下坚痛、腰痛、痛经、月经不调、子宫脱垂、喘息不止、失眠、脏躁、癫痫、荨麻疹及健身均有较好的效果。

五十五、任脉上的膻中穴

【穴位概述】膻中穴，所谓膻，羊膻气或羊腹内的膏脂也，此指穴内气血为吸暖后的暖燥之气；中，与外绝对，指穴内。膻中名意指任脉之气在此吸暖胀散。本穴物质为中庭穴传来的天部水湿之气，至本穴后进一步吸暖胀散而变化暖燥之气，如羊肉带有辛臊气息普通，故名。又名上气海，指本穴为任脉的生气之海。为重要的保健常用大穴。

【穴位位置】在胸骨正中线上，两乳头之间（图 6–245）。

【取穴方法】正坐或仰卧，在胸部正中线上，平第 4 肋间，两乳头连线的中点取穴（图 6–246）。

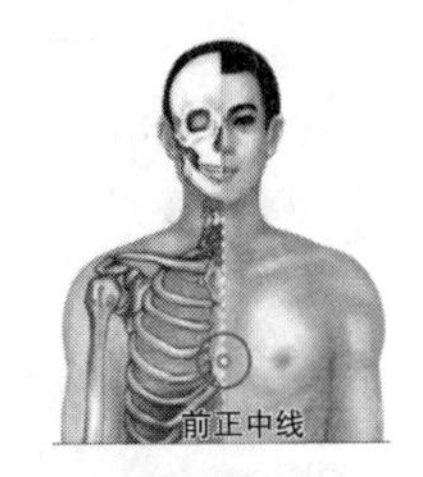

图 6–245

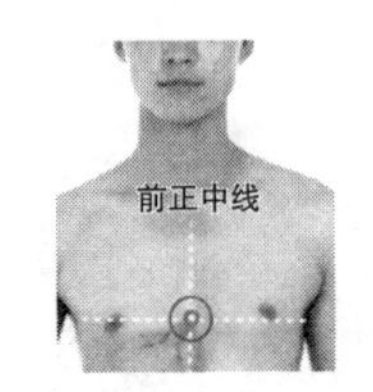

图 6–246

【适应范围】适于胸痛、心痛、胸闷、咳嗽、气喘、心悸、心烦、乳汁不足者练习。

【保健作用】该穴具有宽胸理气、宁心安神、强身健体的作用。

【按摩方法】膻中穴常用叠掌按揉法、拍打法和鱼际搓摩法进行练习。

（1）叠掌按揉法：两掌相叠（左、右掌在下都可）贴按于膻中穴上先顺时针旋揉后再逆时针旋揉至发红、发热、有酸胀感时为度（图 6–247）。每天练习 2~4 次，常年坚持。

（2）拍打法：用右（左）掌拍打膻中穴至发红、发热、有酸胀感时为度（图 6–248）。每天练习 2~4 次，常年坚持。

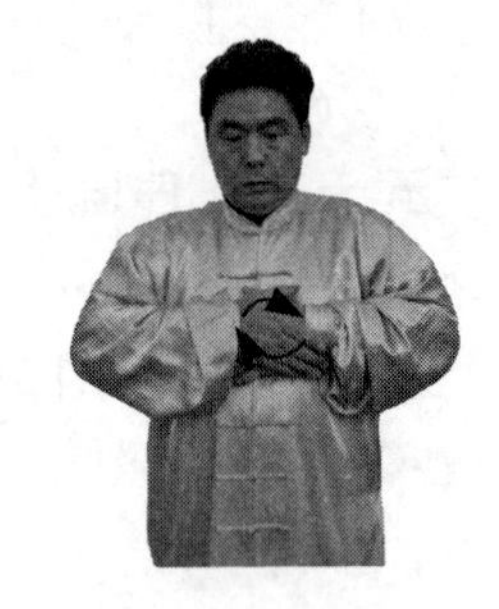

图 6–247

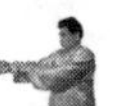

（3）鱼际搓摩法：用右（左）掌鱼际贴按于膻中穴上，左右来回搓摩至发红、发热、有酸胀感时为度（图 6–249）。每天练习 2~4 次，常年坚持。

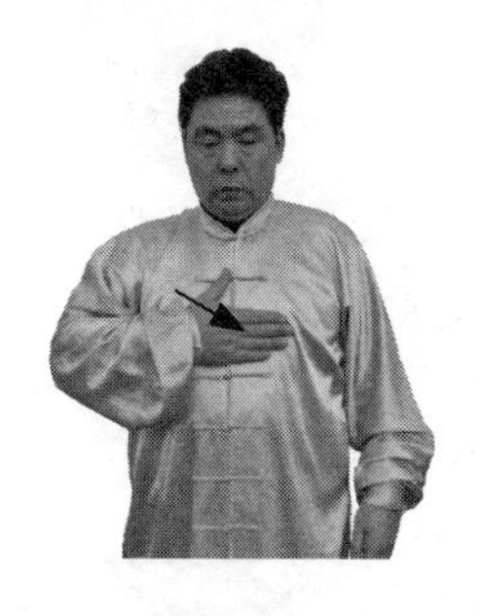

图 6–248

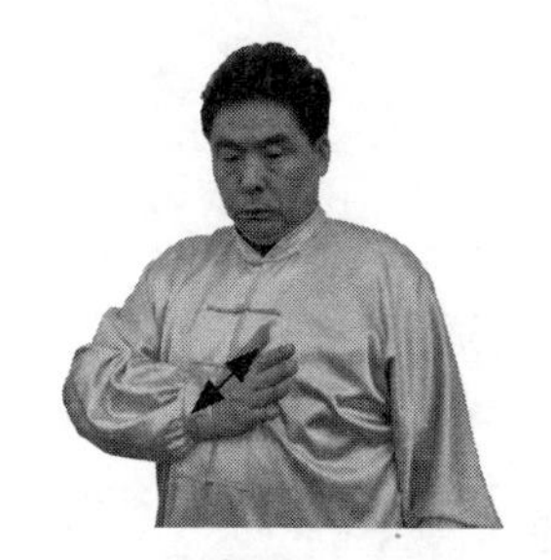

图 6–249

【锻炼效果】长期练习对胸痛、心痛、胸闷、咳嗽、气喘、心悸、心烦、乳汁不足均有较好的防治及健身效果。

第二节　经外奇穴

一、头部鱼腰穴

【穴位概述】鱼腰，经外穴名。眼眉形状如鱼，本穴位于其中点，故名。首见于元代《银海精微》；明代《医学小经》始用本穴名。常作保健穴位。

【穴位位置】位于额部，瞳孔直上，眉毛中（图 6–250）。

【取穴方法】正坐位或仰卧位，穴在瞳孔直上，眉毛中（图 6–251）。

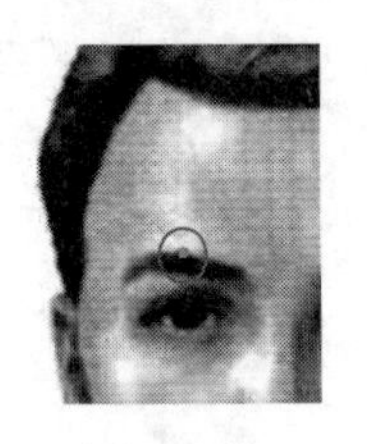

图 6-250

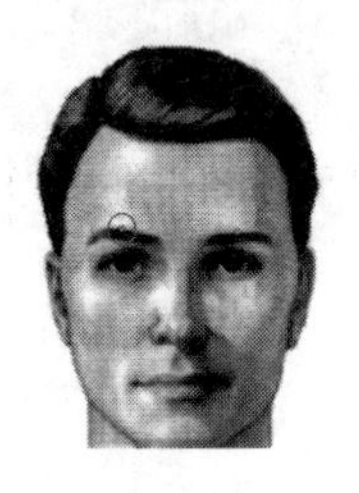

图 6-251

【适应范围】 适于近视、目赤肿痛、眼睑跳动、眼睑下垂、目翳、面神经麻痹、眉棱骨痛者及健康人群锻炼。

【保健作用】 按摩此穴具有镇惊安神，疏风通络作用。

【按摩方法】 鱼腰穴常用食指按法和食指揉法进行练习。

（1）食指按法：两手握拳，食指张开伸直，食指肚顶按压于两鱼腰穴上，持续用力按至有酸胀感时为度（图 6-252）。每天练习 2~4 次，常年坚持。

（2）食指揉法：两手握拳，食指张开伸直，食指肚顶按压于两鱼腰穴上，先向里旋转按揉后再向外旋转按揉至发红、发热、有酸胀感时为度（图 6-253）。每天练习 2~4 次，常年坚持。

【锻炼效果】 经常锻炼此穴对目赤肿痛、眼睑跳动、眼睑下垂、目翳、近视、急性结膜炎、面神经麻痹、三叉神经痛、眉棱骨痛均有较好的防治效果。

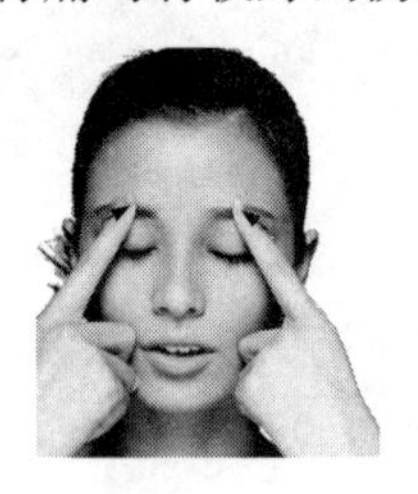

图 6-252

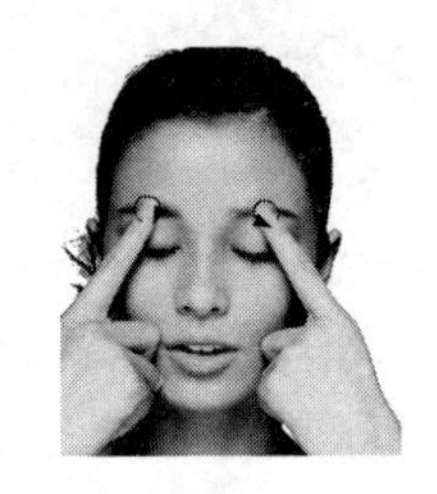

图 6-253

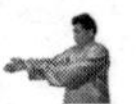

二、头部印堂穴

【穴位概述】印堂是人体腧穴之一，出自《扁鹊神应针灸玉龙经》，属于经外奇穴。印，泛指图章；堂，庭堂。古代指额部两眉头之间为“阙”，星相家称印堂，因穴位于此处，故名。常作保健穴位。

【穴位位置】位于人体额部，在两眉头的中间（图 6-254）。

【取穴方法】仰靠或仰卧，在两眉头间连线与前正中线之交点处取穴（图 6-255）。

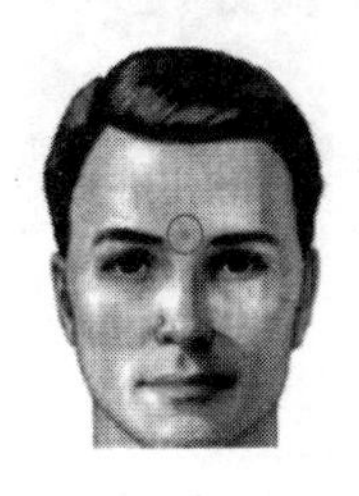

图 6-254

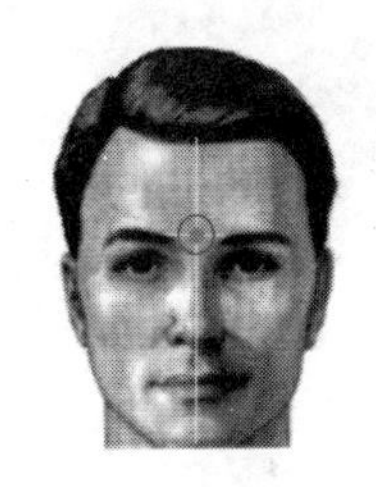

图 6-255

【适应范围】适应头痛、眩晕、失眠、结膜炎、睑缘炎、鼻炎、额窦炎、鼻出血、面神经麻痹、高血压者及健康人群练习。

【保健作用】此穴具有明目通鼻、宁心安神的作用。

【按摩方法】印堂穴常用锻炼方法有食指按法和食指揉法。

（1）食指按法：左（右）手握拳，食指张开伸直，食指肚顶按压于印堂穴上，持续用力按至有酸胀感时为度（图 6-256）。每天练习 2~4 次，常年坚持。

(2) 食指揉法：左（右）手握拳，食指张开伸直，食指肚顶按压于印堂穴上，先向里旋转按揉后再向外旋转按揉至发红、发热、有酸胀感时为度（图 6–257）。每天练习 2~4 次，常年坚持。

【锻炼效果】 经常练习此穴可增强鼻黏膜上皮细胞的增生能力，并能刺激嗅觉细胞，使嗅觉灵敏；还能预防感冒和呼吸系统疾病。对防治头痛、眩晕、失眠、结膜炎、睑缘炎、鼻炎、额窦炎、鼻出血、面神经麻痹、三叉神经痛、子痫、高血压、小儿惊风等均有较好的效果。

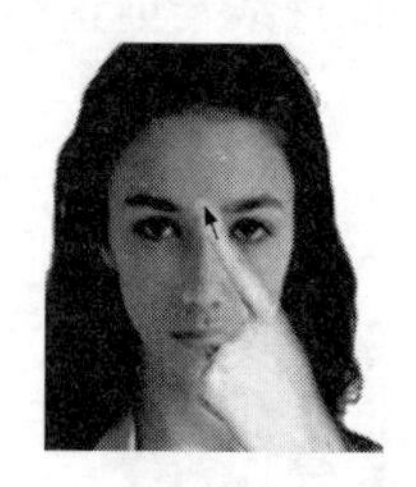

图 6–256

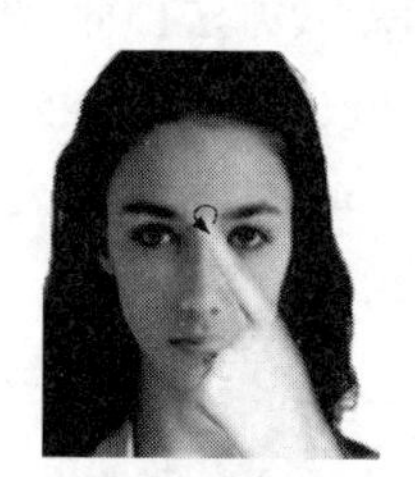

图 6–257

三、头部太阳穴

【穴位概述】 太阳穴是经外奇穴，人头部的重要穴位，《达摩秘方》中将按揉此穴列为"回春法"，认为常用此法可保持大脑的青春常在，返老还童。当人们长时间连续用脑后，太阳穴往往会出现重压或胀痛的感觉，这就是大脑疲劳的信号。这时施以按摩效果会非常显著。按摩太阳穴可以给大脑以良性刺激，能够解除疲劳、振奋精神、止痛醒脑，并且能继续保持注意力的集中。常作为保健穴位。

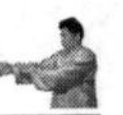

【穴位位置】在颞部，当眉梢与目外眦之间，向后约一横指的凹陷处（图6–258）。

【取穴方法】正坐或仰卧，位于头部侧面，眉梢和外眼角中间向后一横指凹陷处（图6–259）。

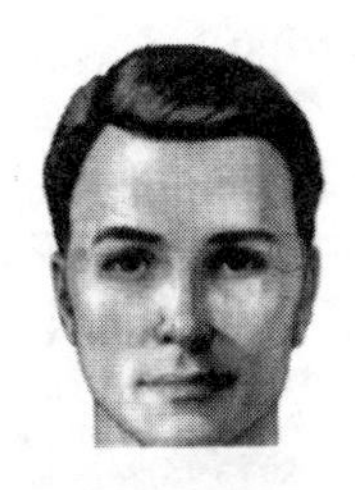

图6–258

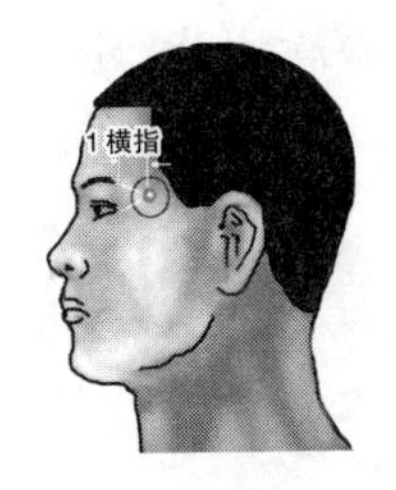

图6–259

【适应范围】此穴适于头痛、偏头痛、眼睛疲劳、牙痛等疾患者及健康人群锻炼。

【保健作用】经常练习此穴具有清肝明目，通络止痛，解除疲劳，振奋精神的作用。

【按摩方法】太阳穴常用拇指按法、掌根揉法和中指叩点法进行锻炼。

（1）拇指按法：两手握拳，拳心均向前，拇指张开伸直，拇指肚顶按压于两太阳穴上，持续用力按至有酸胀感时为度（图6–260）。每天练习2~4次，常年坚持。

（2）掌根揉法：两手成掌，掌心均向里，翘腕，两掌掌根贴靠于两太阳穴上，先向前旋转揉摩后再向后旋转揉摩至发红、发热、有酸胀感时为度（图6–261）。每天练习2~4次，常年坚持。

（3）中指叩点法：两手拇指、无名指、小指自然伸开，中指伸直，食指稍屈并贴抵靠于中指中节上，以两中指尖为力点，用两中指点击印堂穴至发红、发热、有酸胀感时为度（图6–262）。照法换手再练另一侧穴位，每天练习 2~4 次，常年坚持。

【锻炼效果】 经常练习此穴对眼睛疲劳、牙痛偏正头痛、神经血管性头痛、三叉神经痛、目赤肿痛、视神经萎缩等均有预防和解除疲劳、振奋精神、保持注意力集中的良好效果。

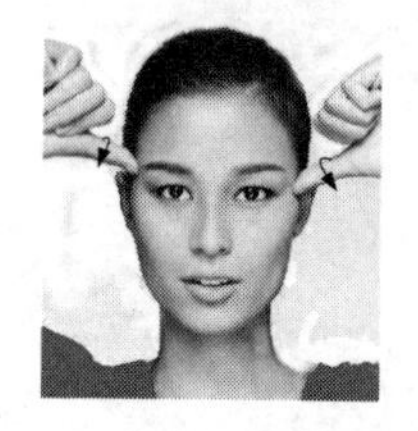

图 6–260

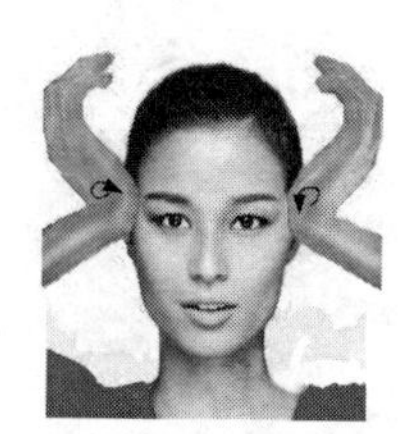

图 6–261

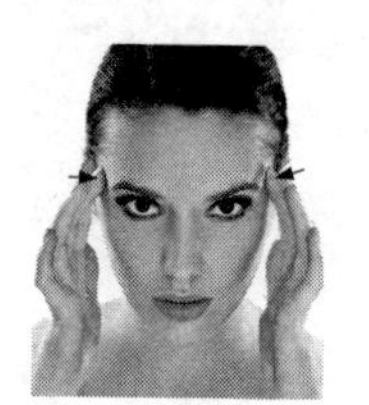

图 6–262

四、头部耳尖穴

【穴位概述】 耳尖穴属于经外奇穴。常作保健穴位。

【穴位位置】 在耳廓的上方，当折耳向前，耳廓上方的尖端处（图 6–263）。

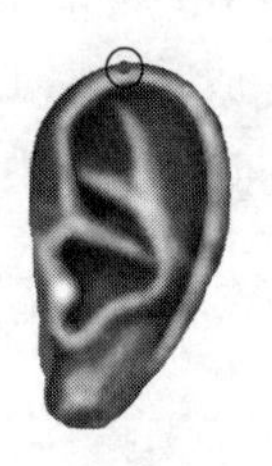

图 6–263

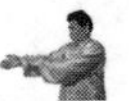

【取穴方法】正坐位或侧伏坐位，在耳郭的上方，当折耳向前，耳郭上方的尖端处取穴（图 6–264）。

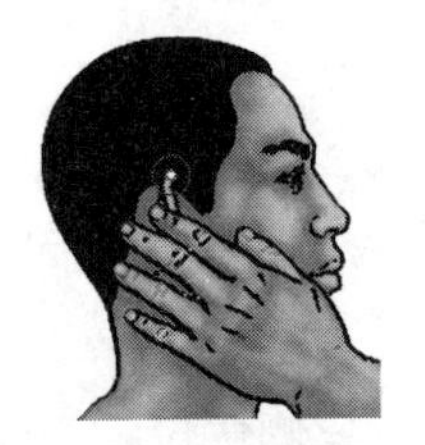

图 6–264

【适应范围】此穴适于目赤肿痛、急性结膜炎、角膜炎、偏正头痛者及健康人群练习。

【保健作用】经常按摩此穴具有清热祛风，解痉止痛作用。

【按摩方法】耳尖穴常用锻炼方法有捏捻法和提揪法。

⑴ 捏捻法：两手食拇两指分别捏住同侧耳尖穴，相对用力捏捻至发红、发热、有酸胀感时为度（图 6–265）。每天练习 2~4 次，常年坚持。

⑵ 提揪法：两手食拇两指分别捏住同侧耳尖穴，相对用力捏住揪提至发红、发热、有酸胀感时为度（图 6–266）。每天练习 2~4 次，常年坚持。

【锻炼效果】常练此穴对目赤肿痛、急性结膜炎、角膜炎、偏正头痛均有较好的防治效果。

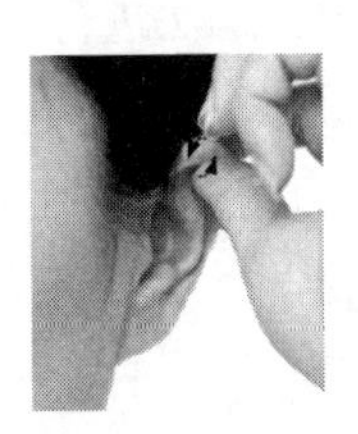

图 6–265

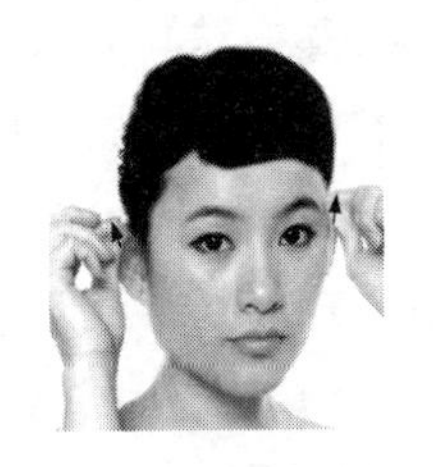

图 6–266

五、头部安眠穴

【穴位概述】安眠穴为头部奇穴，也常作健康穴位。

【穴位位置】在颞部，胸锁乳突肌停止部乳突下陷中（翳明穴）和胸锁乳突肌与斜方肌上端之间的凹陷处（风池穴）连线的中点处（图6–267）。

【取穴方法】俯卧位或侧伏位，在翳风穴和风池穴的中点取穴（图6–268）。

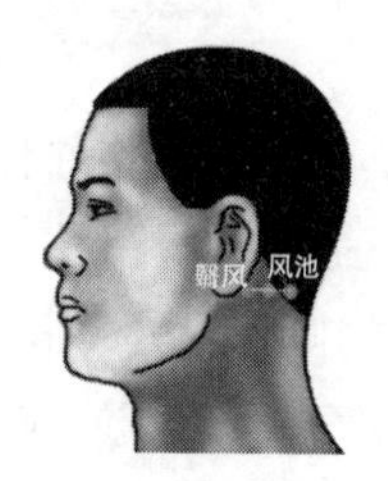

图6–267

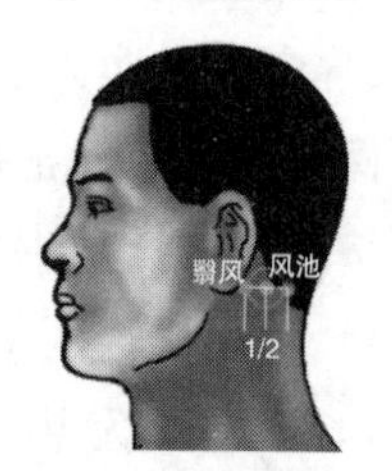

图6–268

【适应范围】适于失眠、烦躁、心悸、头痛、眩晕、高血压、胸胁痛、耳鸣、耳聋、神经性头痛、癔病者及健康人群练习。

【保健作用】练习此穴具有安神定志，平肝潜阳的作用。

【按摩方法】安眠穴常用剑指按法和拇指掐法进行锻炼。

（1）剑指按法：两手握拳，食中两指张开并拢伸直，食中两指肚顶按压于两安眠穴上，持续相对用力按至有酸胀感时为度（图6–269）。每天练习2~4次，常年坚持。

（2）拇指掐法：两掌贴固于两耳前下侧旁，掌心均向里，虎口斜向后上，两拇指伸开，用拇指顶端按压于两侧安眠穴

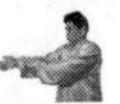

上，持续用力掐按至有酸胀感时为度（图 6–270）。每天练习 2~4 次，常年坚持。

【锻炼效果】 经常练习此穴对心痛、心烦、惊悸、怔仲、健忘、失眠、痴呆、癫狂痫、高血压、胸胁痛、心绞痛、神经衰弱、癔病、精神分裂症等均有较好的防治效果。

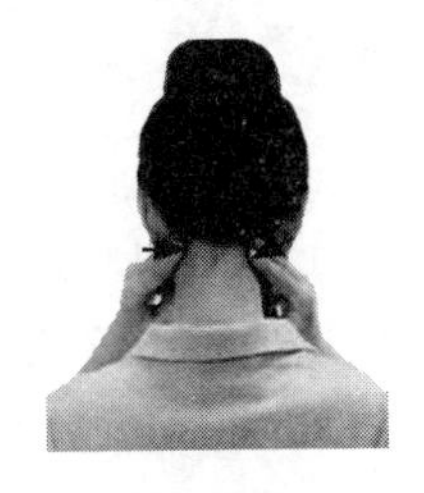

图 6–269

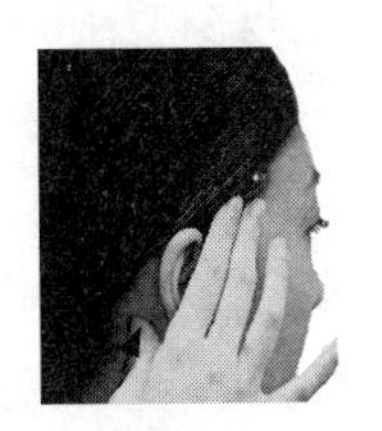

图 6–270

六、腹部胃上穴

【穴位概述】 胃穴为经外奇穴，也常作保健穴位。

【穴位位置】 在上腹部，脐上 2 寸，旁开 4 寸（图 6–271）。

【取穴方法】 仰卧位，在上腹部，从正中线旁开 4 寸再向上量约 2 横指处取穴（图 6–272）。

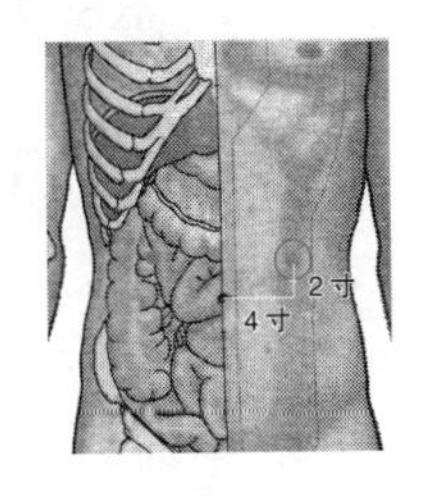

图 6–271

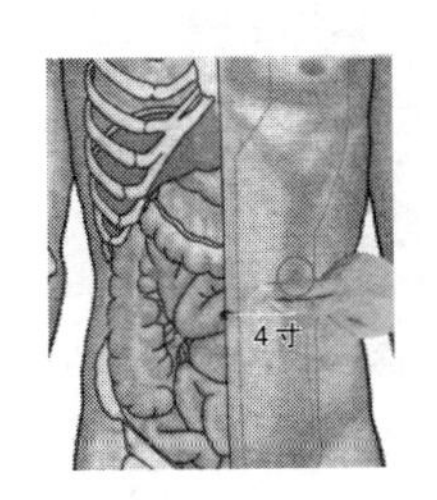

图 6–272

【适应范围】适于胃下垂、消化不良、痛经、月经不调、腹痛、腹胀者及健康人群练习。

【保健作用】此穴具有补中益气，和胃止痛的作用。

【按摩方法】胃上穴常用拍打法、掌根揉法和捶击法进行锻炼。

⑴ 拍打法：两手成掌屈肘上提，以两掌手为力点，用两掌拍打两侧胃上穴至发红、发热、有酸胀感时为度（图 6-273）。每天练习 2~4 次，常年坚持。

⑵ 掌按揉法：两手成掌屈肘上提，以两掌掌心为力点，用两掌贴按于两侧胃上先向里旋转按后再向外旋转按揉至发红、发热、有酸胀感时为度（图 6-274）。每天练习 2~4 次，常年坚持。

⑶ 捶击法：两手成拳屈肘上提，以两拳心为力点，用两拳捶击两侧胃上穴至发红、发热、有酸胀感时为度（图 6-275）。每天练习 2~4 次，常年坚持。

【锻炼效果】经常练习此穴对改善胃下垂、消化不良、痛经、崩漏、月经不调、腹痛、腹胀有较好的效果。

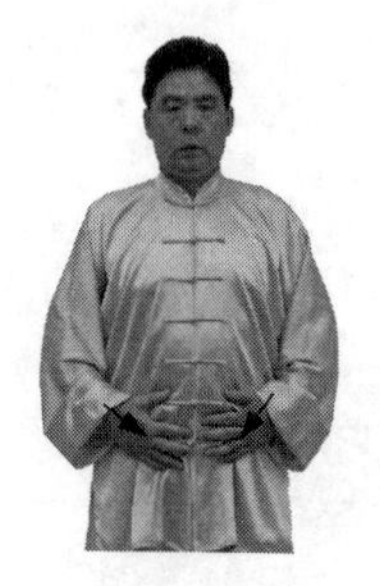
图 6-273

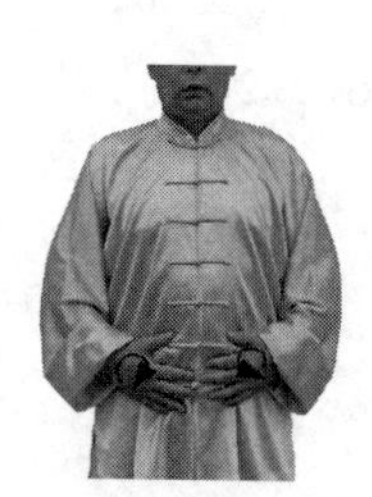
图 6-274

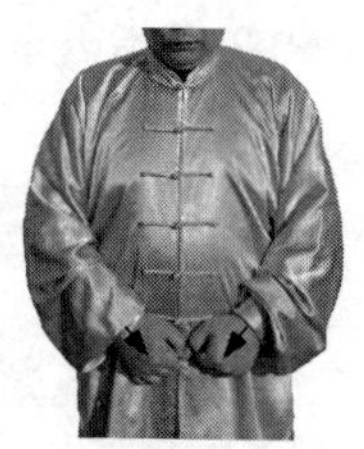
图 6-275

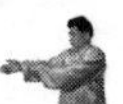

七、腰背部定喘穴

【穴位概述】定喘穴属经外奇穴，也常作保健穴。

【穴位位置】位于背部，第七颈椎棘突下，旁开 0.5 寸（图6–276）。

【取穴方法】俯卧位或正坐低头，穴位于后正中线上，第七颈椎棘突下大椎穴，旁开 0.5 寸处取穴（图 6–277）。

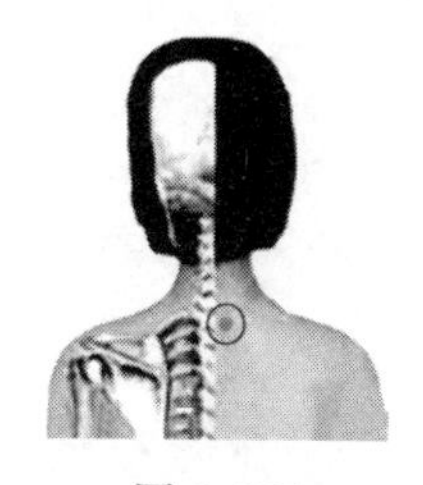

图 6–276

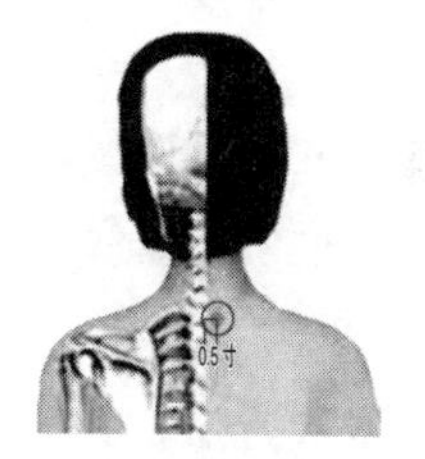

图 6–277

【适应范围】适于支气管炎、支气管哮喘、百日咳、肩关节软组织损伤、落枕患者及健康人群锻炼。

【保健作用】按摩此穴具有止咳平喘，通宣理肺的作用。

【按摩方法】定喘穴常用拍打法和捶击法进行按摩。

⑴ 拍打法：两手成掌屈肘上抬，过两耳侧向后下，以两掌掌心为力点，用两掌拍打两定喘穴至发红、发热、有酸胀感时为度（图 6–278）。每天练习 2~4 次，常年坚持。

⑵ 捶击法：两手成拳屈肘上抬，过两耳侧向后下，以两拳拳心为力点，用两拳捶击两定喘穴至发红、发热、有酸胀感时为度（图 6–279）。每天练习 2~4 次，常年坚持。

【锻炼效果】经常按摩此穴对防治支气管炎、支气管哮喘、百日咳、肩关节软组织损伤、落枕等均有较好的效果。

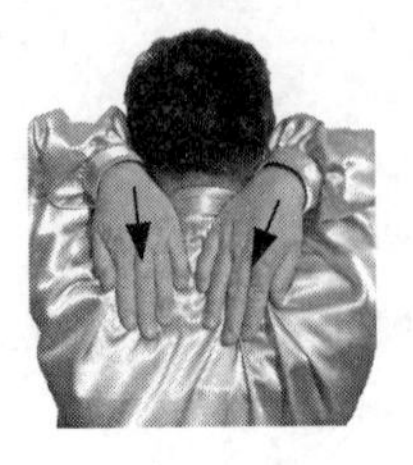

图 6–278

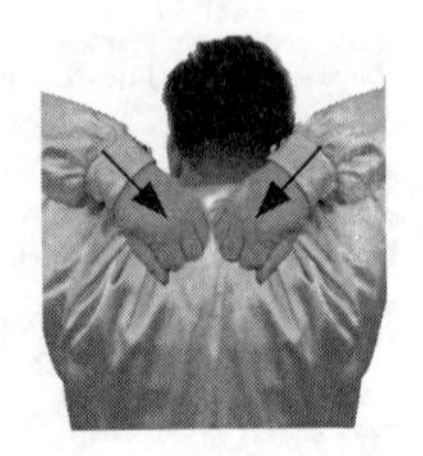

图 6–279

八、腰背部腰眼穴

【穴位概述】腰眼穴为经外奇穴，也是常用的保健穴。

【穴位位置】位于腰部第四腰椎棘突左右 3.5 寸的凹陷处（图 6–280）。

【取穴方法】正坐，在第四腰椎棘突下，旁开约 3.5 寸凹陷中取穴（图 6–281）。

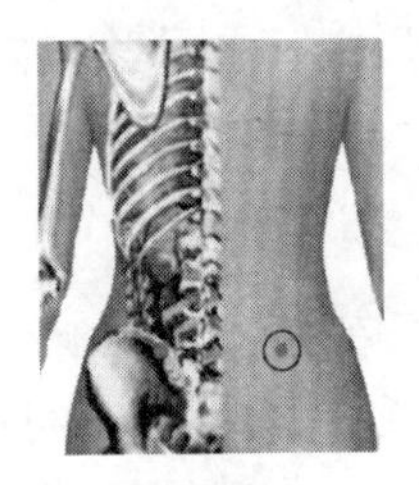

图 6–280

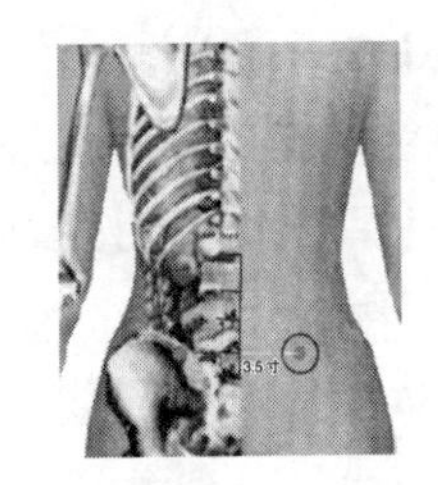

图 6–281

【适应范围】此穴适于腰痛、月经不调、带下、腰肌纤维炎、腰肌劳损、子宫内膜炎患者及健康人群进行按摩练习。

【保健作用】按摩此穴具有温煦肾阳，畅达气血的作用。

【按摩方法】腰眼穴常用锻炼方法有搓摩法、拍击法和捶击法。

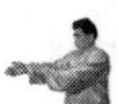

（1）搓摩法：两手成掌屈臂绕于腰后，两掌掌背贴靠在两腰眼穴上，向外上里下斜向来回搓摩至两腰眼穴发红、发热、有酸胀感时为度（图 6–282）。每天练习 2~4 次，常年坚持。

（2）拍打法：两手成掌屈臂绕于腰后，以两掌掌背为力点，用两掌拍打两腰眼穴至发红、发热、有酸胀感时为度（图 6–283）。每天练习 2~4 次，常年坚持。

（3）捶击法：两手成拳屈臂绕于腰后，以两拳拳背为力点，用两拳捶击两腰眼穴至发红、发热、有酸胀感时为度（图 6–284）。每天练习 2~4 次，常年坚持。

【锻炼效果】经常按摩此穴对防治腰痛、月经不调、带下、腰肌纤维炎、腰肌劳损、子宫内膜炎有较好的效果。

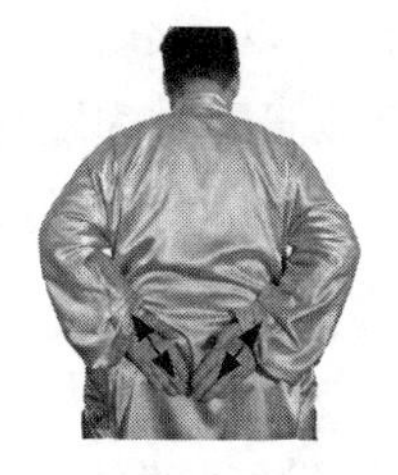

图 6–282

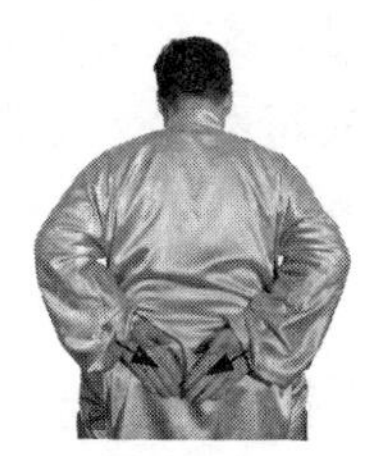

图 6–283

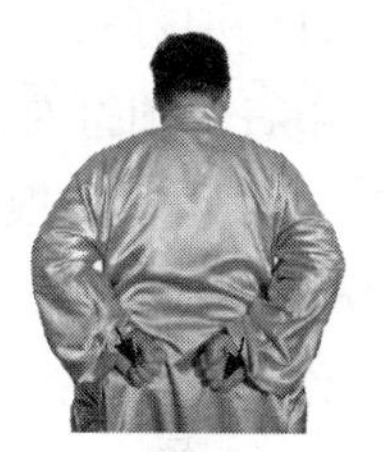

图 6–284

九、上肢部抬肩穴

【穴位概述】抬肩穴为新穴，属经外奇穴。此穴位于肩峰下方，主治上肢瘫痪，有使肩胛抬起的功能，故名抬肩。

【穴位位置】位于肩峰下 1.5 寸，垂臂处（图 6–285）。

【取穴方法】在肩部，肩峰下 1.5 寸，垂臂取之（图 6–286）。

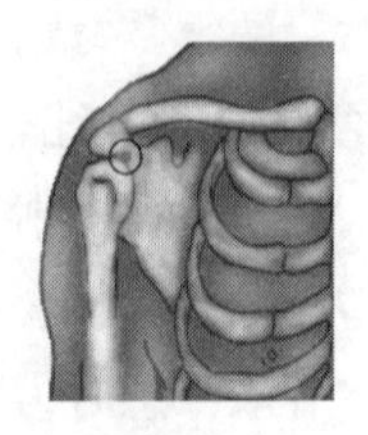

图 6-285

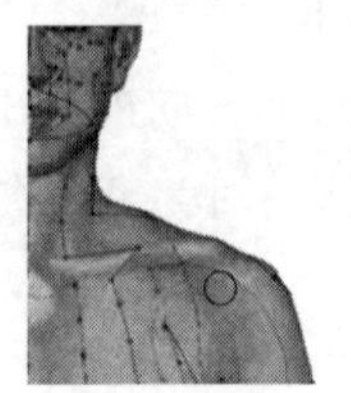

图 6-286

【适应范围】此穴适于肩周炎、上肢瘫痪、颈椎病、中风偏瘫者及健康人群进行按摩练习。

【保健作用】按摩此穴具有解痉，治疗上肢瘫痪等疾病的作用。

【按摩方法】抬肩穴常用拍打法、叩击法、捶击法和掌摩法进行锻炼。

(1) 拍打法：右手成掌，屈臂于左肩前，以右掌心为力点，用右掌拍打左抬肩穴至发红、发热、有酸胀感时为度(图 6-287)。照法再换手换穴练另一侧穴位，每天练习 2~4 次，常年坚持。

(2) 叩击法：右手五指捏成一撮，屈臂于左肩前，以右手五指尖顶为力点，用右五指尖叩击左抬肩穴至发红、发热、有酸胀感时为度（图 6-288)。照法再换手换穴练另一侧穴位，每天练习 2~4 次，常年坚持。

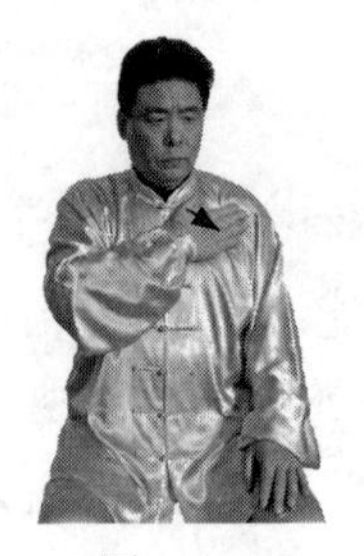

图 6-287

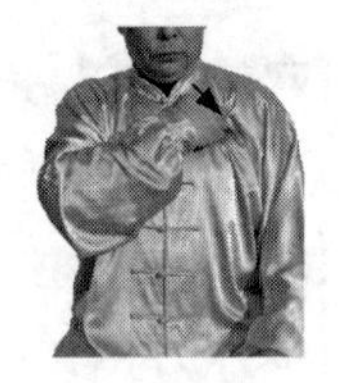

图 6-288

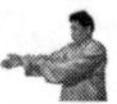

(3) 捶击法：右手成拳，屈臂于左肩前，以右拳拳心为力点，用右拳捶击左抬肩穴至发红、发热、有酸胀感时为度（图6-289）。照法再换手换穴练另一侧穴位，每天练习2~4次，常年坚持。

(4) 掌摩法：右手成掌，屈臂于左肩前，以右掌心为力点，贴按于左抬肩穴上先向里旋转后再向外旋转按摩至发红、发热、有酸胀感时为度（图6-290）。照法再换手换穴练另一侧穴位，每天练习2~4次，常年坚持。

【锻炼效果】经常练习此穴对防治肩周炎、上肢瘫痪、颈椎病、中风偏瘫等病有较好的效果。

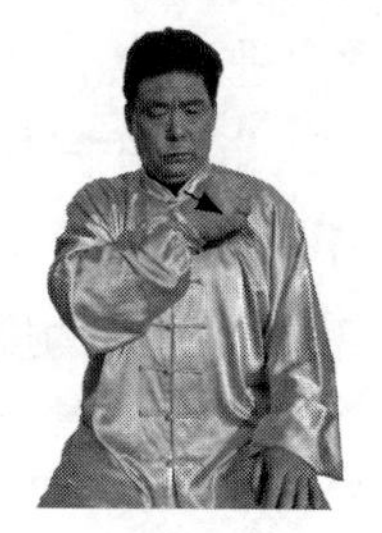

图6-289

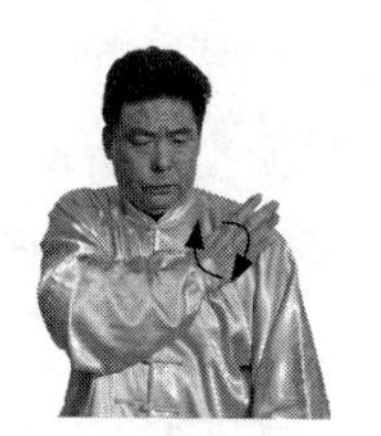

图6-290

十、上肢部落枕穴

【穴位概述】落枕穴为经外奇穴。出至现代《常用新医疗法手册》。落枕穴是治疗睡觉时落枕的特效穴道，因而命名为落枕穴。

【穴位位置】在手背侧，当第二、第三掌骨之间，掌指关节后约0.5寸处（图6-291）。

【取穴方法】在手背上食指和中指的骨之间，用手指朝手腕方向触摸，从骨和骨变狭的手指尽头之处起，大约一指宽的距离上，一压，有强烈压痛之处，就是落枕穴（图6-292）。

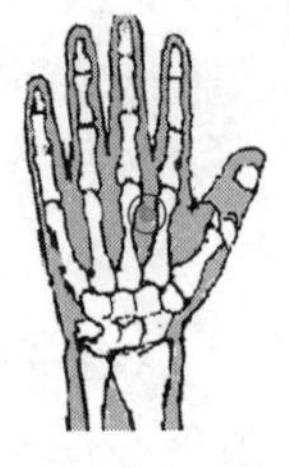

图 6-291

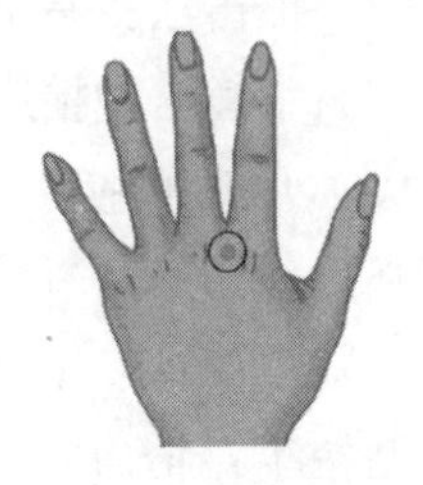

图 6-292

【适应范围】 适于落枕、颈椎病、手臂痛、胃痛者及健康人群练习。

【保健作用】 按摩此穴具有治疗落枕、颈椎病等作用。

【按摩方法】 落枕穴常用掐按法和掐揉法进行锻炼。

(1) 掐按法：右掌从左掌拇指侧，用四指掌托固住左掌心，右手拇指以指顶端为力点，按压于左手落枕穴上，拇指与其四指掌相对用力掐按至至发红、发热、有酸胀感时为度（图 6-293）。照法再换手换穴练习另一侧穴位的按摩，每天练习 2~4 次，常年坚持。

(2) 掐揉法：左手握拳，拳心向下，右掌四指贴固于左拳面上，虎口侧向上，右手拇指按压于左手落枕穴上，拇指先顺时针旋转掐揉后再逆时针掐揉至发红、发热、有酸胀感时为度（图 6-294）。照法再换手换穴练另一侧穴位，每天练习2~4 次，常年坚持。

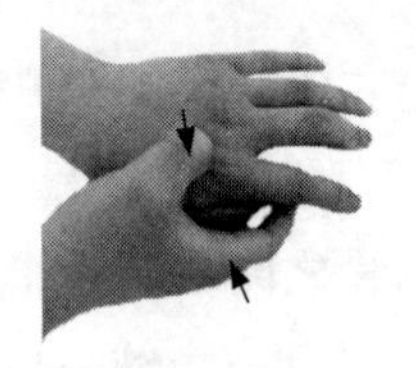

图 6-293

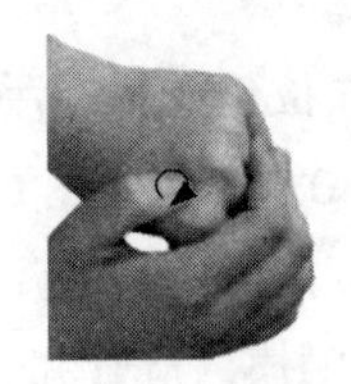

图 6-294

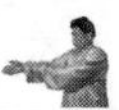

【锻炼效果】治疗落枕有特效。按摩这个穴位既能治疗落枕，又能预防颈椎病。另外也能缓解手臂痛和胃痛。

十一、下肢部环中穴

【穴位概述】环中，指圆环的中心。本穴在环跳穴与腰俞穴中间，故名。也常作为保健穴位。

【穴位位置】位于臀部，环跳穴与腰俞穴连线的中点（图6–295）。

【取穴方法】在环跳穴与腰俞穴连线的中点处取穴（图6–296）。

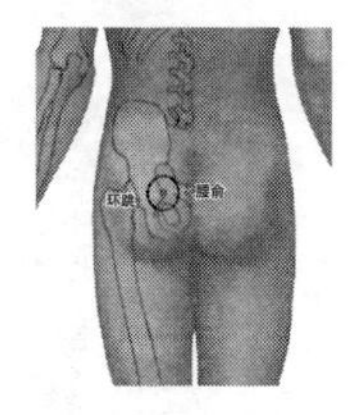

图6–295

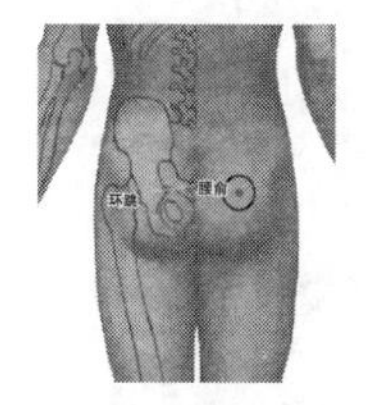

图6–296

【适应范围】适于坐骨神经痛、腰腿痛、下肢瘫痪者及健康人群练习。

【保健作用】具有主治坐骨神经痛的作用。

【按摩方法】环中穴常用搓摩打法、拍打法和捶击法进行锻炼。

（1）搓摩打法：两手成掌屈臂绕于臀后，两掌掌背贴靠在两环中穴上，向外上里下斜向来回搓摩至两环中穴发红、发热、有酸胀感时为度（图6–297）。每天练习2~4次，常年坚持。

（2）拍打法：两手成掌屈臂绕于臀后，以两掌掌背为力点，用两掌拍打两环中穴至发红、发热、有酸胀感时为度（图6-298）。每天练习2~4次，常年坚持。

（3）捶击法：两手成拳屈臂绕于腰后，以两拳拳背为力点，用两拳捶击两环中穴至发红、发热、有酸胀感时为度（图6-299）。每天练习2~4次，常年坚持。

【锻炼效果】 经常按摩此穴对防治坐骨神经痛，腰、股、膝部疼痛，组织炎等均有较好的效果。

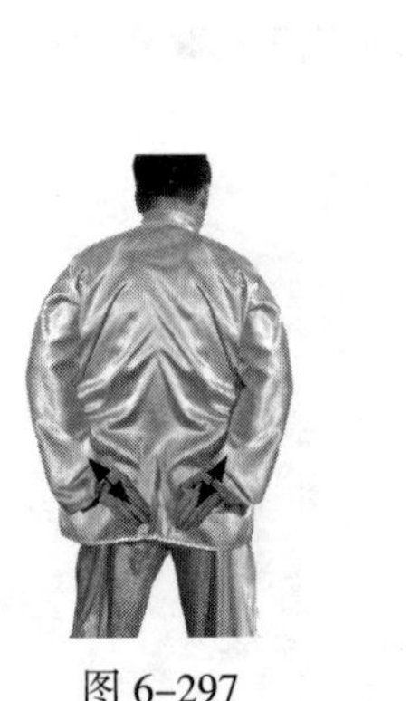
图6-297

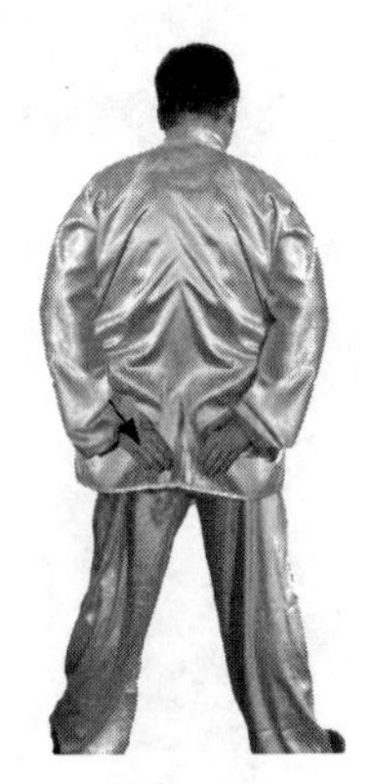
图6-298

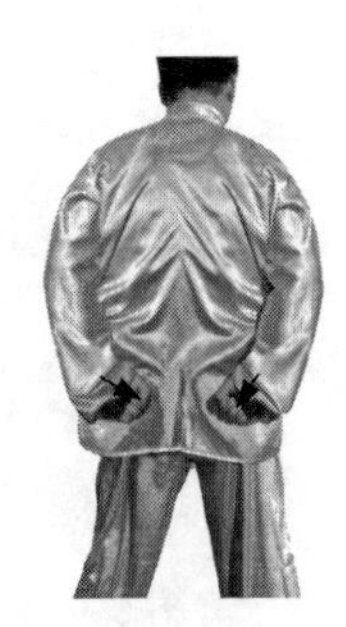
图6-299

十二、下肢部膝眼穴

【穴位概述】 在髌韧带两侧凹陷处；内侧的称内膝眼，外侧的称外膝眼。经外奇穴。也为保健穴位。

【穴位位置】 屈膝，在髌韧带两侧凹陷处，在内侧的称内膝眼，在外侧的称外膝眼（图6-300）。

【取穴方法】 正坐，将膝盖折成直角时，在它的下面凹陷处取之（图6-301）。

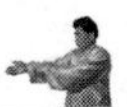

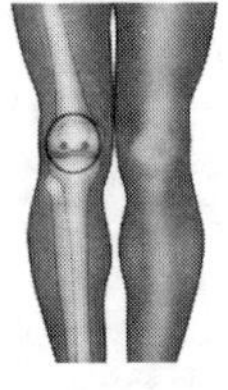

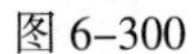

图 6–300

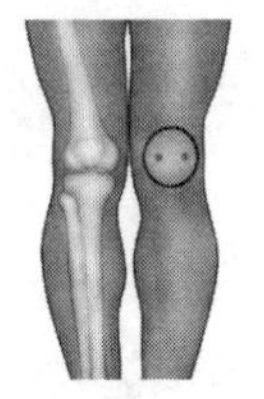

图 6–301

【适应范围】适于膝关穴节病，髌骨软化症者及健康人群锻炼。

【保健作用】具有活血通络，疏利关节的作用。

【按摩方法】膝眼穴常用锻炼方法有拇指按法和叩击法。

（1）拇指按法：两手掌贴固于左膝内外两侧掌心均向里，虎口均向前下，两手拇指张开，以两拇指顶端抵按于左膝内外两膝眼穴上，两拇指与其两手四指相对持续用力按压至有酸胀感时再坚持一会儿（图 6–302）。照法换手再按摩另一膝之内外膝眼穴位，每天练习 2~4 次，常年坚持。

（2）叩击法：五指张开屈指屈向掌心成虎爪状，以两手食、中指指顶尖为力点，叩击两膝内、外膝眼穴至发红、发热、有酸胀感时为度（图 6–303）。每天练习 2~4 次，常年坚持。

【锻炼效果】经常练习此穴对防治膝关节病、髌骨软化症有较好的效果。

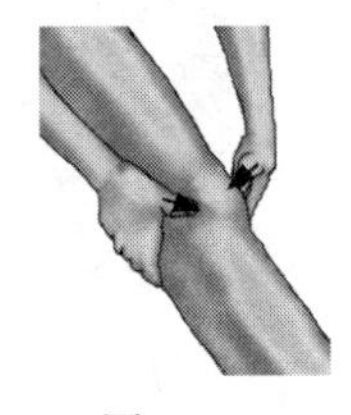

图 6–302

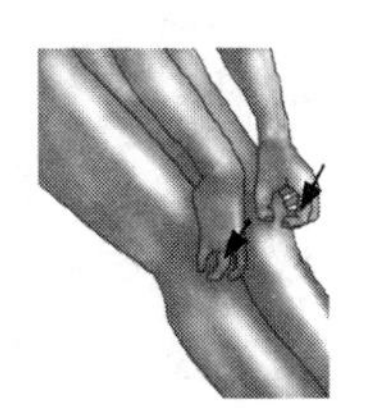

图 6–303

十三、下肢部阑尾穴

【穴位概述】 阑尾穴为经外奇穴。因治阑尾炎特效故名。也常作为保健穴位。

【穴位位置】 位于足三里穴直下 2 寸处（图 6–304）。

【取穴方法】 在膝膑以下约 5 寸，胫骨前嵴外侧一横指处取穴（图 6–305）。

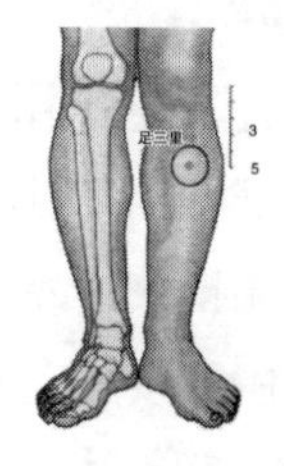

图 6–304

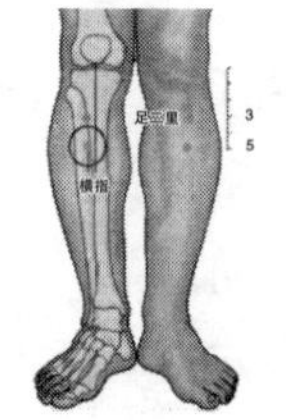

图 6–305

【适应范围】 适合阑尾炎、消化不良、下肢痿痹患者及健康人练习。

【保健作用】 具有治疗阑尾炎，消化不良的作用。

【按摩方法】 阑尾穴常用拇指掐法、捶击法和叩击法进行锻炼。

⑴ 拇指掐法：端坐，右腿稍向外伸，右手从右小腿外后侧贴托于右小腿肚上，虎口向前下，拇指向前伸开，用大拇指顶掐按于右腿阑尾穴上，与其四指相对用力，掐至有酸胀感时再坚持一会儿（图 6–306）。照法换手再练另一侧穴位，每日 2~4 次，常年坚持。

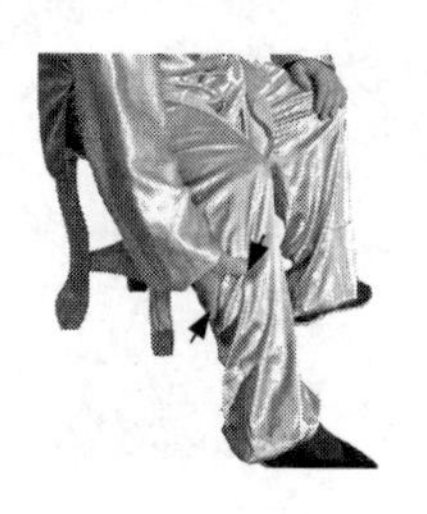
图 6–306

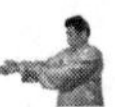

⑵ 捶击法：端坐，右腿稍向外伸，右手握拳，以拳心为力点，用右拳捶击右腿阑尾穴至发热，发红，有酸胀感时为度（图 6-307）。照法换手再练习按摩另一侧穴位，每日 2~4 次，常年坚持。

⑶ 叩击法：端坐，右腿稍向外伸，右五指捏成一撮，以五指尖顶为力点，用右手叩击右腿阑尾穴至发热、发红，有酸胀感时为度（图 6-308）。照法换手再练习按摩另一侧穴位，每日 2~4 次，常年坚持。

【锻炼效果】 经常练习此穴对防治急慢性阑尾炎、急慢性肠炎、下肢麻痹或瘫痪、足下垂等有较明显的效果。

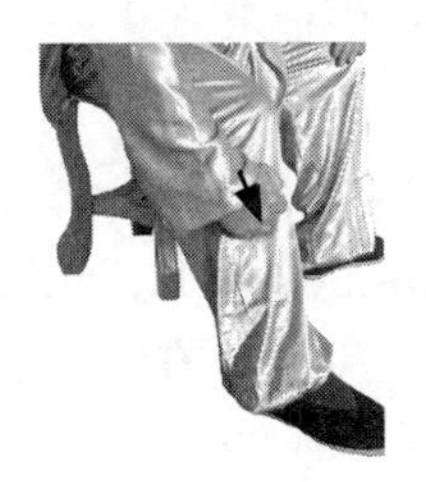

图 6-307

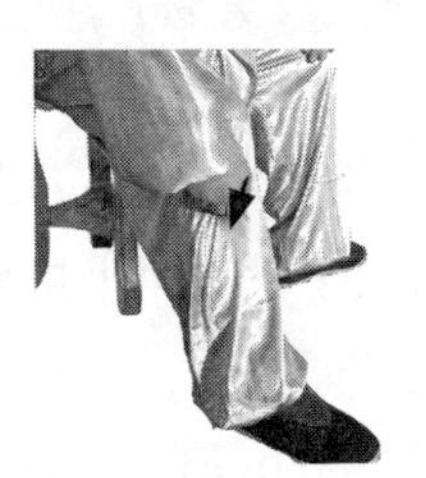

图 6-308

十四、下肢部胆囊穴

【穴位概述】 胆囊穴为经外奇穴。因治疗胆囊炎有特效故名。也是常用的保健穴。

【穴位位置】 在阳陵泉下 2 寸左右之压痛点处（图 6-309）。

【取穴方法】 正坐或侧卧，在小腿外侧上部，当腓骨小头前下方凹陷处，胆经阳陵泉穴直下 2 寸，压痛取穴（图 6-310）。

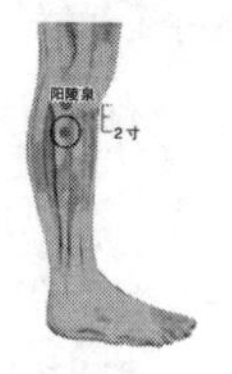

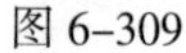
图 6–309

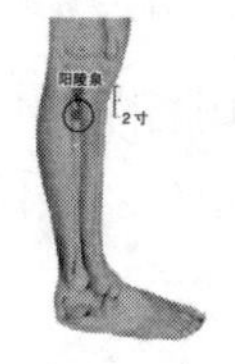

图 6–310

【适应范围】 适于胆囊炎、胆石症胆绞痛、胆道蛔虫症、慢性胃窦炎、肩周炎患腰腿痛、下肢痿痹、胸胁痛、慢性胃炎、口眼歪斜者及健康人群练习。

【保健作用】 具有利胆通络，治疗胆道疾病的作用。

【按摩方法】 胆囊穴常采用掌揉法、捶击法和叩击法进行锻炼。

⑴ 掌揉法：开步站立，两腿屈膝下蹲，上体前下俯，两臂自然下垂于两小腿侧，两掌贴按于两腿之胆囊穴上，先向前下旋转揉摩后，再向后下旋转揉摩至发热、发红、有酸胀感时为度（图 6–311）。每日 2~4 次，常年坚持。

⑵ 捶击法：开步站立，两腿屈膝下蹲，上体前下俯，两臂自然下垂于两小腿侧，两手成拳，以拳心为力点，用两拳捶击两腿之胆囊穴至发红、发热、有酸胀感时为度（图 6–312）。每日 2~4 次，常年坚持。

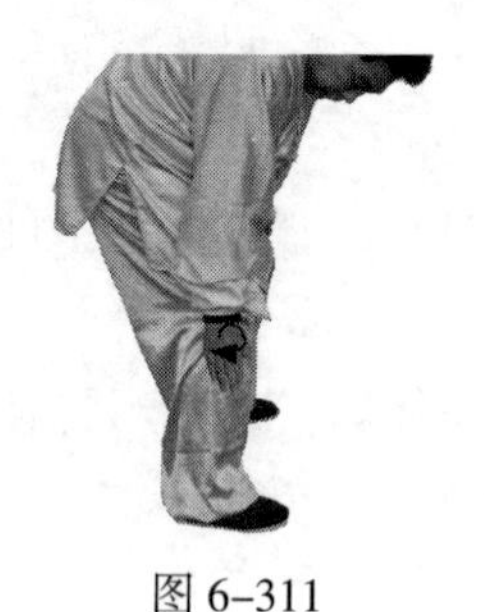
图 6–311

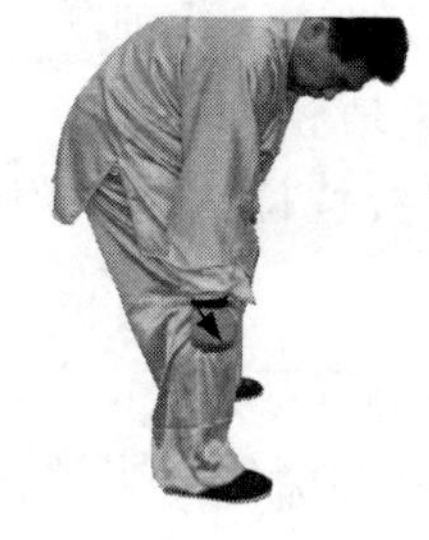
图 6–312

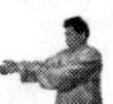

(3) 叩击法：开步站立，两腿屈膝下蹲，上体前下俯，两臂自然下垂于两小腿侧，两手五指捏成一撮，以五指尖顶为力点，叩击两腿之胆囊穴至发红、发热、有酸胀感时为度（图6–313）。每日2~4次，常年坚持。

【锻炼效果】经常按摩此穴对防治胆囊炎、胆石症、胆绞痛、胆道蛔虫症、慢性胃窦炎、肩周炎患腰腿痛、下肢痿痹、胸胁痛、慢性胃炎、口眼歪斜有较好的效果。

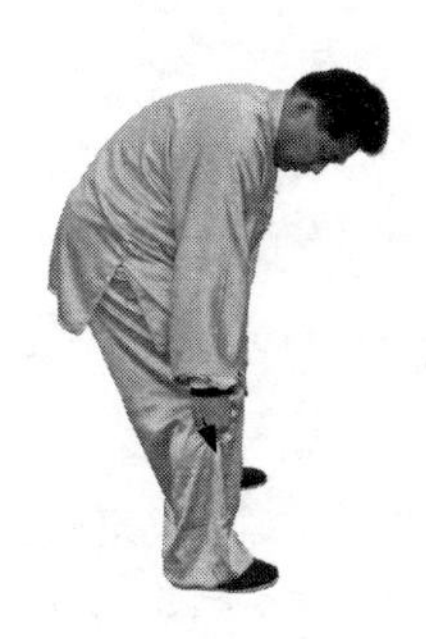

图6–313

第七章　图解常见按摩健身法

第一节　醒脑提神－增强记忆功

【功法介绍】本功是一套头部按摩保健的功法。全套共为十四节，每组各有其侧重，却又为互补，均为健脑提神，增强记忆而发挥作用。编排有序，选穴科学，实为一套不可多得的健脑优秀之功法。

【风格特点】本功按摩、拍打兼施，经络、穴位并练，站姿、坐式皆行，手法、技法全面，动作柔和，方法精微，效果显著，适应性广，好学易练，是一套适合少、青、中老年人群的易于普及的功法。

【功法作用】头为十二经络的诸阳经聚会之处，百脉所通，系一身之主宰，对控制和调节人体的生命活动起着极其重要的主导作用。通过一定的手法，按摩头部经穴及部位，外界力量对头部经络穴位的良性刺激，可以促进清阳上升，百脉调和，清醒头脑，增强记忆，调节内分泌，改善头皮营养状况，促进新陈代谢，消除疲劳，防止脱发，能防治神经衰弱、高血压、面神经麻痹、感冒及神经性头痛等疾病。

【功法歌诀】其练法歌诀如下：

头部按摩清阳升，百脉调和脑清醒。

双掌相叠置头顶，百会一按带一松。

叠掌按于头顶上，缓慢旋揉摩四聪。
双掌按摩整头部，由前直后再侧行。
上推外拉干洗脸，轻柔和缓掌心平。
十指叉屈似双耙，纵横干梳头皮红。
双掌捂耳绕脑后，食指弹击天鼓鸣。
掌指轻叩头皮部，集中着力指肚顶。
瞻上顾后头部拍，方向虽异方法同。
两掌屈臂头侧举，相对里拍掌展平。
拇指指腹风池按，持续用力至穴疼。
食指按揉两太阳，和缓轻揉做环形。
两手四指叩眉弓，用力准稳要适中。
拇食两指捏鼻梁，相对用力挤至疼。
食指按压在人中，持续用力不丢松。
长期坚持好处大，亲身体验便知情。

【功法练习】此功全套共为十四节，其具体练法图解如下：

一、按百会

【歌诀】双掌相叠置头顶，百会一按带一松。

【练法】两掌屈臂上举于头上方，吸气；两掌相叠（左手在下与右手在下均可）置于头顶百会穴上（图 7–1）。呼气；两掌同时用力向下按持续 3 秒（图 7–2），吸气；松劲（图 7–3）。如此一按一松反复 32 次。

【要点】双掌下按时要沉肩坠肘，力贯注掌心，头向上顶劲。两掌按时，要全身放松。意念集中在百会穴上。同时要注意动作与呼吸配合一致。

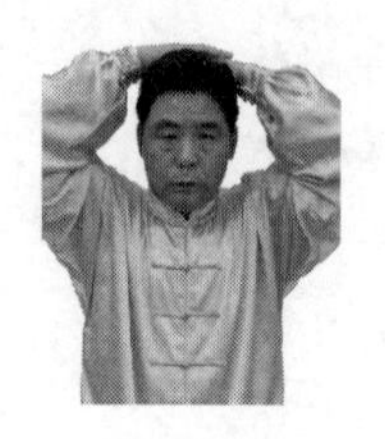

图 7–1

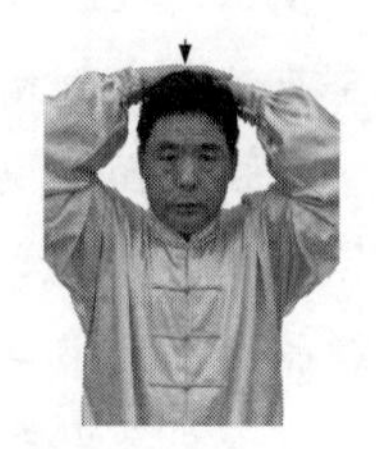

图 7–2

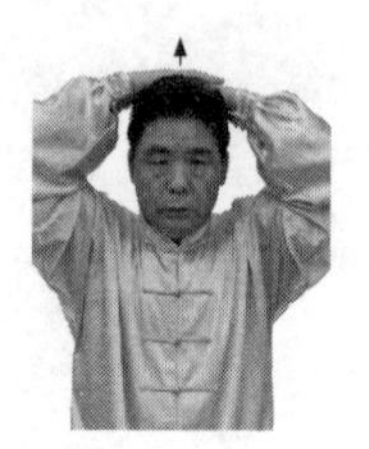

图 7–3

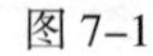

二、揉四聪

【歌诀】叠掌按于头顶上，缓慢旋揉摩四聪。

【练法】两掌屈臂上举于头上方，两掌相叠（左手在下与右手在下均可）置于头顶四聪穴上（图 7–4）。吸气；两掌由前向右、向后旋揉，不停两掌继续向左、向前旋揉（图 7–5）。如此顺时针反复旋揉 32 圈。吸气；两掌再由前向左、向后旋揉，呼气；不停两掌继续向右、向前旋揉（图 7–6）。如此逆时针反复旋揉 32 圈。

【要点】双掌旋揉时旋圈要小，要稍有下按之力，旋揉速度要均匀、缓慢，意念集中在四聪穴上。同时要注意动作与呼吸配合一致。

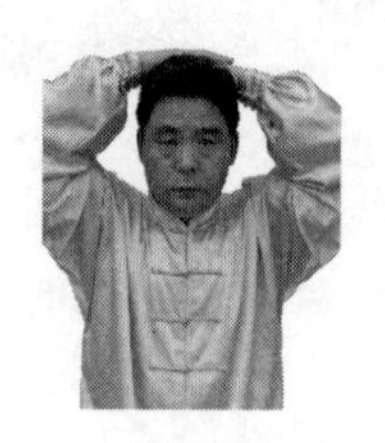

图 7–4

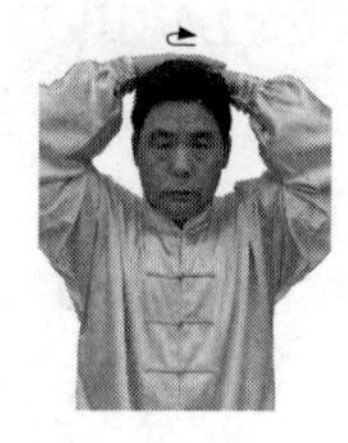

图 7–5

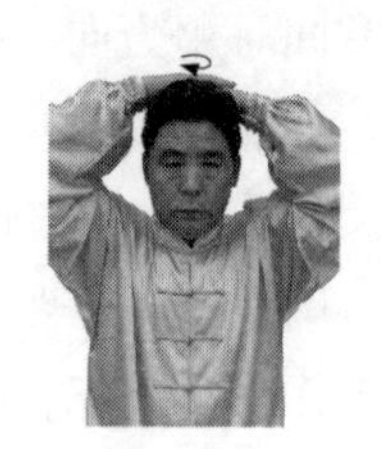

图 7–6

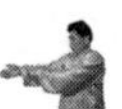

三、按摩头部

【歌诀】双掌按摩整头部，由前直后再侧行。

【练法】两掌屈臂上抬，两掌贴按于前额上，掌心均向后，拇指侧均向外（图 7–7）。吸气；两掌同时由前额发际处向后、向下推摩至后脑发际边缘处（图 7–8）。呼气；两为掌再向前过两侧按摩至两面颊处（图 7–9）。照法反复推摩 32 次。

【要点】两掌全掌贴紧头部，要稍带按劲，推摩速度要均匀、缓慢。意念集中在整个头皮上。推摩动作与呼吸要配合一致。

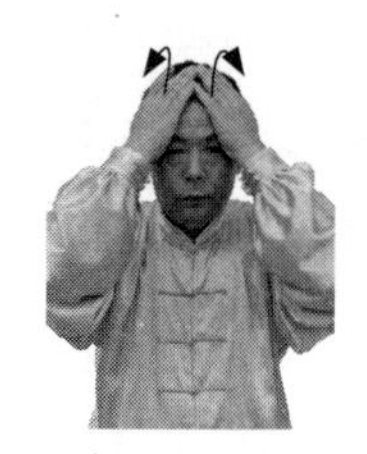
图 7–7

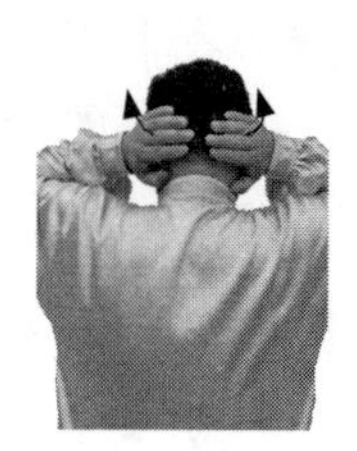
图 7–8

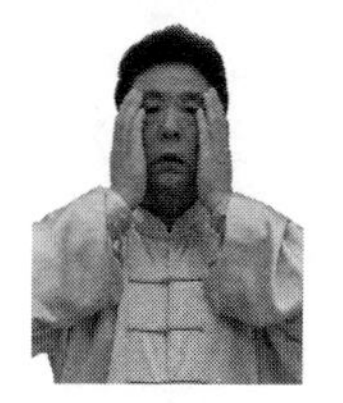
图 7–9

四、干洗脸

【歌诀】上推外拉干洗脸，轻柔和缓掌心平。

【练法】两掌屈臂上抬，两掌贴按于下颏前，掌心均向后，拇指侧均向外（图 7–10）。吸气；两掌同时颏前沿鼻梁向上推摩至前额（图 7–11）。呼气；两掌由额前外分再向下拉摩下颏侧（图 7–12）。照法反复推摩 32 次。

【要点】两掌全掌贴紧面部，要稍带按劲，推摩速度要均匀、缓慢。意念集中在整个部。推摩动作与呼吸要配合一致。

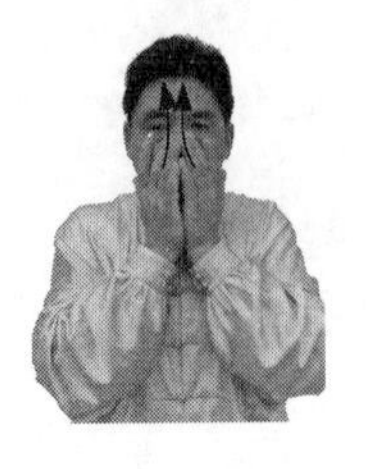

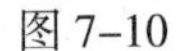
图 7–10

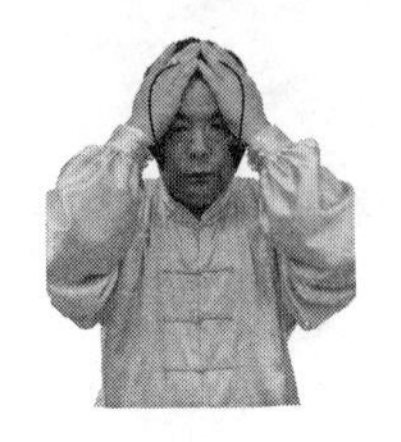
图 7–11

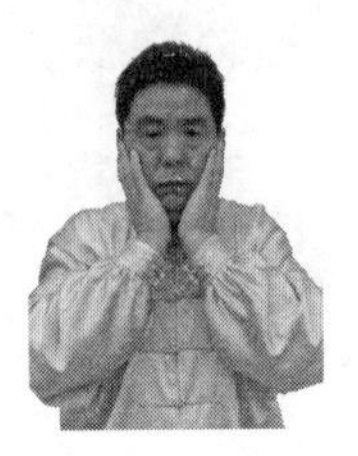
图 7–12

五、干梳头

【歌诀】十指叉屈似双耙，纵横干梳头皮红。

【练法】两掌十指稍叉开，梢关节屈叩，指顶尖均按压于前额发际处（图 7–13）。吸气；两掌同时由额前向上、向后纵向干梳至颈后发际边缘处（图 7–14）。呼气；两掌再由颈后外分向前横向干梳于头两侧前方（图 7–15）。照法反复推摩 32 次。

【要点】两掌十指梢节屈叩成耙状，十指尖面紧按于头皮上，要稍带按劲，干梳速度要均匀、缓慢。意念集中在整个头皮部。干梳动作与呼吸要配合一致。

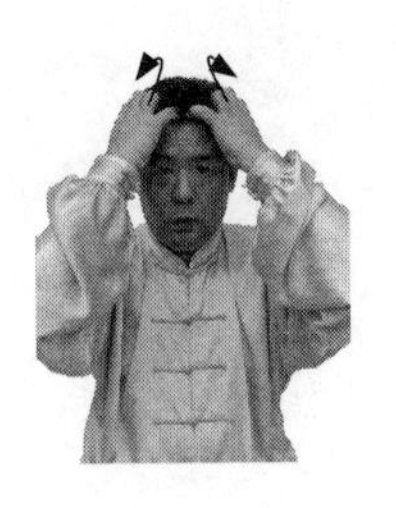
图 7–13

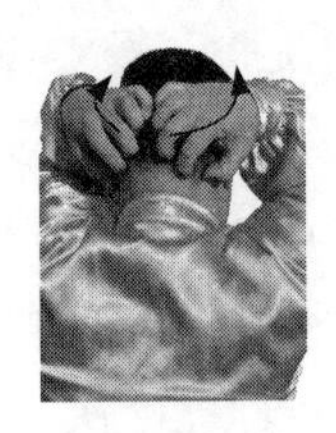
图 7–14

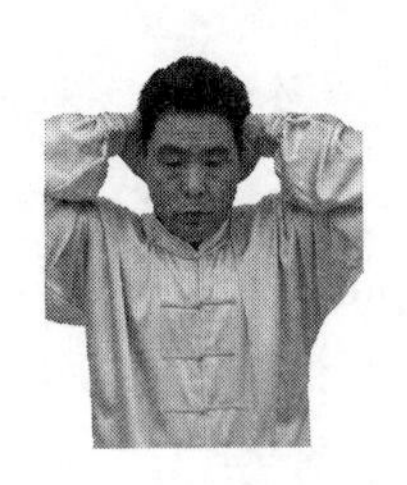
图 7–15

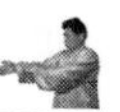

六、鸣天鼓

【歌诀】双掌捂耳绕脑后，食指弹击天鼓鸣。

【练法】两掌屈肘向上，用掌心捂住耳孔，整个掌搭在后脑勺上（图 7–16）。吸气；食指压在中指上，准备弹击（图 7–17）；呼气；用食指向下弹击脑后枕骨（图 7–18），发出的声音如同击鼓。一呼一吸弹击一次，如此反复做 32 次。

【要点】两耳孔要堵严，食指崩弹敲击枕骨要有力，意念集中在枕骨上，弹击与呼吸要配合一致。

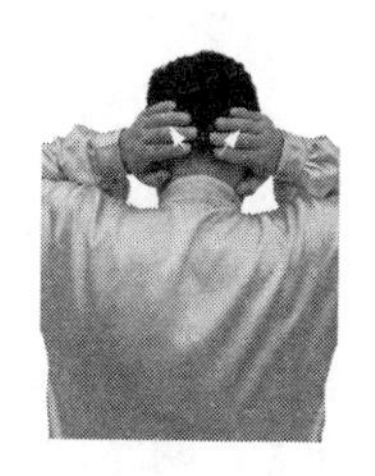

图 7–16

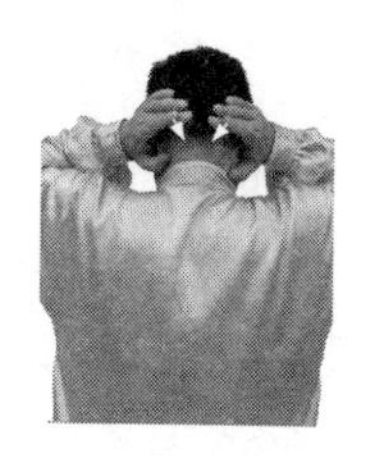

图 7–17

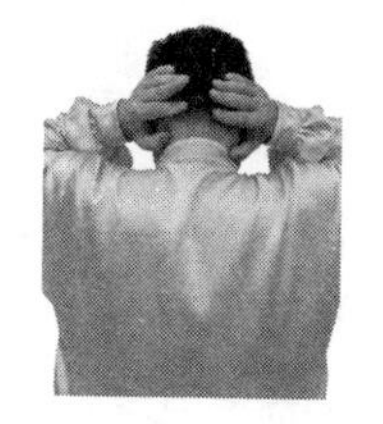

图 7–18

七、叩头皮

【歌诀】掌指轻叩头皮部，集中着力指肚顶。

【练法】两掌十指稍叉开，梢关节屈扣，屈臂上举于头上方，掌心向里（图 7–19）。呼气；两手以指顶尖为力点，用指顶尖轻轻叩击头部（图 7–20）。吸气；两掌同时向外分开（图 7–21）。照法从头顶叩击至后脑再叩击至两耳侧为一遍，反复叩击 32 遍。

【要点】两掌十指稍节屈扣成耙状，叩击力度要适中，击打力点要密集。意念集中在整个头皮部。叩击动作与呼吸要配合一致。

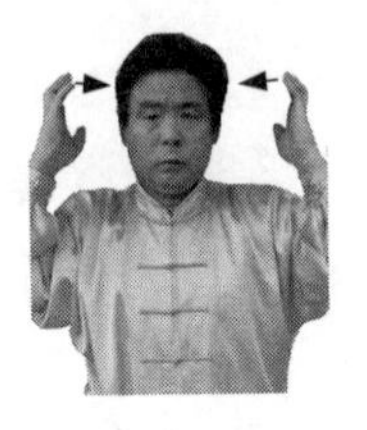
图 7–19

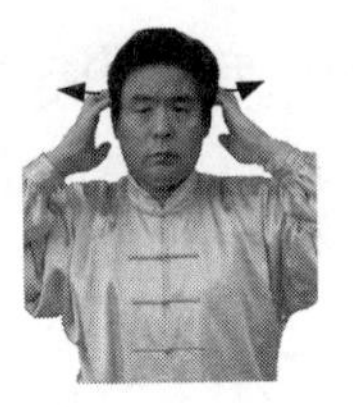
图 7–20

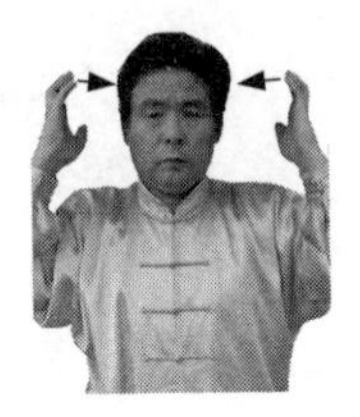
图 7–21

八、拍顶后

【歌诀】 瞻上顾后头部拍，方向虽异方法同。

【练法】 两手成掌，一掌屈臂举于头后方，掌心向前，另一掌举于头上方，掌心向下（图 7–22）。呼气；以两掌心为力点，同时拍击头后脑和头顶部（图 7–23）。吸气；两掌同时向后和向上离开（图 7–24）。照法反复叩击 32 遍。

【要点】 两掌拍打击力度要适中。意念集中在后脑及头顶部。拍打动作与呼吸要配合一致。

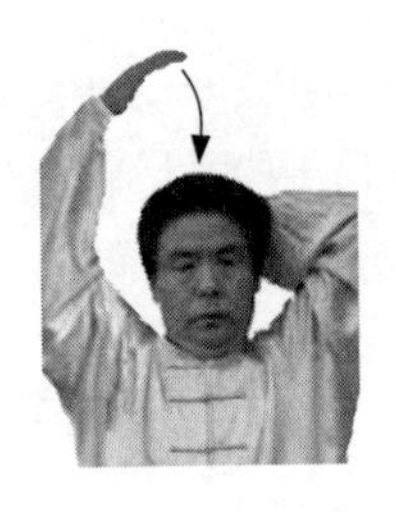
图 7–22

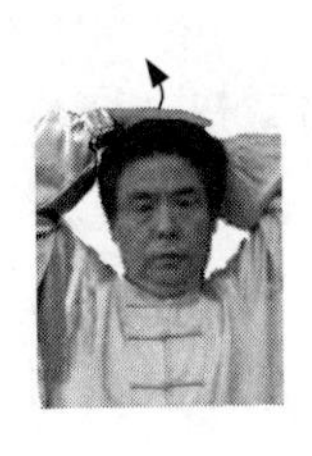
图 7–23

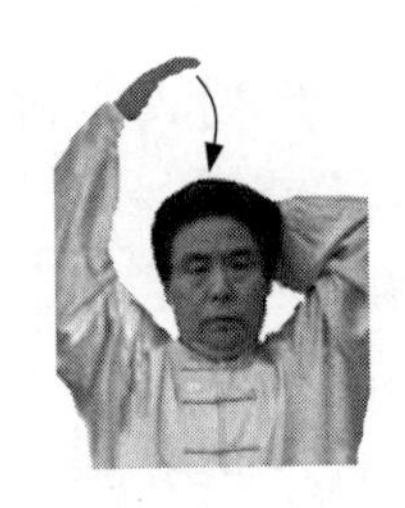
图 7–24

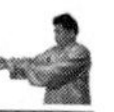

九、打头侧

【歌诀】两掌屈臂头侧举，相对里拍掌展平。

【练法】两手成掌，屈臂上举于头两侧，掌心向里（图 7–25）。呼气；以两掌心为力点，同时拍击头两侧部（图 7–26）。吸气；两掌同时向外分开（图 7–27）。照法反复叩击 32 遍。

【要点】两掌拍打击力度要适中。意念集中在头两侧部。拍打动作与呼吸要配合一致。

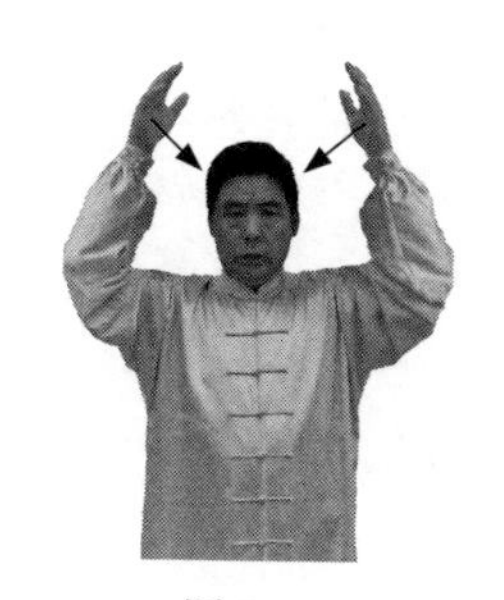

图 7–25

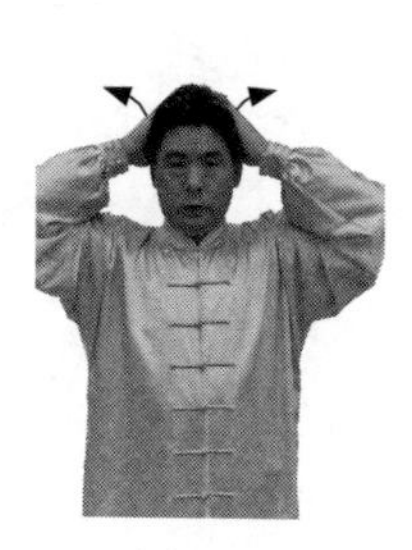

图 7–26

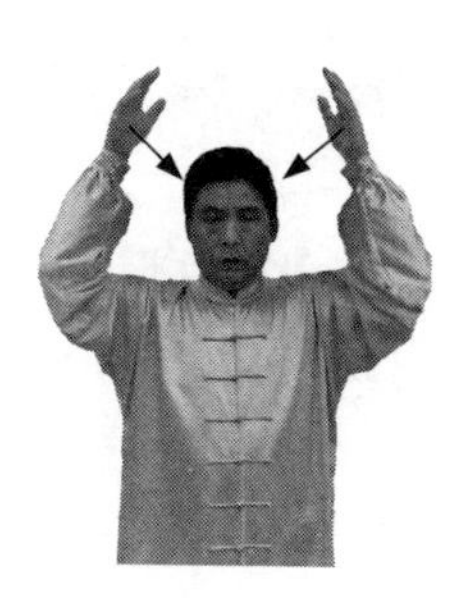

图 7–27

十、掐风池

【歌诀】拇指指腹风池按，持续用力至穴疼。

【练法】两拇指屈扣，大拇指顶按压于后脑两风池穴上，其余四指及掌按固于后脑两侧上方（图 7–28）。呼气；两手拇指分别与其四指相对用力，两手拇指顶抠掐两风池穴（图 7–29）。吸气；两手拇指与其四指松劲（图 7–30）。照法反复抠掐 32 遍。

【要点】拇指屈叩，抠准两穴，以两拇指顶为力点，掐击要有力，并持续一会儿再松劲。意念集中在两风池穴上，掐击与呼吸要协调配合，高度一致。

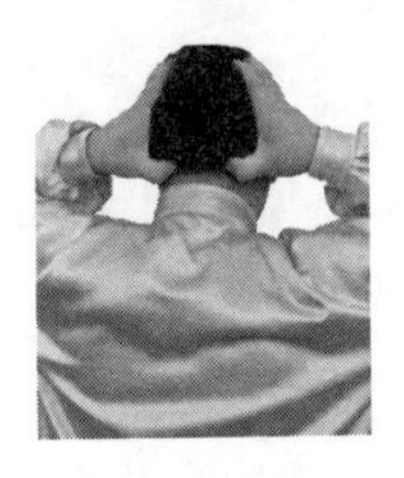

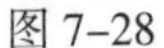
图 7–28

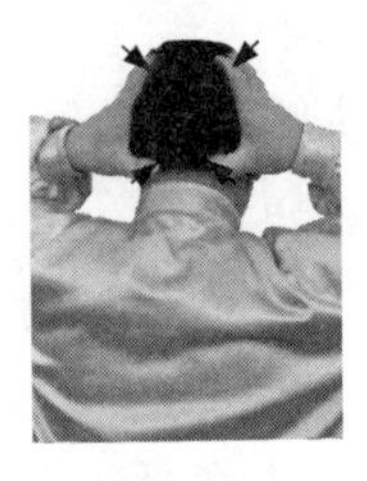

图 7–29

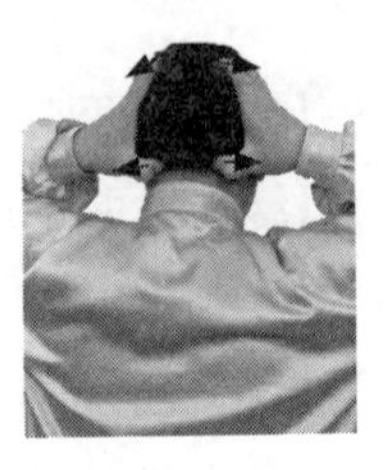

图 7–30

十一、揉太阳

【歌诀】 食指按揉两太阳，和缓轻揉做环形。

【练法】 两手成拳，中指伸直张开，用两手中指指顶按压于两太阳穴上（图 7–31）。吸气；两手中指由前向上、向后旋揉（图 7–32）。不停，呼气；两手中指由后向下、向前旋揉(图 7–33)。照法反复旋揉 32 遍后再反向旋揉 32 遍。

【要点】 旋揉时，两中指稍带有相对的按劲，旋揉速度要缓慢、速度要均匀、力达两中指指顶，旋揉所转之圈不可太大，意念集中在两个穴位上，旋揉动作要与呼吸配合协调一致。

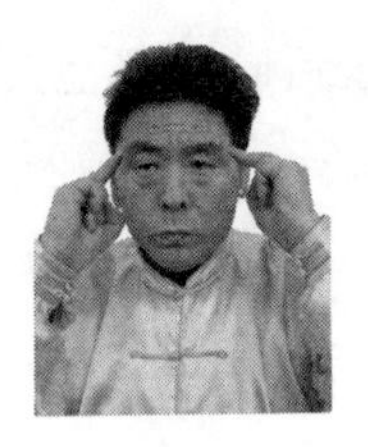

图 7–31

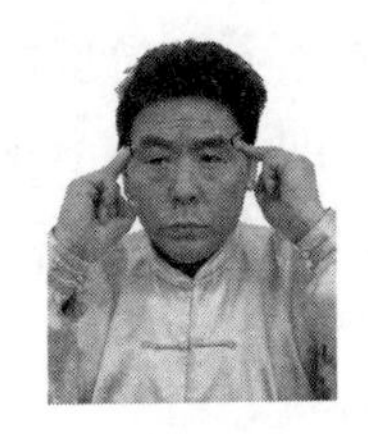

图 7–32

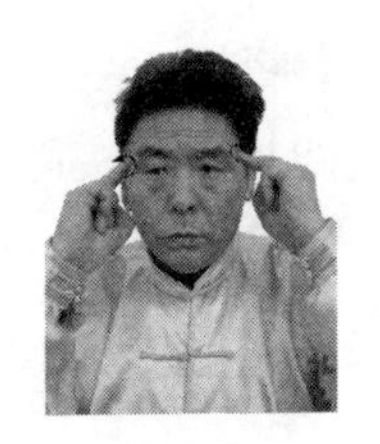

图 7–33

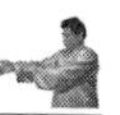

十二、叩眉弓

【歌诀】两手四指叩眉弓，用力准稳要适中。

【练法】两手四指并拢，节中里屈 90°，将两手四指分别按于两眉弓上（图 7–34）。吸气；两手向前离开眉弓 5~6 厘米（图 7–35）。呼气；以两手四指为力点，同时向两眉弓轻轻叩击（图 7–36）。照法反复叩击 32 遍。

【要点】四指尖要并平，叩击要准确，平稳，动作幅度不可过大，用力不可过猛，叩击要轻快，意念集中在两眉弓上，叩击动作与呼吸要密切配合，要高度一致。

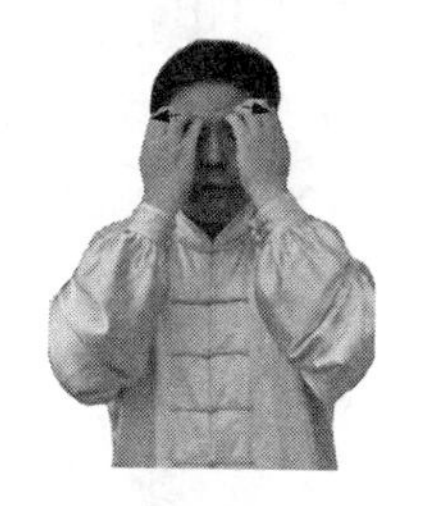

图 7–34

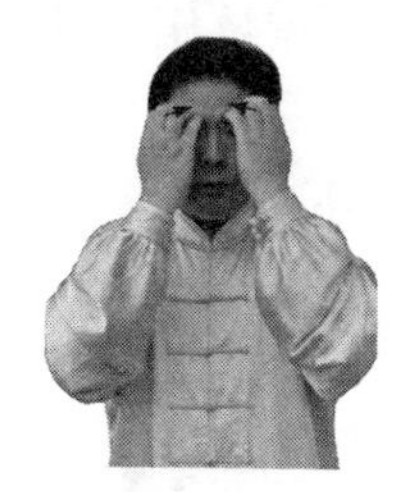

图 7–35

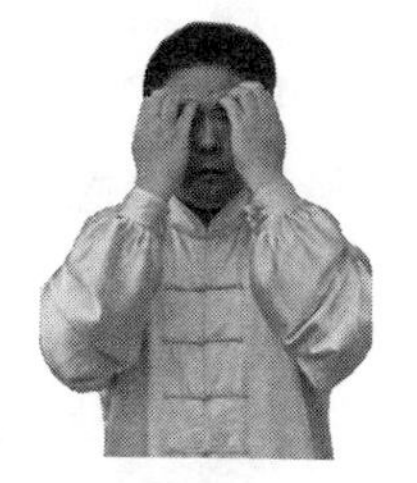

图 7–36

十三、捏鼻梁

【歌诀】拇食两指捏鼻梁，相对用力挤至疼。

【练法】右（左）手食拇两指夹捏在鼻梁两侧（图 7–37）。呼气；拇食两指相对用力，向里夹捏（图 7–38）。呼气；拇食两指松劲（图 7–39）。照法从两迎香穴向上夹捏至人中穴，再从人中穴向下夹捏至人中穴为一遍，如此反复夹捏 32 遍。

【要点】拇食两指相对用力，夹捏力度要适中，力点要密集，意念集中在所捏之处，夹捏动作与呼吸要协调一致。

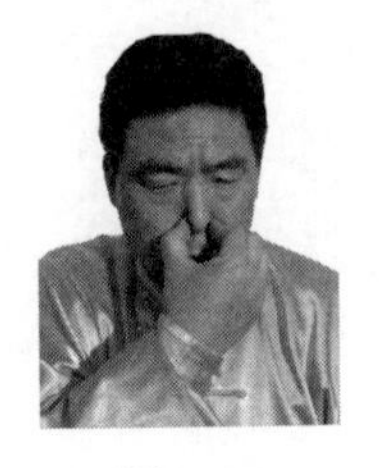
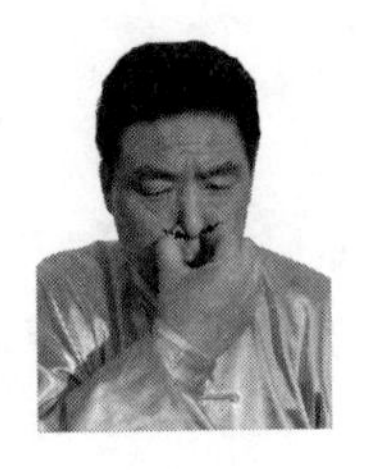
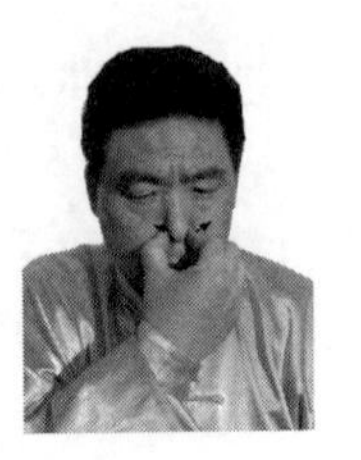

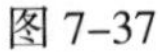
图 7–37　　图 7–38　　图 7–39

十四、按人中

【歌诀】食指按压在人中，持续用力不丢松。

【练法】右（左）手成拳，中指伸直张开，以中指尖顶按压在人中穴上（图 7–40）。呼气；中指用力按压人中（图 7–41）。吸气；中指松劲（图 7–42）。照法按压 32 遍。

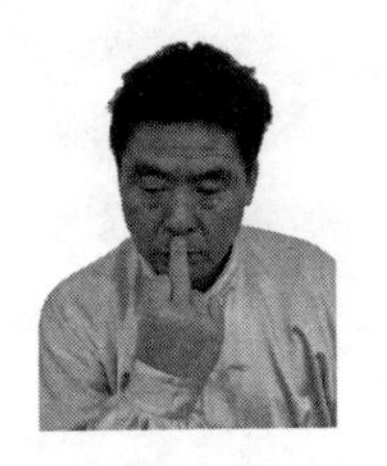
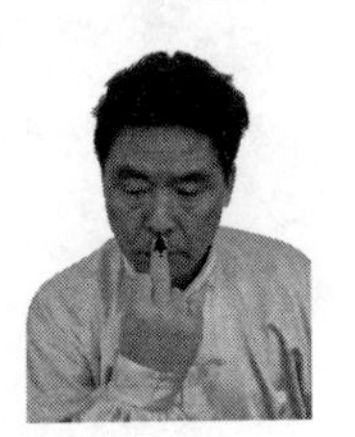
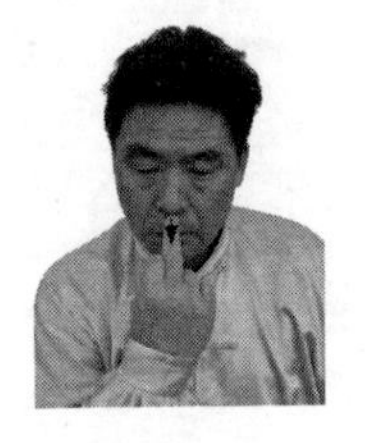

图 7–40　　图 7–41　　图 7–42

【要点】力贯中指尖顶，按压要持续 3 秒钟后再松劲，意念集中在人中穴上，按压动作与呼吸要密切配合，高度一致。

【练习要求】按整套做，每天练习 2~3 遍，常年坚持。

【注意事项】练功时要注意选择舒适的环境，保持空气新鲜，温度适宜，卫生清洁。应经常修剪指甲，每次按摩前取下戒指、手表及其他装饰品，洗净双手。气温较低时宜两手对

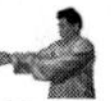

搓，使手掌温暖，以免冷手接触肌肤惊气动血。还要注意按摩部位的清洁。

思想集中，体验感受。按摩时注意力要集中，用意念引导按摩操作，用心体验自己手法的效应和点穴的准确程度，有助于起到舒经活络、调和气血的作用。

体位适宜，配合呼吸。在按摩时，采取的体位应使操作部位充分放松，有利于手法操作。同时注意调整呼吸，因为按摩的过程也是一种锻炼的过程，将按摩、锻炼、呼吸有机地结合起来，有助于提高疗效。

根据反应，调整手法。按摩时应注意各种按摩手法操作在局部及整体的反应，对于有明显改善身体状况，出现酸麻胀重及轻度疼痛的手法可多用；对于出现疼痛加剧，青紫瘀斑等异常的按摩反应的手法则不用。所以，了解按摩时和按摩后机体的反应是随时调整手法的主要依据。

把握时间，循序渐进。按摩应在自己闲暇时，切不可一边按摩，一边还想着别的事情。一般以清晨、睡前为宜，按摩前应排空二便，饥饿时或刚进食后均不宜按摩。

持之以恒，贵在坚持。保健按摩是一个循序渐进的过程，不是一下子就能掌握的，必须在实践中逐渐学习和掌握。同时，按摩的效果也不是做一两次就能见效的，必须坚持不懈，才能达到锻炼的目的。

劳逸结合，练养得当。手法的练习须注意不可过量，如过量则不利于身体健康。亦不可不足，不足则不能提高手法的动力。要做到劳逸结合，练养得当。

第二节　明目亮睛 — 防治近视功

【功法介绍】明目亮睛 — 防治近视功是中医推拿、经络理论结合体育医疗综合而成的按摩法。它是通过对眼部周围穴位的按摩，使眼内气血通畅，改善神经营养，以达到消除睫状肌紧张或痉挛目的。具有预防眼睛近视极高的价值。

【风格特点】此功法简便易学，效果显著，适合青少年儿童练习。宜在各类学校大力推广普及。

【功法作用】实践表明，明目亮睛—防治近视功同用眼卫生相结合，可以控制近视眼的新发病例，起到保护视力、防治近视的作用。

【功法歌诀】

明目亮睛有妙法，六节按摩功效大。
保护视力防近视，验证过后人人夸。
攒竹眉头陷中求，拇指揉按至胀麻。
内眦角梢为睛明，一上一下食指压。
瞳下二寸是四白，食指按揉至疼麻。
眉眶外端为太阳，太阳揉过眉眶刮。
风池穴处枕骨下，双指按揉力稍大。
眼穴处在耳垂中，捏时脚趾把地抓。

【功法练习】其功全套共为六节，具体练习方法如下：

一、按揉攒竹穴

【歌诀】攒竹眉头陷中求，拇指揉按至胀麻。

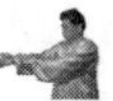

【练法】 用双手大拇指螺纹面分别按在两侧穴位上，其余手指自然放松，指尖抵在前额上。吸气；拇指由里向上、向外按揉（图 7–43）。不停，呼气；拇指由外向下、向里、向上揉（图 7–44）。照法按揉 16 圈后再反向按揉 16 圈。

【要点】 按揉要轻揉、和缓，旋揉幅度不宜过大，用力适中。意念集中在攒竹穴上。呼吸、意念、按揉要协调一致。

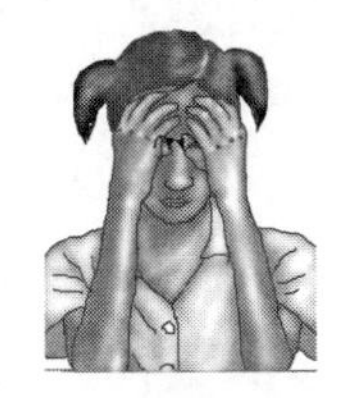

图 7–43

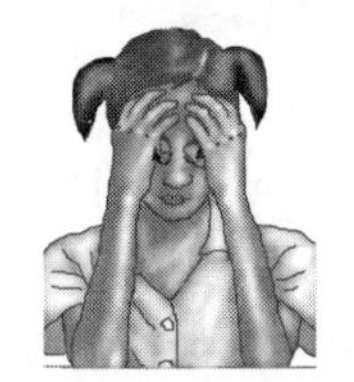

图 7–44

二、按压睛明穴

【歌诀】 内眦角梢为睛明，一上一下食指压。

【练法】 用双手食指螺纹面分别按在两侧穴位上，其余手指自然放松、握起，呈空心拳状。吸气；食指由下向上按压（图 7–45）。不停，呼气；食指由上向下按压（图 7–46）。上下按压为一次，照法按压 32 次。

【要点】 按压上下用力，幅度不可过大，用力适中。意念集中在睛明穴上。呼吸、意念、按揉要协调一致。

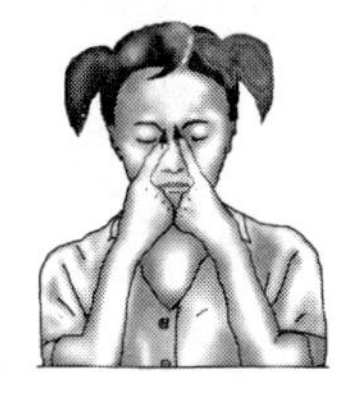

图 7–45

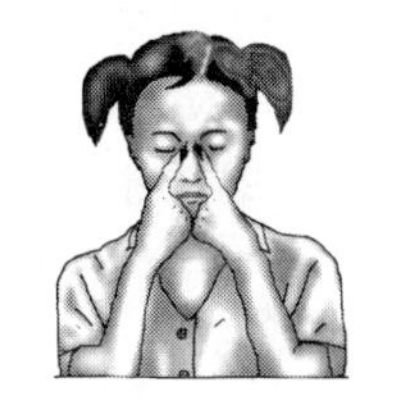

图 7–46

三、按揉四白穴

【歌诀】瞳下二寸是四白，食指按揉至疼麻。

【练法】用双手食指螺纹面分别按在两侧穴位上，大拇指抵在下颌凹陷处，其余手指自然放松、握起，呈空心拳状。吸气；食指由里向上、向外、向下按揉（图 7–47）。不停，呼气；食指由外向下、向里、向上揉（图 7–48）。照法按揉 16 圈后再反向按揉 16 圈。

【要点】按揉要轻揉、和缓，旋揉幅度不宜过大，用力适中。意念集中在四白穴上。呼吸、意念、按揉要协调一致。

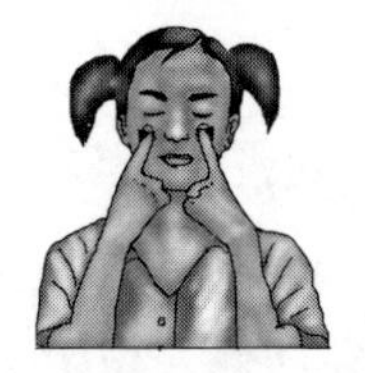
图 7–47

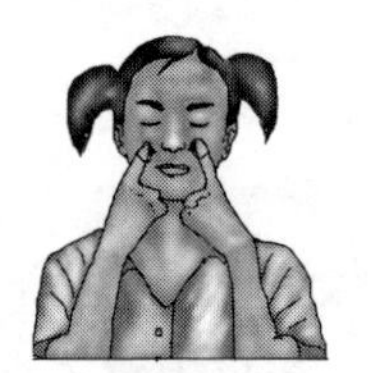
图 7–48

四、按揉太阳穴刮上眼眶

【歌诀】眉眶外端为太阳，太阳揉过眉眶刮。

【练法】用双手大拇指的螺纹面分别按在两侧太阳穴上，其余手指自然放松，弯曲。吸气；大拇指先由上向外、向下按揉（图 7–49）。不停，呼气；再拇指再由下向里、向上揉（图 7–50）。照法按揉 2 圈后再反向揉 2 圈。然后，大拇指不动，吸气；用双手食指的第二个关节内侧，稍加用力按压在眉头（图 7–51）。不停，呼气；双手食指第二个关节，从眉头刮至

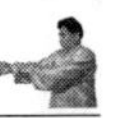

眉梢（图 7-52）。照法连刮两次。如此交替共按揉太阳穴 16 圈，刮眉眶 8 次。

【要点】 按揉太阳穴要轻揉、和缓，旋揉幅度不宜过大，用力适中，意念集中在太阳穴上。刮眉眶速度要均匀、和缓，要稍加用力，意念集中在眉眶上。以上动作与呼吸、意念要协调一致。

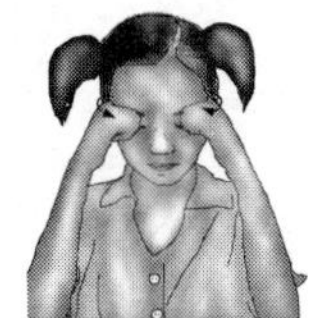

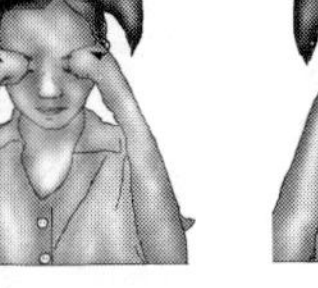

图 7-49

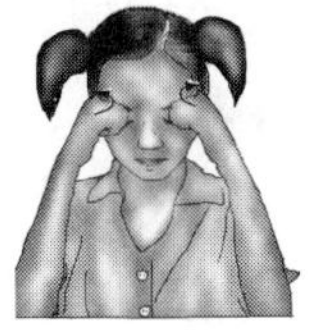

图 7-50

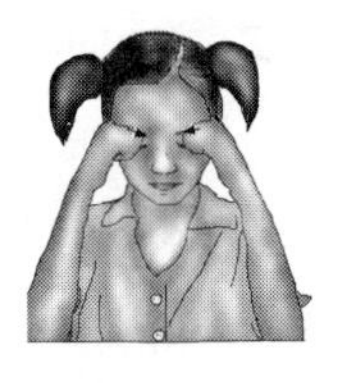

图 7-51

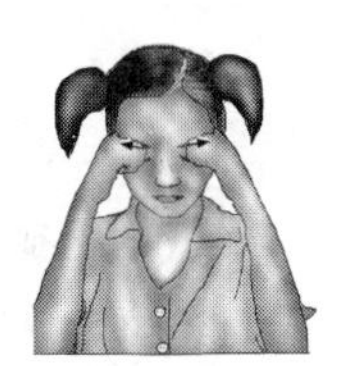

图 7-52

五、按揉风池穴

【歌诀】 风池穴处枕骨下，双指按揉力稍大。

【练法】 用双手食指和中指的螺纹面分别按在两侧穴位上，其余三指自然放松。吸气；食中两指由里向上、向外按揉（图 7-53）。不停，呼气；拇指由外向下、向里、向上揉（图 7-54）。照法按揉 16 圈后再反向按揉 16 圈。

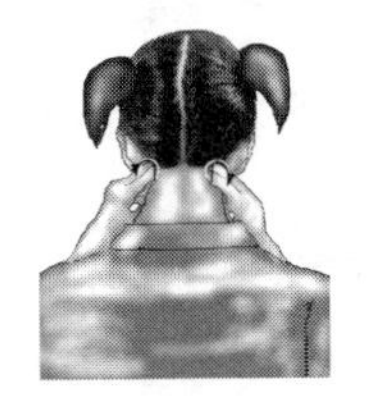

图 7-53

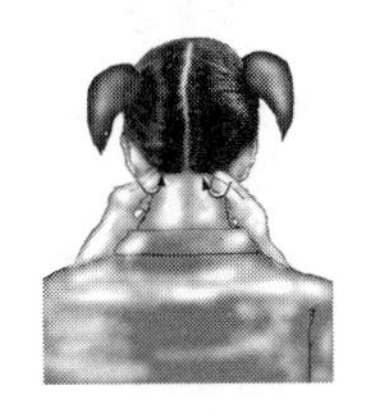

图 7-54

【要点】按揉要轻揉、和缓，旋揉幅度不宜过大，用力适中。意念集中在风池穴上。呼吸、意念、按揉要协调一致。

六、揉捏耳垂脚趾抓地

【歌诀】眼穴处在耳垂中，捏时脚趾把地抓。

【练法】用双手大拇指和食指的螺纹面捏住耳垂正中的眼穴，其余三指自然并拢弯曲。呼气；大拇指和食指捏住眼穴相对用力揉捏，同时用双脚全部脚趾做抓地运动（图 7–55）。吸气；大拇指和食指松劲，同时双脚全部脚趾放松（图 7–56）。一捏一松为一次，共做 32 次。

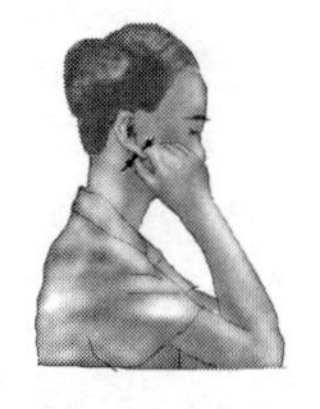

图 7–55

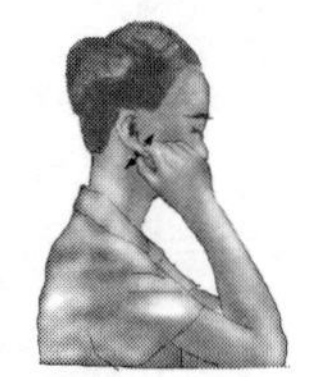

图 7–56

【要点】手脚同时动作，揉捏眼穴，要边揉边捏，揉捏同存，揉中有捏，捏中有揉，揉捏力度适中。两脚十趾抓地，稍加用力屈扣脚趾。意念集中在两耳垂眼穴及两脚十趾上。动作、呼吸与意念要协调一致。

【练习要求】明目亮睛—防治近视功必须经常操练，做到动作准确，并持之以恒。每天按整套做 2~4 次，一般可上下午各一次。

【注意事项】练功时一定要将双手洗干净。操作时注意力要集中，按揉穴位要正确，手法要轻缓，觉得酸胀就对了，不要用力过大，以免擦伤皮肤，更不要按到眼球上去。如果脸上

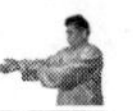

有疮或疖子，眼睛有炎症或外伤时，应暂时停一下好了以后再做。

第三节　提高免疫—手部按摩功

【功法介绍】此功是通过磕、碰、点、压、捏、掐、揉、摩、搓、擦等一定的手法对手部经络、穴位进行按摩而达到健脑强身目的的一种功法，此功简称练手功。

【风格特点】此功方法简便，不受场地限制，极易操作，可随时随地进行锻炼，效果显著，特别适合自我按摩保健锻炼。

【功法作用】俗语说："十指连心"，手为手三阴经、手三阳经交会之所，且穴位很多。按摩手有助于气血运行，通经活络，不仅对手指关节、筋脉、肌肉有益，还能通过经络而影响相应的脏腑，提高免疫能力，寿延百岁。此外，对防治心肺、头面、颅脑部位疾病有很好的作用。如治疗中风口噤、感冒、面神经麻痹、面肌痉挛、神经衰弱等。

【功法歌诀】练手功歌诀如下：

日常养生练手功，操作简便随意行。
搓摩全掌温双手，对碰十宣血压平，
捏揉四缝助消化，对叉八邪治项痛，
搓擦合谷头病祛，掐捏少商防喉肿，
捻捏少泽防赤目，抑郁耳鸣掐关冲，
擦搓鱼际防感冒，搓摩劳宫心神宁，
碰击后溪解疲劳，掐按神门治心痛。
持之以恒常修习，健康一生不生病。

【功法练习】此功练习方法共十二节，其具体练习方法如下：

一、搓全掌

【歌诀】搓摩全掌温双手。

【练法】两手成掌，两掌掌心相对，呼气；左掌前搓，同时右掌后搓（图 7–57）。不停，吸气；右掌前搓，同时左掌后搓（图 7–58）。一呼一吸为一次，如此反复搓 36 次后换下法继续练习。

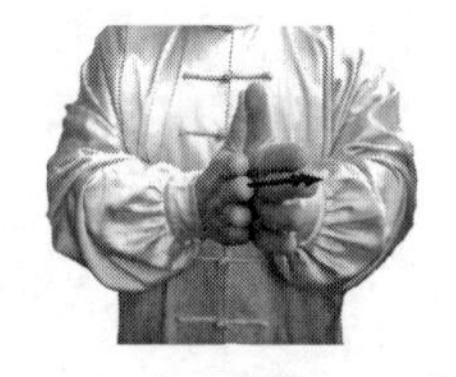
图 7–57

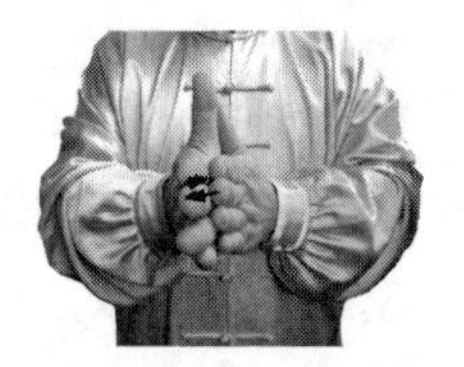
图 7–58

两掌相叠，右掌在里，左掌在外，掌心均向里，虎口斜向上（图 7–59）。呼气；右掌内旋，向前、向右下平抹，同时，左掌内旋成掌心向下（图 7–60）。不停，吸气；左掌向下、向里上旋翻，同时，右腕稍向下坐，两掌掌心均向里，虎口均向

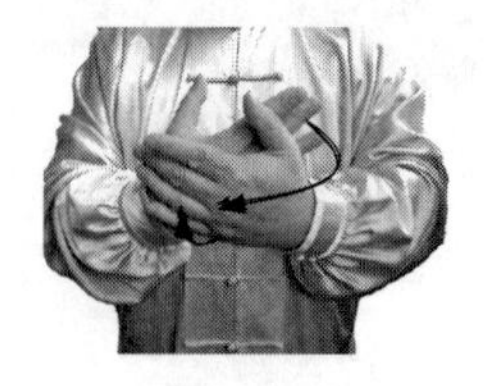
图 7–59

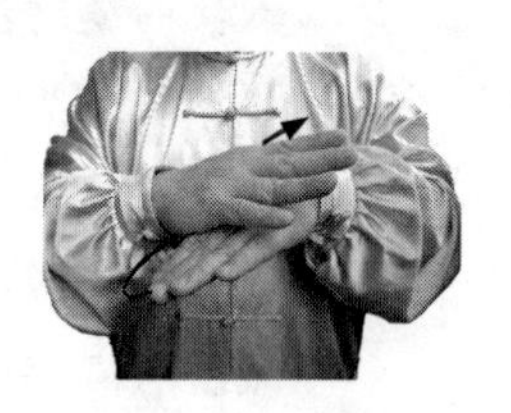
图 7–60

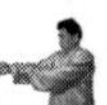

上（图 7-61）。呼气；左掌内旋，向前、向左下平抹，同时，右掌内旋成掌心向下（图 7-62）。不停，吸气；右掌向下、向里上旋翻，同时，左腕稍向下坐，两掌掌心均向里，虎口均向上（图 7-63）。两呼两吸为一次，如此照法反复揉搓 36 次。

【要点】不论是前后搓掌，还是旋揉搓掌，两掌都要有相对之力，搓掌速度适中、均匀。意念集中在两手上。搓手、呼吸与意念要密切配合，协调一致。

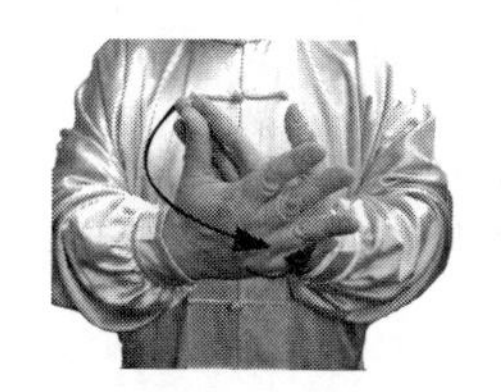

图 7-61

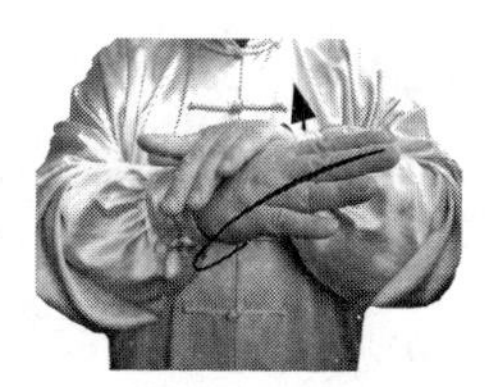

图 7-62

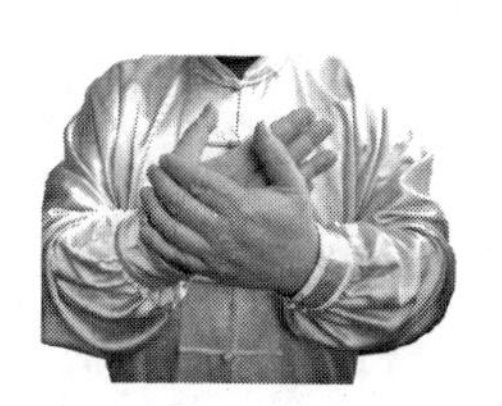

图 7-63

二、碰十宣

【歌诀】对碰十宣血压平。

【练法】两手成掌，五指自然张开，掌心内含，屈臂抱于胸前，两掌相距 10~15 厘米，十指指尖相对（图 7-64）。呼气；两掌向里，两掌十指尖相对碰击十宣穴（图 7-65）。吸气；两掌向外分开还原（图 7-66）。照法反复对碰 36 次。

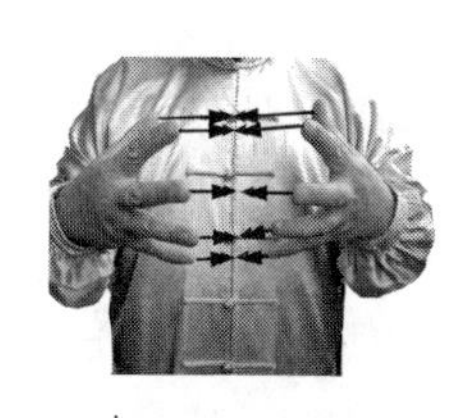

图 7-64

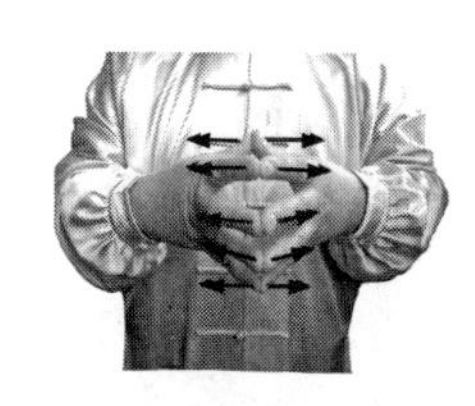

图 7-65

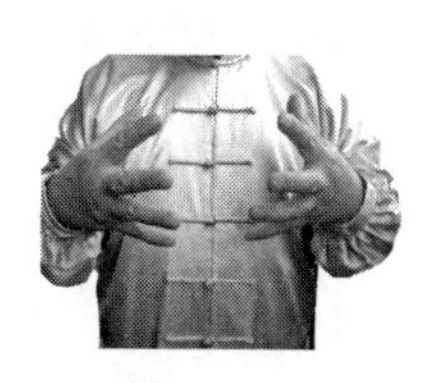

图 7-66

【要点】两掌十指尖对碰要准确、有力。意念集中在十指尖十宣穴上，动作、呼吸、意念要密切配合，高度一致。

三、揉四缝

【歌诀】捏揉四缝助消化。

【练法】左手成掌，掌心向下，拇指内屈，食指伸直，右手掌心向里，四指内屈，食指中节从左食指下托固住左食指中节缝处，拇指掐按在食指中节关节四缝穴上。吸气；拇指由左向前、向右揉转（图 7–67）。呼气；拇指由右向里、向左揉转（图 7–68）。如此揉 16 圈后再反方向揉 16 圈。食指做完后照法换做中指、无名指、小指及另一手的食、中、无名、小指。

【要点】拇食两指相对用力，边捏边揉，揉转要柔和、缓慢，速度要均匀，意念集中，捏揉动作与呼吸、意念要密切配合，协调一致。

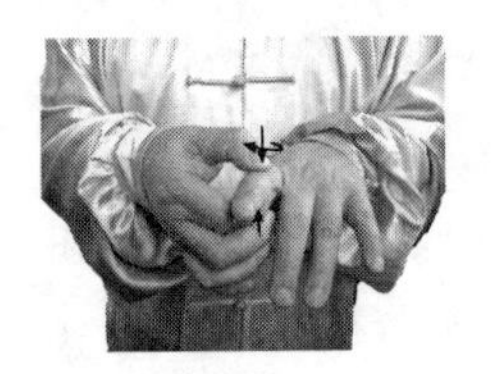
图 7–67

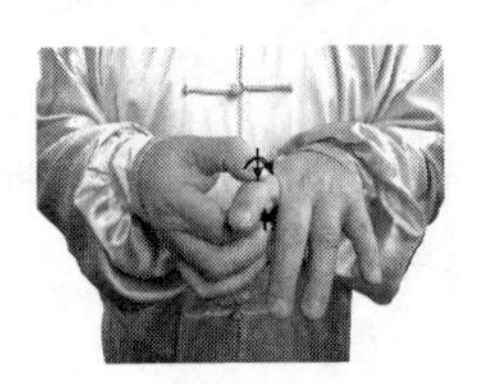
图 7–68

四、叉八邪

【歌诀】对叉八邪治项痛。

【练法】两手成掌，五指自然张开，掌心内含，屈臂抱于胸前，两掌相距 10~15 厘米，掌心相对（图 7–69）。呼气；两

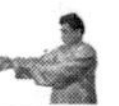

掌向里，两掌十指相互对叉，撞击八邪穴（图 7–70）。吸气；两掌向外分开还原（图 7–71）。照法反复对叉 36 次。

【要点】 两掌对对叉要准确、有力。意念集中在两掌八邪穴上，动作、呼吸、意念要密切配合，高度一致。

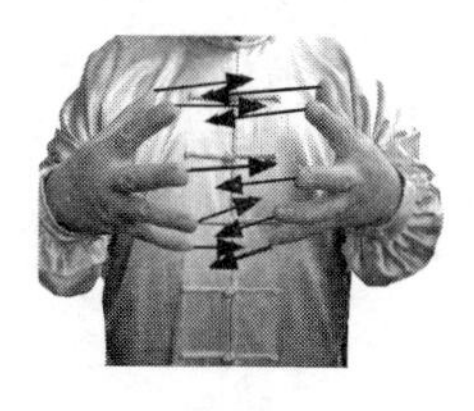

图 7–69

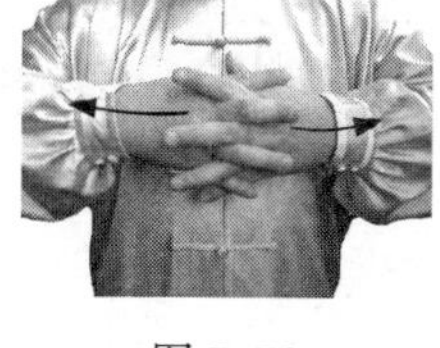

图 7–70

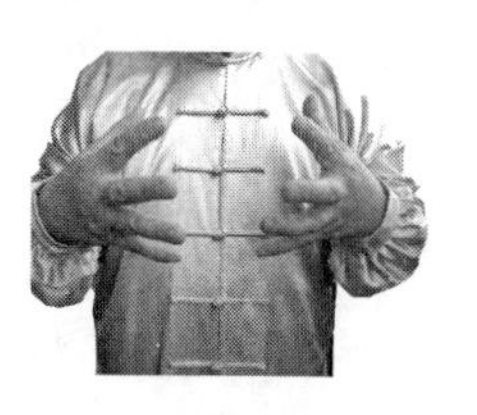

图 7–71

五、搓合谷

【歌诀】 搓擦合谷头病祛。

【练法】 左掌虎口张开，掌心向左，右手四指内屈，抵于左掌心处，拇指伸开，用右手大拇指螺纹面按在左虎口边缘（图7–72）。呼气；拇指向左手合谷推搓（图 7–73）。吸气；拇指收回还原（图 7–74）。如此照法反复推搓 36 次后换手练习。

【要点】 拇指推搓时要稍有按劲，推搓速度要缓慢、均匀，推搓时注意力集中在合谷穴上，推搓动作、呼吸与意念要密切配合，协调一致。

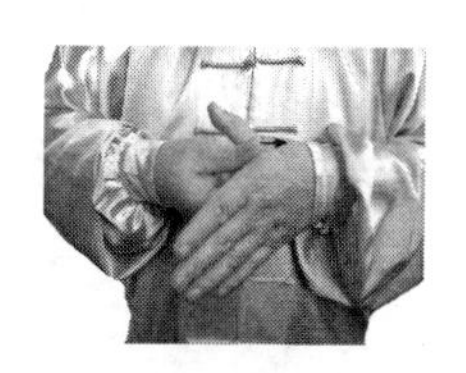

图 7–72

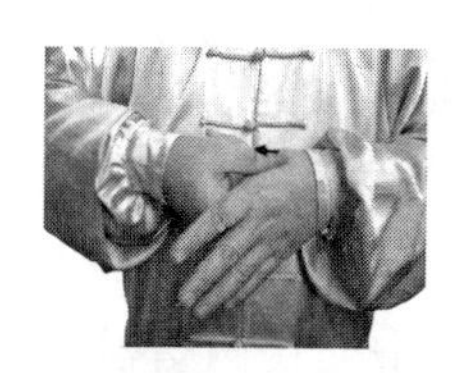

图 7–73

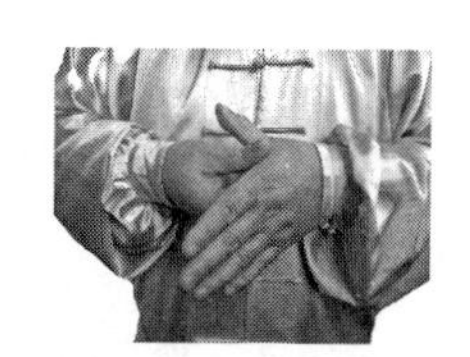

图 7–74

六、捏少商

【歌诀】 掐捏少商防喉肿。

【练法】 左掌抬起，掌心向下，虎口向前，拇指外展，右手食指从左拇指下托固住左手拇指，右手拇指按压在左拇指指甲外侧少商穴上。呼气；右手拇食两指相对用力掐捏少商穴（图 7–75）。吸气；右手拇食两指松劲（图 7–76）。如此一捏一松为一次，照法反复做 36 次后换手练习。

【要点】 捏穴准确，拇食两指相对用力，掐捏力度要适中，意念集中在少商穴上，掐捏动作与呼吸、意念要密切配合，协调一致。

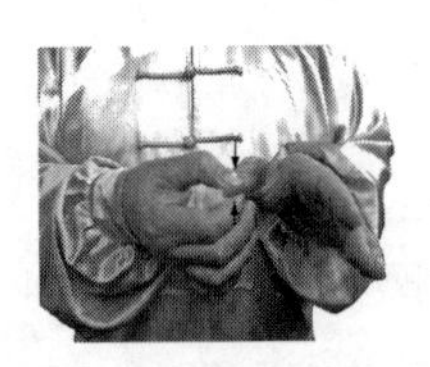
图 7–75

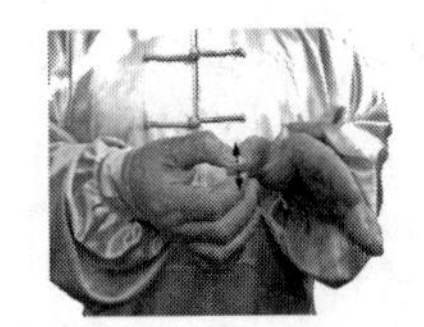
图 7–76

七、捻少泽

【歌诀】 捻捏少泽防赤目。

【练法】 左掌抬起，虎口向下，掌心向外，小指外展，右手食指从左小指下托固住左手小指，右手拇指按压在左小指指甲外侧少泽穴上。呼气；右手拇食两指相对用力掐捏少泽穴（图 7–77）。吸气；右手拇食两指松劲（图 7–78）。如此一捏一松为一次，照法反复做 36 次后换手练习。

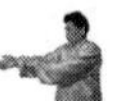

【要点】捏穴准确，拇食两指相对用力，掐捏力度要适中，意念集中在少泽穴上，掐捏动作与呼吸、意念要密切配合，协调一致。

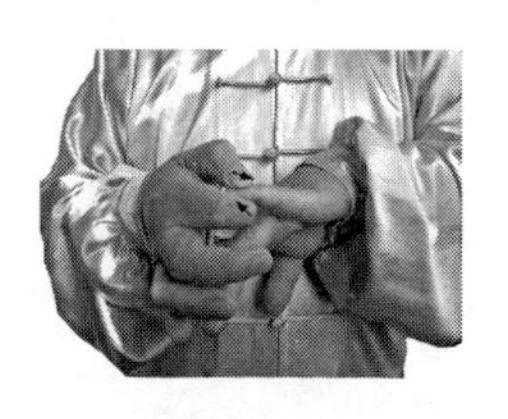
图 7–77

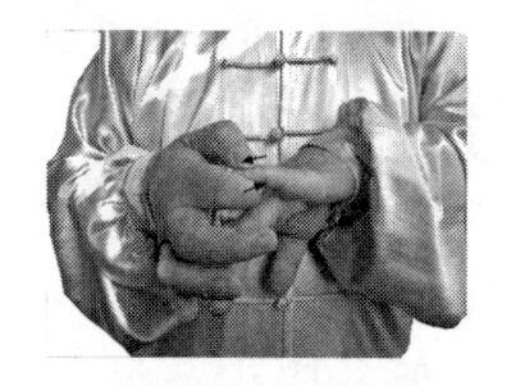
图 7–78

八、掐关冲

【歌诀】抑郁耳鸣掐关冲。

【练法】左掌抬起，虎口向下，掌心向外，无名指外展，右手食指从左无名指下托固住左手无名指，右手拇指按压在左无名指指甲外侧关冲穴上。呼气；右手拇食两指相对用力掐捏关冲穴（图 7–79）。吸气；右手拇食两指松劲（图 7–80）。如此一捏一松为一次，照法反复做 36 次后换手练习。

【要点】捏穴准确，拇食两指相对用力，掐捏力度要适中，意念集中在关冲穴上，掐捏动作与呼吸、意念要密切配合，协调一致。

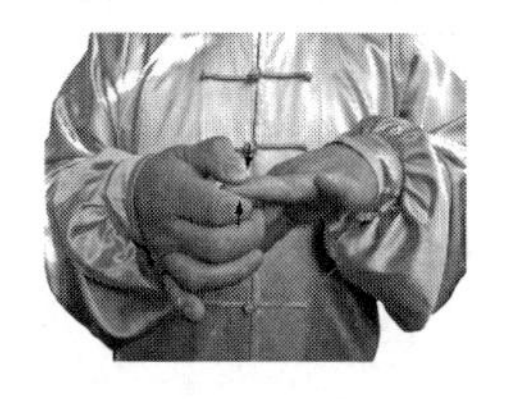
图 7–79

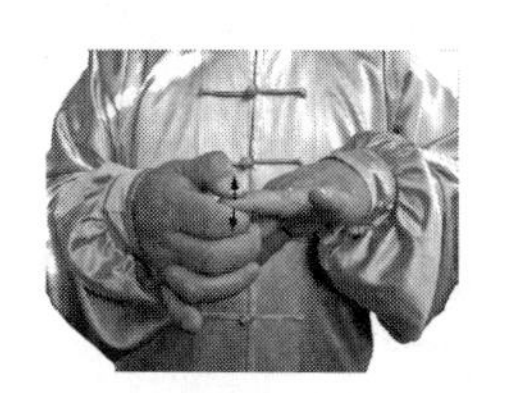
图 7–80

九、搓鱼际

【歌诀】擦搓鱼际防感冒。

【练法】两手成掌，两掌掌心斜向相对，两大鱼际部相抵按在一起。呼气；左掌向前右掌向后，两鱼际穴相搓（图 7-81）。不停，吸气；右掌向前左掌向后，两鱼际穴相搓（图 7-82）。一呼一吸为一次，如此照法反复搓 36 次。

【要点】两鱼际相搓，两掌都要有相对之力，搓掌速度适中、均匀。意念集中在两手鱼际穴上。搓手、呼吸与意念要密切配合，协调一致。

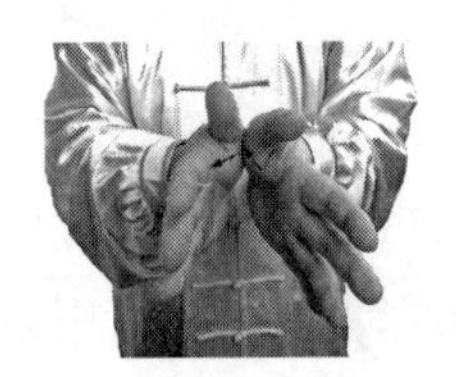

图 7-81

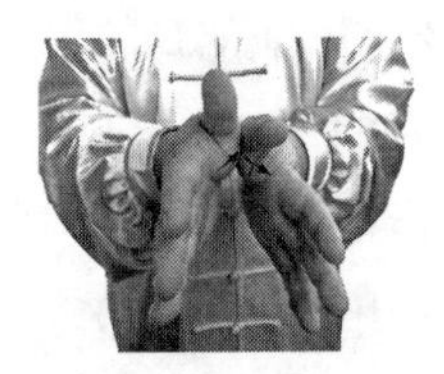

图 7-82

十、摩劳宫

【歌诀】搓摩劳宫心神宁。

【练法】左掌伸开，掌指向前，掌心斜向上，右手握拳，用右拳之拇指节顶抵按于左劳宫穴上。呼气右拳前推搓摩左手劳宫穴（图 7-83）。吸气；右拳后拉搓摩左手劳宫穴（图 7-84）。如此一推一拉为一次，照法反复搓摩 36 次后换手练习。

【要点】右拳拇指节顶抵按于左手劳宫穴上要相对用力，推拉速度缓慢，用力均匀，意念集中在劳宫穴上，搓摩动作与

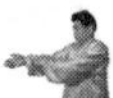

呼吸、意念要密切配合，协调一致。

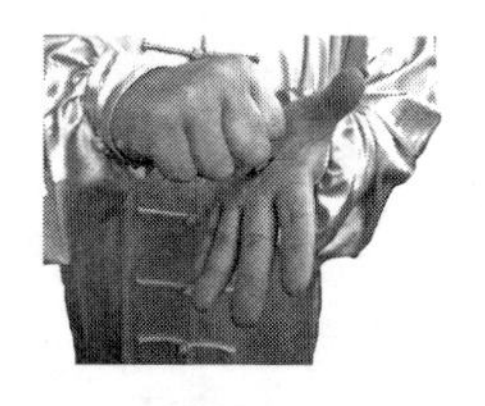
图 7-83

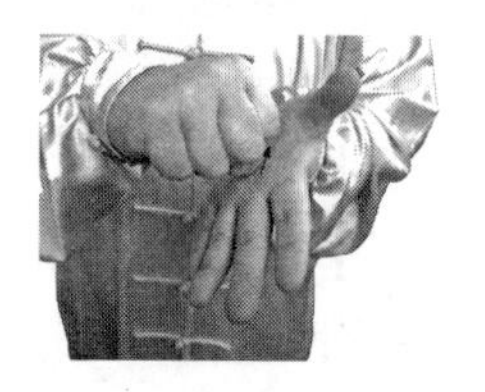
图 7-84

十一、击解溪

【歌诀】碰击解溪解疲劳。

【练法】两手成掌，屈臂外旋上捧于胸前，掌心指向前，掌心均向上，两掌小指侧相对，两掌相距 10~15 厘米（图 7-85）。呼气；两掌向里，两掌小指侧相对碰击两解溪穴（图 7-86）。吸气；两掌外分还原（图 7-87）。如此一呼一吸为一次，照法反复碰击 36 次。

【要点】两掌碰击穴位要准确，碰击力度要适中，意念集中在两解溪穴上，碰击动作与呼吸、意念要密切配合，协调一致。

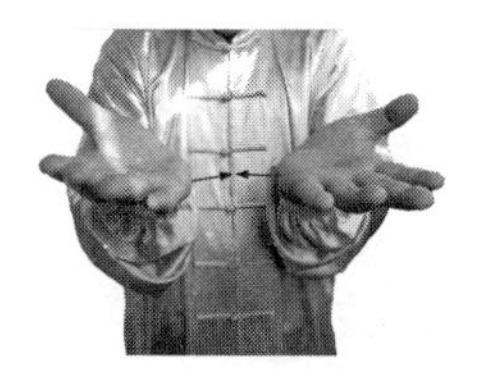
图 7-85

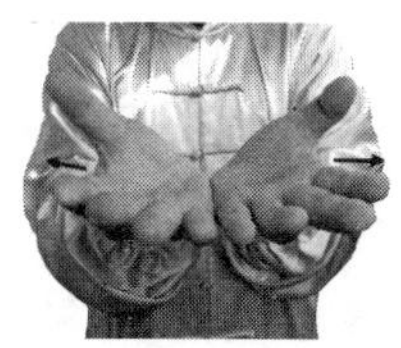
图 7-86

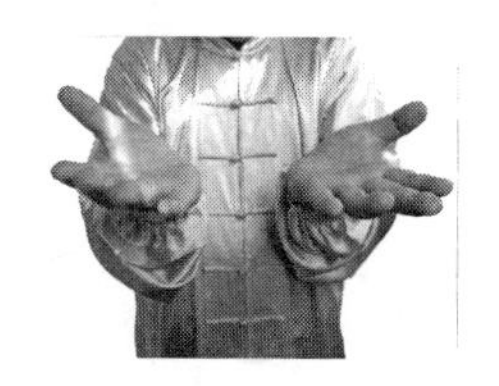
图 7-87

十二、按神门

【歌诀】掐按神门治心痛。

【练法】左掌抬起，掌指向前，掌心向上，右手食指从左腕内下方侧托固住左腕，右手拇指按压在左腕神门穴上。呼气；右手拇食两指相对用力掐按神门穴（图 7–88）。吸气；右手拇食两指松劲（图 7–89）。如此一按一松为一次，照法反复做 36 次后换手练习。

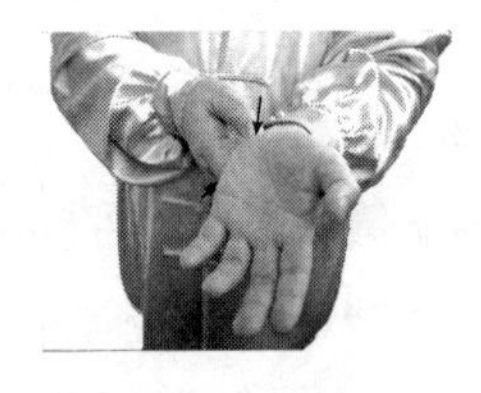

图 7–88

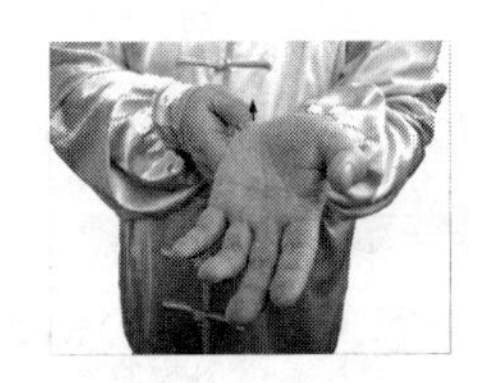

图 7–89

【要点】捏穴准确，拇食两指相对用力，掐捏力度要适中，意念集中在神门穴上，掐捏动作与呼吸、意念要密切配合，协调一致。

【练习要求】每日练习 1~3 遍，常年坚持。

【注意事项】

（1）环境舒适，保持空气新鲜，温度适宜，卫生清洁。

（2）思想集中，体验感受被按经络与穴位的效应，有助于起到疏经活络、调和气血的作用。

（3）按摩时将按摩、锻炼、呼吸有机的结合起来，有助于提高疗效。

（4）根据反应，按摩时应注意各种按摩手法操作在局部及

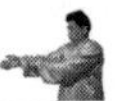

整体的反应，对于有明显改善身体状况，出现酸麻胀重及轻度疼痛的手法可多用；对于出现疼痛加剧，青紫瘀斑等异常的按摩反应的手法则不用。

(5) 抓住重点，追求实效，按摩锻炼目的以预防和解除病痛为主。

(6) 把握时间，循序渐进按摩，不可一边按摩，一边还想着别的事情。一般以清晨、睡前为宜，按摩前应排空二便，饥饿时或刚进食后均不宜按摩。对于疾病的按摩防治，初起时宜，病重时不宜，恢复期多用。

(7) 持之以恒，贵在坚持。必须坚持不懈，才能达到防病治病、延年益寿的目的。

(8) 劳逸结合，练养得当。手法的练习须注意不可过量，如过量则不利于身体健康。亦不可不足，不足则不能提高手法的动力。要做到劳逸结合，练养得当。

第四节　转摆拍打—延年益寿功

【功法介绍】 此功在身体左右转动中利用臂的摆动，如波浪鼓似地，用两手对全身不同的几个要穴进行拍打的功法。

【风格特点】 此功只需站立扭转摆动，不需特殊的空间和场地，方法简便，好学易会，随时随地即可练习，适合广泛，易于推广，各类人群均可练习，健身效果极佳。

【功法作用】 此功选穴全面，以丹田、命门穴为要，配穴以保健穴为主，其次兼顾治疗，经常练习能够健身祛病，提高免疫能力，提高身体素质，能够延年益寿。

【功法歌诀】 此功练习歌诀如下：

扭转摆动要穴拍，防病治病又健身。
丹田命门为主穴，拍击肩井带命门。
主穴左右摆拍后，中府命门一起拍。
照法拍击主穴位，再把关元肾俞捶。
左右摆拍主穴后，连拍命门加大椎。
还拍命门加大椎，大包环跳依次拍。
主穴左右拍打后，箕门命门重复拍。
照法拍击主穴位，内外膝眼同时捶。
主穴拍法仍照旧，捶击伏兔带命门。
仍按老法拍主穴，血海阴市一起捶。
照法拍击主穴位，两膝鹤顶同时拍。
主穴拍后足三里，再加阴陵泉穴位。
仍按老法拍主穴，三阴阳交一起拍。

【功法练习】此功具体练习方法如下：

一、拍肩井

【歌诀】丹田命门为主穴，拍击肩井带命门。

【练法】开步站立，两臂自然下垂，身体右转，带动两臂向右后摆动，用左掌掌心拍击腹部丹田穴，右掌掌背拍击腰后命门穴（图 7–90）。接着，身体再向左转，带动两臂向左后摆动，用右掌掌心拍击腹部丹田穴，用左掌掌背拍击腰后命门穴（图 7–91）。接着，身体右转，带动两臂向右后摆动，用左掌掌心拍击右肩井穴，用右掌掌背拍击腰后命门穴（图 7–92）。紧接着，身体左转，带动两臂向左后摆动，用右掌掌心拍击左肩井穴，用左掌掌背拍击腰后命门穴（图 7–93）。

【说明】以上为一遍，照法做 4~8 遍。

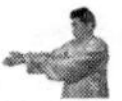

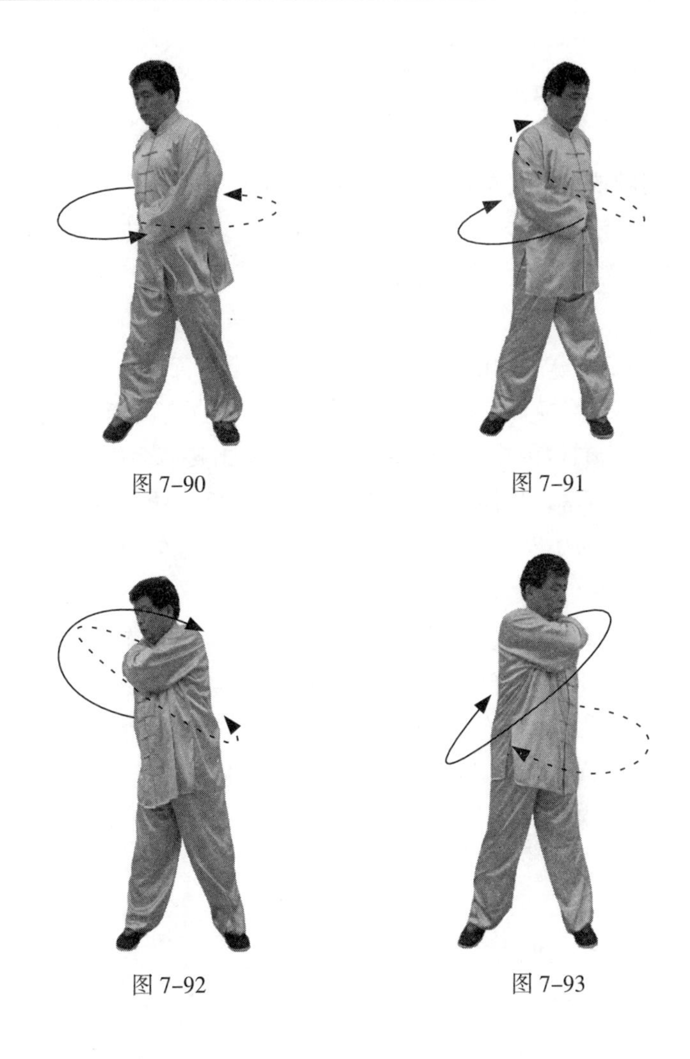

图 7–90　　图 7–91

图 7–92　　图 7–93

【要点】身体转动要以百会穴至会阴穴为纵轴左右转动，两臂要放松，随身体转动摆动两臂，拍击穴位要准确、有力，动作要连贯。身体转动时吸气，两手拍击穴位时呼气，意念集中在被拍穴位上，动作、呼吸、意念要协调一致。

二、拍中府

【歌诀】主穴左右摆拍后，中府门命一起拍。

【练法】开步站立，两臂自然下垂，身体右转，带动两臂向右后摆动，用左掌掌心拍击腹部丹田穴，右掌掌背拍击腰后命门穴（图 7–94）。接着，身体再向左转，带动两臂向左后摆动，用右掌掌心拍击腹部丹田穴，用左掌掌背拍击腰后命门穴（图 7–95）。接着，身体右转，带动两臂向右后摆动，用左掌掌心拍击右肩前中府穴，用右掌掌背拍击腰后命门穴（图 7–96）。紧接着，身体左转，带动两臂向左后摆动，用右掌掌心拍击左肩前中府穴，用左掌掌背拍击腰后命门穴（图 7–97）。

【说明】以上为一遍，照法做 4~8 遍。

【要点】身体转动要以百会穴至会阴穴为纵轴左右转动，两臂要放松，随身体转动摆动两臂，拍击穴位要准确、有力，动作要连贯。身体转动时吸气，两手拍击穴位时呼气，意念集中在被拍穴位上，动作、呼吸、意念要协调一致。

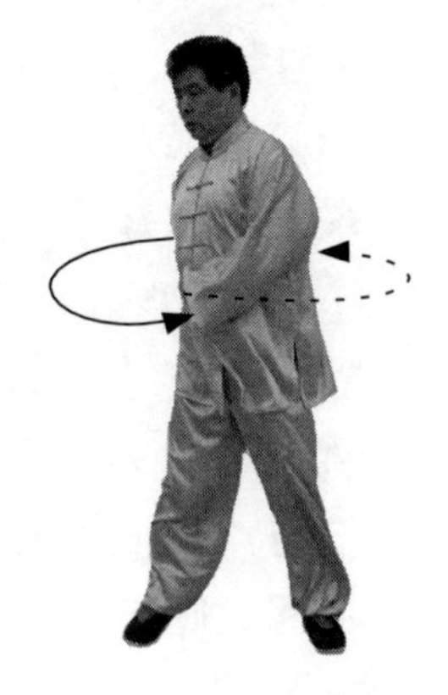
图 7–94

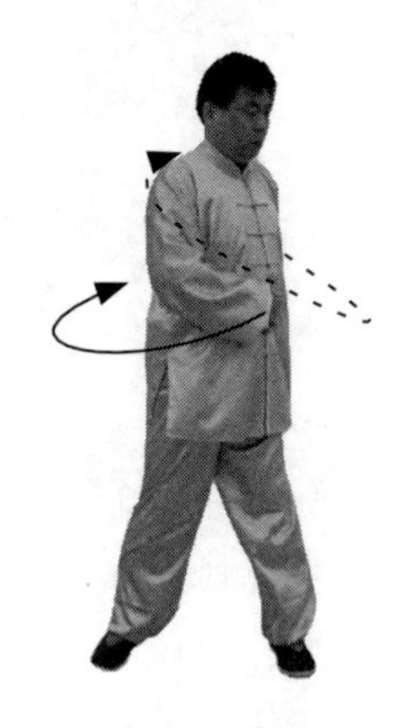
图 7–95

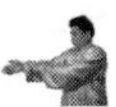

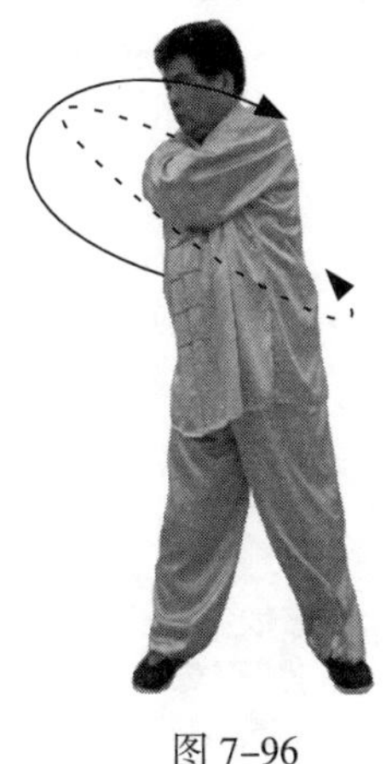

图 7–96

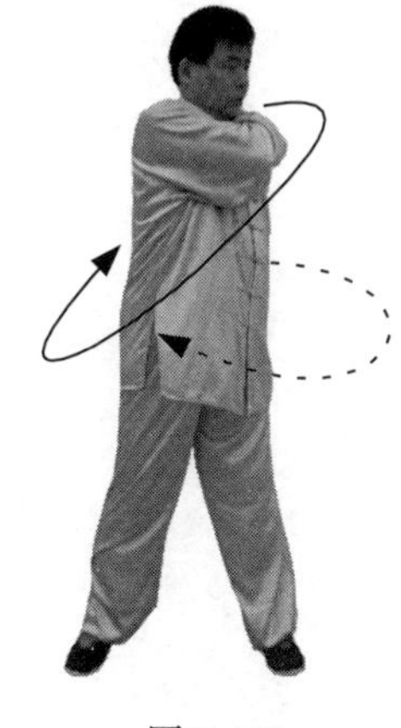

图 7–97

三、捶关元俞及肾俞

【歌诀】主穴左右摆拍后，把关元俞肾俞捶。

【练法】开步站立，两臂自然下垂，身体右转，带动两臂向右后摆动，用左掌掌心拍击腹部丹田穴，右掌掌背拍击腰后命门穴（图 7–98）。接着，身体再向左转，带动两臂向左后摆动，用右掌掌心拍击腹部丹田穴，用左掌掌背拍击腰后命门穴（图 7–99）。接着，身体右转向正前时停住，两臂同时绕摆于腰后，用两拳拳背捶击两关元俞穴（图 7–100）。紧接着，两臂上抬，用两拳臂捶击两肾俞穴（图 7–101）。

【说明】以上为一遍，照法做 4~8 遍。

【要点】身体转动要以百会穴至会阴穴为纵轴左右转动，两臂要放松，随身体转动摆动两臂，拍击穴位要准确、有力，动作要连贯。两臂绕于腰后时两拳同时捶击两关元俞穴，捶击两肾俞穴时，两臂要尽量向后上屈，捶击两肾俞穴要准确、有力。身体动作时吸气，两手拍击穴位时呼气，意念集中在被拍穴位上，动作、呼吸、意念要协调一致。

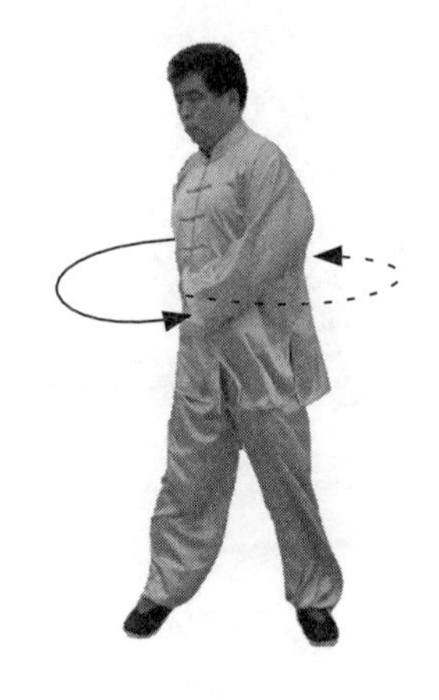

图 7–98

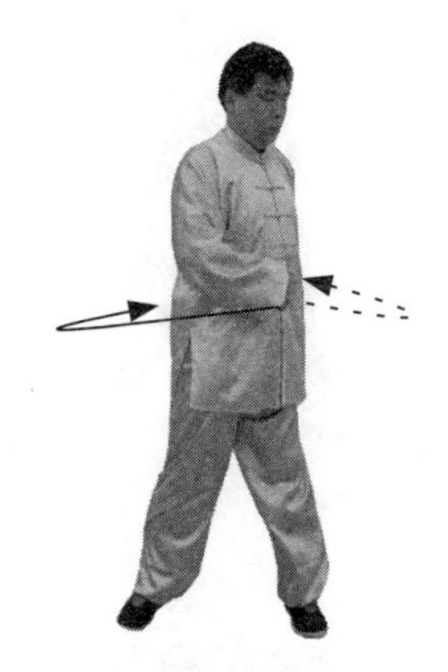

图 7–99

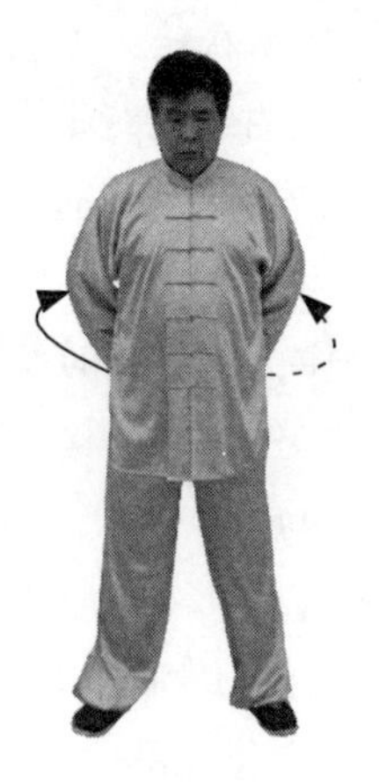

图 7–100

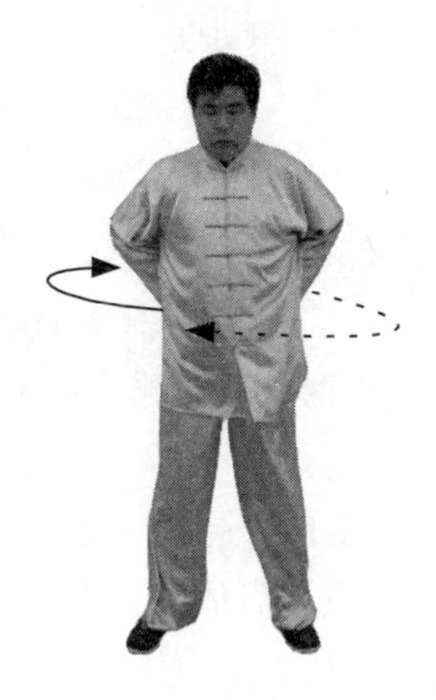

图 7–101

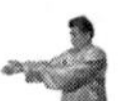

四、拍大椎穴

【歌诀】左右摆拍主穴后，连拍命门加大椎。

【练法】开步站立，两臂自然下垂，身体右转，带动两臂向右后摆动，用左掌掌心拍击腹部丹田穴，右掌掌背拍击腰后命门穴（图 7–102）。接着，身体再向左转，带动两臂向左后摆动，用右掌掌心拍击腹部丹田穴，用左掌掌背拍击腰后命门穴（图 7–103）。接着，身体右转，带动两臂向右后摆动，左掌从左耳侧屈臂向背后绕过，用左掌掌心拍击大椎穴，用右掌掌背拍击腰后命门穴（图 7–104）。紧接着，身体左转，带动两臂向左后摆动，右掌从右耳侧屈臂向背后绕过，用右掌掌心拍击大椎穴，用左掌掌背拍击腰后命门穴（图 7–105）。

【说明】以上为一遍，照法做 4~8 遍。

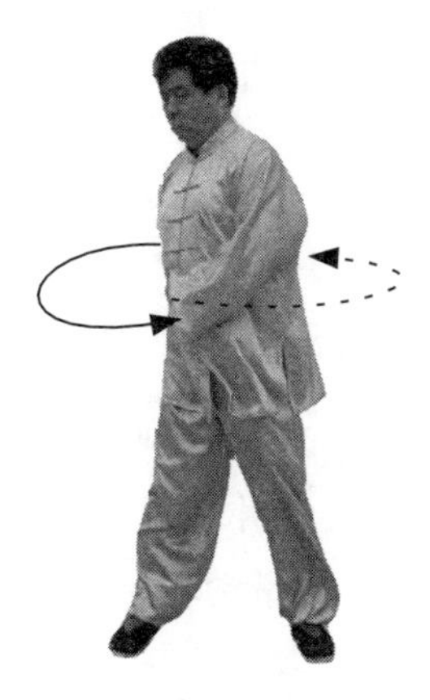

图 7–102

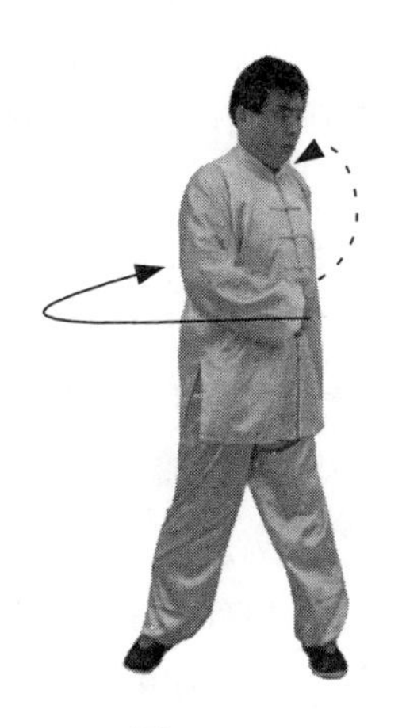

图 7–103

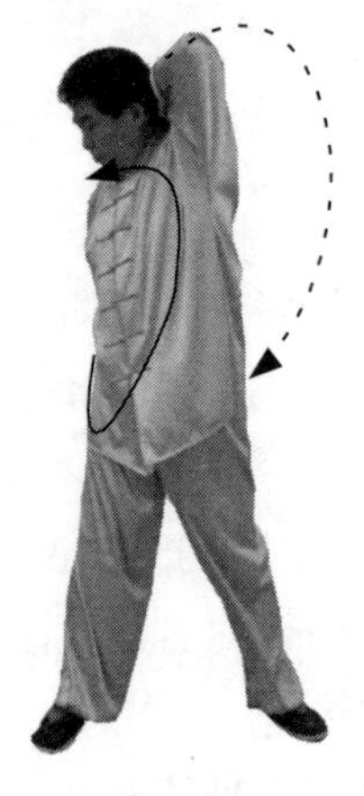

图 7-104

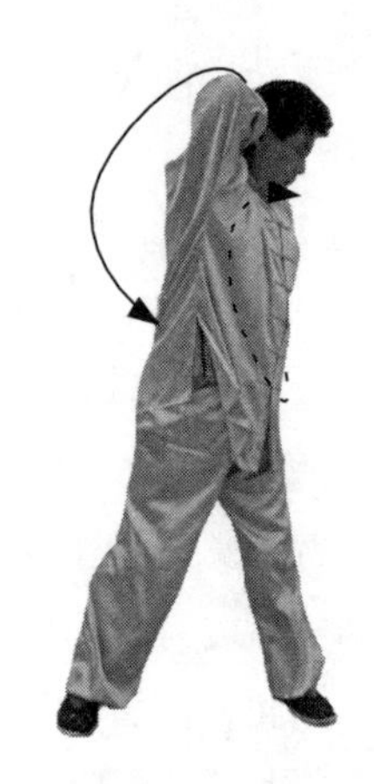

图 7-105

【要点】身体转动要以百会穴至会阴穴为纵轴左右转动，两臂要放松，随身体转动摆动两臂，拍击穴位要准确、有力，动作要连贯。拍击大椎穴时臂从头同侧后屈，要尽量后抬，拍穴要准确、有力。身体转动时吸气，两手拍击穴位时呼气，意念集中在被拍穴位上，动作、呼吸、意念要协调一致。

五、拍大包环跳

【歌诀】还拍命门加大椎，大包环跳依次拍。

【练法】身体右转，带动两臂向右后摆动，左掌从左耳侧屈臂向背后绕过，用左掌掌心拍击大椎穴，用右掌掌背拍击腰后命门穴（图 7-106）。接着，身体左转，带动两臂向左后摆动，右掌从右耳侧屈臂向背后绕过，用右掌掌心拍击大椎穴，用左掌掌背拍击腰后命门穴（图 7-107）。接着，身体右转，右手拍在大椎穴上不动，左臂向右摆动，用左掌掌心拍击右肋

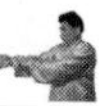

侧大包穴（图 7–108）。紧接着，身体左转，左手拍在右大包穴上不动，右掌从头右侧向后下用右掌掌背拍击右侧环跳穴（图 7–109）。

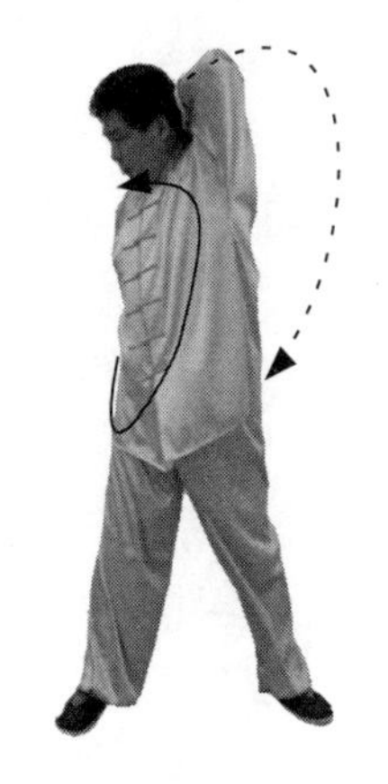

图 7–106

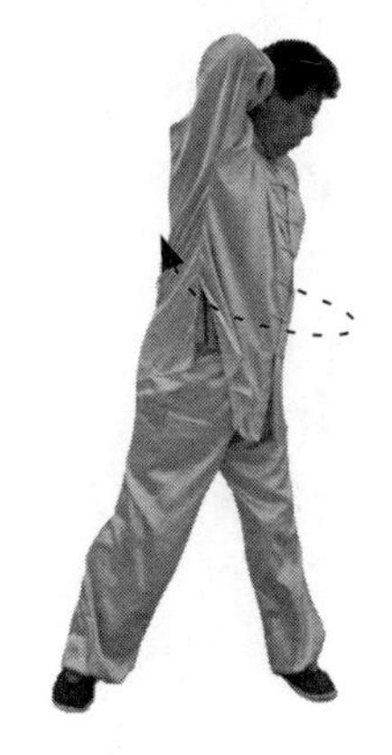

图 7–107

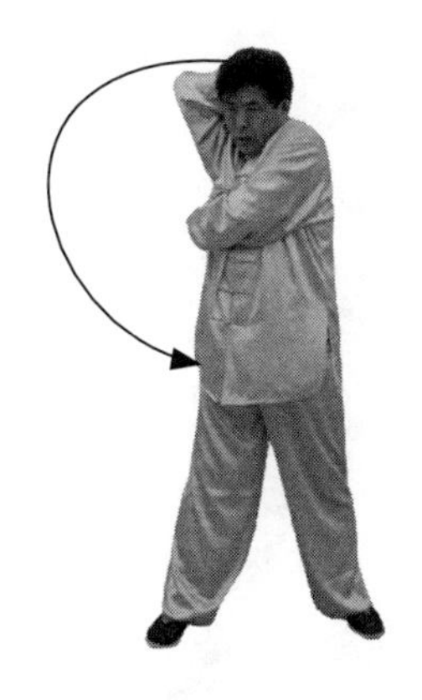

图 7–108

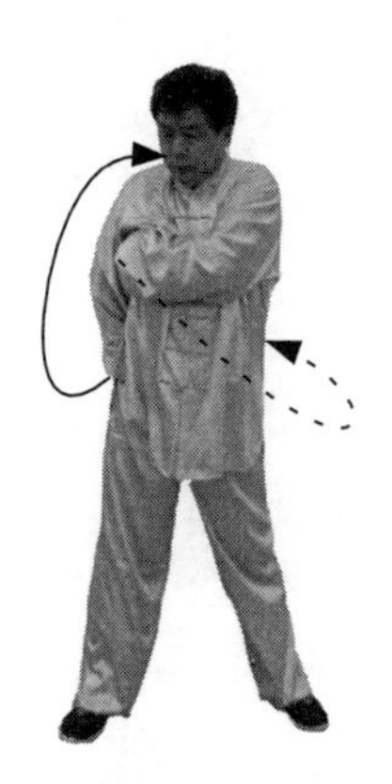

图 7–109

接上动作，身体左转，带动两臂向左后摆动，右掌从右耳侧屈臂向背后绕过，用右掌掌心拍击大椎穴，用左掌掌背拍击腰后命门穴（图 7–110）。接着，身体右转，带动两臂向右后摆动，左掌从左耳侧屈臂向背后绕过，用左掌掌心拍击大椎穴，用右掌掌背拍击腰后命门穴（图 7–111）。接着，身体左转，左手拍在大椎穴上不动，右臂向左摆动，用右掌掌心拍击左肋侧大包穴（图 7–112）。紧接着，身体右转，右手拍在左大包穴上不动，左掌从头左侧向后下用左掌掌背拍击左侧环跳穴（图 7–113）。

【说明】以上为一遍，照法做 4~8 遍。

【要点】身体转动要以百会穴至会阴穴为纵轴左右转动，两臂要放松，随身体转动摆动两臂，拍击动作要协调，动作要连贯，拍击穴位要准确、有力。身体转动时吸气，拍击穴位时呼气，意念集中在被拍穴位上，动作、呼吸、意念要协调一致。

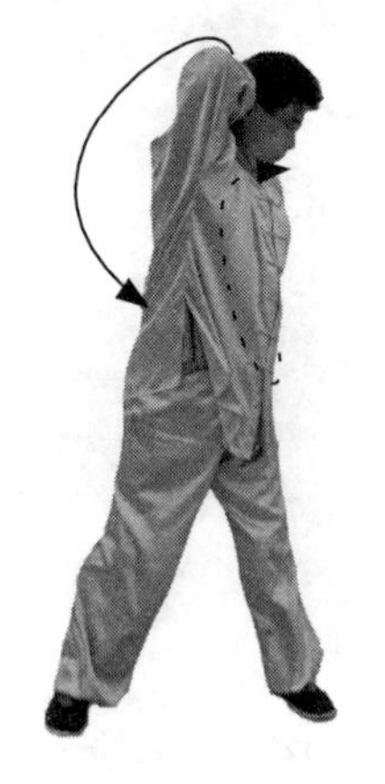
图 7–110

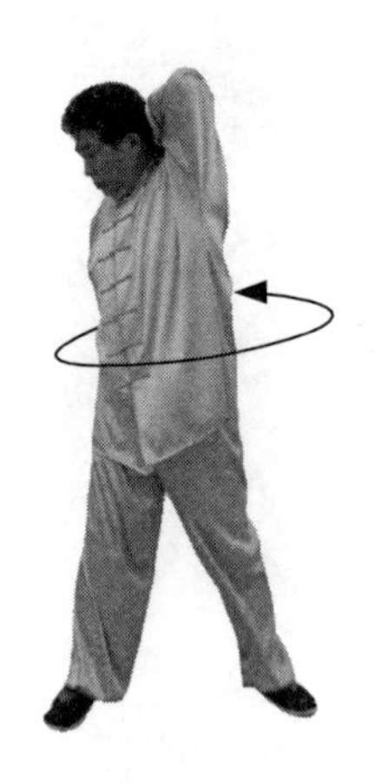
图 7–111

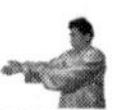

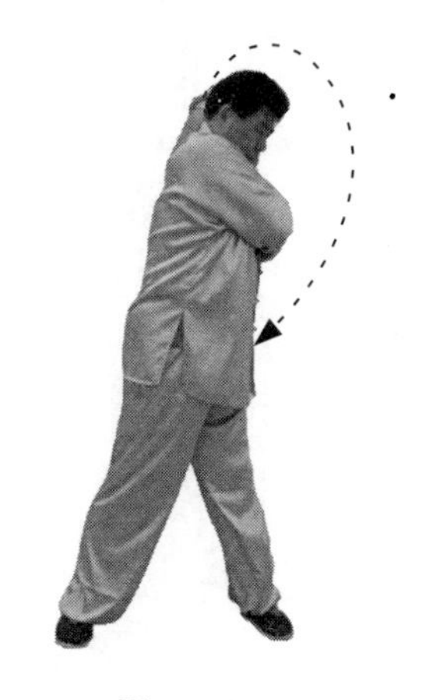

图 7-112

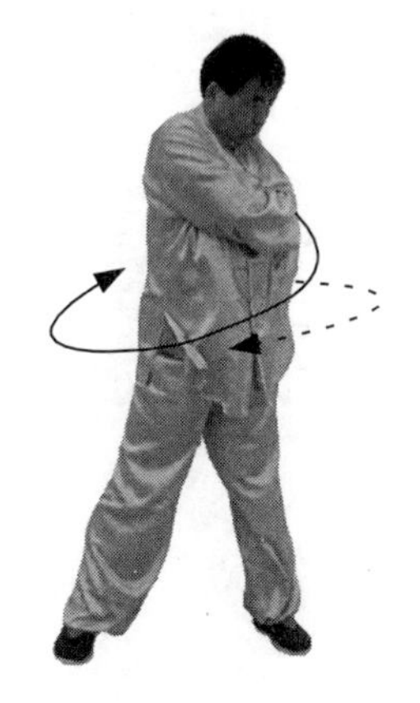

图 7-113

六、拍箕门

【歌诀】主穴左右拍打后，箕门命门重复拍。

【练法】开步站立，两臂自然下垂，身体右转，带动两臂向右后摆动，用左掌掌心拍击腹部丹田穴，右掌掌背拍击腰后命门穴（图 7-114）。接着，身体再向左转，带动两臂向左后摆动，用右掌掌心拍击腹部丹田穴，用左掌掌背拍击腰后命门穴（图 7-115）。接着，身体右转面向正前时，停止转动，左腿支撑身体，右腿屈膝上提，左手拍在命门穴上不动，用右拳捶击右腿箕门穴（图 7-116）。紧接着，右拳再次捶击右腿箕门穴一次（图 7-117）。

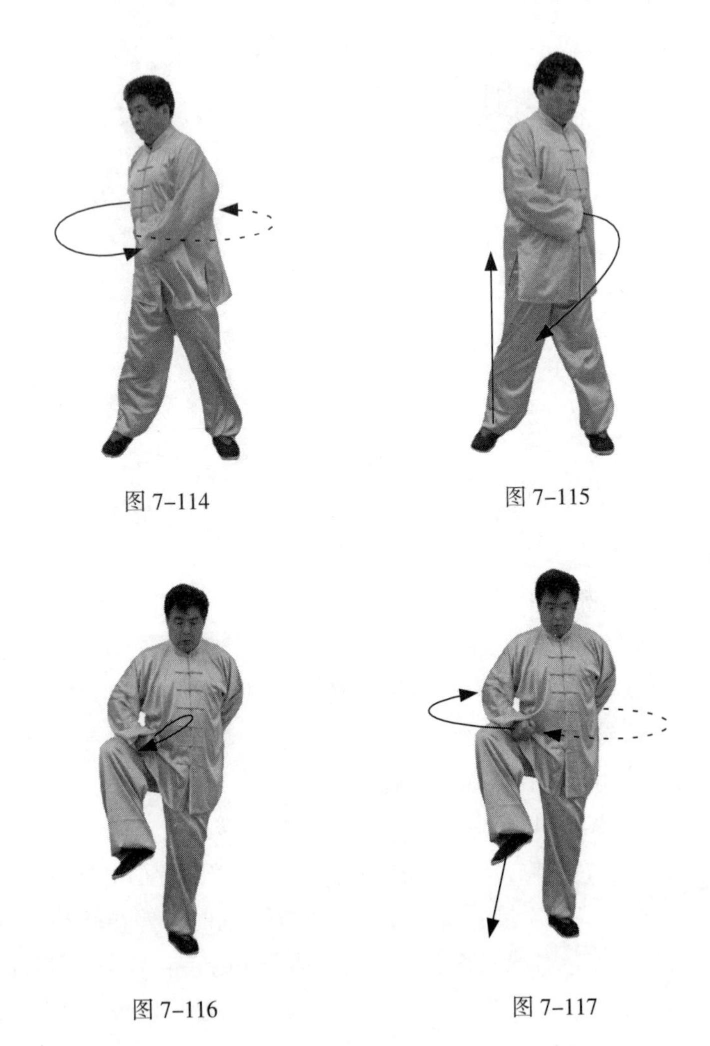

图 7–114　　图 7–115

图 7–116　　图 7–117

动作不停，接上势，身体左转，带动两臂向左后摆动，用右掌掌心拍击腹部丹田穴，左掌掌背拍击腰后命门穴（图 7–118）。接着，身体再向右转，带动两臂向右后摆动，用左掌掌

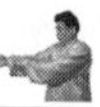

心拍击腹部丹田穴，用右掌掌背拍击腰后命门穴（图 7–119）。接着，身体左转面向正前时，停止转动，右腿支撑身体，左腿屈膝上提，右手拍在命门穴上不动，用左拳捶击左腿箕门穴（图 7–120）。紧接着，左拳再次捶击左腿箕门穴一次（图 7–121）。

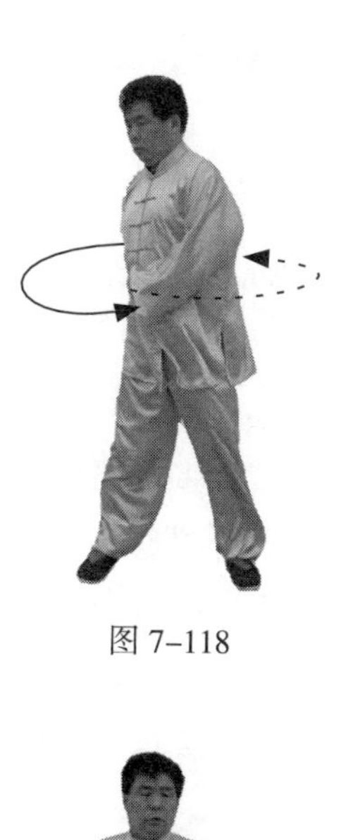

图 7–118

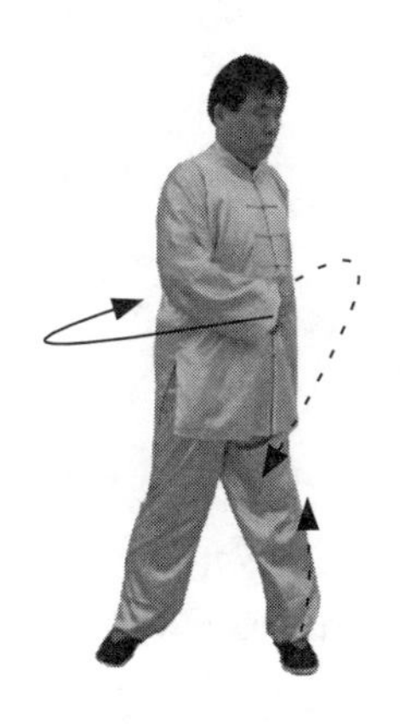

图 7–119

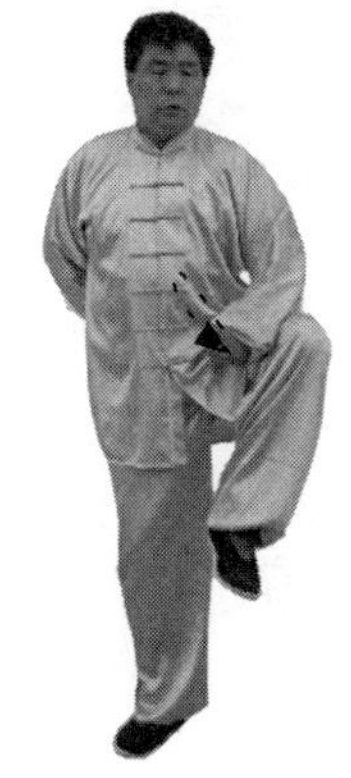

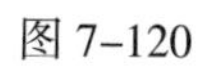

图 7–120

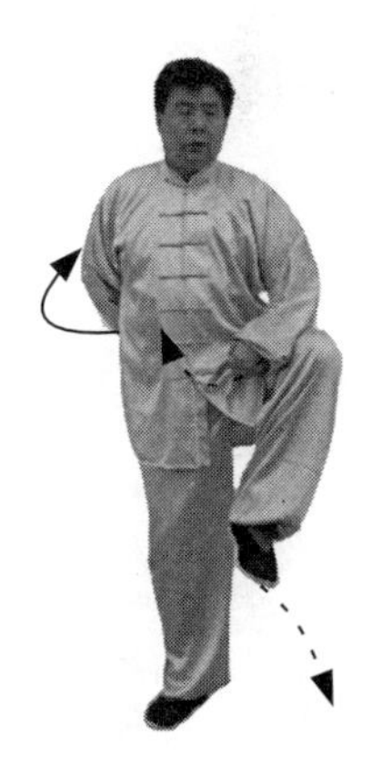

图 7–121

【说明】以上为一遍，照法做4~8遍。

【要点】身体转动要以百会穴至会阴穴为纵轴左右转动，两臂要放松，随身体转动摆动两臂，拍击穴位要准确、有力，动作要连贯。捶击箕门穴时，支撑腿要稳固，箕门穴要连捶两次。身体动作时吸气，击打穴位时呼气，意念集中在被拍打穴位上，动作、呼吸、意念要协调一致。

七、捶内外膝眼

【歌诀】照法拍击主穴位，内外膝眼同时捶。

【练法】开步站立，两臂自然下垂，身体右转，带动两臂向右后摆动，用左掌掌心拍击腹部丹田穴，右掌掌背拍击腰后命门穴（图7–122）。接着，身体再向左转，带动两臂向左后摆动，用右掌掌心拍击腹部丹田穴，用左掌掌背拍击腰后命门穴（图7–123）。接着，身体右转成面向正前时，左腿屈膝半

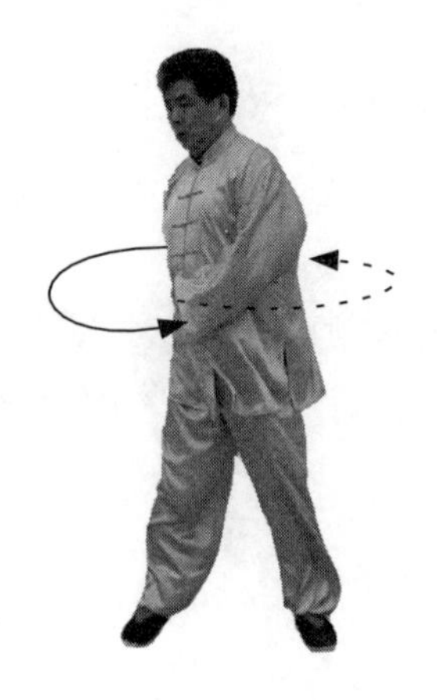

图7–122

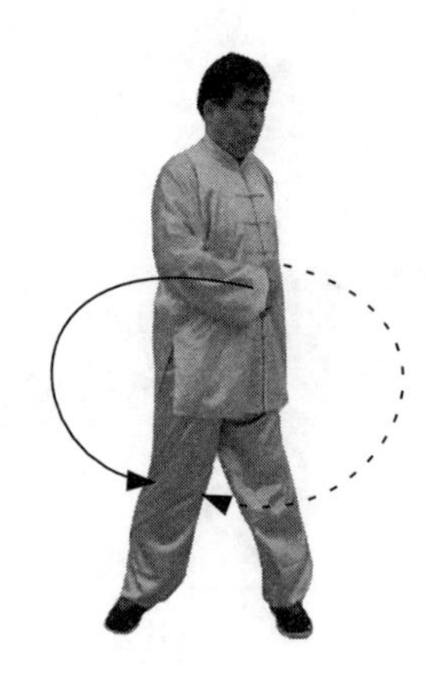

图7–123

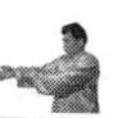

蹲，右脚前上半步成为右虚步，上体稍前俯，并用两拳拳心捶击右膝内外膝眼穴（图 7–124）。紧接着，两拳再次捶击右膝内外膝眼穴一次（图 7–125）。

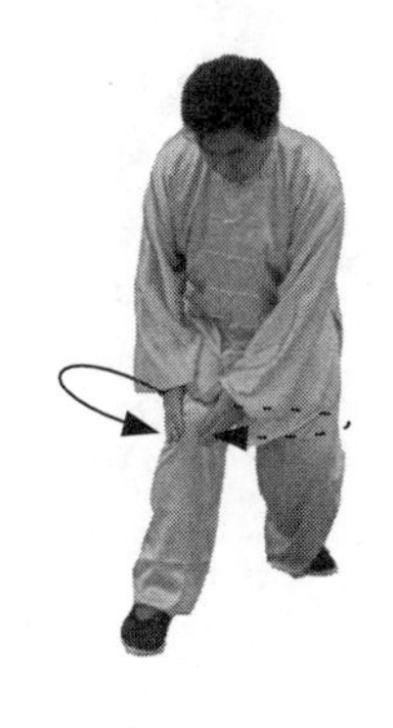

图 7–124

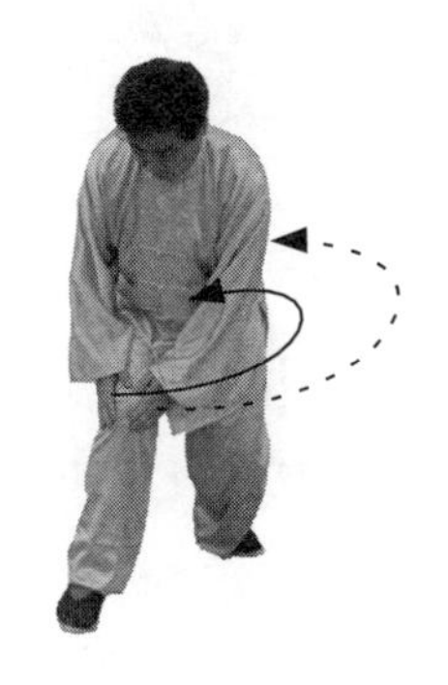

图 7–125

身体左转，带动两臂向左后摆动，用右掌掌心拍击腹部丹田穴，左掌掌背拍击腰后命门穴（图 7–126）。接着，身体再向右转，带动两臂向右后摆动，用左掌掌心拍击腹部丹田穴，用右掌掌背拍击腰后命门穴（图 7–127）。接着，身体左转成面向正前时，右腿屈膝半蹲，左脚前上半步成为左虚步，上体稍前俯，并用两拳拳心捶击左膝内外膝眼穴（图 7–128）。紧接着，两拳再次捶击左膝内外膝眼穴一次（图 7–129）。

【说明】以上为一遍，照法做 4~8 遍。

【要点】身体转动要以百会穴至会阴穴为纵轴左右转动，两臂要放松，随身体转动摆动两臂，拍击穴位要准确、有力，动作要连贯。捶击内外膝眼穴时，步子要成为虚步，注意收腹敛臀，稳固身体。身体动作时吸气，两手拍打穴位时呼气，意念集中在被拍打穴位上，动作、呼吸、意念要协调一致。

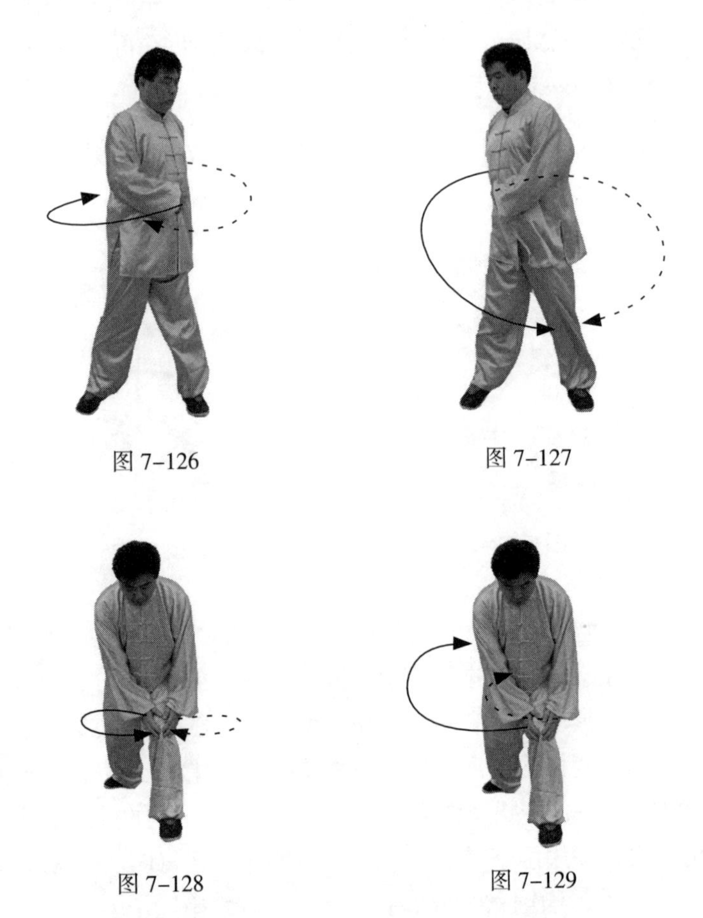

图 7–126　　图 7–127

图 7–128　　图 7–129

八、捶伏兔

【歌诀】主穴拍法仍照旧，捶击伏兔带命门。

【练法】开步站立，两臂自然下垂，身体右转，带动两臂向右后摆动，用左掌掌心拍击腹部丹田穴，右掌掌背拍击腰后

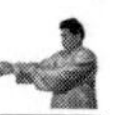

命门穴（图 7–130）。接着，身体再向左转，带动两臂向左后摆动，用右掌掌心拍击腹部丹田穴，用左掌掌背拍击腰后命门穴（图 7–131）。接着，身体右转面向正前时，停止转动，左腿支撑身体，右腿屈膝上提，左手拍在命门穴上不动，用右拳捶击右腿伏兔穴（图 7–132）。紧接着，右拳再次捶击右腿伏兔穴一次（图 7–133）。

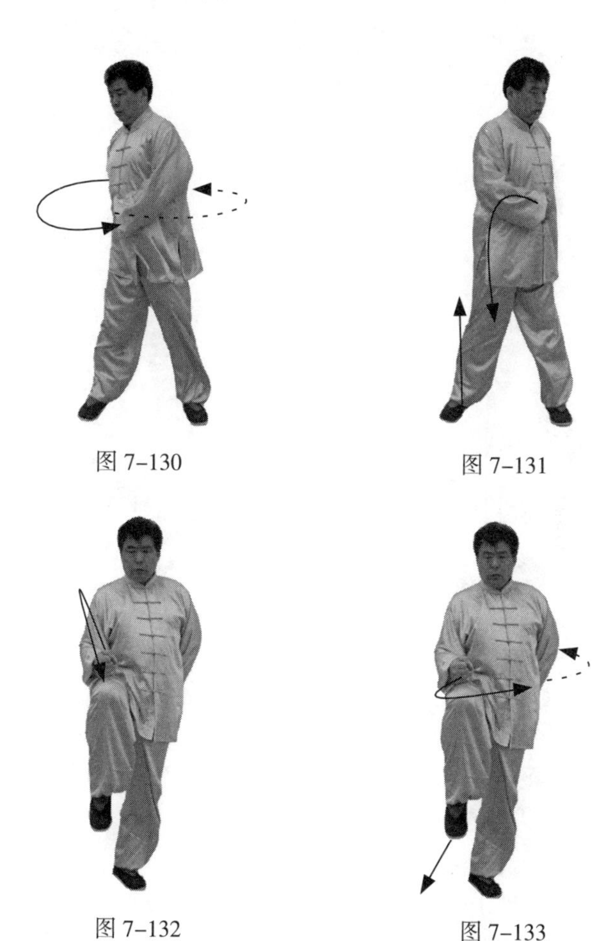

图 7–130　图 7–131

图 7–132　图 7–133

动作不停，接上势，身体左转，带动两臂向左后摆动，用右掌掌心拍击腹部丹田穴，左掌掌背拍击腰后命门穴（图 7-134）。接着，身体再向右转，带动两臂向右后摆动，用左掌掌心拍击腹部丹田穴，用右掌掌背拍击腰后命门穴（图 7-135）。接着，身体左转面向正前时，停止转动，右腿支撑身体，左腿屈膝上提，右手拍在命门穴上不动，用左拳捶击左腿伏兔穴（图 7-136）。紧接着，左拳再次捶击左腿伏兔穴一次（图 7-137）。

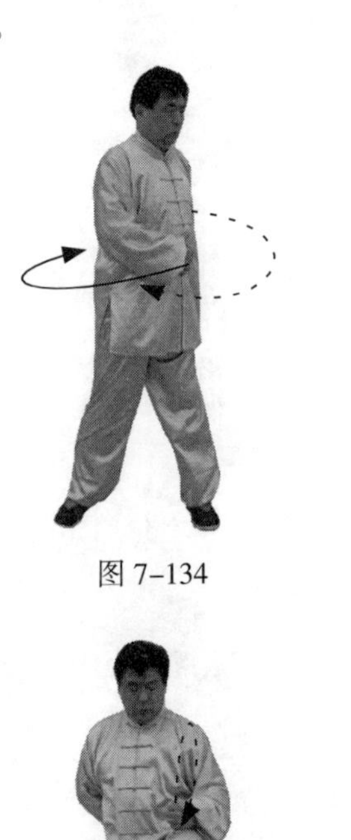

图 7-134

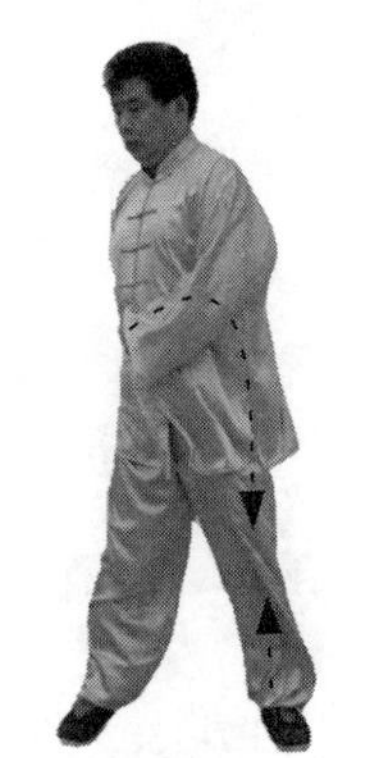

图 7-135

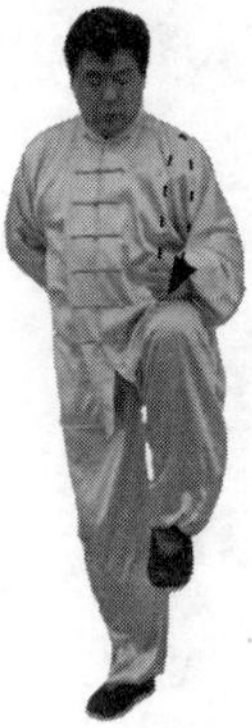

图 7-136

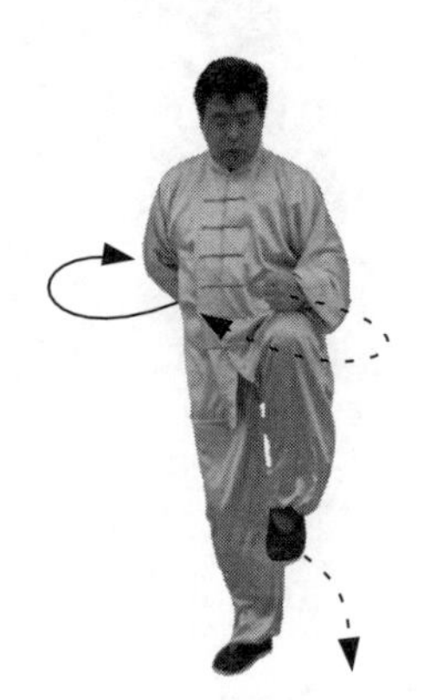

图 7-137

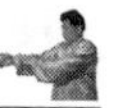

【说明】以上为一遍，照法做 4~8 遍。

【要点】身体转动要以百会穴至会阴穴为纵轴左右转动，两臂要放松，随身体转动摆动两臂，拍击穴位要准确、有力，动作要连贯。捶击伏兔穴时，支撑腿要稳固，伏兔穴要连捶两次。身体动作时吸气，击打穴位时呼气，意念集中在被拍打穴位上，动作、呼吸、意念要协调一致。

九、捶血海及阴市

【歌诀】仍按老法拍主穴，血海阴市一起捶。

【练法】开步站立，两臂自然下垂，身体右转，带动两臂向右后摆动，用左掌掌心拍击腹部丹田穴，右掌掌背拍击腰后命门穴（图 7–138）。接着，身体再向左转，带动两臂向左后摆动，用右掌掌心拍击腹部丹田穴，用左掌掌背拍击腰后命门穴（图 7–139）。接着，身体右转，同时身体重心左移，左腿屈膝半蹲，右腿伸直，上体稍向右前下俯，并用左拳捶击左腿

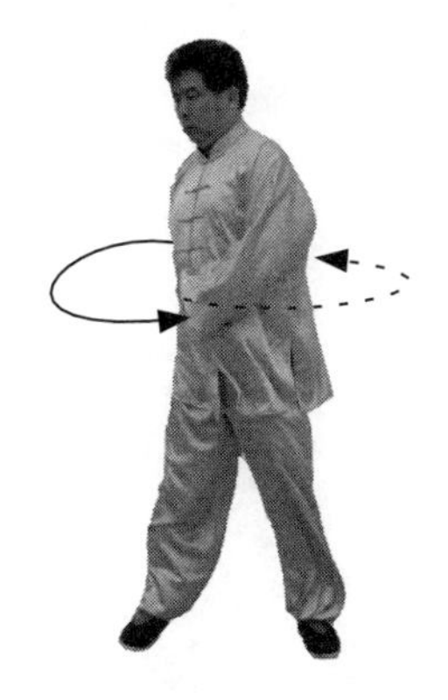

图 7–138

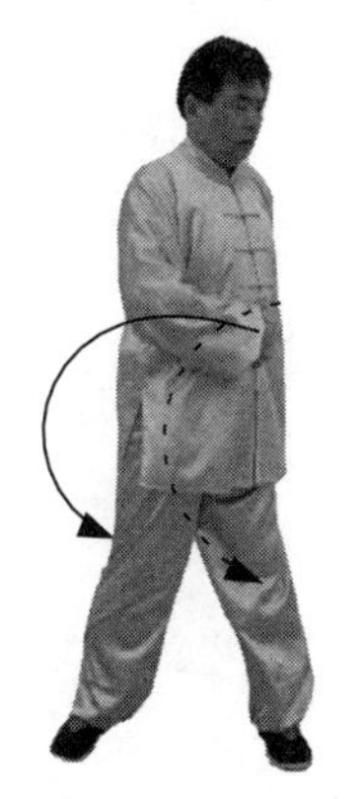

图 7–139

血海穴，右拳捶击右腿阴市穴（图 7–140）。紧接着，左右两拳同时再次分别捶击左腿血海穴和右腿阴市穴一次（图 7–141）。

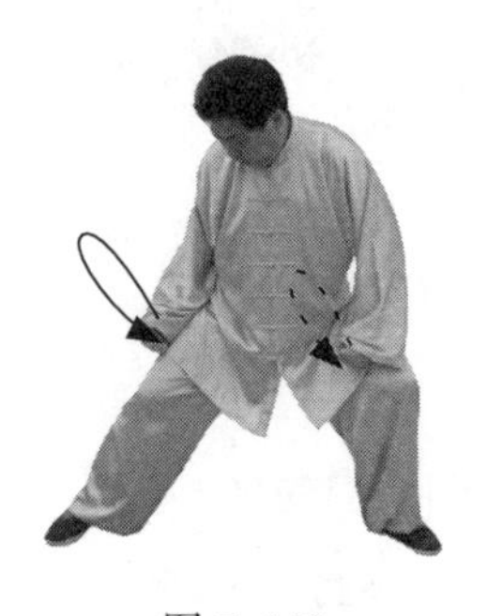
图 7–140

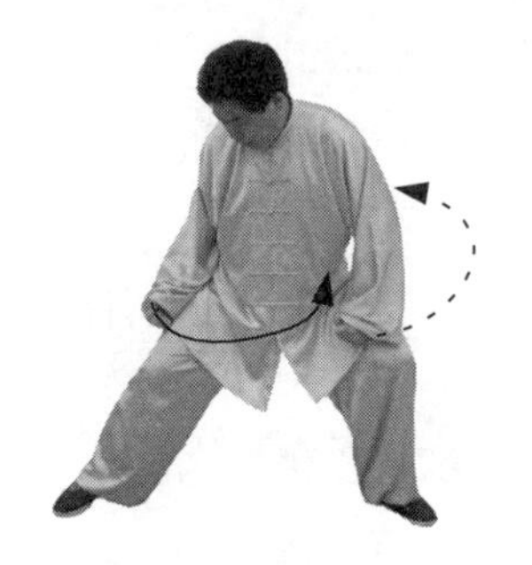
图 7–141

动作不停，紧接上势，身体左转，带动两臂向左后摆动，用右掌掌心拍击腹部丹田穴，左掌掌背拍击腰后命门穴（图 7–142）。接着，身体再向右转，带动两臂向右后摆动，用左掌掌心拍击腹部丹田穴，用右掌掌背拍击腰后命门穴（图 7–143）。接着，身体左转，同时身体重心右移，右腿屈膝半蹲，

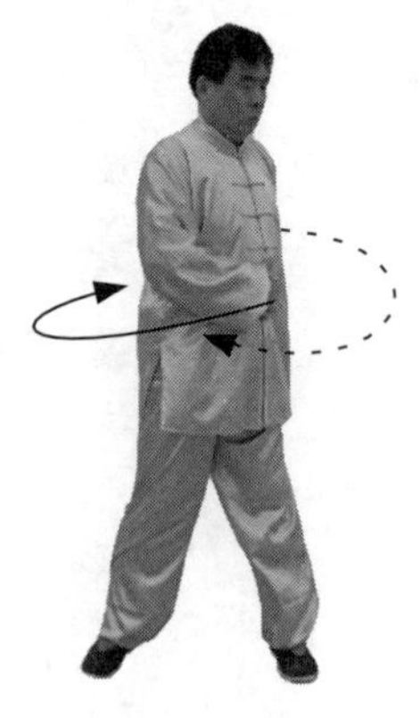
图 7–142

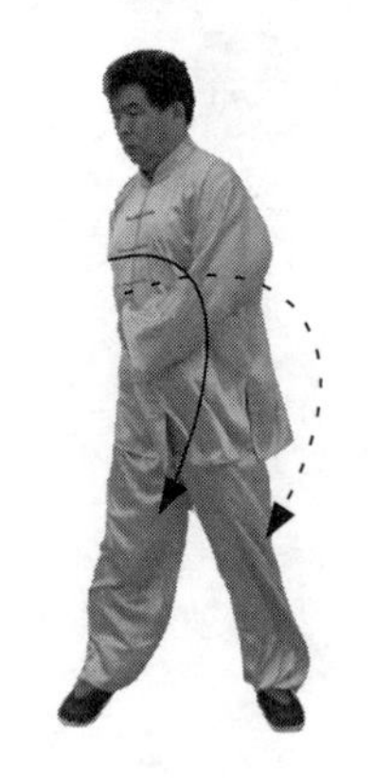
图 7–143

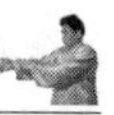

左腿伸直，上体稍向左前下俯，并用右拳捶击右腿血海穴，左拳捶击左腿阴市穴（图 7-144）。紧接着，右左两拳同时再次分别捶击右腿血海穴和左腿阴市穴一次（图 7-145）。

【说明】 以上为一遍，照法做 4~8 遍。

【要点】 身体转动要以百会穴至会阴穴为纵轴左右转动，两臂要放松，随身体转动摆动两臂，拍击穴位要准确、有力，动作要连贯。捶击血海穴与阴市穴要同时，上体稍向前俯，但要注意收腹敛臀，以稳固身体。身体动作时吸气，两手拍打穴位上时呼气，意念集中在被拍穴位上，动作、呼吸、意念要协调一致。

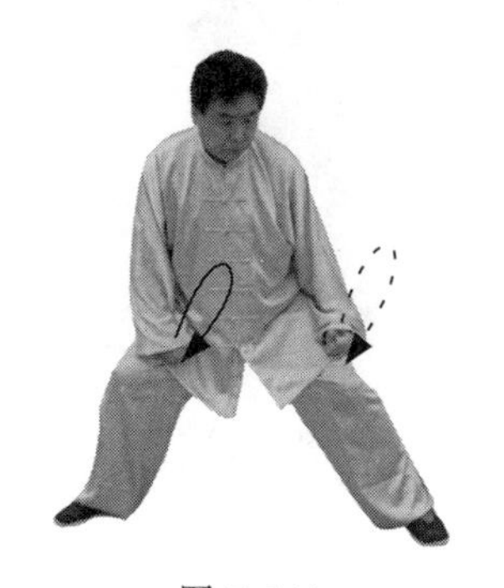

图 7-144

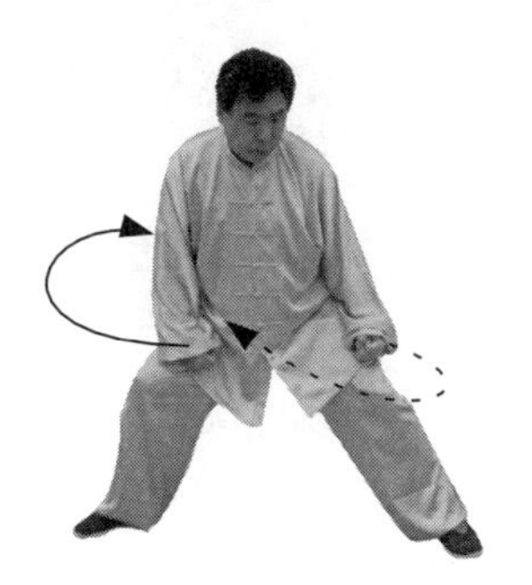

图 7-145

十、拍鹤顶

【歌诀】 照法拍击主穴位，两膝鹤顶同时拍。

【练法】 开步站立，两臂自然下垂，身体右转，带动两臂向右后摆动，用左掌掌心拍击腹部丹田穴，右掌掌背拍击腰后命门穴（图 7-146）。接着，身体再向左转，带动两臂向左后摆动，用右掌掌心拍击腹部丹田穴，用左掌掌背拍击腰后命门穴（图 7–147）。接着，身体右转到面向正前时，两腿屈膝半蹲成为马步，同时，两掌用掌心分别拍击同侧腿之鹤顶穴（图 7–148）。紧接着，两掌再次同时拍击同侧腿之鹤顶穴一次（图 7–149）。

【说明】以上为一遍，照法做 4~8 遍。

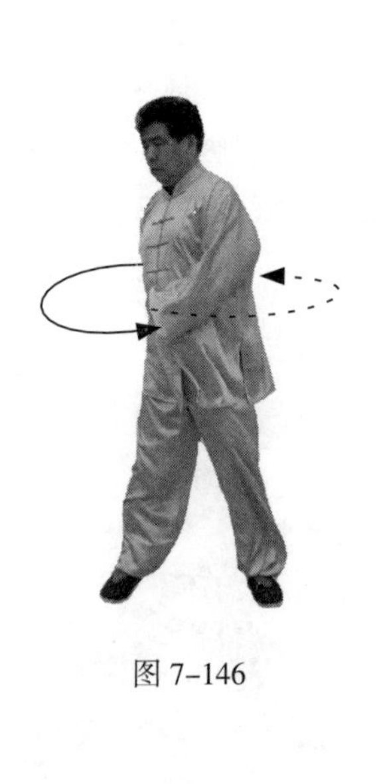

图 7–146

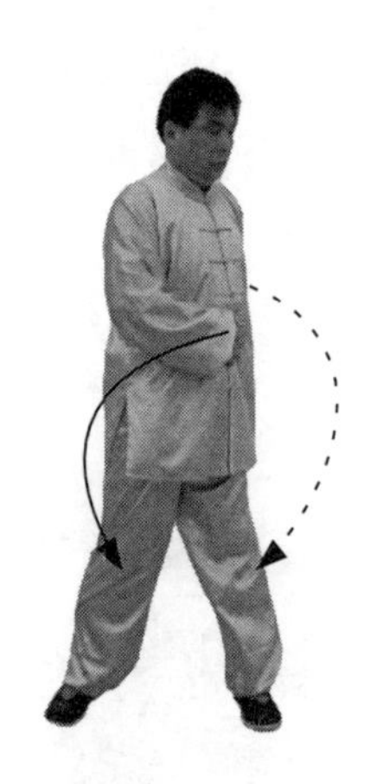

图 7–147

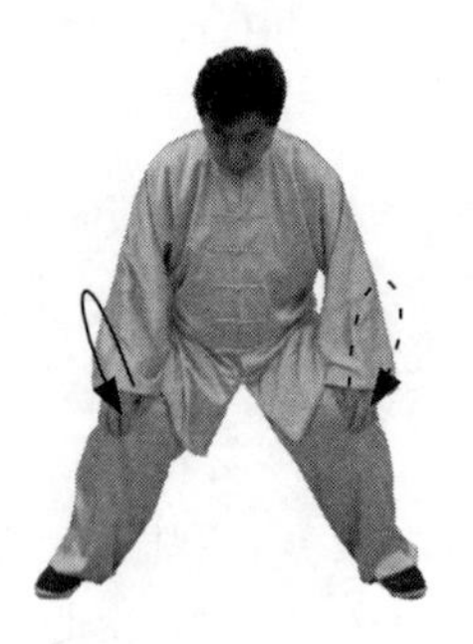

图 7–148

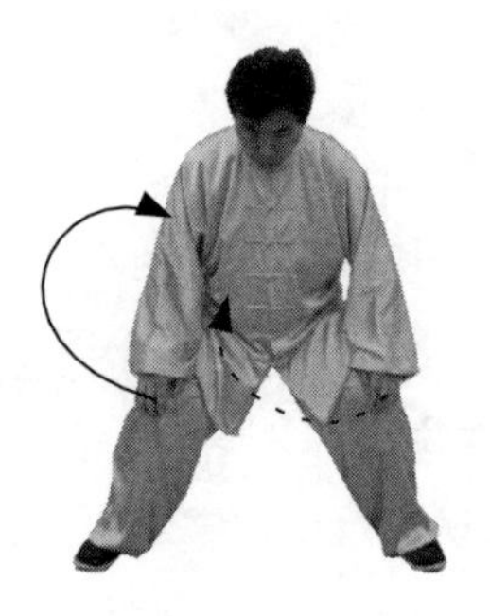

图 7–149

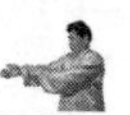

【要点】身体转动要以百会穴至会阴穴为纵轴左右转动，两臂要放松，随身体转动摆动两臂，拍击穴位要准确、有力，动作要连贯。拍击鹤顶穴时，两腿屈膝蹲成马步，要收腹敛臀，上体稍向前倾，不可过于前俯。身体动作时吸气，两手拍击穴位时呼气，意念集中在被拍穴位上，动作、呼吸、意念要协调一致。

十一、拍足三里及阴陵泉

【歌诀】主穴拍后足三里，再加阴陵泉穴位。

【练法】开步站立，两臂自然下垂，身体右转，带动两臂向右后摆动，用左掌掌心拍击腹部丹田穴，右掌掌背拍击腰后命门穴（图 7–150）。接着，身体再向左转，带动两臂向左后摆动，用右掌掌心拍击腹部丹田穴，用左掌掌背拍击腰后命门穴（图 7–151）。接着，身体右转成面向正前时，左腿屈膝半蹲，右脚前上半步成为右虚步，上体稍前俯，同时用左掌掌心

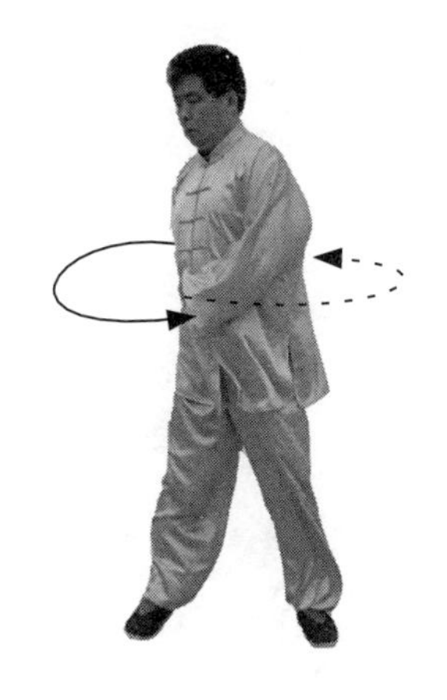

图 7–150

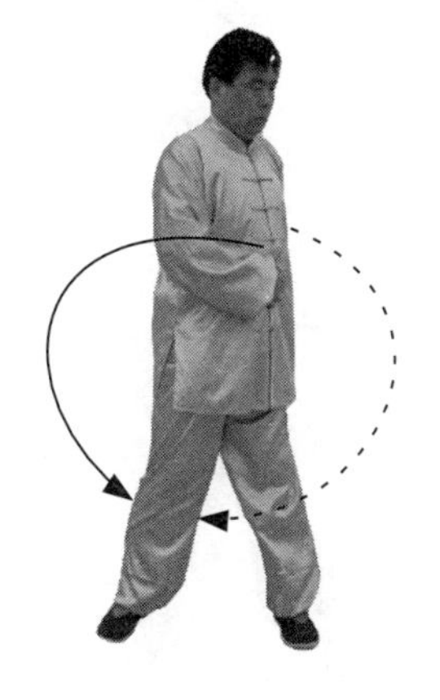

图 7–151

拍击右腿阴陵泉穴、用右掌掌心拍击右腿之足三里穴（图7-152）。紧接着，两掌再次分别同时拍击阴陵泉穴和足三里穴一次（图 7-153）。

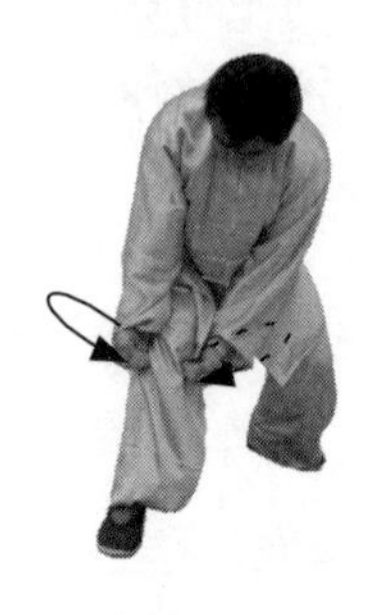
图 7-152

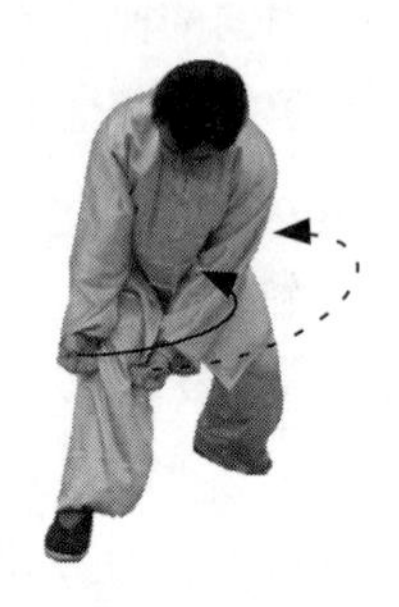
图 7-153

动作不停，紧接上势，身体左转，带动两臂向左后摆动，用右掌掌心拍击腹部丹田穴，左掌掌背拍击腰后命门穴（图 7-154）。接着，身体再向右转，带动两臂向右后摆动，用左掌掌心拍击腹部丹田穴，用右掌掌背拍击腰后命门穴（图 7-155）。接着，身体左转成面向正前时，右腿屈膝半蹲，左脚前

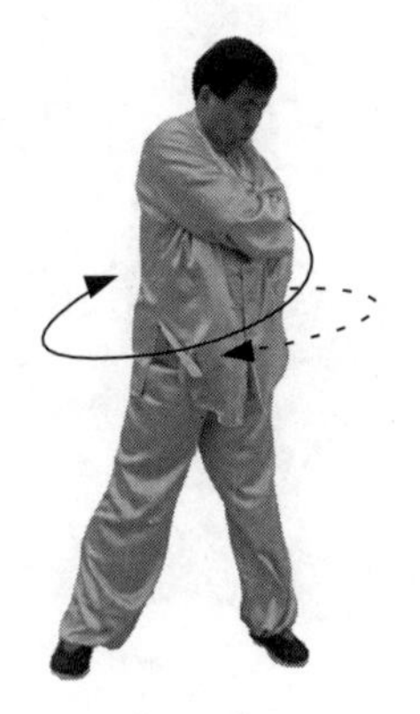
图 7-154

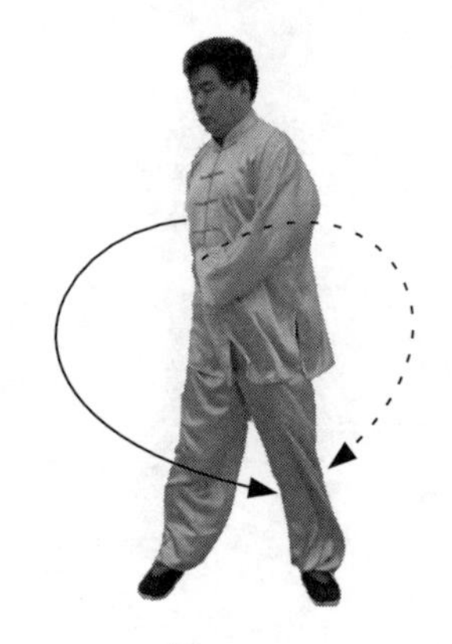
图 7-155

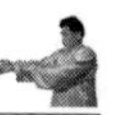

上半步成为左虚步，上体稍前俯，同时用右掌掌心拍击左腿阴陵泉穴、用左掌掌心拍击左腿之足三里穴（图 7–156）。紧接着，两掌再次分别同时拍击阴陵泉穴和足三里穴一次（图 7–157）。

【说明】以上为一遍，照法做 4~8 遍。

【要点】身体转动要以百会穴至会阴穴为纵轴左右转动，两臂要放松，随身体转动摆动两臂，拍击穴位要准确、有力，动作要连贯。拍击陵泉穴和足三里穴时，步子要成为虚步，注意收腹敛臀，稳固身体。身体动作时吸气，两手拍打穴位时呼气，意念集中在被拍打穴位上，动作、呼吸、意念要协调一致。

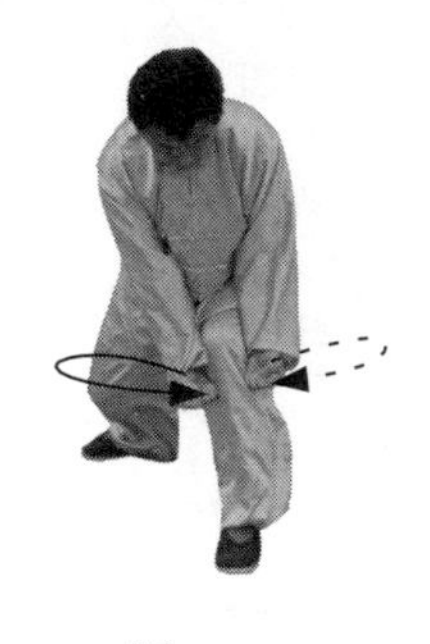

图 7–156

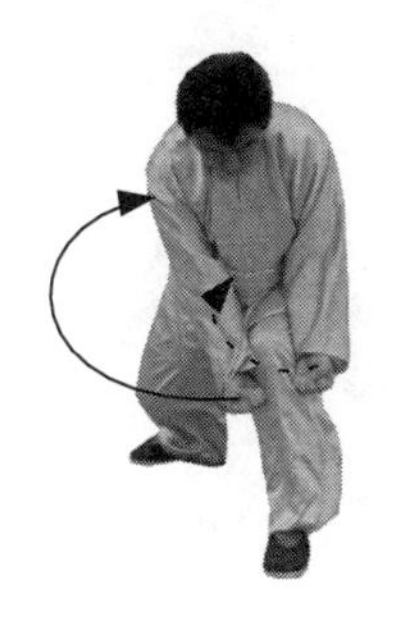

图 7–157

十二、拍三阴交及阳交

【歌诀】仍按老法拍主穴，三阴阳交一起拍。

【练法】开步站立，两臂自然下垂，身体右转，带动两臂向右后摆动，用左掌掌心拍击腹部丹田穴，右掌掌背拍击腰后命门穴（图 7–158）。接着，身体再向左转，带动两臂向左后摆动，用右掌掌心拍击腹部丹田穴，用左掌掌背拍击腰后命门穴（图 7–159）。接着，身体右转，同时身体重心左移，左腿屈膝半蹲，右腿伸直，上体稍向右前下俯，并用左掌拍击左腿三阴交穴，右掌拍击右腿阳交穴（图 7–160）。紧接着，左右两掌同时再次分别拍击左腿三阴交穴和右腿阳交穴一次（图 7–161）。

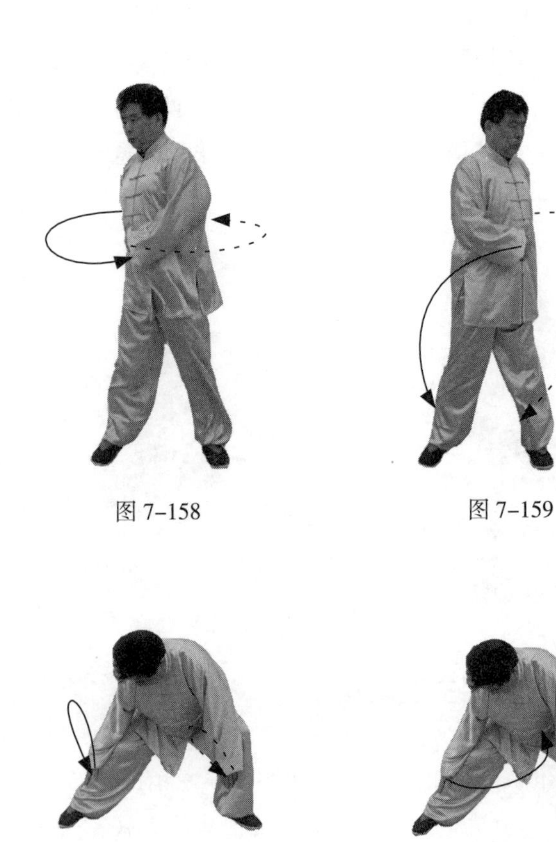

图 7–158　图 7–159

图 7–160　图 7–161

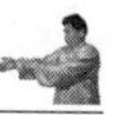

动作不停，紧接上势，身体左转，带动两臂向左后摆动，用右掌掌心拍击腹部丹田穴，左掌掌背拍击腰后命门穴（图 7-162）。接着，身体再向右转，带动两臂向右后摆动，用左掌掌心拍击腹部丹田穴，用右掌掌背拍击腰后命门穴（图 7-163）。接着，身体左转，同时身体重心右移，右腿屈膝半蹲，左腿伸直，上体稍向左前下俯，并用右掌拍击右腿三阴交穴，左掌拍击左腿阳交穴（图 7-164）。紧接着，右左两掌同时再次分别拍击右腿三阴交穴和左腿阳交穴一次（图 7-165）。

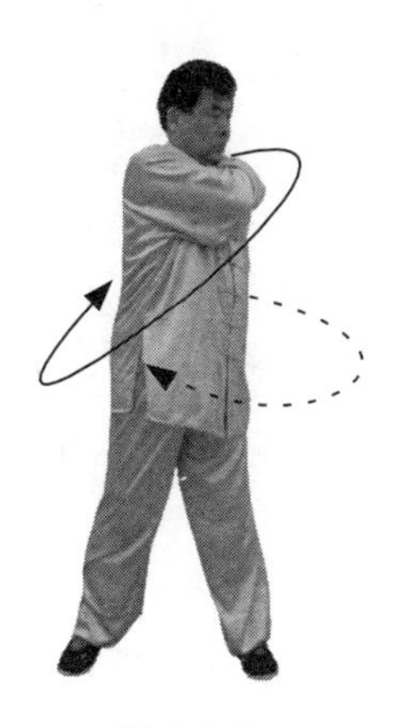

图 7-162

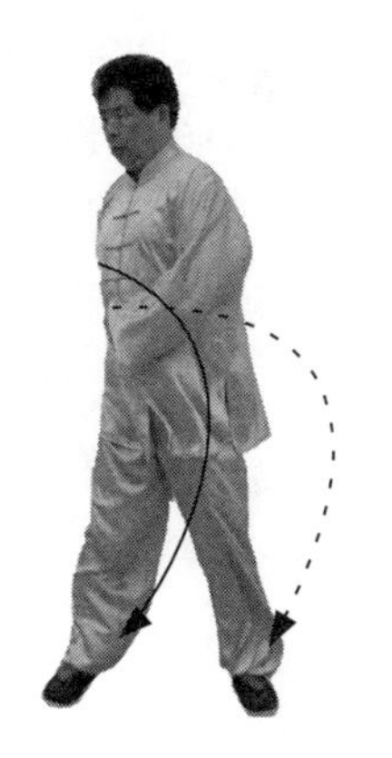

图 7-163

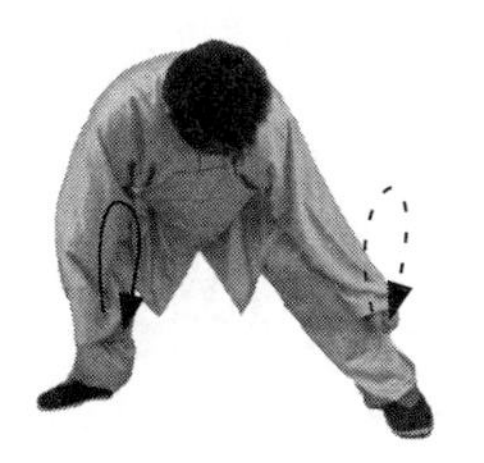

图 7-164

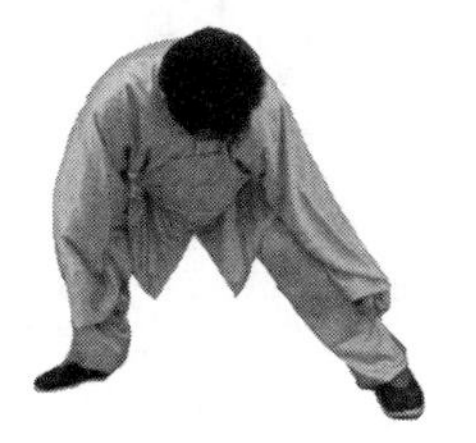

图 7-165

【说明】以上为一遍，照法做 4~8 遍。

【要点】身体转动要以百会穴至会阴穴为纵轴左右转动，两臂要放松，随身体转动摆动两臂，拍击穴位要准确、有力，动作要连贯。拍击三阴交穴与阳交穴要同时，上体稍向前俯，但要注意收腹敛臀，以稳固身体。身体动作时吸气，两手拍打穴位上时呼气，意念集中在被拍穴位上，动作、呼吸、意念要协调一致。

【练习要求】每日练习 1~3 次，常年坚持。

【注意事项】平时可整套练习也可根据自身情况选其中几节进行练习。拍打后要喝水补充水分。拍打前后饮用姜枣茶最好，也可饮热水，可适当补充消耗的水分，防止头晕疲劳，促进新陈代谢。拍打时应避风寒，不可用电扇或空调直吹，以免风寒之邪通过开泄的汗孔进入体内，引起新病。高血压患者或下肢残疾者不宜练习此功。容易出血的疾病如血友病、血小板减少、白血病、过敏性紫癜等不能拍打。女性妊娠期，皮肤外伤或有明显溃烂者禁止练习此功。

第五节　手拍脚叩 — 保健养生功

【功法介绍】此功是以站立姿势运用手脚着重对下肢穴位进行拍打叩击的一种用于保健养生的功法。

【风格特点】此功只需站立扭转摆动，不需特殊的空间和场地，手脚并用，方法简便，好学易会，随时随地都可练习，适合广泛，易于推广，各类人群均可练习，健身效果极佳。

【功法作用】此功选穴具有一定的针对性，利于养生保健，以丹田、命门穴为要，配穴以下肢保健要穴为主，其次兼顾治

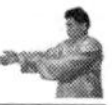

疗，经常练习能够健身祛病，提高免疫能力，提高身体素质，能够延年益寿。

【功法歌诀】

手拍脚叩把穴击，迅速提高免疫力。
丹田命门手拍打，用脚配合叩巨虚。
脚叩承山身稳立，丹田命门手仍击。
丹田命门手拍打，脚叩筑宾身稳立。
三阴交穴重复叩，叩穴之间拍三里。
脚叩跗阳加一次，阳陵泉穴其间击。
三阴交穴重复叩，其间提腿拍地机。
脚跟两次悬钟踢，两次之间击巨虚。
脚踝重复中都碰，阴陵泉穴其间击。
常念此诀坚持练，诀记心里练身体。

【功法练习】

一、叩上巨虚

【歌诀】丹田命门手拍打，用脚配合叩巨虚。

【练法】由开立步，两掌自然下垂开始。上体微右转，同时带动两臂向右后摆动，用左掌拍击丹田穴，用左掌掌背向腰后拍击命门穴，左腿支撑身体，右脚提起用右脚脚跟叩击左腿上巨虚穴（图 7–166）。紧接着，右脚向右落步还原成开立步，同时两掌自然下垂于腿两侧（图 7–167）。接上势，上体微左转，同时带动两臂向左后摆动，用右掌拍击丹田穴，用右掌掌背向腰后拍击命门穴，右腿支撑身体，左脚提起用左脚脚跟叩击右腿上巨虚穴（图 7–168）。紧接着，左脚向左落步还原成开立步，同时两掌自然下垂于腿两侧（图 7–169）。

【说明】 照上所述方法，反复做 4~8 遍。

【要点】 动作要连贯，上下肢动作要协调一致，拍、叩穴位要准确，用脚叩击上巨虚穴时，身体要立稳。动作时吸气，击打穴位上时呼气，意念要集中在穴位上，动作、呼吸、意念要密切配合，高度一致。

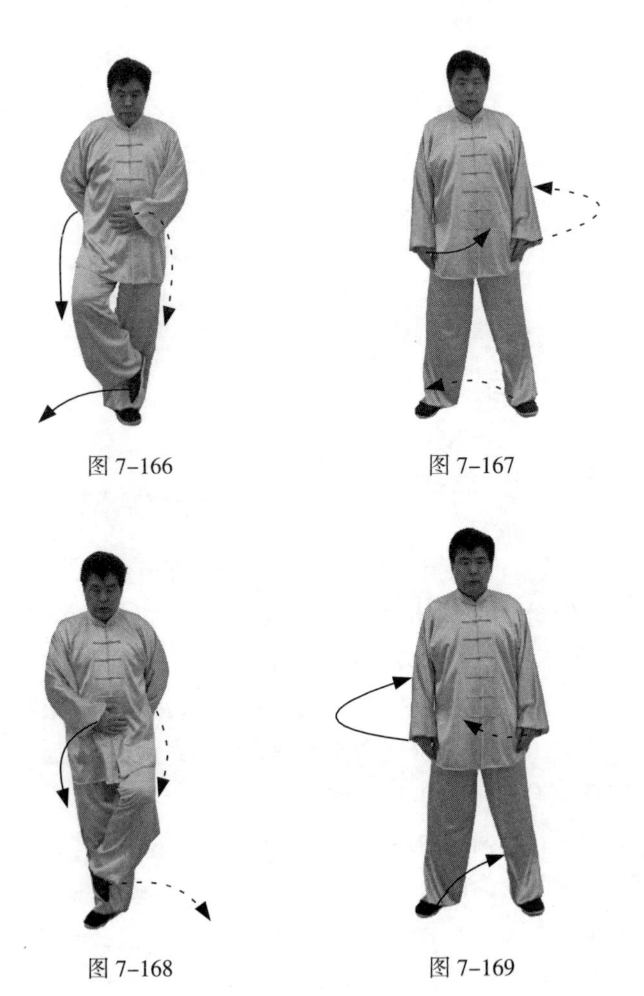

图 7–166

图 7–167

图 7–168

图 7–169

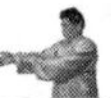

二、叩承山

【歌诀】脚叩承山身稳立，丹田命门手仍击。

【练法】同由开立步，两掌自然下垂开始。上体微右转，同时带动两臂向右后摆动，用左掌拍击丹田穴，用左掌掌背向腰后拍击命门穴，左腿支撑身体，右脚提起用右脚脚面碰击左腿承山穴（图 7–170）。紧接着，右脚向右落步还原成开立步，同时两掌自然下垂于腿两侧（图 7–171）。接上势，上体微左转，同时带动两臂向左后摆动，用右掌拍击丹田穴，用右掌掌背向腰后拍击命门穴，右腿支撑身体，左脚提起用左脚脚面碰击右腿承山穴（图 7–172）。紧接着，左脚向左落步还原成开立步，同时两掌自然下垂于腿两侧（图 7–173）。

【说明】照上所述方法，反复做 4~8 遍。

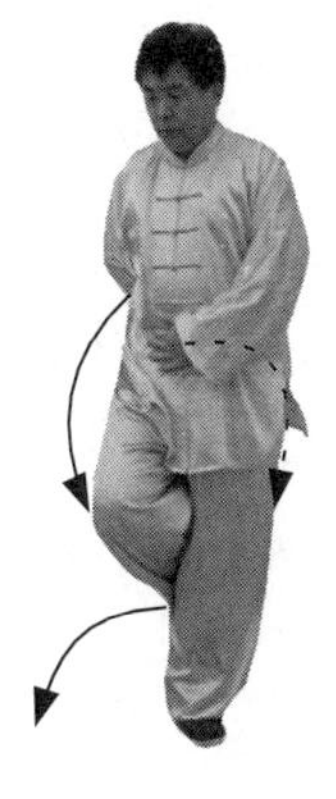

图 7–170

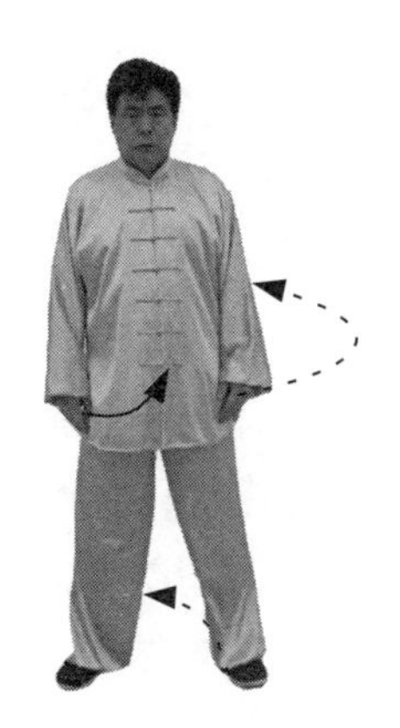

图 7–171

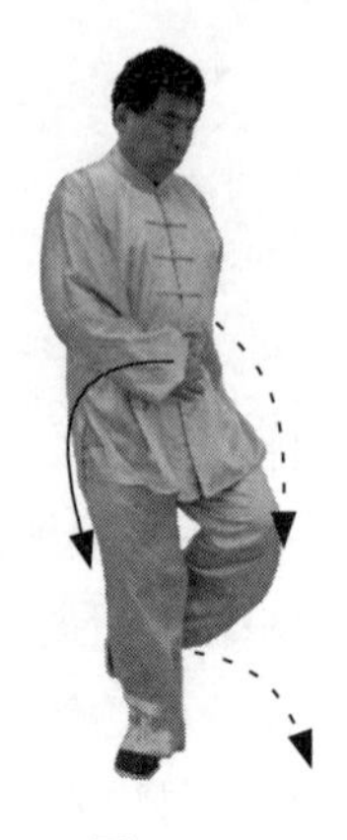

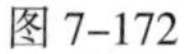
图 7–172

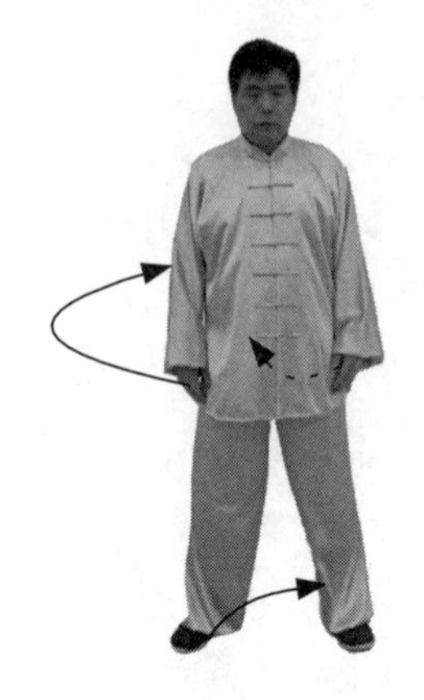

图 7–173

【要点】 动作要连贯，上下肢动作要协调一致，拍、叩穴位要准确，用脚碰击承山穴时，身体要立稳。动作时吸气，击打穴位上时呼气，意念要集中在穴位上，动作、呼吸、意念要密切配合，高度一致。

三、叩筑宾

【歌诀】 丹田命门手拍打，脚叩筑宾身稳立。

【练法】 同由开立步，两掌自然下垂开始。上体微右转，同时带动两臂向右后摆动，用左掌拍击丹田穴，用左掌掌背向腰后拍击命门穴，左腿支撑身体，右脚提起用右脚脚里侧叩击左腿筑宾穴（图 7–174）。紧接着，右脚向右落步还原成开立步，同时两掌自然下垂于腿两侧（图 7–175）。接上势，上体微左转，同时带动两臂向左后摆动，用右掌拍击丹田穴，用右掌掌背向腰后拍击命门穴，右腿支撑身体，左脚提起用左脚脚里侧叩击右腿筑宾穴（图 7–176）。紧接着，左脚向左落步还

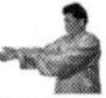

原成开立步，同时两掌自然下垂于腿两侧（图 7–177）。

【说明】照上所述方法，反复做 4~8 遍。

【要点】动作要连贯，上下肢动作要协调一致，拍、叩穴位要准确，用脚叩击筑宾穴时，身体要立稳。动作时吸气，击打穴位上时呼气，意念要集中在穴位上，动作、呼吸、意念要密切配合，高度一致。

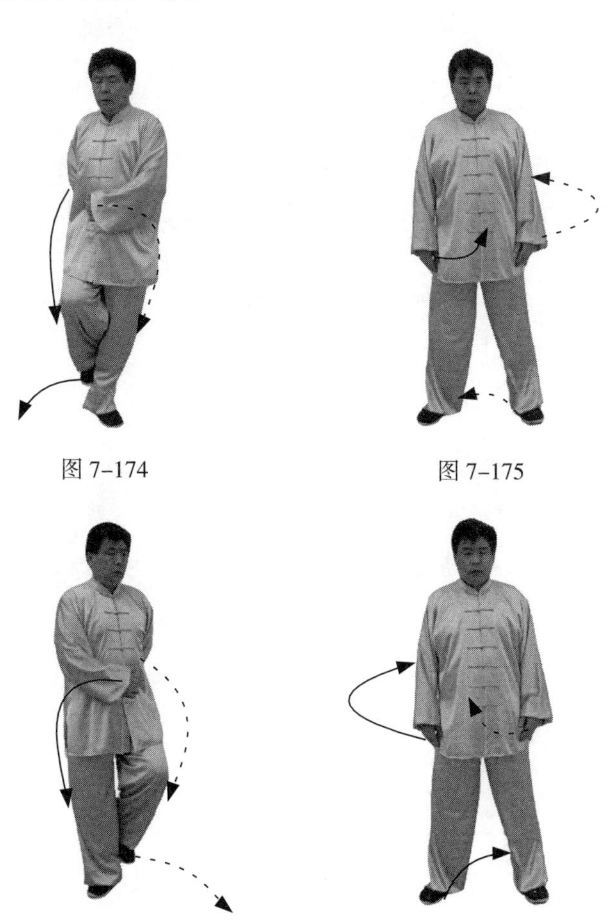

图 7–174　图 7–175

图 7–176　图 7–177

四、叩三阴交拍三里

【歌诀】 三阴交穴重复叩，叩穴之间拍三里。

【练法】 同由开立步，两掌自然下垂开始。上体微右转，同时带动两臂向右后摆动，用左掌拍击丹田穴，用右掌掌背向腰后拍击命门穴，左腿支撑身体，右脚提起用右脚脚跟叩击左腿三阴交穴（图 7–178）。接着，上体微左转，同时，右腿顺势上提，并用右拳磕击右腿足三里穴，左掌向左后摆于腰后，用掌背拍击命门穴（图 7–179）。接着，上体微右转，同时右脚下落，并用右脚脚跟再次叩击左腿三阴交穴，左掌向右摆拍击丹田穴，右掌向右后摆于腰后，用掌背拍击命门穴（图 7–180）。紧接着，左脚向左落步还原成开立步，同时两掌自然下垂于腿两侧（图 7–181）。

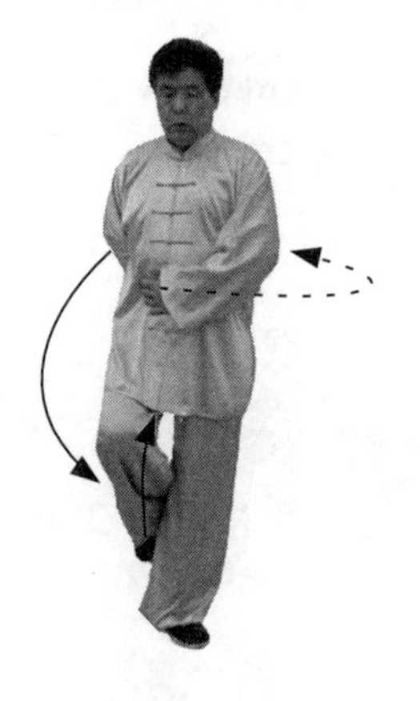

图 7–178

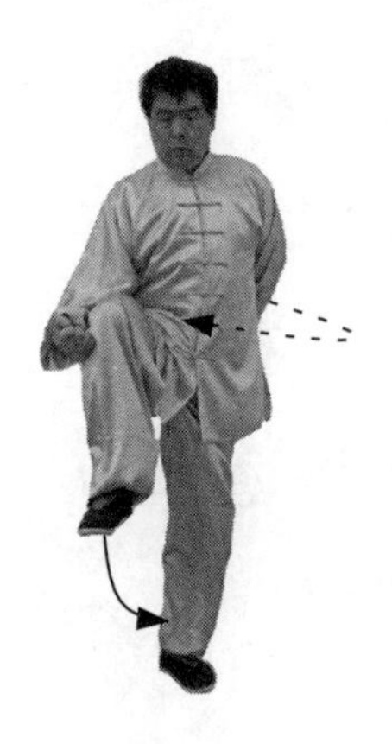

图 7–179

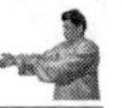

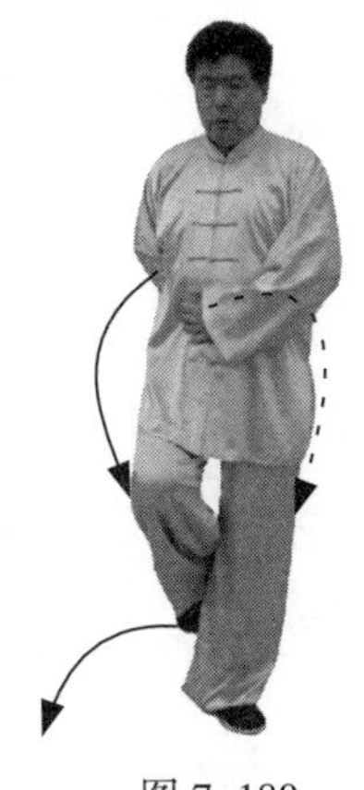

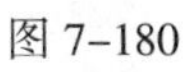
图 7-180

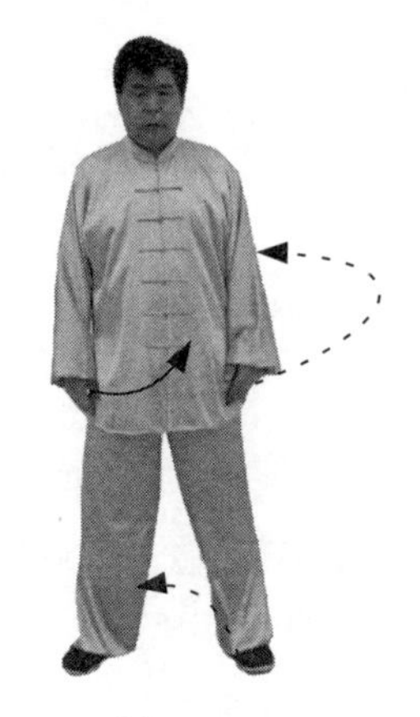

图 7-181

上体微左转，同时带动两臂向左后摆动，用右掌拍击丹田穴，用左掌掌背向腰后拍击命门穴，右腿支撑身体，左脚提起用左脚脚跟叩击右腿三阴交穴（图 7-182）。接着，上体微右转，同时，左腿顺势上提，并用左拳磕击左腿足三里穴，右掌向右后摆于腰后，用掌背拍击命门穴（图 7-183）。接着，上体微左转，同时左脚下落，并用左脚脚跟再次叩击右腿三阴交

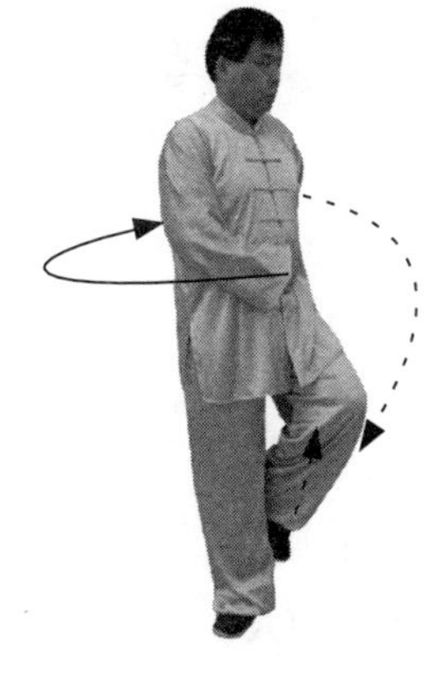

图 7-182

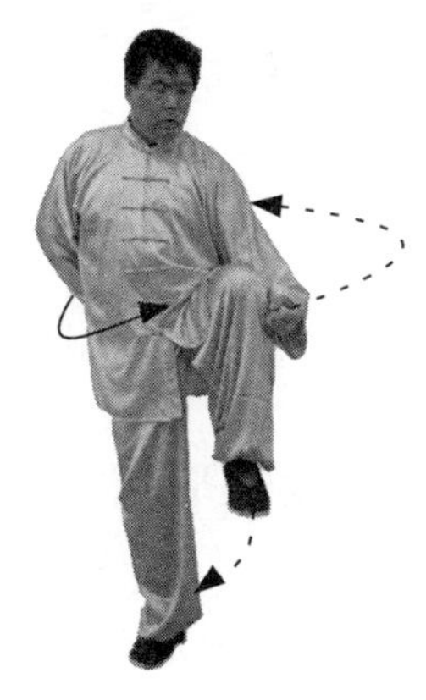

图 7-183

穴，右掌向左摆拍击丹田穴，左掌向左后摆于腰后，用掌背拍击命门穴（图 7-184）。紧接着，右脚向右落步还原成开立步，同时两掌自然下垂于腿两侧（图 7-185）。

【说明】照上所述方法，反复做 4~8 遍。

【要点】动作要连贯，上下肢动作要协调一致，拍、叩穴位要准确，用脚叩击三阴交穴、提膝用拳捶击足三里和再用脚叩击三阴交穴时，身体要立稳，在独立势中完成动作。动作时吸气，击打穴位上时呼气，意念要集中在穴位上，动作、呼吸、意念要密切配合，高度一致。

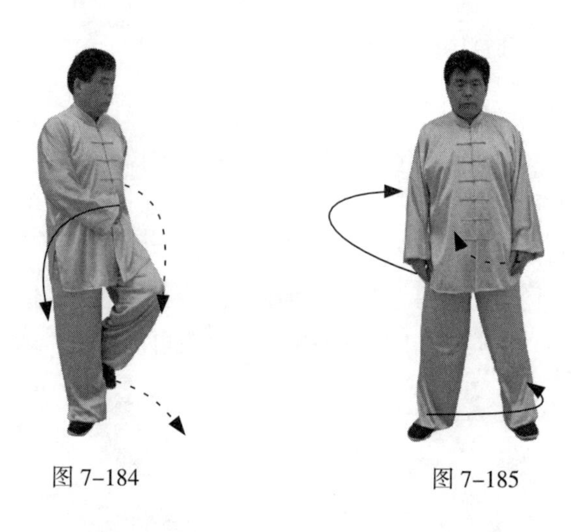

图 7-184　　　　图 7-185

五、叩跗阳拍阳陵泉

【歌诀】脚叩跗阳加一次，阳陵泉穴其间击。

【练法】同由开立步，两掌自然下垂开始。上体微右转，同时带动两臂向右后摆动，用左掌拍击丹田穴，用右掌掌背向腰后拍击命门穴，左腿支撑身体，右脚提起用右脚脚面扣击左

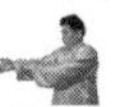

腿跗阳穴（图 7–186）。接着，上体微左转，同时，右腿顺势上提，并用右掌拍击右腿阳陵泉穴，左掌向左后摆于腰后，用掌背拍击命门穴（图 7–187）。接着，上体微右转，同时右脚下落，并用右脚脚面再次叩击左腿跗阳穴，左掌向右摆拍击丹田穴，右掌向右后摆于腰后，用掌背拍击命门穴（图 7–188）。紧接着，左脚向左落步还原成开立步，同时两掌自然下垂于腿两侧（图 7–189）。

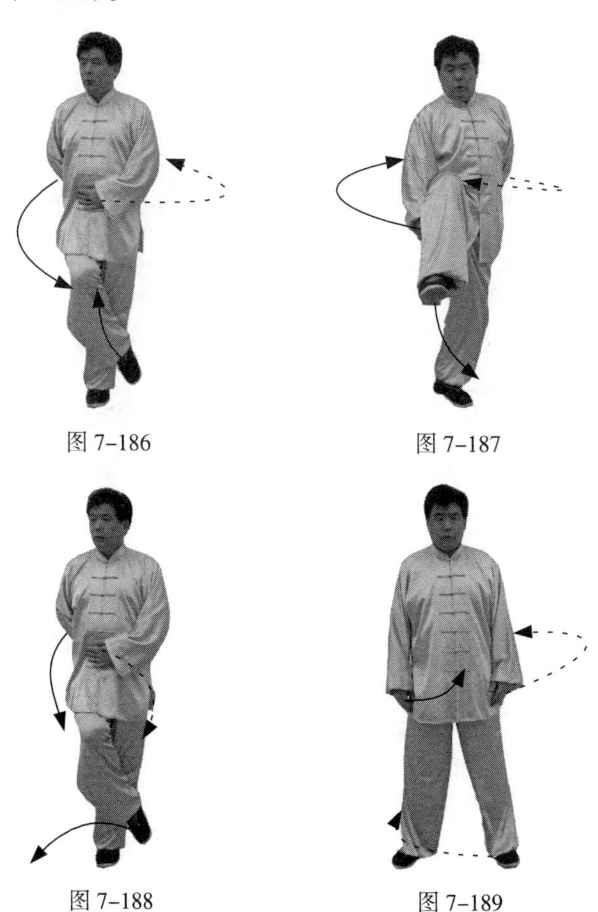

图 7–186　图 7–187

图 7–188　图 7–189

上体微左转，同时带动两臂向左后摆动，用右掌拍击丹田穴，用左掌掌背向腰后拍击命门穴，右腿支撑身体，左脚提起用左脚脚面叩击右腿跗阳穴（图 7–190）。接着，上体微右转，同时，左腿顺势上提，并用左掌拍击左腿阳陵泉穴，右掌向右后摆于腰后，用掌背拍击命门穴（图 7–191）。接着，上体微左转，同时左脚下落，并用左脚脚面再次叩击右腿跗阳穴，右掌向左摆拍击丹田穴，左掌向左后摆于腰后，用掌背拍击命门穴（图 7–192）。紧接着，右脚向右落步还原成开立步，同时两掌自然下垂于腿两侧（图 7–193）。

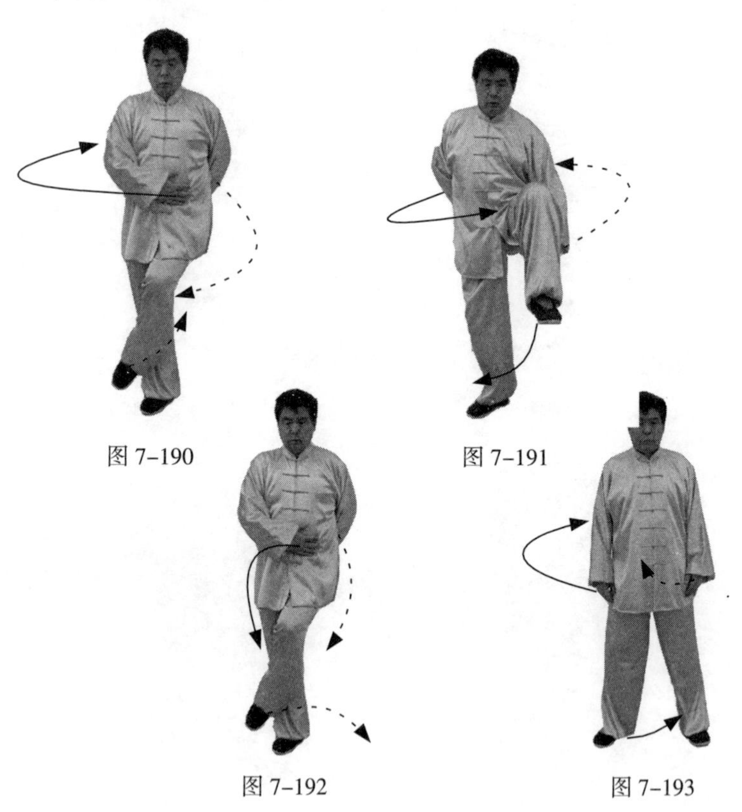

图 7–190　图 7–191　图 7–192　图 7–193

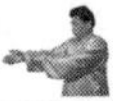

【说明】照上所述方法，反复做 4~8 遍。

【要点】动作要连贯，上下肢动作要协调一致，拍、叩穴位要准确，用脚叩击跗阳穴、提膝用掌拍击阳陵泉和再用脚叩击跗阳穴时，身体要立稳，在独立势中完成动作。动作时吸气，击打穴位上时呼气，意念要集中在穴位上，动作、呼吸、意念要密切配合，高度一致。

六、叩三阴交拍地机

【歌诀】三阴交穴重复叩，其间提腿拍地机。

【练法】同由开立步，两掌自然下垂开始。上体微右转，同时带动两臂向右后摆动，用左掌拍击丹田穴，用右掌掌背向腰后拍击命门穴，左腿支撑身体，右脚提起用右脚内侧叩击左腿三阴交穴（图 7–194）。接着，上体微左转，同时，右腿顺势上提，并用右掌拍击右腿地机穴，左掌向左后摆于腰后，用掌背拍击命门穴（图 7–195）。接着，上体微右转，同时右脚

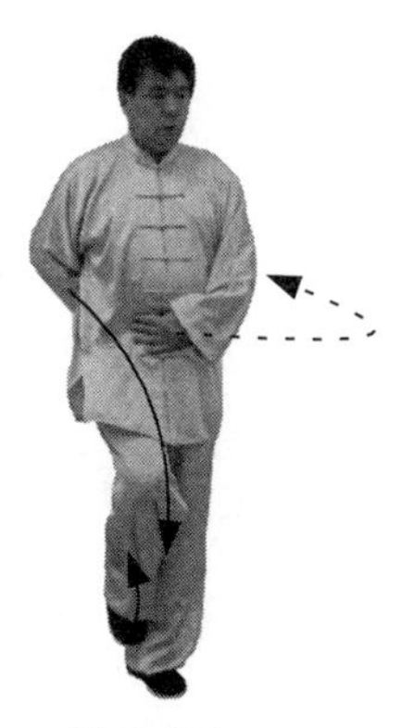

图 7–194

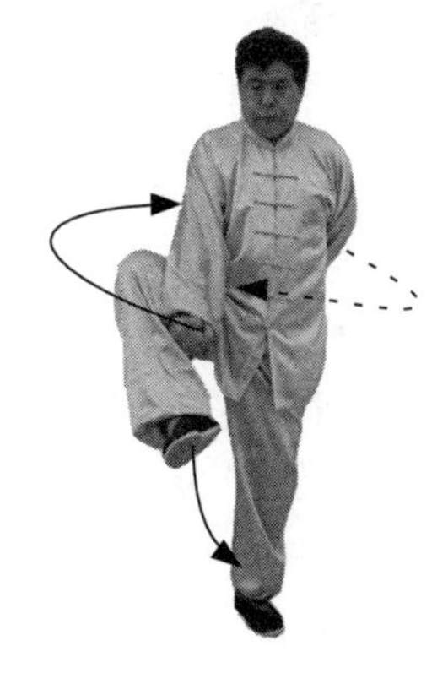

图 7–195

下落，并用右脚脚面再次扣击左腿三阴交穴，左掌向右摆拍击丹田穴，右掌向右后摆于腰后，用掌背拍击命门穴（图 7–196）。紧接着，左脚向左落步还原成开立步，同时两掌自然下垂于腿两侧（图 7–197）。

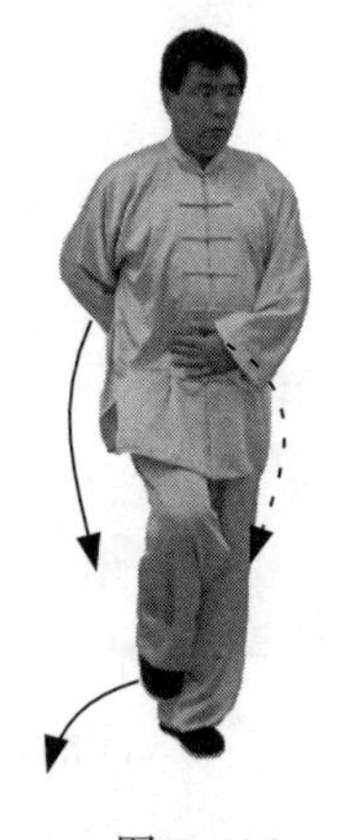

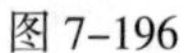
图 7–196

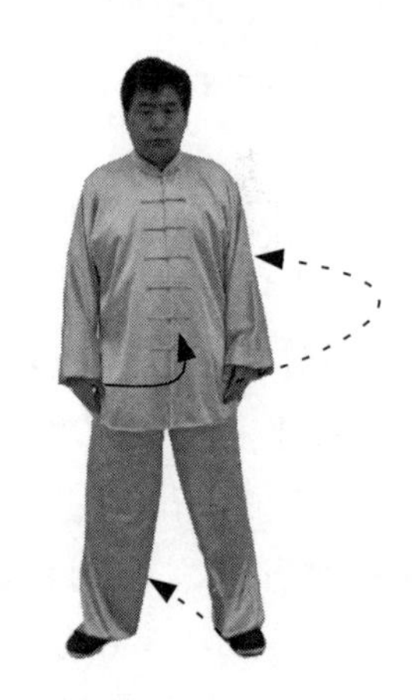

图 7–197

上体微左转，同时带动两臂向左后摆动，用右掌拍击丹田穴，用左掌掌背向腰后拍击命门穴，右腿支撑身体，左脚提起用左脚里侧叩击右腿三阴交穴（图 7–198）。接着，上体微右转，同时，左腿顺势上提，并用左掌拍击左腿地机穴，右掌向右后摆于腰后，用掌背拍击命门穴（图 7–199）。接着，上体微左转，同时左脚下落，并用左脚里侧再次叩击右腿三阴交穴，右掌向左摆拍击丹田穴，左掌向左后摆于腰后，用掌背拍击命门穴（图 7–200）。紧接着，右脚向右落步还原成开立步，同时两掌自然下垂于腿两侧（图 7–201）。

【说明】照上所述方法，反复做 4~8 遍。

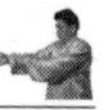

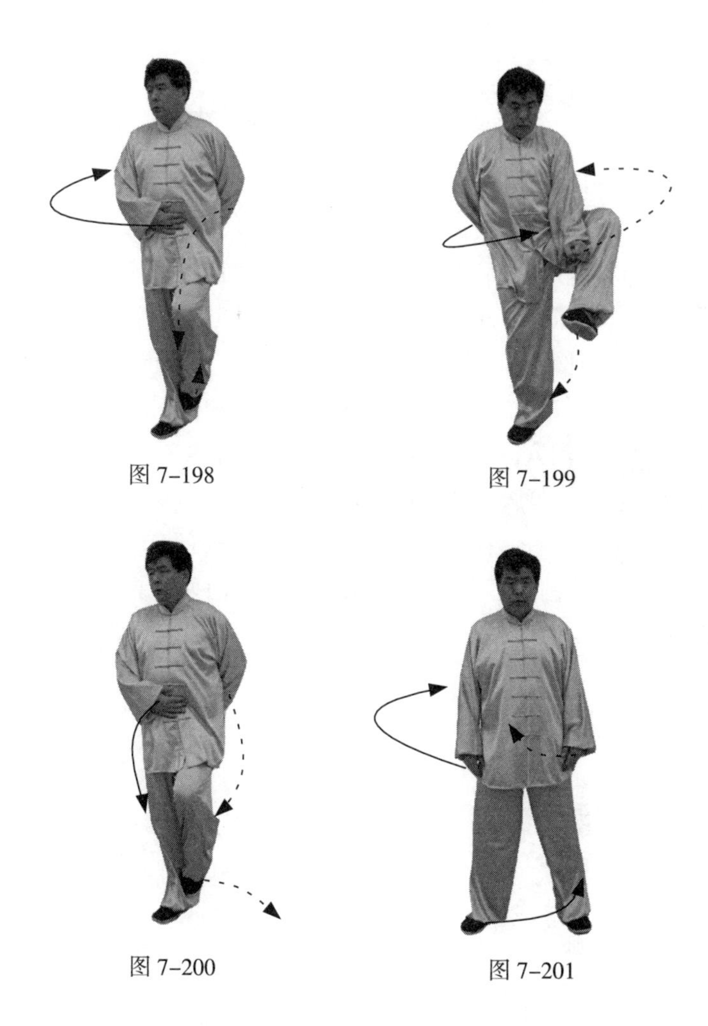

图 7-198

图 7-199

图 7-200

图 7-201

【要点】动作要连贯，上下肢动作要协调一致，拍、叩穴位要准确，用脚叩击三阴交穴、提膝用掌拍击地机穴和再用脚叩击三阴交穴时，身体要立稳，在独立势中完成动作。动作时吸气，击打穴位上时呼气，意念要集中在穴位上，动作、呼吸、意念要密切配合，高度一致。

七、叩悬钟拍上巨虚

【歌诀】脚跟两次悬钟踢，两次之间击巨虚。

【练法】同由开立步，两掌自然下垂开始。上体微右转，同时带动两臂向右后摆动，用左掌拍击丹田穴，用右掌掌背向腰后拍击命门穴，左腿支撑身体，右脚提起用右脚脚面叩击左腿悬钟穴（图 7–202）。接着，上体微左转，同时，右腿顺势上提，并用右掌拍击右腿上巨虚穴，左掌向左后摆于腰后，用掌背拍击命门穴（图 7–203）。接着，上体微右转，同时右脚下落，并用右脚脚面再次叩击左腿悬钟穴，左掌向右摆拍击丹田穴，右掌向右后摆于腰后，用掌背拍击命门穴（图 7–204）。紧接着，左脚向左落步还原成开立步，同时两掌自然下垂于腿两侧（图 7–205）。

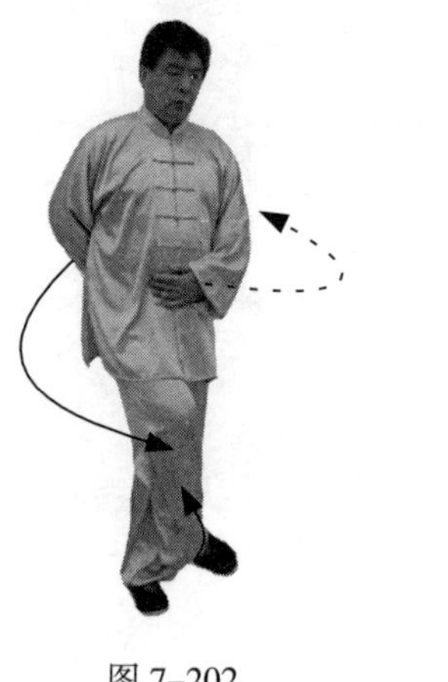

图 7–202

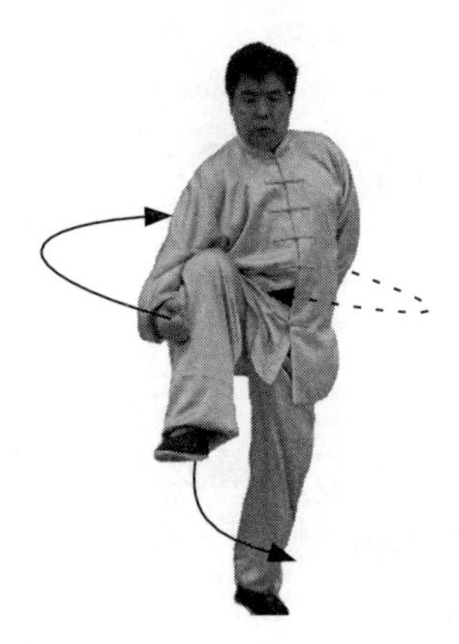

图 7–203

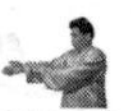

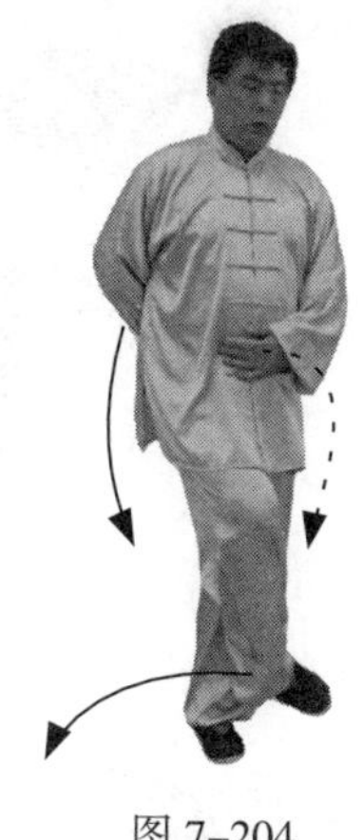

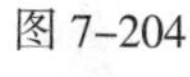
图 7–204

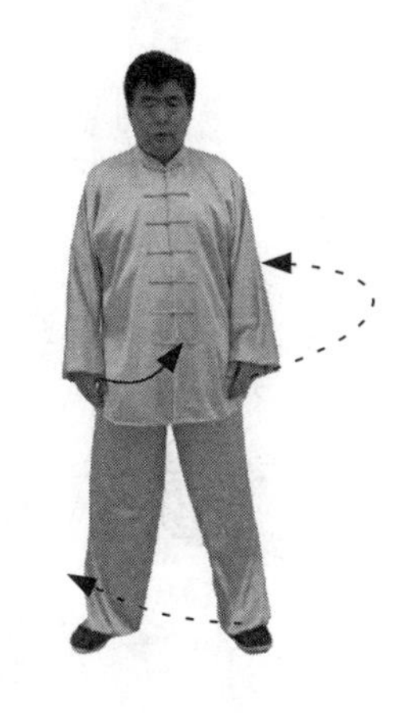

图 7–205

上体微左转，同时带动两臂向左后摆动，用右掌拍击丹田穴，用左掌掌背向腰后拍击命门穴，右腿支撑身体，左脚提起用左脚脚面叩击右腿悬钟穴（图 7–206）。接着，上体微右转，同时，左腿顺势上提，并用左掌拍击左腿上巨虚穴，右掌向右后摆于腰后，用掌背拍击命门穴（图 7–207）。接着，上体微左转，同时左脚下落，并用左脚脚面再次叩击右腿悬钟穴，右掌向左摆拍击丹田穴，左掌向左后摆于腰后，用掌背拍击命门穴（图 7–208）。紧接着，右脚向右落步还原成开立步，同时两掌自然下垂于腿两侧（图 7–209）。

【说明】照上所述方法，反复做 4~8 遍。

【要点】动作要连贯，上下肢动作要协调一致，拍、叩穴位要准确，用脚叩击悬钟、提膝用掌拍击上巨虚穴和再用脚叩击悬钟穴时，身体要立稳，在独立势中完成动作。动作时吸气，击打穴位上时呼气，意念要集中在穴位上，动作、呼吸、意念要密切配合，高度一致。

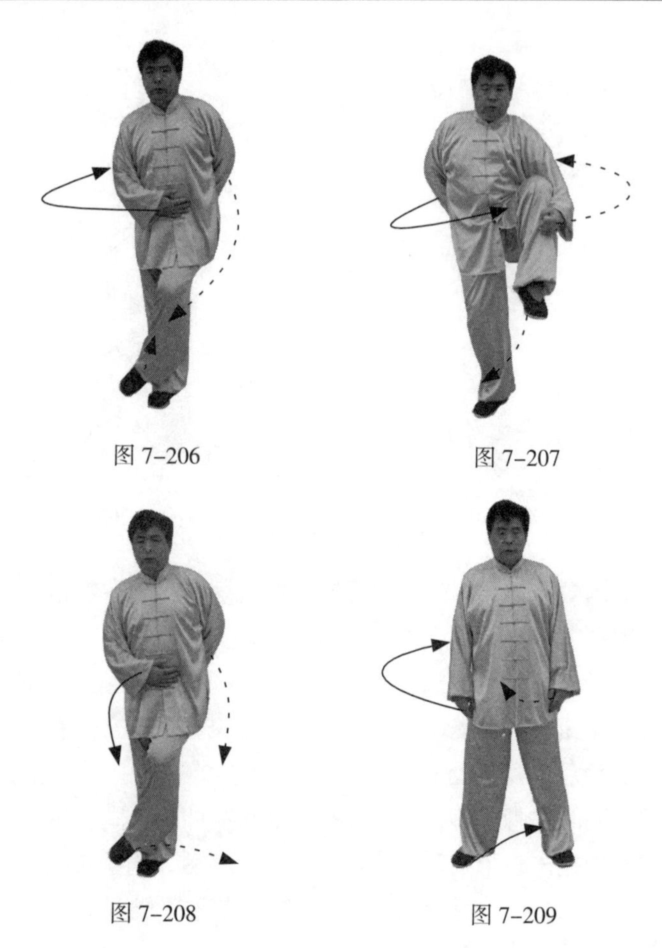

图 7-206

图 7-207

图 7-208

图 7-209

八、叩中都拍阴陵泉

【歌诀】脚踝重复中都碰，阴陵泉穴其间击。

【练法】同由开立步，两掌自然下垂开始。上体微右转，同时带动两臂向右后摆动，用左掌拍击丹田穴，用右掌掌背向腰后拍击命门穴，左腿支撑身体，右脚提起用右脚脚面叩击左

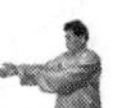

腿中都穴（图 7–210）。接着，上体微左转，同时，右腿顺势上提，并用右掌拍击右腿阴陵泉穴，左掌向左后摆于腰后，用掌背拍击命门穴（图 7–211）。接着，上体微右转，同时右脚下落，并用右脚脚面再次叩击左腿中都穴，左掌向右摆拍击丹田穴，右掌向右后摆于腰后，用掌背拍击命门穴（图 7–212）。紧接着，左脚向左落步还原成开立步，同时两掌自然下垂于腿两侧（图 7–213）。

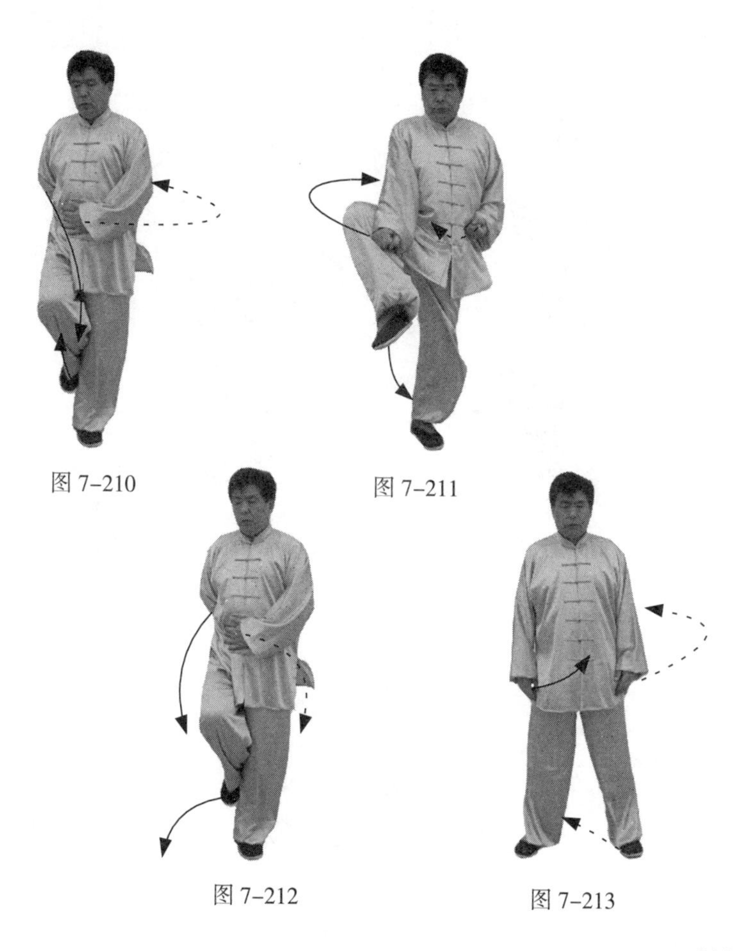

图 7–210　图 7–211

图 7–212　图 7–213

上体微左转，同时带动两臂向左后摆动，用右掌拍击丹田穴，用左掌掌背向腰后拍击命门穴，右腿支撑身体，左脚提起用左脚脚面叩击右腿中都穴（图7–214）。接着，上体微右转，同时，左腿顺势上提，并用左掌拍击左腿阴陵泉穴，右掌向右后摆于腰后，用掌背拍击命门穴（图7–215）。接着，上体微左转，同时左脚下落，并用左脚脚面再次叩击右腿中都穴，右掌向左摆拍击丹田穴，左掌向左后摆于腰后，用掌背拍击命门穴（图7–216）。紧接着，右脚向右落步还原成开立步，同时两掌自然下垂于腿两侧（图7–217）。

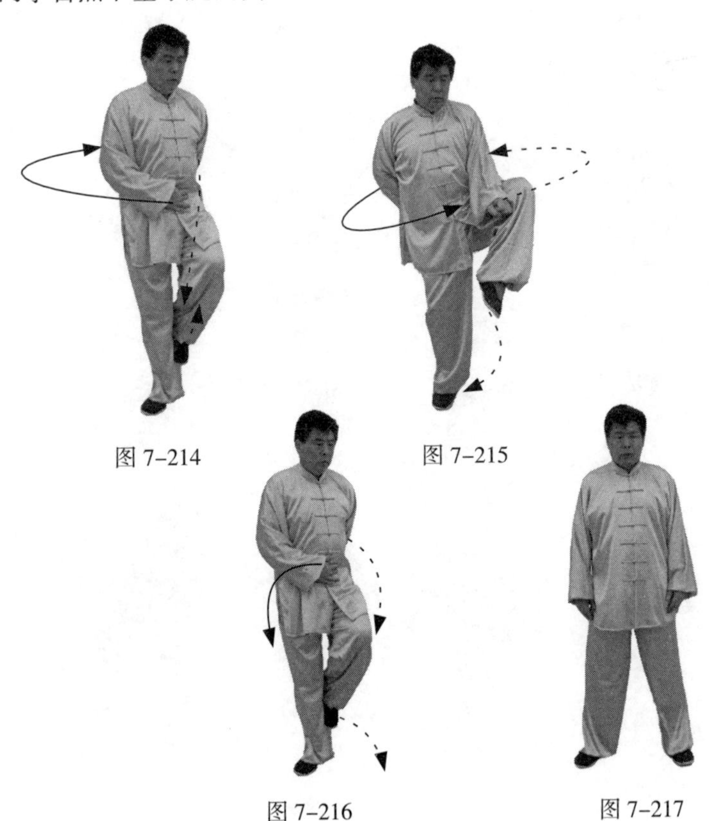

图7–214　图7–215

图7–216　图7–217

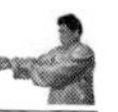

【说明】照上所述方法，反复做 4~8 遍。

【要点】动作要连贯，上下肢动作要协调一致，拍、叩穴位要准确，用脚叩击中都穴、提膝用掌拍击阴陵泉穴和再用脚叩击中都穴时，身体要立稳，在独立势中完成动作。动作时吸气，击打穴位上时呼气，意念要集中在穴位上，动作、呼吸、意念要密切配合，高度一致。

【练习要求】每日练习 2~3 遍，常年坚持。

【注意事项】平时可整套练习也可根据自身情况选其中几节进行练习。拍打时应避风寒，不可用电扇或空调直吹，以免风寒之邪通过开泄的汗孔进入体内，引起新病。拍打后要喝水补充水分。拍打前后饮用姜枣茶最好，也可饮热水，可适当补充消耗的水分，防止头晕疲劳，促进新陈代谢。高血压患者或下肢残疾者不宜练习此功。容易出血的疾病如血友病、血小板减少、白血病、过敏性紫癜等不能拍打。女性妊娠期，皮肤外伤或有明显溃烂者禁练习此功。

第八章　图解常见病按摩疗法

第一节　糖尿病自我按摩疗法

【概述】

糖尿病是一组以高血糖为特征的代谢性疾病。高血糖则是由于胰岛素分泌缺陷或其生物作用受损，或两者兼有引起。糖尿病时长期存在的高血糖，导致各种组织，特别是眼、肾、心脏、血管、神经的慢性损害、功能障碍。其患者多表现为：

一是多饮、多尿、多食和消瘦。严重高血糖时出现典型的“三多一少”症状，多见于Ⅰ型糖尿病。发生酮症或酮症酸中毒时“三多一少”症状更为明显。二是疲乏无力，肥胖。多见于Ⅱ型糖尿病。Ⅱ型糖尿病发病前常有肥胖，若得不到及时诊断，体重会逐渐下降。

糖尿病的确诊不难，空腹血糖大于或等于 7.0 毫摩尔/升，和餐后两小时血糖大于或等于 11.1 毫摩尔/升即可确诊。糖尿病确诊后要进行分型：

Ⅰ型糖尿病

发病年龄轻，大多在 30 岁以上，起病突然，多饮多尿多食消瘦症状明显，血糖水平高，不少患者以酮症酸中毒为首发

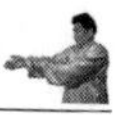

症状，血清胰岛素和 C 肽水平低下，ICA、IAA 或 GAD 抗体可呈阳性。单用口服药无效，需用胰岛素治疗。

Ⅱ型糖尿病

常见于中老年人，肥胖者发病率高，常可伴有高血压，血脂异常、动脉硬化等疾病。起病隐袭，早期无任何症状，或仅有轻度乏力、口渴，血糖增高不明显者需做糖耐量试验才能确诊。血清胰岛素水平早期正常或增高，晚期低下。

目前尚无根治糖尿病的方法，但通过多种治疗手段可以控制好糖尿病。其常用的治疗方法有药物治疗、饮食治疗和运动治疗。按摩为运动治疗之一种，本书仅介绍按摩治疗的方法，仅供选择作为辅助治疗的手段。

【穴位】

膻中穴：在体前正中线，两乳头连线之中点上（图 8–1）。

中脘穴：在腹部前正中线上，脐中向上 4 寸处（图 8–2）。

气海穴：腹部，体前正中线，肚脐下 1.5 寸处（图 8–3）。

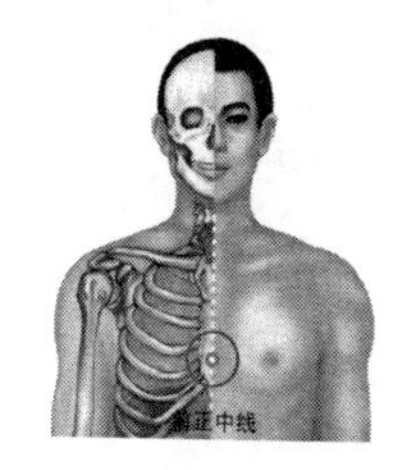

图 8–1

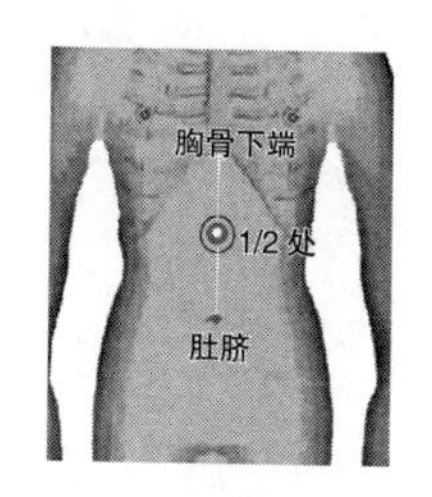

图 8–2

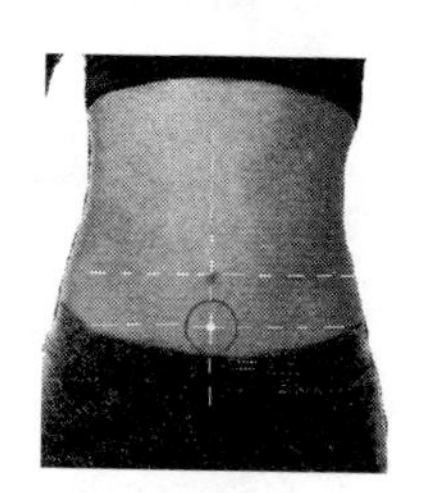

图 8–3

关元穴：位于脐下 3 寸处（图 8–4）。

内关穴：腕横纹上 2 寸，掌长肌腱与桡侧腕屈肌腱之间

（图 8–5）。

手三里穴：位于前臂，手肘弯曲处向前三指幅，在阳溪与曲池连线上（图 8–6）。

足三里穴：在小腿外侧，犊鼻下 3 寸，犊鼻与解溪连线上（图 8–7）。

三阴交穴：在内踝尖上直上 3 寸处（图 8–8）。

太溪穴：内踝后方与脚跟骨筋腱之间的凹陷处（图 8–9）。

命门穴：在第二腰椎与第三腰椎棘突之间（图 8–10）。

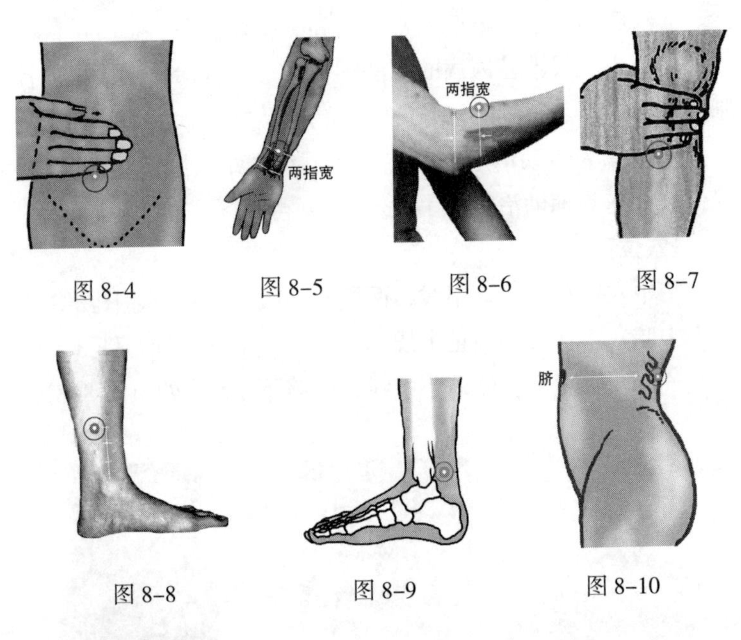

图 8–4　图 8–5　图 8–6　图 8–7

图 8–8　图 8–9　图 8–10

【疗法】

中指按揉膻中穴：用中指螺纹面按于膻中穴上，顺时针揉按（图 8–11）30~40 圈后，再逆时针按揉 30~40 圈。每天按揉 1~2 遍。

双指按揉中脘穴：中食两指并拢伸直，用两指螺纹面按于

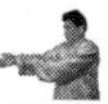

中脘穴上，顺时针揉按30~40圈后，再逆时针按揉（图8–12）30~40圈。每天按揉1~2遍。

双指按揉气海穴：中食两指并拢伸直，用两指螺纹面按于气海穴上，顺时针揉按30~40圈后，再逆时针按揉（图8–13）30~40圈。每天按揉1~2遍。

双指揉按关元穴：中食两指并拢伸直，用两指螺纹面按于关元穴上，顺时针揉按（图8–14）30~40圈后，再逆时针按揉30~40圈。每天按揉1~2遍。

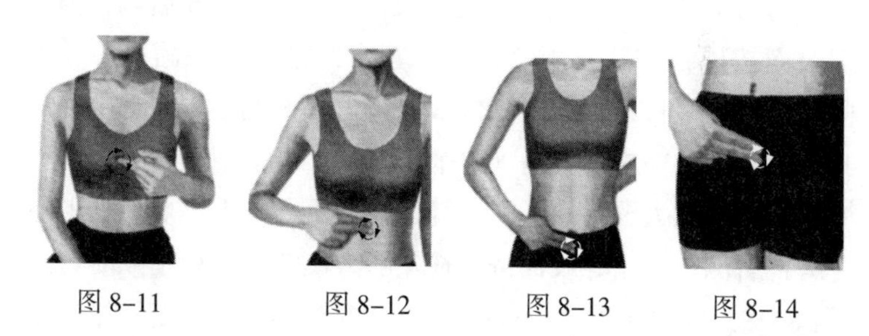

图8–11　图8–12　图8–13　图8–14

掐内关穴：左臂内侧向上，右手拇指按压于左臂内关穴上，食指与其他指托于手臂外侧之内关穴下，拇指与食指相对用力掐击内关穴持续（图8–15）三个呼吸松劲后再掐，反复掐击60~80次。然后照法换手掐击。每天1~2遍。

拇指按揉手三里穴：左臂屈肘，使前臂处侧向上，右后从左臂前，拇指螺纹面按压在左臂手三里穴上，顺时针揉按（图8–16）30~40圈后，再逆时针按揉30~40圈。左穴按过后，照法按揉右穴。每天按揉1~2遍。

拇指按揉足三里穴：左腿屈膝，左手从左腿外侧，拇指螺纹面按压在左腿足三里穴上，其余四指及手掌托固在小腿后，拇指顺时针揉（图8–17）30~40圈后，再逆时针按揉30~40圈为度。左穴按过后，照法按揉右穴。每天按揉1~2遍。

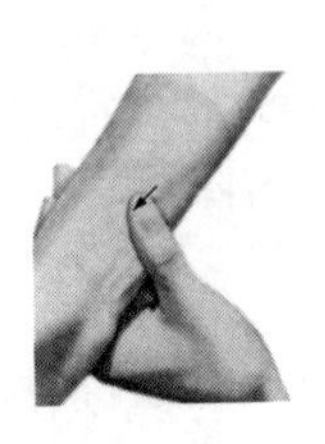
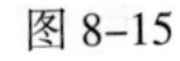
图 8–15

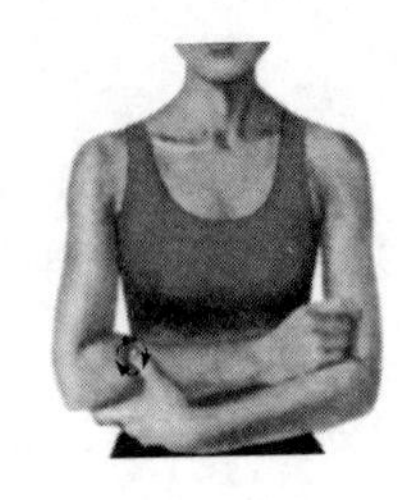
图 8–16

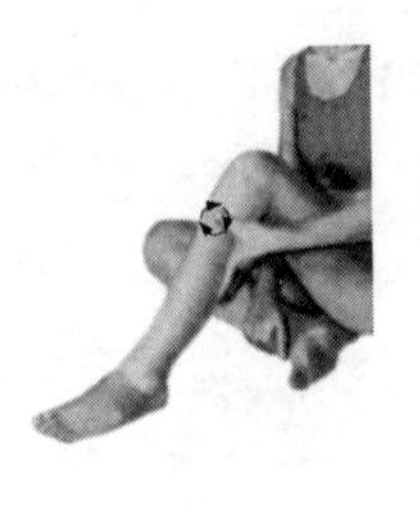
图 8–17

拇指按揉三阴交穴：左腿屈膝，右手从左小腿后侧，拇指螺纹面按压在左腿三阴交穴上，其余四指及手掌固在小腿外侧，拇指顺时针揉（图 8–18）30~40 圈后，再逆时针按揉 30~40 圈为度。左穴按过后，照法按揉右穴。每天按揉 1~2 遍。

拇指按揉太溪穴：左腿屈膝，左手手心向下，虎口处卡在左脚腕后侧，拇指螺纹面按压在左腿太溪穴上，拇指顺时针揉（图 8–19）30~40 圈后，再逆时针按揉 30~40 圈为度。左穴按过后，照法按揉右穴。每天按揉 1~2 遍。

拇指按揉命门穴：右手手心向下，虎口处卡在右后腰部，拇指螺纹面按压在命门穴上顺时针揉（图 8–20）30~40 圈后，再逆时针按揉 30~40 圈为度。每天按揉 1~2 遍。

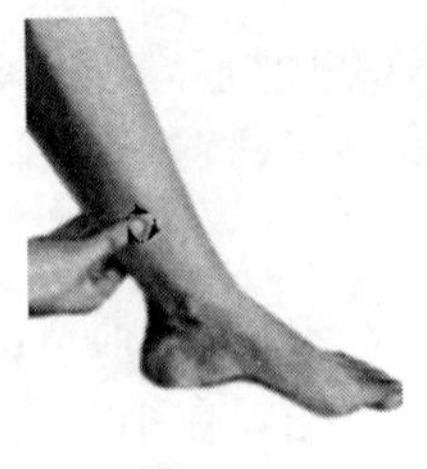
图 8–18

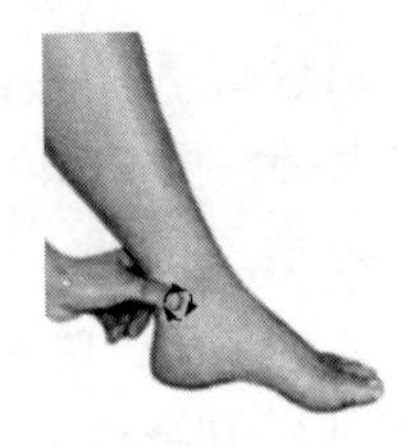
图 8–19

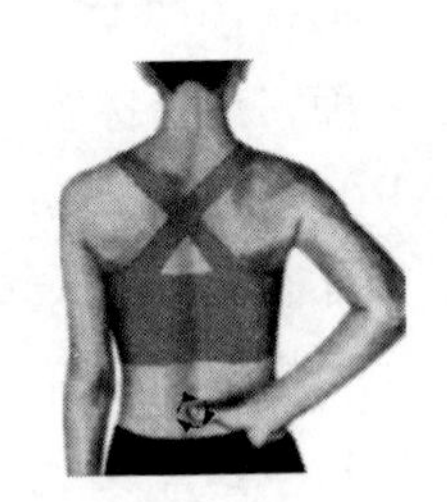
图 8–20

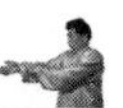

第二节　高血压自我按摩疗法

【概述】

高血压是以动脉血压增高，尤其是舒张压持续升高为特点的全身性、慢性血管疾病，常伴有头痛、头晕、耳鸣、健忘、失眠、心悸等症状。安静状态下，若成人经常收缩压超过 18.7 千帕（140 毫米汞柱）和舒张压超过 12 千帕（90 毫米汞柱）即可确诊。

一般将高血压分为继发性高血压（症状性高血压）和原发性高血压（高血压病），其中原发性高血压占 90%。高血压的发生主要与全身小动脉痉挛、硬化，周围动脉阻力增高，以及血容量与心排血量增加等多种因素有关。晚期可导致心、肾、脑器官病变。

中医学认为，本病属“头痛”“眩晕”范畴，其病因病机为情志失调，饮食不节和内伤虚损。使肝阳上亢、肝风上扰所致。现代医学认为，本病与中枢神经系统及内分泌、体液调节功能紊乱有关。年龄、职业、环境，高血脂质、高钠饮食，嗜酒、吸烟、肥胖等因素，也可促使高血压病的发生。

【穴位】

神庭穴：在头部，当前发际正中直上 0.5 寸（图 8–21）。

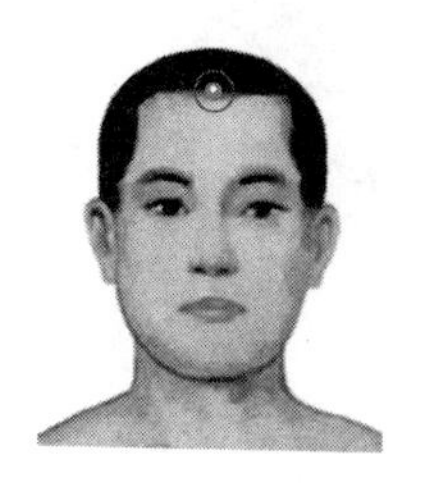

图 8–21

丝竹空穴：在眉梢凹陷处（图 8–22）。

太阳穴：在耳廓前面，前额两侧，外眼角延长线的上方。在两眉梢后凹陷处（图 8–23）。

哑门穴：位于项部，当后发际正中直上 0.5 寸，第 1 颈椎下（图 8–24）。

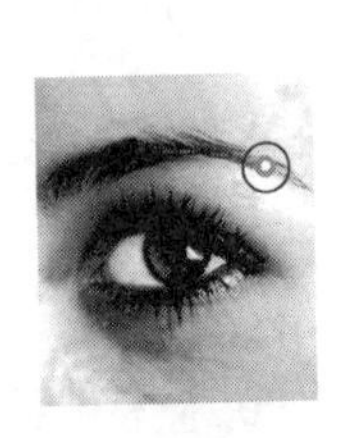

图 8–22

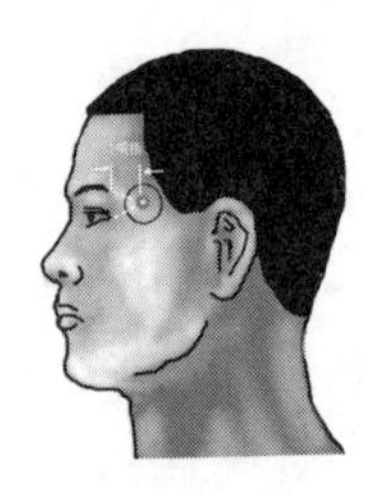

图 8–23

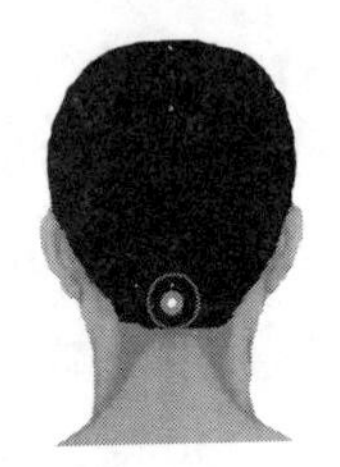

图 8–24

风池穴：位于项部，当枕骨之下，与风府穴相平，胸锁乳突肌与斜方肌上端之间的凹陷处（图 8–25）。

桥弓穴：位于人体脖子两侧的大筋上，颈部翳风（耳垂后下缘的凹陷）至缺盆（锁骨上窝中央）的连线。头歪向一侧，颈部突出的一条线（图 8–26）。

肩井穴：位于肩上，前直乳中，当大椎与肩峰端连线的中点，即乳头正上方与肩线交接处（图 8–27）。

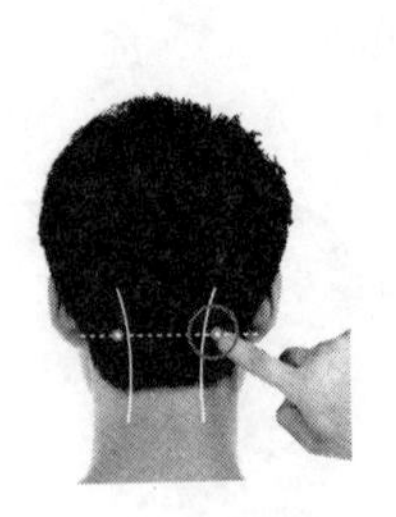

图 8–25

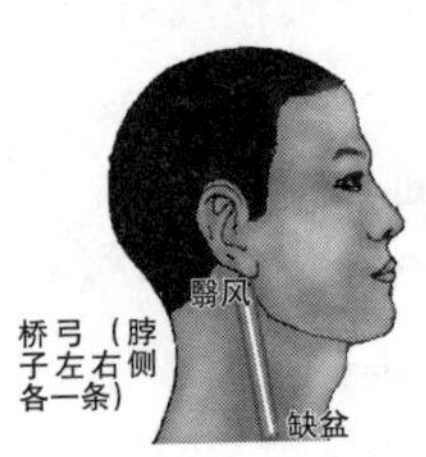

图 8–26

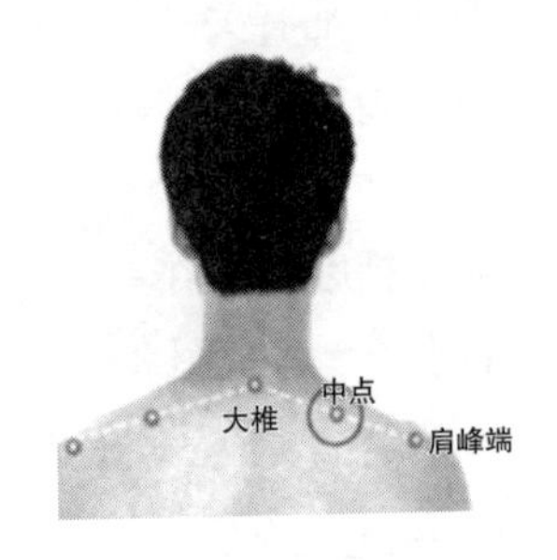

图 8–27

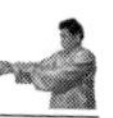

膻中穴：在体前正中线，两乳头连线之中点（图 8–28）。

中脘穴：胸骨下端和肚脐连接线中点处（图 8–29）。

内关穴：位于前臂正中，腕横纹上 2 寸，在桡侧屈腕肌腱同掌长肌腱之间（图 8–30）。

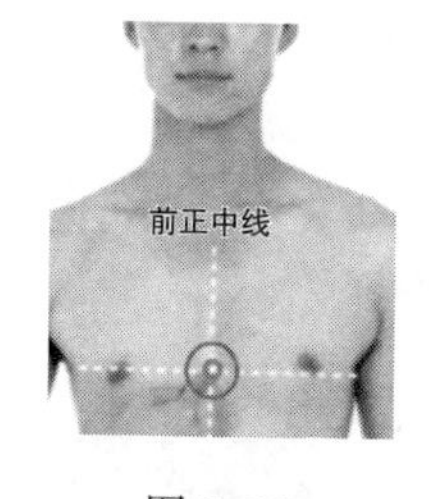

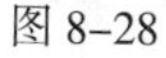
图 8–28

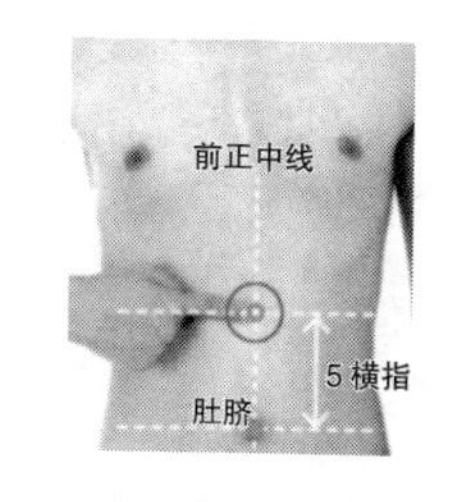

图 8–29

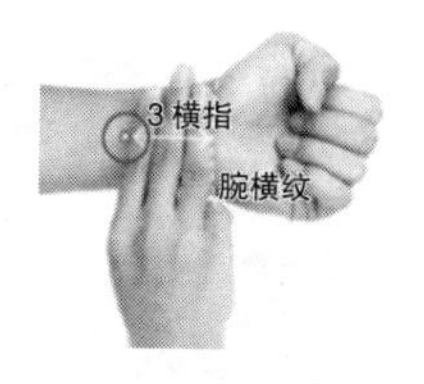

图 8–30

神门穴：在腕横纹尺侧端，尺侧腕屈肌腱的桡侧凹陷处（图 8–31）。

曲池穴：屈肘成直角，在肘横纹外侧端与肱骨外上髁连线中点。完全屈肘时，当肘横纹外侧端处（图 8–32）。

外关穴：在前臂背侧，当阳池与肘尖的连线上，腕背横纹上 2 寸，尺骨与桡骨之间（图 8–33）。

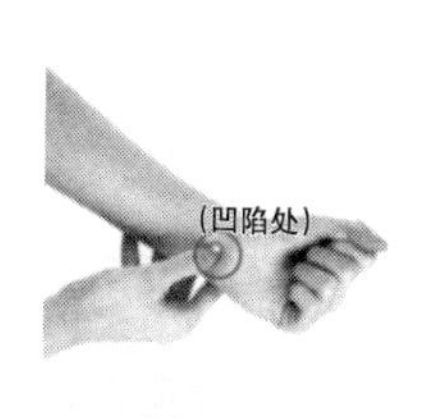

图 8–31

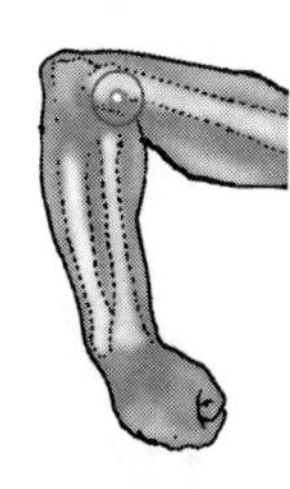

图 8–32

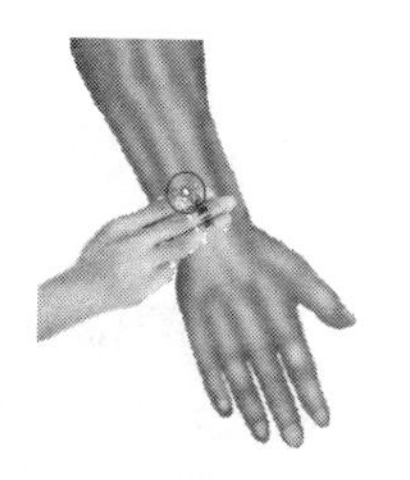

图 8–33

合谷穴：一手的拇指第一个关节横纹正对另一手的虎口边，拇指屈曲按下，指尖所指处就是合谷穴（图 8–34）。

足三里穴：外膝眼下 3 寸，胫骨外侧约一横指处（图 8-35）。

三阴交穴：在内踝尖直上 3 寸，胫骨后缘（图 8-36）。

涌泉穴：位于人体的足底部，卷足时足前部凹陷处，约当第二、三趾趾指缝纹头端与足跟连线的前 1/3 与后 2/3 交点上（图 8-37）。

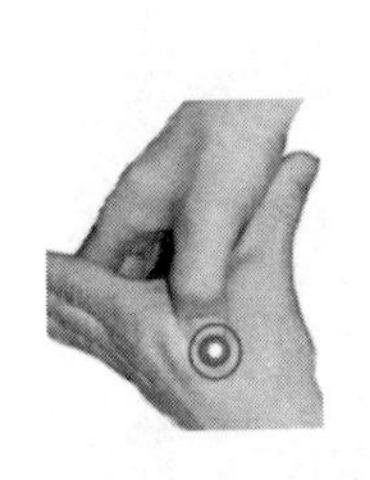
图 8-34

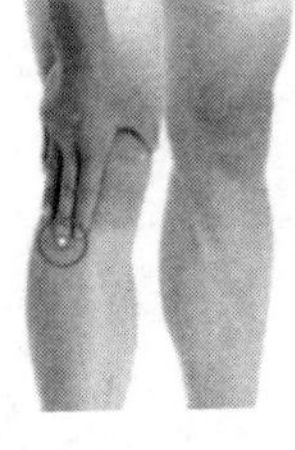
图 8-35

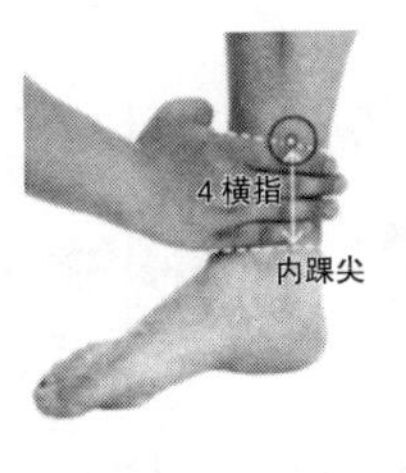

图 8-36

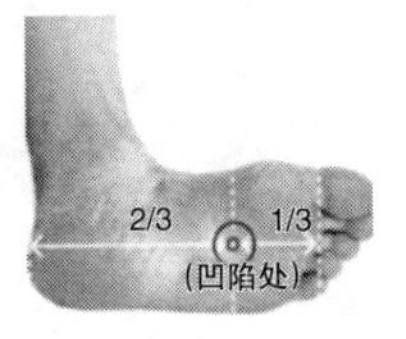

图 8-37

【疗法】

推摩神庭至哑门穴：用两手食指指腹部，按于神庭穴上，自神庭（图 8-38）推摩至哑门穴 60~80 次。每天做 1~2 遍。

分抹前额：用两拇指指腹按于额前，两拇指分抹前额（图 8-39）60~80 次。每天做 1~2 遍。

分抹眉毛：用两手食指指腹部，按于眉头处，从眉头至眉梢分抹眉毛（图 8-40）60~80 次。每天做 1~2 遍。

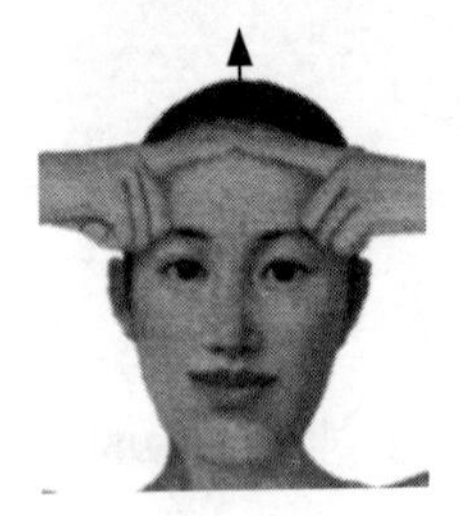
图 8-38

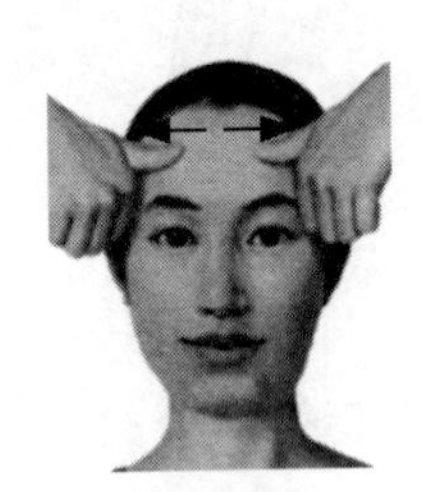
图 8-39

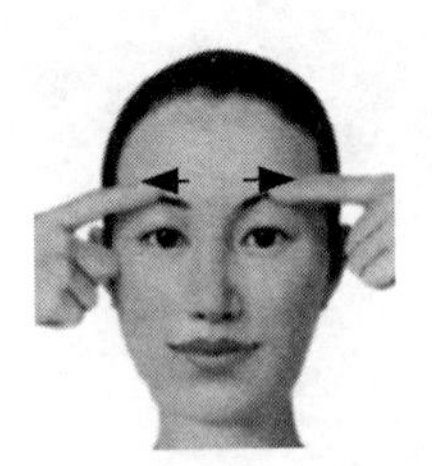
图 8-40

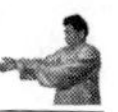

揉太阳穴：两拇指指腹按于头两侧太阳穴上，顺时针按揉（图 8-41）30~40 圈后，再逆时针按揉 30~40 圈。每天做 1~2 遍。

揉风池穴：两拇指指腹按于头后两风池穴上，顺时针按揉（图 8-42）30~40 圈后，再逆时针按揉 30~40 圈。每天做 1~2 遍。

推胸部：右手掌五指分开按于左胸部，从里侧向外侧推胸部（图 8-43）60~80 次。然后，交换手掌用同样的方法再推另一侧。每日做 1~2 遍。

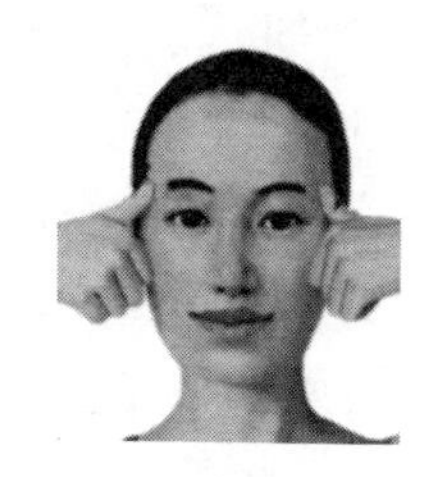

图 8-41

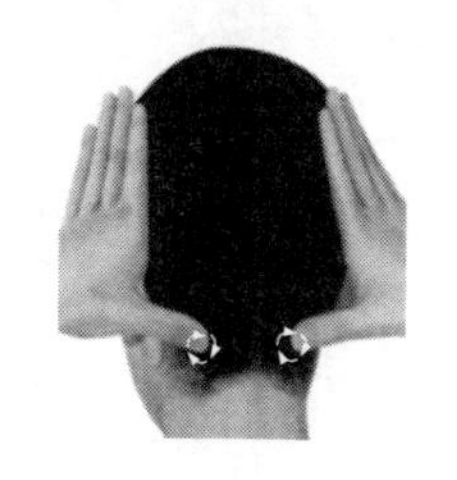

图 8-42

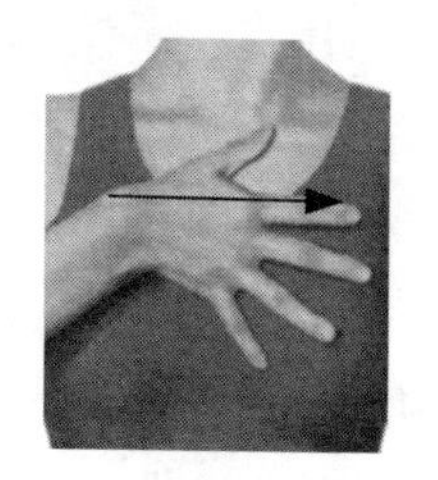

图 8-43

推摩腰椎骨：两手握拳以两拳拳面为力点，贴放在腰骶部，用拳面沿腰椎骨两侧向上推摩（图 8-44）60~80 次。每天做 1~2 遍。

扣击腰椎骨：两手握拳以两拳拳面为力点，在腰骶部，用拳背沿腰椎骨两侧向上扣击胸椎为一遍（图 8-45）反复扣击 60~80 遍。每天做 1~2 遍。

推摩桥弓穴：用右手拇指指腹按于桥弓穴上端（图 8-46），用推摩手法，轻揉地推摩至桥弓穴下端为一次，反复做 40~80 次。再换另一手，用同样的手法再推摩另一侧桥弓穴。每日做 1~2 遍。

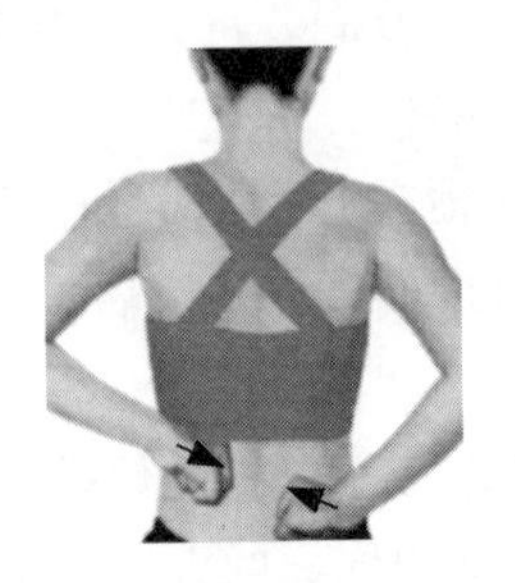

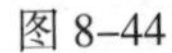

图 8–44

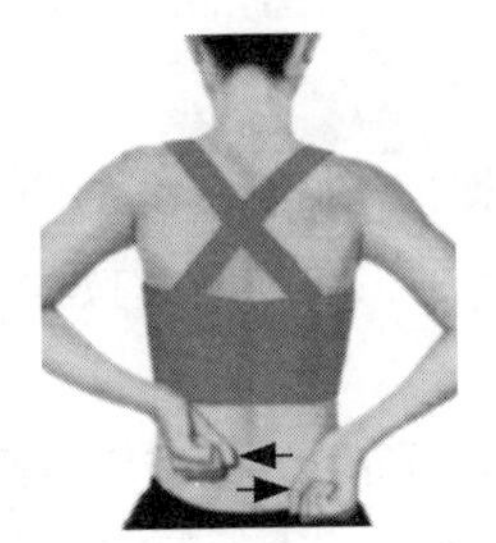

图 8–45

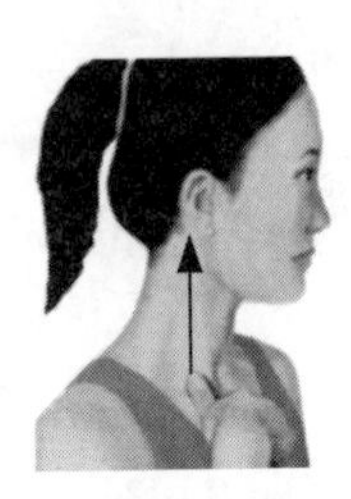

图 8–46

点揉肩井穴：用左手拇指指腹顶部为力点，按于右肩井穴上，用点揉手法，点揉右肩井穴（图 8–47）60~80 次。交换右手，用同样的方法，点揉左肩井穴。每日做 1~2 遍。

点揉曲池穴：用左手拇指指腹顶部为力点，左手掌托住右肘部，拇指按于右曲池穴上，顺时针揉按（图 8–48）30~40 圈后，再逆时针按揉 30~40 圈。照法换手按揉另一侧穴。每天按揉 1~2 遍。

点揉内关穴：用左手拇指指腹顶部为力点，左手掌托住右腕部，拇指按于右内关穴上，顺时针揉按（图 8–49）30~40 圈后，再逆时针按揉 30~40 圈。照法换手按揉另一侧穴位。每天按揉 1~2 遍。

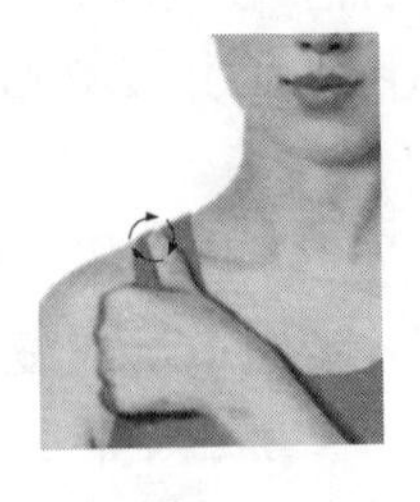

图 8–47

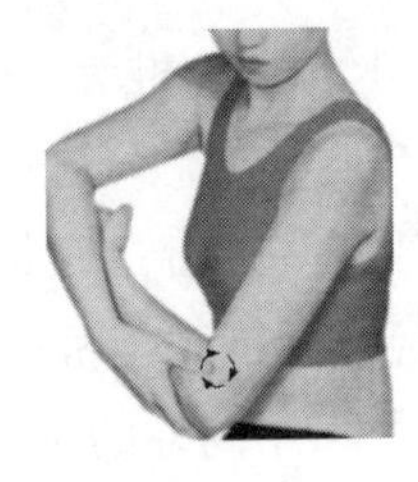

图 8–48

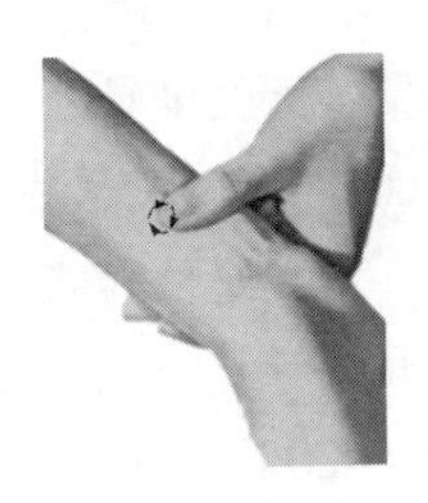

图 8–49

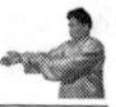

点揉合谷穴：用右手拇指指腹顶部为力点，右手掌托住左手掌心部，右拇指按于左合谷穴上，顺时针揉按（图 8-50）30~40 圈后，再逆时针按揉 30~40 圈。照法换手按揉另一侧穴位。每天按揉 1~2 遍。

按足三里穴：用左手拇指指腹顶部为力点，左手掌托固住左小腿肚外后侧，左拇指按于足三里穴上，顺时针揉按（图 8-51）30~40 圈后，再逆时针按揉 30~40 圈。照法换手按揉另一侧穴。每天按揉 1~2 遍。

按揉三阴交穴：用左手拇指指腹顶部为力点，左手掌托固住右小腿肚外后侧，左拇指按于三阴交穴上，顺时针揉按（图 8-52）30~40 圈后，再逆时针按揉 30~40 圈。照法换手按揉另一侧穴。每天按揉 1~2 遍。

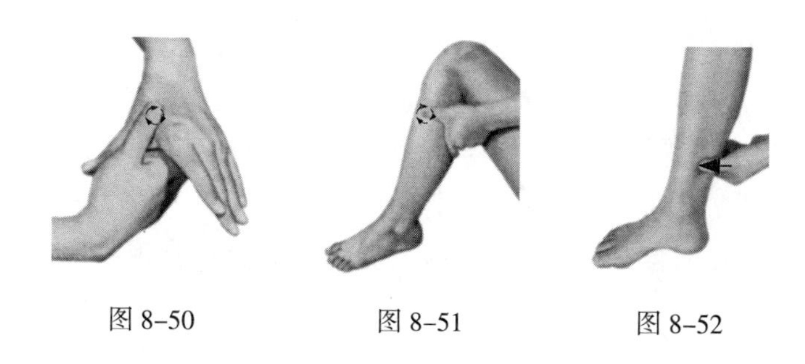

图 8-50　　图 8-51　　图 8-52

掐按涌泉穴：用左手拇指指腹顶部为力点，左手掌固住左脚脚背，左拇指按于涌泉穴上，持续用力 3 次呼吸（图 8-53）松劲后，再掐，反复掐击 60~80 次。交换右手，用同样的方法再掐按右脚涌泉穴。每天做 1~2 遍。

搓掌：两手手掌相对，贴按于一起，两掌相搓来回为一次（图 8-54），反复做 60~80 次为度。每日做 1~2 遍。

浴面：两手掌贴敷面上，轻轻搓面（图 8-55），反复搓

60~80 次为度。每日做 1~2 遍。

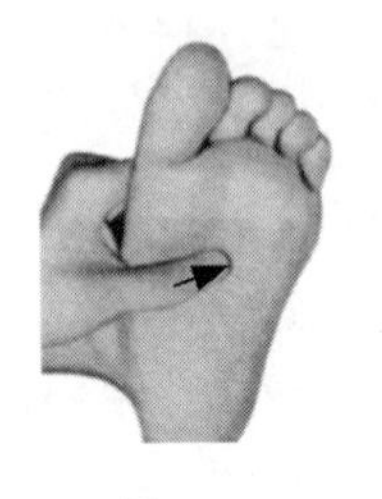

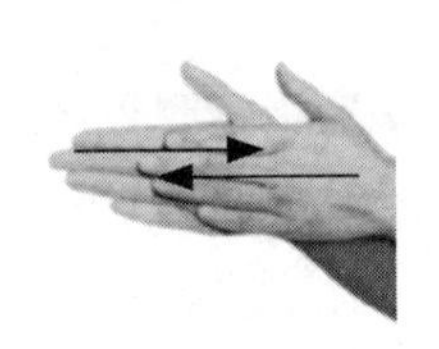

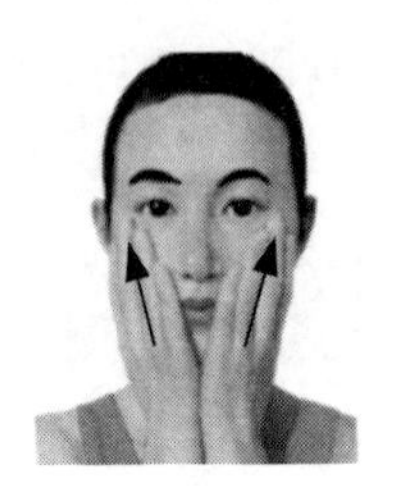

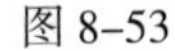

图 8-53　　图 8-54　　图 8-55

第三节　高血脂自我按摩疗法

【概述】

高脂血症是指血脂水平过高，可直接引起一些严重危害人体健康的疾病，如动脉粥样硬化、冠心病、胰腺炎等。由于脂肪代谢或运转异常使血浆一种或多种脂质高于正常称为高脂血症，脂质不溶或微溶于水必须与蛋白质结合以脂蛋白形式存在，因此，高脂血症常为高脂蛋白血症，表现为高胆固醇血症、高甘油三酯血症等。临床上分为两类：一是原发性，罕见，属遗传性脂代谢紊乱疾病；二是继发性，常见于控制不良糖尿病，饮酒、甲状腺功能减退症、肾病综合征，肾透析、肾移植、胆道阻塞，口服避孕药等。可有肥胖、周围神经炎或动脉粥样硬化性疾病、糖尿病等的体征。其治疗方法有药物疗法、中医疗法，饮食疗法，运动疗法和按摩疗法等。本节仅对按摩疗法加以介绍如下：

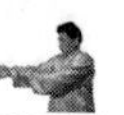

【穴位】

关元穴：位于脐下 3 寸处（图 8–56）。

上脘穴：位于人体的上腹部，前正中线上，当脐中上 5 寸（图 8–57）。

中脘穴：胸骨下端和肚脐连接线中点处（图 8–58）。

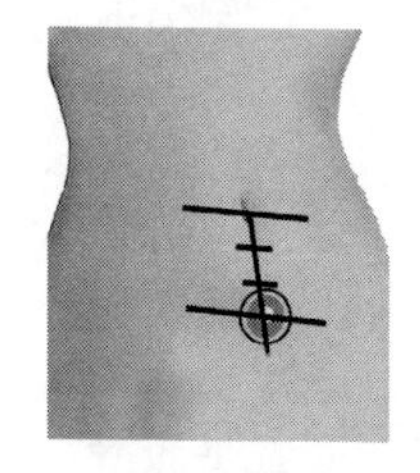

图 8–56

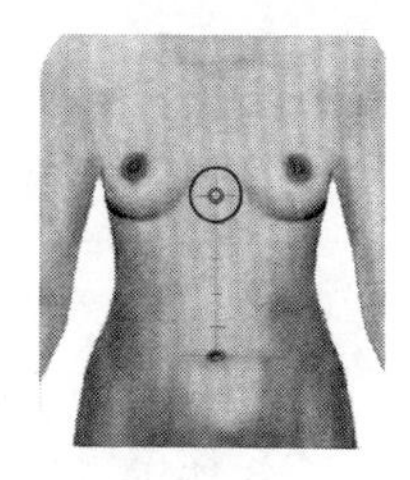

图 8–57

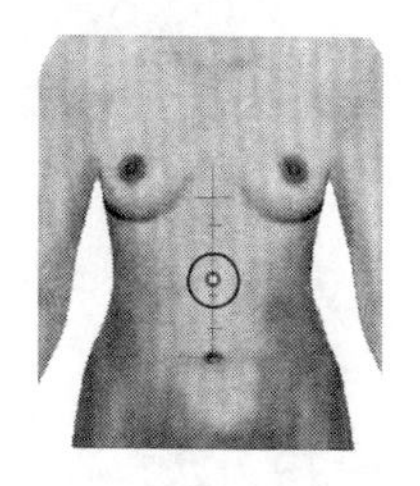

图 8–58

膻中穴：在体前正中线，两乳头连线之中点（图 8–59）。

天枢穴：脐中旁开 2 寸（图 8–60）。

气海穴：腹部，体前正中线，肚脐下 1.5 寸处（图 8–61）。

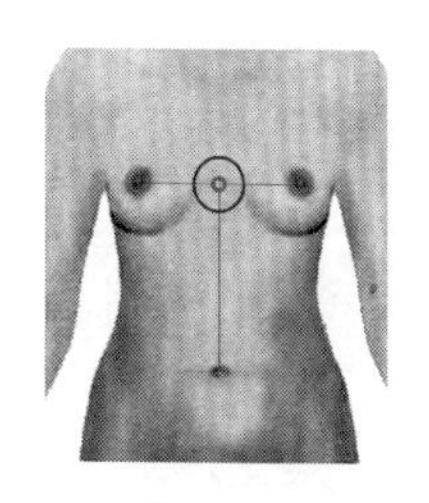

图 8–59

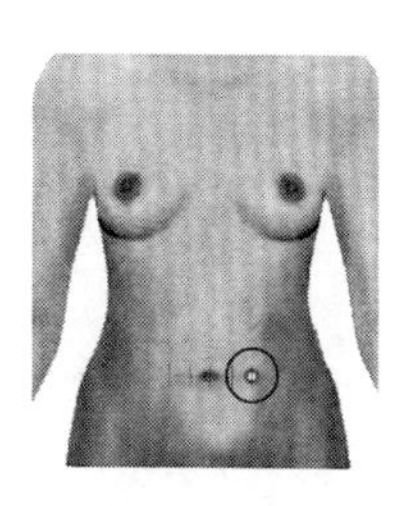

图 8–60

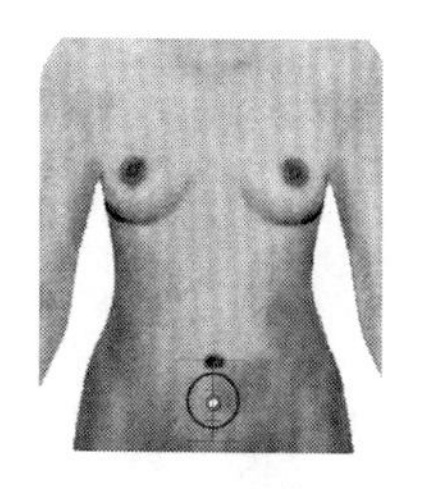

图 8–61

血海穴：在股前区，髌底内侧端上 2 寸，股内侧肌隆起处（图 8–62）。

足三里穴：外膝眼向下量四横指，在腓骨与胫骨之间，由胫骨旁量一横指（图 8-63）。

三阴交穴：在内踝尖直上 3 寸，胫骨后缘（图 8-64）。

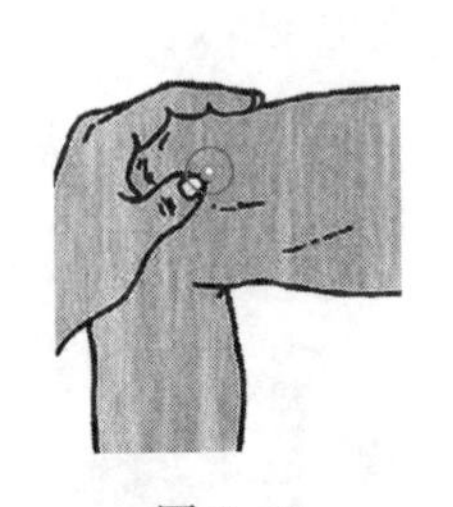

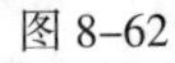

图 8-62

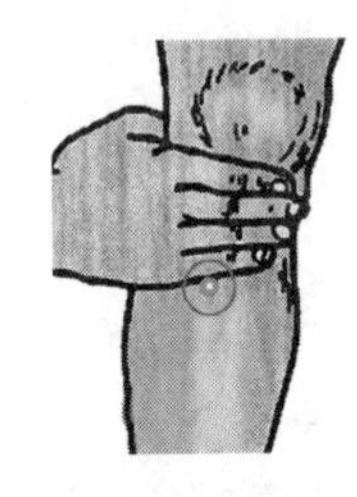

图 8-63

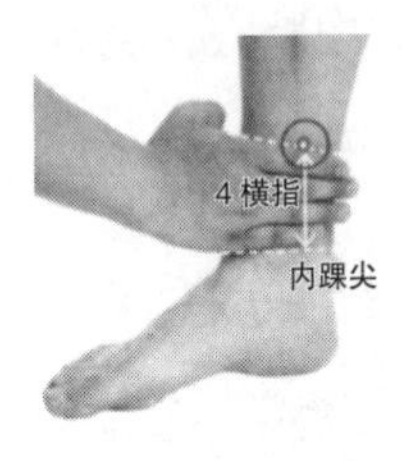

图 8-64

内关穴：腕横纹上 2 寸，在桡侧屈腕肌腱同掌长肌腱之间（图 8-65）。

外关穴：在腕背横纹上 2 寸，尺骨与桡骨之间（图 8-66）。

肺俞穴：位于背部，第三胸椎棘突下，旁开 1.5 寸处（图 8-67）。

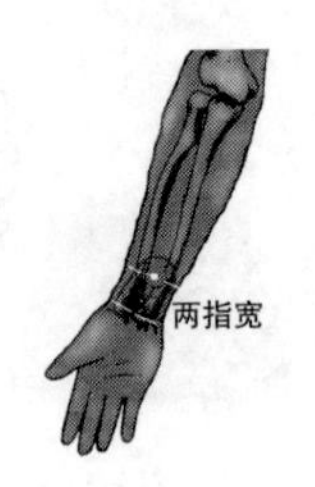

图 8-65

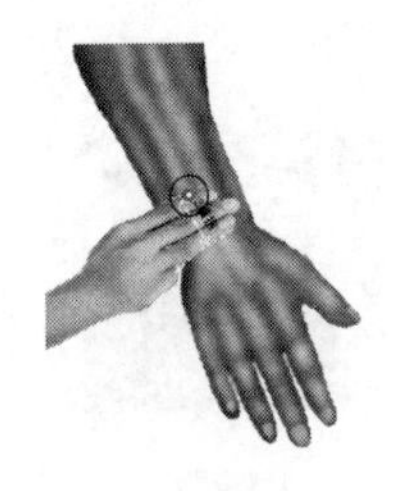

图 8-66

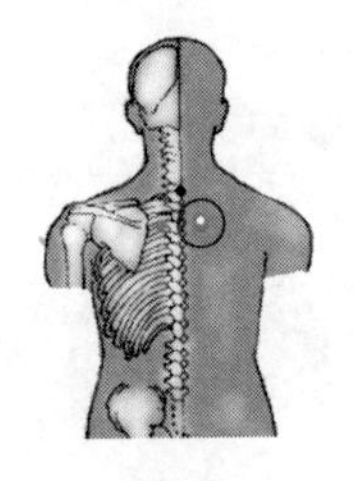

图 8-67

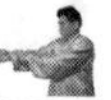

心俞穴：第五胸椎棘突下，旁开 1.5 寸处（图 8–68）。

胆俞穴：人体胆俞穴位于背部，当第十胸椎棘突下，旁开 1.5 寸处（图 8–69）。

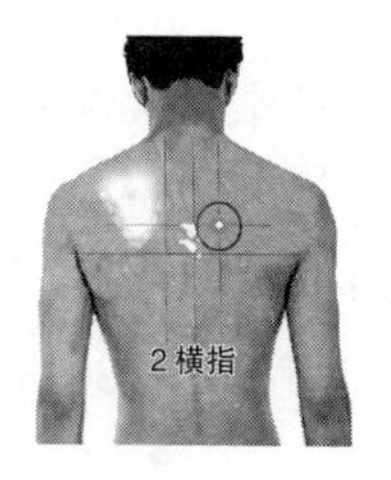

图 8–68

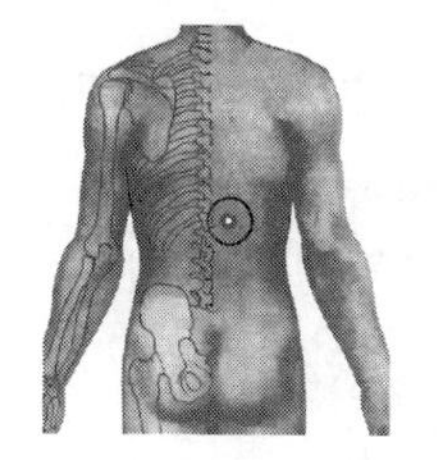

图 8–69

【疗法】

揉按关元穴：用右（左）手食中两指螺纹面按于关元穴上，顺时针揉按（图 8–70）30~40 圈后，再逆时针按揉 30~40 圈。每天按揉 1~2 遍。

按揉上脘穴：用右（左）手食中两指螺纹面按于上脘穴上，顺时针揉按（图 8–71）30~40 圈后，再逆时针按揉 30~40 圈。每天按揉 1~2 遍。

揉按中脘穴：用右（左）手食中两指螺纹面按于中脘穴上，顺时针揉按（图 8–72）30~40 圈后，再逆时针按揉 30~40 圈。每天按揉 1~2 遍。

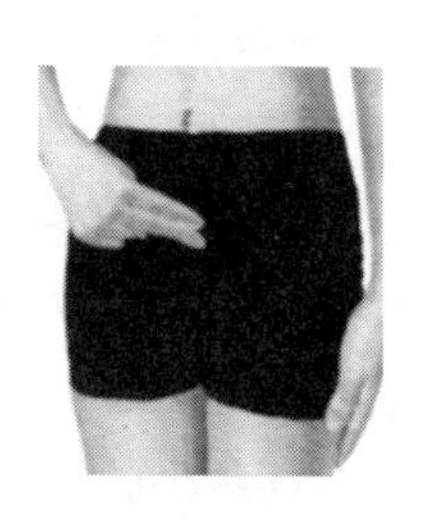

图 8–70

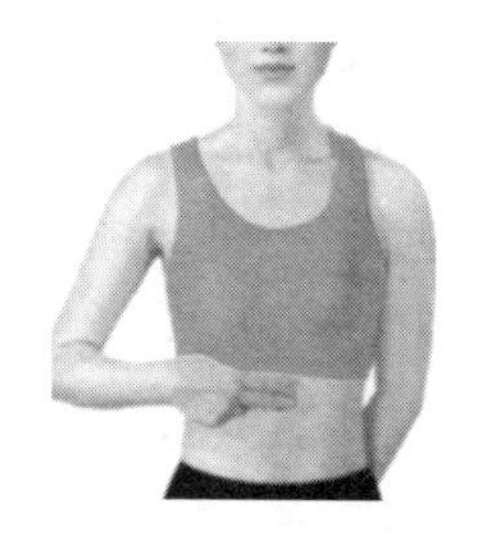

图 8–71

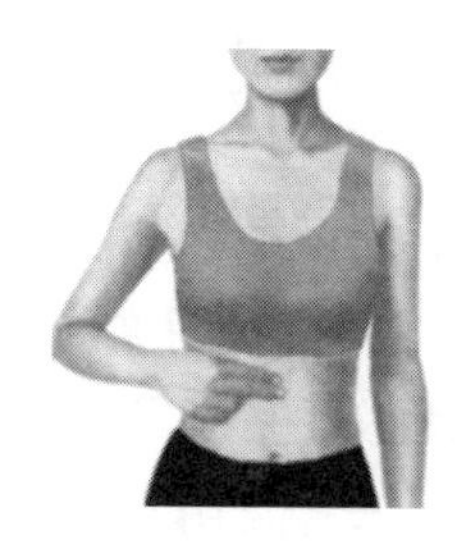

图 8–72

按揉膻中穴：用右（左）手食中两指螺纹面按于膻中穴上，顺时针揉按（图 8–73）30~40 圈后，再逆时针按揉 30~40 圈。每天按揉 1~2 遍。

揉按天枢穴：用两手食中两指螺纹面分别按于同侧天枢穴上，向里揉按（图 8–74）30~40 圈后，再向外按揉 30~40 圈。每天按揉 1~2 遍。

揉按气海穴：用左（右）手拇指螺纹面按于气海穴上，顺时针揉按（图 8–75）30~40 圈后，再逆时针按揉 30~40 圈。每天按揉 1~2 遍。

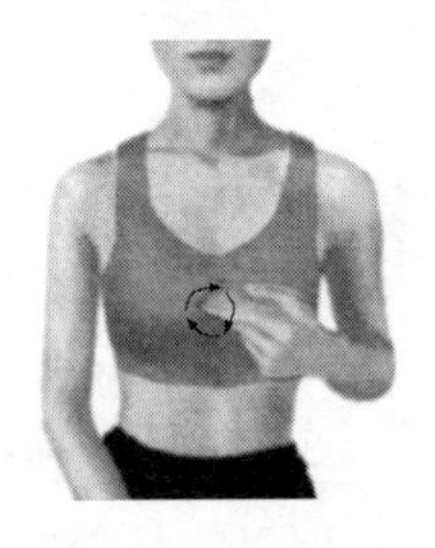

图 8–73

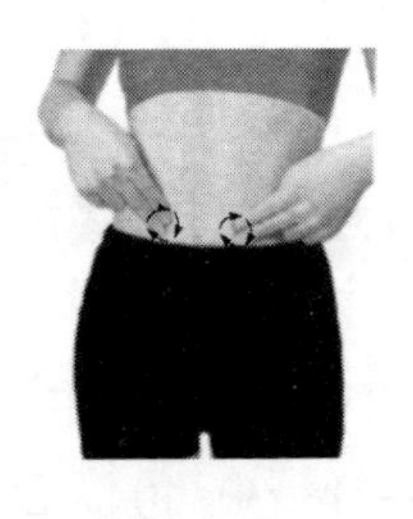

图 8–74

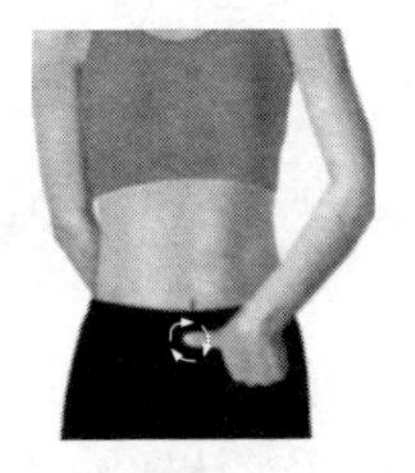

图 8–75

揉按血海穴：右腿屈膝，右手拇指螺纹面按于右腿血海穴上，虎口向下，手心向后，食指与其他指里屈，食指固于右腿外侧，拇指顺时针揉按（图 8–76）30~40 圈后，再逆时针按揉 30~40 圈。照法换手按揉另一侧穴位。每天按揉 1~2 遍。

揉按足三里穴：左腿屈膝，左手从左腿外侧，用左掌贴固在左小腿外后侧，虎口向前，拇指螺纹面按于足三里穴上，顺时针揉按（图 8–77）30~40 圈后，再逆时针按揉 30~40 圈。照法换手按揉另一侧穴位。每天按揉 1~2 遍。

按揉三阴交穴：左腿屈膝，右手手心向上从左小腿后向，用右掌及四指固住左小腿外侧，拇指螺纹面按压于三阴交穴

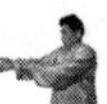

上，顺时针揉按（图 8–78）30~40 圈后，再逆时针按揉 30~40 圈。照法换手按揉另一侧穴位。每天按揉 1~2 遍。

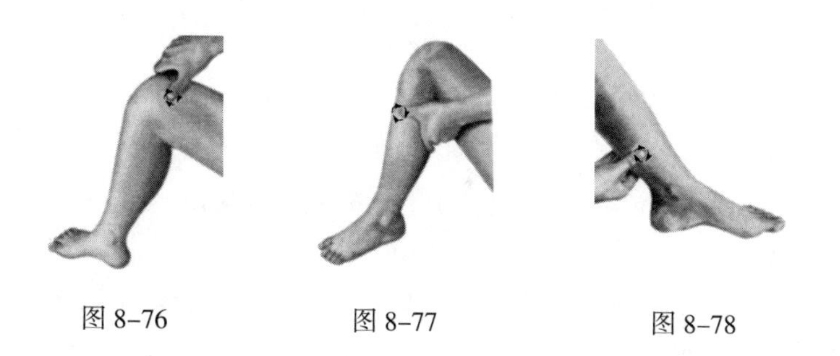

图 8–76　　图 8–77　　图 8–78

按揉内关穴：左手掌托固住右前臂背侧，虎口向前，用大拇指按压在内关穴上，顺时针揉按（图 8–79）30~40 圈后，再逆时针按揉 30~40 圈。照法换手按揉另一侧穴位。每天按揉 1~2 遍。

揉按外关穴：右手掌托固住左前臂内侧，虎口向前，用大拇指按压在外关穴上，顺时针揉按（图 8–80）30~40 圈后，再逆时针按揉 30~40 圈。照法换手按揉另一侧穴位。每天按揉 1~2 遍。

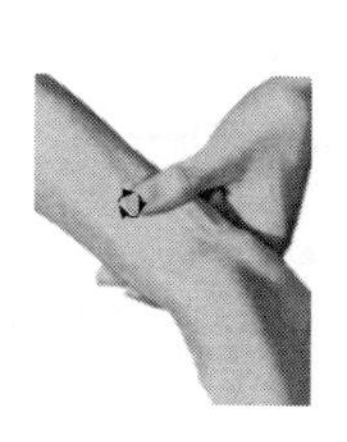

图 8–79

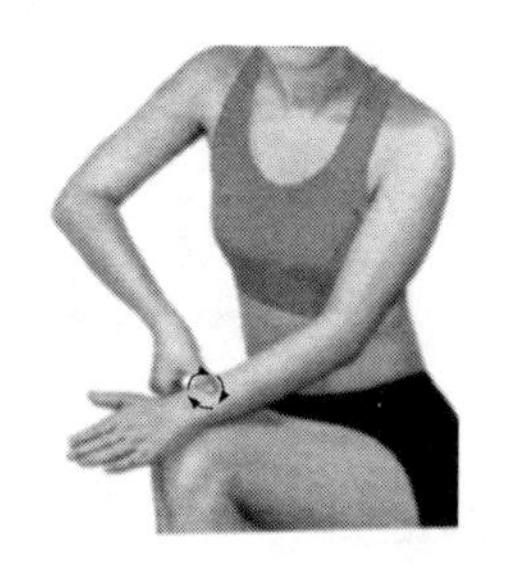

图 8–80

点按肺俞穴：右臂屈肘上抬过同侧肩向后下，以右手食中两指指尖为力点，向右侧肺俞穴点按，每点下按三个呼吸，连续点按 60~80 次（图 8–81）。照法换手点按另一侧穴位。每天按揉 1~2 遍。

点按心俞穴：右臂反屈过肋部向后绕过，以右手拇指指尖为力点，向左侧心俞穴点按，每点下按三个呼吸，连续点按 60~80 次（图 8–82）。照法换手点按另一侧穴位。每天按揉 1~2 遍。

点按胆俞穴：右臂反屈过肋部向后绕过，以右手拇指指尖为力点，向左侧胆俞穴点按，每点下按三个呼吸，连续点按 60~80 次（图 8–83）。照法换手点按另一侧穴位。每天按揉 1~2 遍。

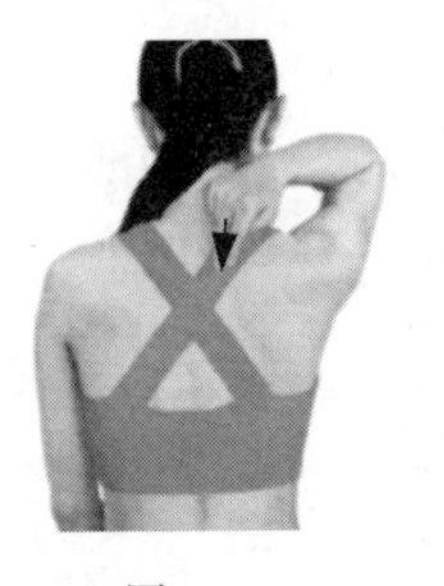
图 8–81

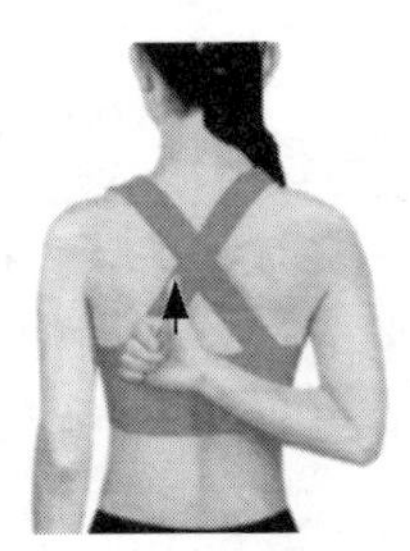
图 8–82

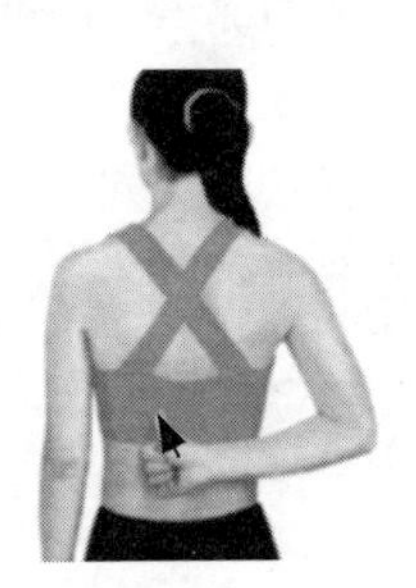
图 8–83

第四节　颈椎病自我按摩疗法

【概述】

颈椎病又称颈椎综合征，是颈椎骨关节炎，增生性颈椎炎、颈神经根综合征、颈椎间盘脱出症的总称，是一种以退行

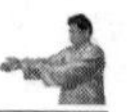

性病理改变为基础的疾患，主要由于颈椎长期劳损、骨质增生，或椎间盘脱出，韧带增厚，致使颈椎脊髓、神经根或椎动脉受压，出现一系列功能障碍的临床综合征。表现为颈椎间盘退变本身及其继发性的一系列病理改变，如椎节失稳，松动，髓核突出或脱出，骨刺形成，韧带肥厚和继发的椎管狭窄等，刺激或压迫了邻近的神经根、脊髓，椎动脉及颈部交感神经等组织，并引起各种各样症状和体征的综合征。

本病的症状变化多端。发病年龄一般在 40 岁以上，年龄较轻者少见。起病缓慢，开始时并不引起注意，仅为颈部不适，有的表现为经常“落枕”，经过一段时间，逐渐表现出上肢放射痛逐渐出现。上颈椎的病变可以引起枕后部痛、颈强直、头昏、耳鸣、恶心、听力障碍、视力障碍以及发作性昏迷及猝倒。中颈椎的骨赘可以产生颈 3~5 根性疼痛及颈后肌、椎旁肌萎缩，膈肌亦可受累。下颈椎的病变可产生颈后、上背、肩胛区及胸前区的疼痛以及神经根性疼痛。中下颈椎的病变可压迫脊髓，产生瘫痪。

【穴位】

风池穴：位于项部，当枕骨之下，与风府穴相平，胸锁乳突肌与斜方肌上端之间的凹陷处（图 8–84）。

风府穴：在后发际正中直上 1 寸处（图 8–85）。

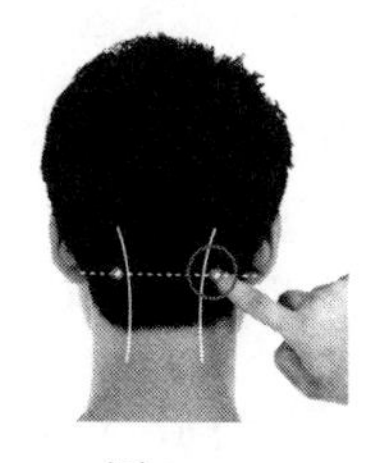

图 8–84

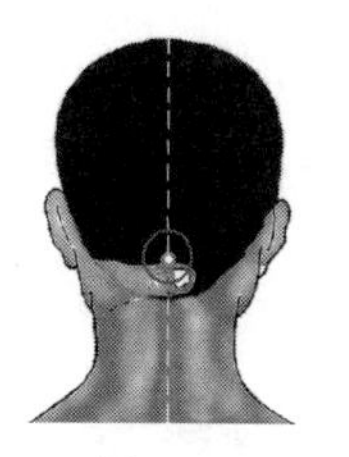

图 8–85

太阳穴：眉梢和外眼角的中点向后的凹陷处（图 8-86）。

百会穴：两耳角直上连线中点处（图 8-87）。

大椎穴：第七颈椎棘突下凹陷中（图 8-88）。

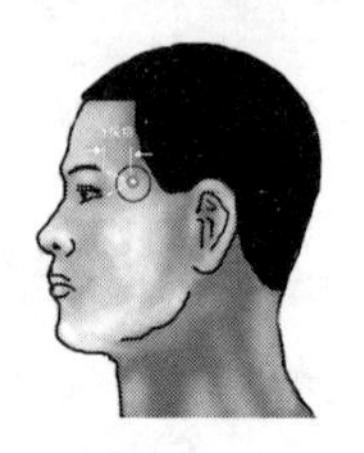

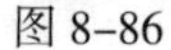
图 8-86

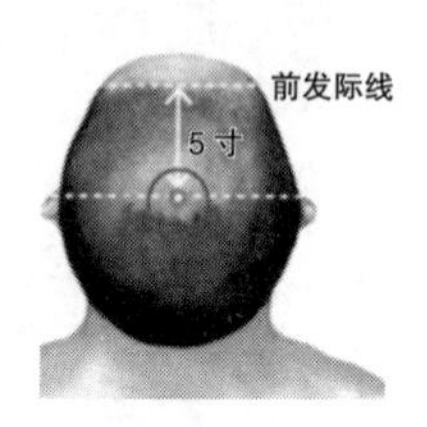

图 8-87

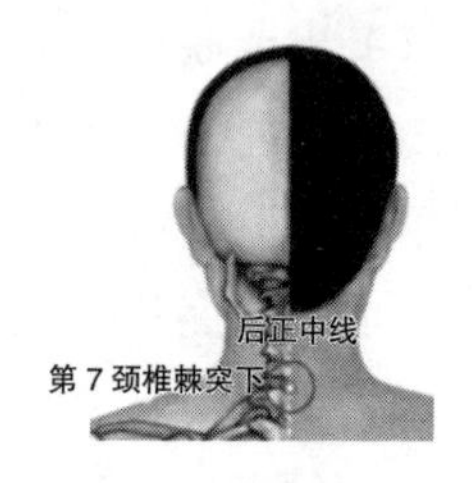

图 8-88

肩井穴：位于肩上，前直乳中，当大椎与肩峰端连线的中点，即乳头正上方与肩线交接处（图 8-89）。

膻中穴：在体前正中线，两乳头连线之中点（图 8-90）。

合谷穴：一手的拇指第一个关节横纹正对另一手的虎口边，拇指屈曲按下，指尖所指处就是合谷穴（图 8-91）。

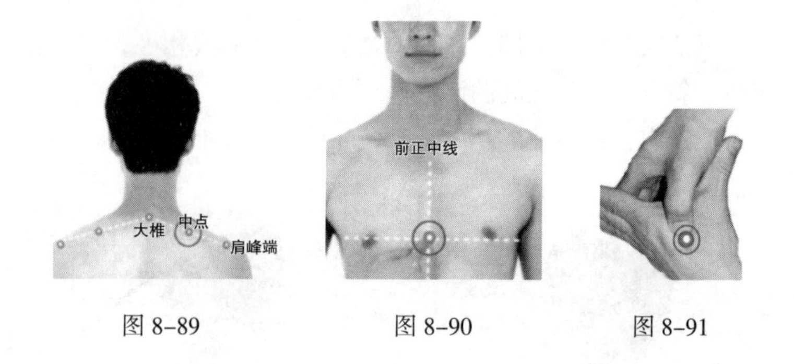

图 8-89　　图 8-90　　图 8-91

内关穴：腕横纹上 2 寸，在桡侧屈腕肌腱同掌长肌腱之间（图 8-92）。

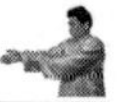

足三里穴：外膝眼向下量四横指，在腓骨与胫骨之间，由胫骨旁量一横指（图 8–93）。

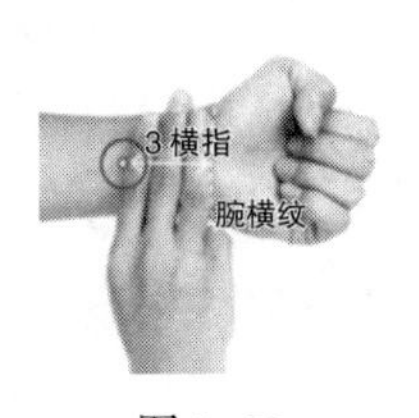

图 8–92

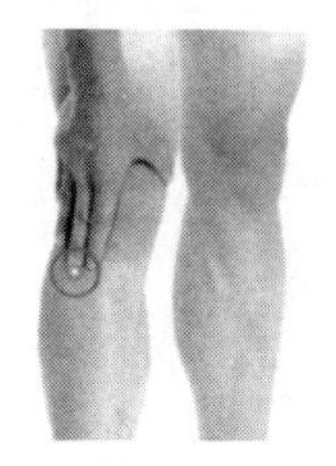

图 8–93

【疗法】

揉风池穴：用两掌固在头两侧，虎口相对，两手拇指螺纹面分别按于同侧的风池穴上，向里揉按（图 8–94）30~40 圈后，再向外按揉 30~40 圈。每天按揉 1~2 遍。

揉按风府穴：用右（左）掌固在头侧，虎口向里，用拇指螺纹面按于风府穴上，顺时针揉按（图 8–95）30~40 圈后，再逆时针按揉 30~40 圈。每天按揉 1~2 遍。

揉按太阳穴：用两手食中两指螺纹面分别按于同侧太阳穴上，向里揉按（图 8–96）30~40 圈后，再向外按揉 30~40 圈。每天按揉 1~2 遍。

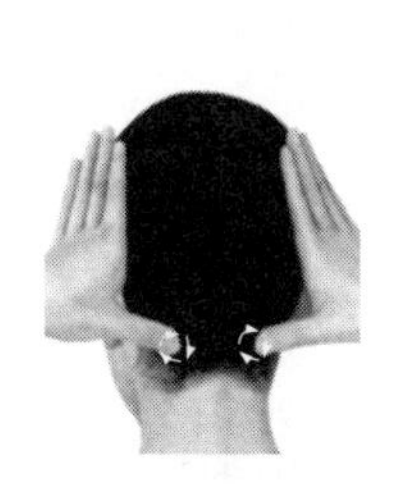

图 8–94

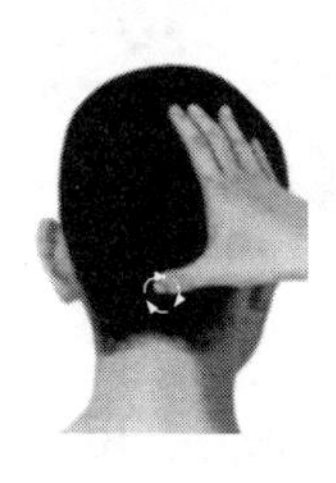

图 8–95

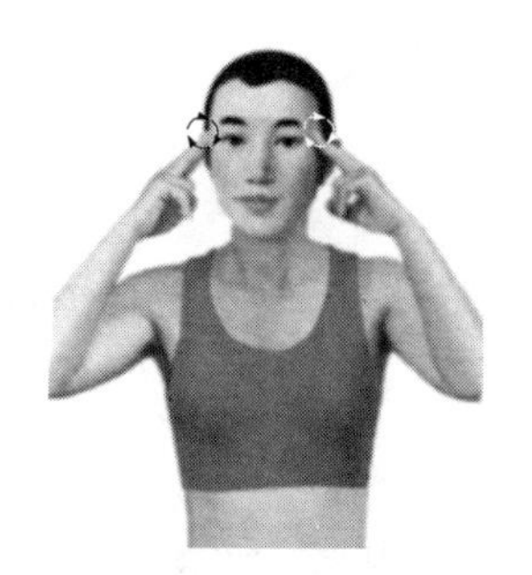

图 8–96

按揉百会穴：用右（左）手食中两指螺纹面按于百会穴上，顺时针揉按（图 8–97）30~40 圈后，再逆时针按揉 30~40 圈。每天按揉 1~2 遍。

拍击大椎穴：右（左）掌屈臂抬起从耳侧绕于颈后，用掌拍击大椎穴（图 8–98）60~80 次为度。每天按揉 1~2 遍。

扣击肩井穴：右手捏成一撮，用指尖向左肩穴叩击（图 8–99）60~80 次后，换手照法叩击另一侧穴位。每天 1~2 遍。

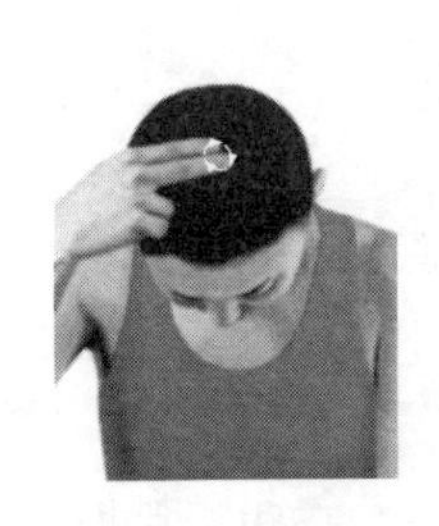

图 8–97

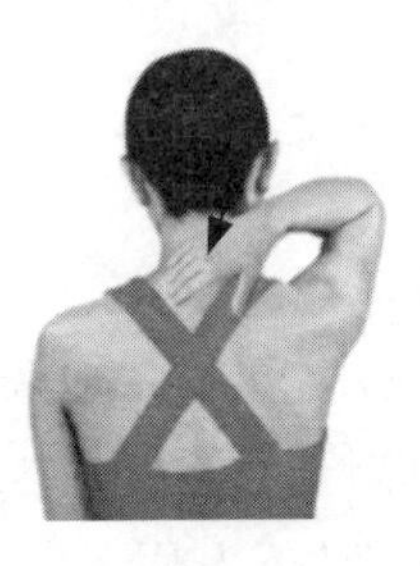

图 8–98

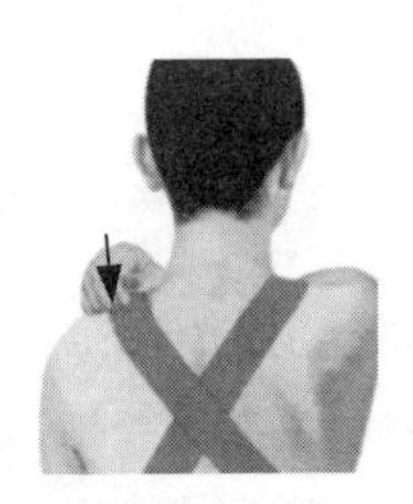

图 8–99

按揉膻中穴：用食中两指螺纹面按于膻中穴上，顺时针揉按（图 8–100）30~40 圈后，再逆时针按揉 30~40 圈。每天按揉 1~2 遍。

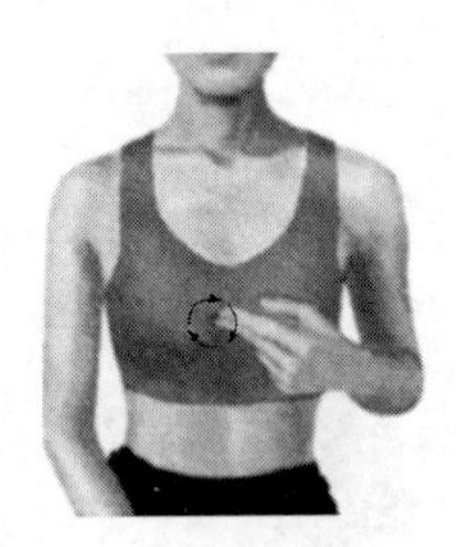

图 8–100

推搓合谷穴：左手虎口张开，用右手食指托固住左掌心，拇指螺纹面按压在虎口穴上来回推搓为一次（图 8–101），反

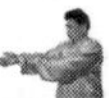

复推搓 60~80 次后，照法换手推搓另一侧穴位。每天按揉 1~2 遍。

按揉内关穴：左手掌托固住右前臂背侧，虎口向前，用大拇指按压在内关穴上，顺时针揉按（图 8-102）30~40 圈后，再逆时针按揉 30~40 圈。照法换手按揉另一侧穴位。每天按揉 1~2 遍。

揉按足三里穴：右腿屈膝，右手从右腿外侧，用右掌贴固在右小腿外后侧，虎口向前，拇指螺纹面按于足三里穴上，顺时针揉按（图 8-103）30~40 圈后，再逆时针按揉 30~40 圈。照法换手按揉另一侧穴位。每天按揉 1~2 遍。

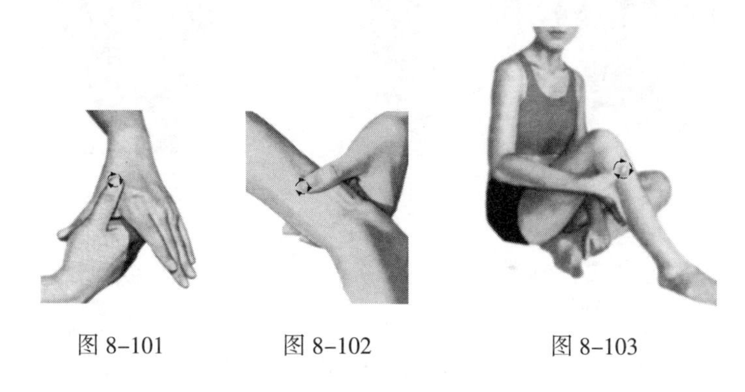

图 8-101　　图 8-102　　图 8-103

第五节　腰痛自我按摩疗法

【概述】

腰痛原因较为广泛，内因、外因均能引起，并有急慢性之分，同样腰痛，由于病因不同，症状也随之而异。腰者，肾之府，一般腰痛皆与肾有关，所以正气不足，少阴肾衰之人，就容易患此病。医学心悟说“腰痛有风有寒，有湿有热，有郁血，有气滞，有痰饮，皆标也，肾虚其本也。”腰痛种类虽多，但最基本的按摩疗法大致如下：

【穴位】

肾俞穴：第十四腰椎棘突下，旁开 1.5 寸处（图 8–104）。

气海俞穴：在第三腰椎棘突下，旁开 1.5 寸处（图 8–105）。

大肠俞穴：在第四腰椎棘突下，旁开 1.5 寸处（图 8–106）

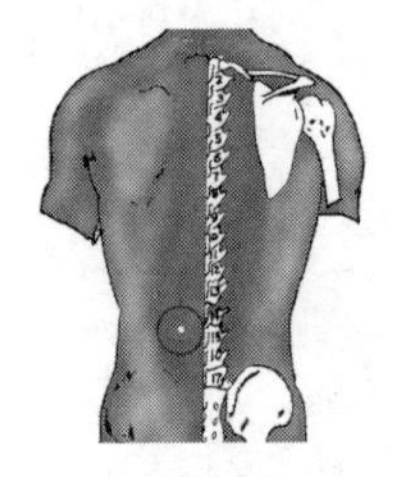
图 8–104

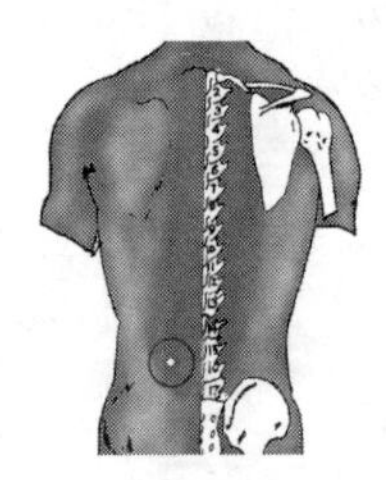
图 8–105

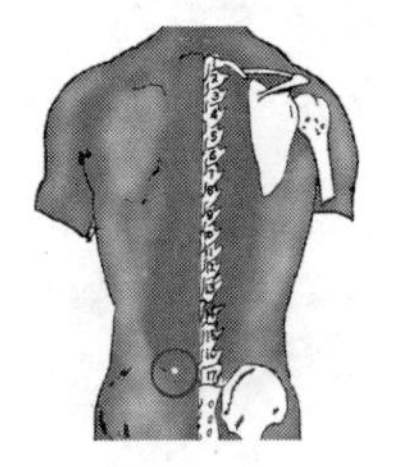
图 8–106

关元俞穴：在第五腰椎棘突下，旁开 1.5 寸处（图 8–107）

膀胱俞穴：在骶骨部，骶正中嵴旁开 1.5 寸处，与第二骶后孔平（图 8–108）。

志室穴：第二腰椎棘突下，旁开 3 寸处（图 8–109）。

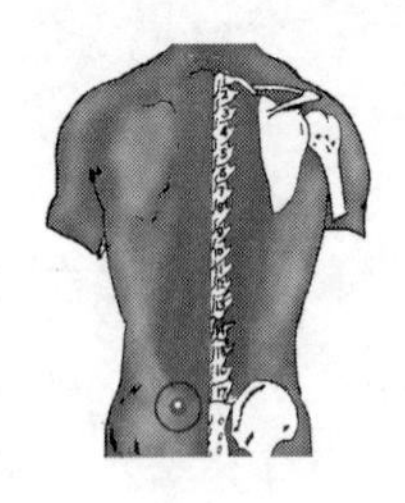
图 8–107

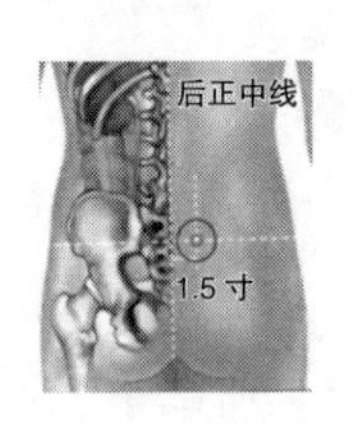

图 8–108

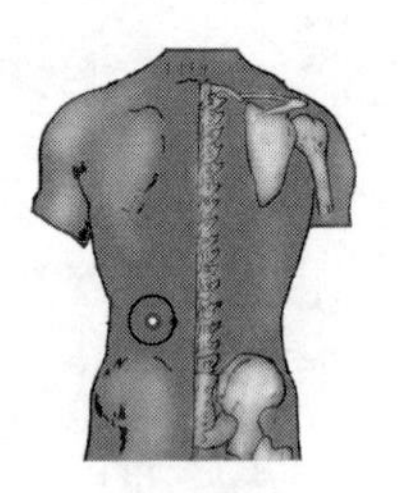
图 8–109

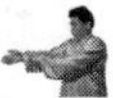

委中穴：腘窝横纹正中处（图 8–110）。

腰痛穴：在二、三掌骨之间，掌横纹与掌指关节中点处（图 8–111）。

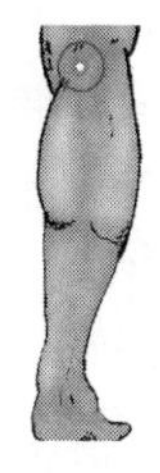

图 8–110

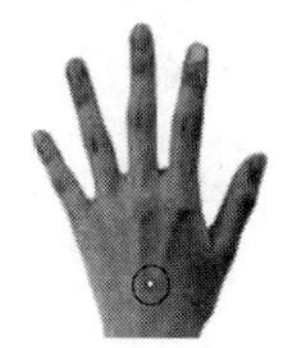

图 8–111

【疗法】

搓擦腰部：右（左）手掌从腰侧绕于腰后，按贴于腰部，拇指侧向下，掌心向前，左右来回横搓擦整个腰部（图 8–112），反复搓擦 60~80 次。每天按揉 1~2 遍。

揉摩肾俞穴：右手屈臂从腰侧绕于腰后，以食中两指螺纹面按于同侧的肾俞穴上，顺时针揉按（图 8–113）30~40 圈后，再逆时针按揉 30~40 圈。照法换手按揉另一侧穴位。每天按揉 1~2 遍。

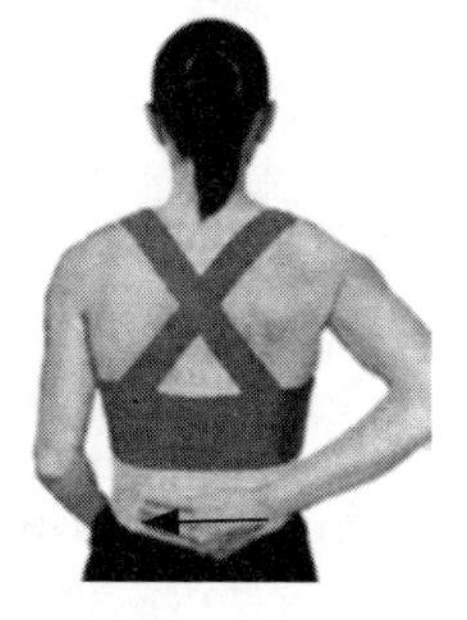

图 8–112

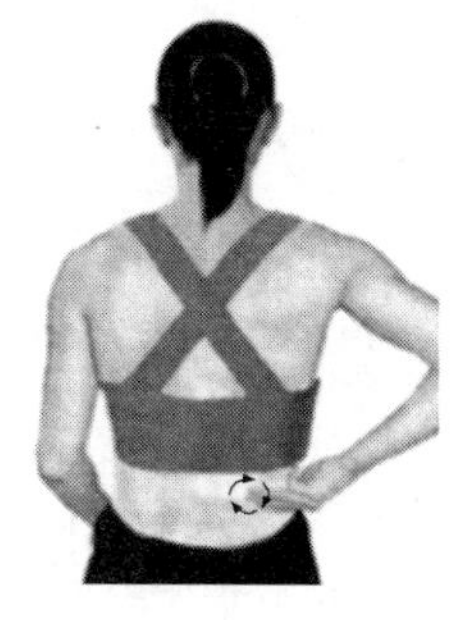

图 8–113

按揉气海俞穴：右手屈臂从腰侧绕于腰后，以食中两指螺纹面按于同侧的气海俞穴上，顺时针揉按（图 8–114）30~40 圈后，再逆时针按揉 30~40 圈。照法换手按揉另一侧穴位。每天按揉 1~2 遍。

揉按大肠俞穴：右手屈臂从腰侧绕于腰后，以食中两指螺纹面按于同侧的大肠俞穴上，顺时针揉按（图 8–115）30~40 圈后，再逆时针按揉 30~40 圈。照法换手按揉另一侧穴位。每天按揉 1~2 遍。

按揉关元俞穴：右手屈臂从腰侧绕于腰后，以食中两指螺纹面按于同侧的关元俞穴上，顺时针揉按（图 8–116）30~40 圈后，再逆时针按揉 30~40 圈。每天按揉 1~2 遍。

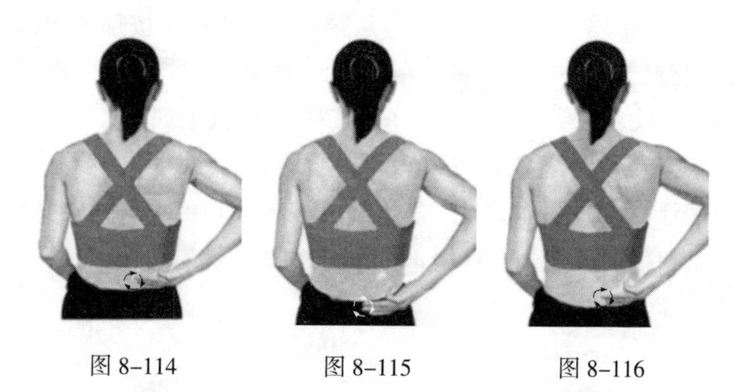

图 8–114　　图 8–115　　图 8–116

揉摩膀胱俞穴：右手屈臂从腰侧绕于腰后，以食中两指螺纹面按于同侧的膀胱俞穴上，顺时针揉摩（图 8–117）30~40 圈后，再逆时针揉 30~40 圈。照法换手按揉另一侧穴位。每天按揉 1~2 遍。

按揉志室穴：右手屈臂从腰侧绕于腰后，以食中两指螺纹面按于同侧的大肠俞穴上，顺时针揉按（图 8–118）30~40 圈后，再逆时针按揉 30~40 圈。照法换手按揉另一侧穴位。每天

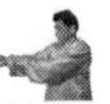

按揉 1~2 遍。

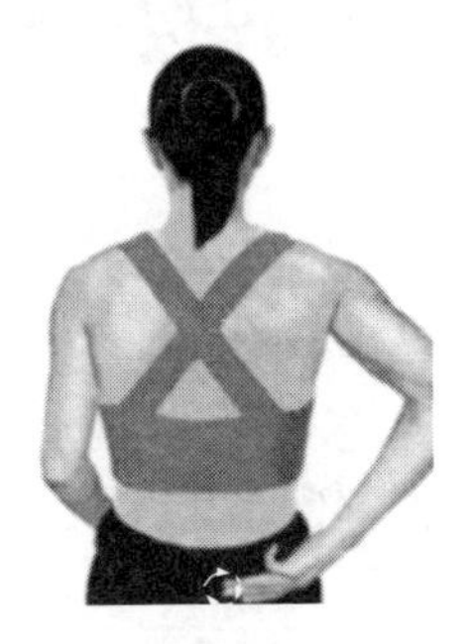

图 8–117

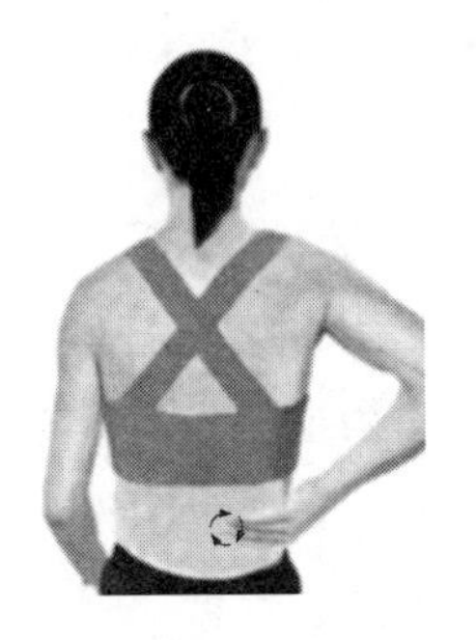

图 8–118

抠揉委中穴：右腿稍屈，右手从右腿外侧，用右手掌贴固于右膝外侧，食、中、无名三指螺纹面向上托抠住委中穴向前揉摩（图 8–119）30~40 圈后，再向后揉摩 30~40 圈。照法换手按揉另一侧穴位。每天按揉 1~2 遍。

推搓腰痛穴：右掌掌心向下，指尖向前，左掌从右掌拇指侧，用四指掌托固住右掌心，左手拇指以螺纹面按压在腰痛穴上推搓（图 8–120）60~80 次。照法换手按揉另一侧穴位。每天按揉 1~2 遍。

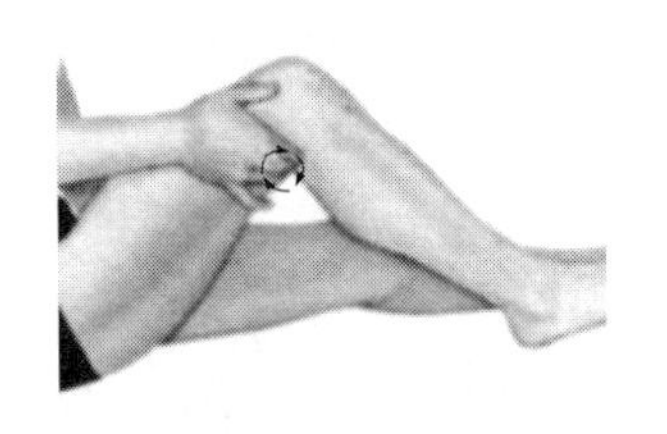

图 8–119

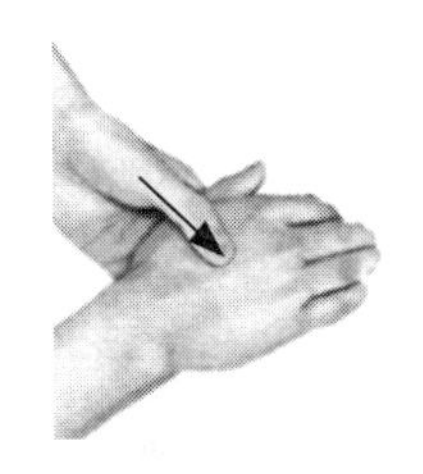

图 8–120

第六节　妇女更年期障碍自我按摩疗法

【概述】

女性的身体，随着年龄的增长卵巢机能会逐渐老化，荷尔蒙的平衡也会发生异常。然而在40~50岁的闭经前后，加上自律神经变化或心理性的原因，会出现更年期障碍。其主要症状是头痛、头重、肩酸痛、腰痛、悸动、呼吸困难、疲劳感、倦怠感、目眩、晕眩、冷虚、手脚冰冷、头部充血、失眠、耳鸣等。

每个人所发生的症状，或是症状的现象，都有极大的差别，究其原因，与其个人的精神状态、健康状态有着密切关系。

安定的环境、平静的精神状态、平衡的营养摄取和适当运动对减轻更年期障碍非常重要，而通过经穴的刺激，对治疗更年期障碍却也有奇特的功效。因为，每天充分进行穴道刺激按摩，不仅可以调整心里准备，迎接女性的转换期，接受自己老化的事实。无论何种症状，都可以利用穴道的刺激得到缓和，让精神舒畅。

现将几种简便易行，且没有负作用，而又经济，又安全的运用按摩、指压等手法，刺激经穴治疗更年期障碍的方法介绍给大家。

【穴位】

百会穴：两耳角直上连线中点处（图8–121）。

天柱穴：在项后发际内斜方肌之外侧凹陷中即是（图8–122）。

肩井穴：在脖子根部与肩头连接线的正中央（图8–123）。

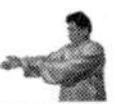

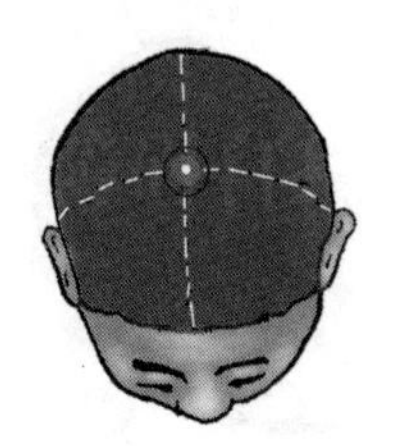

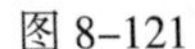
图 8-121

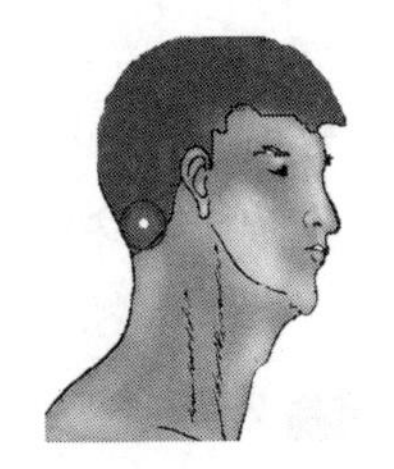

图 8-122

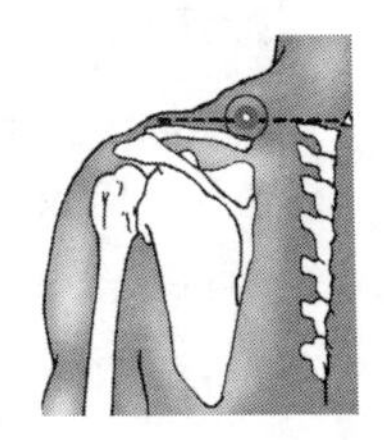

图 8-123

肾俞穴：在第二腰椎棘突旁开 1.5 寸处（图 8-124）。

期门穴：乳头直下，第六肋间隙，前正中线旁开 4 寸（图 8-125）。

关元穴：位于脐下 3 寸处（图 8-126）。

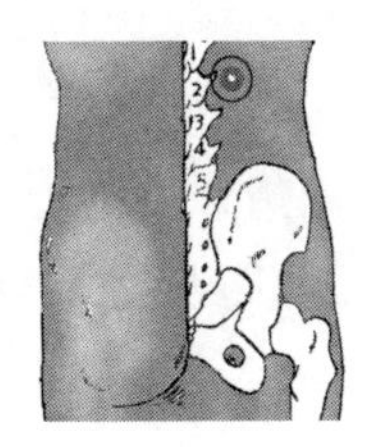

图 8-124

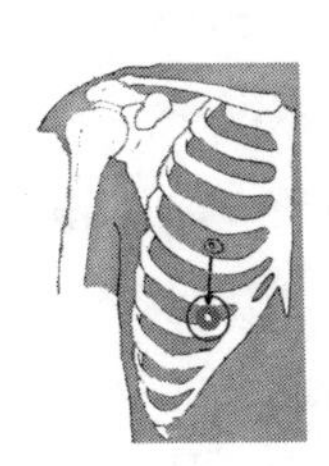

图 8-125

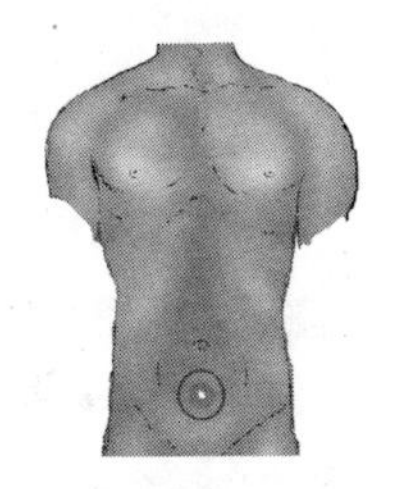

图 8-126

血海穴：在大腿内侧，髌底内侧端上 2 寸，当股四头肌内侧头的隆起处（图 8-127）。

三阴交穴：在内踝尖直上 3 寸，胫骨后缘处（图 8-128）。

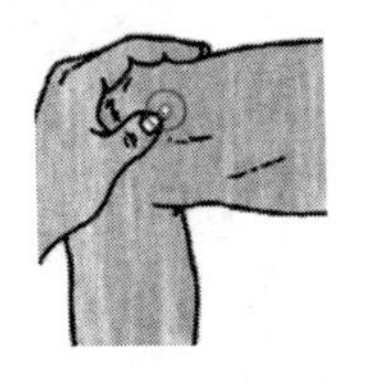

图 8-127

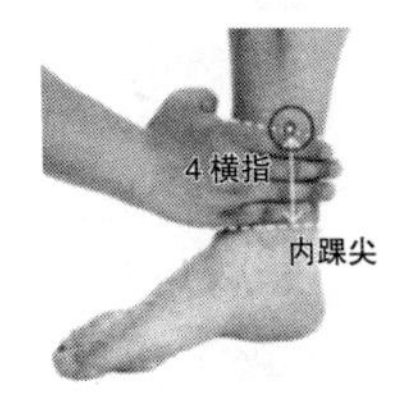

图 8-128

【疗法】

按压百会穴：用右（左）手拇指螺纹面按压于百会穴上，持续用力（图 8–129）3 次呼吸后松劲，如此反复按压 60~80 次。每日做 1~2 遍。

经常按压此穴，对更年期障碍头痛、头重、疲劳感、晕眩等症状很有效。故有“顶门一按，头痛即失”之谚语。至今有关史料仍保存着古代皇帝头剧痛，因针刺百会穴而治愈的记载。

按揉天柱穴：两掌贴按于头两侧，指尖向上，两手拇指以螺纹面分别按压在两天柱穴上，食拇两指掐住后颈天柱穴上，顺时针揉按（图 8–130）30~40 圈后，再逆时针按揉 30~40 圈。每天按揉 1~2 遍。

经常按揉此穴，可以调整全身状态，消除更年期障碍肩酸痛、头部充血、耳鸣、疲劳感、倦怠感。

叩击肩井穴：右手从胸前左绕，以右手四指顶尖为力点，叩击左肩井穴（图 8–131）60~80 次。换手照法叩击另一侧穴位，每日做 1~2 遍。

经常进行肩上的血液循环会变佳，硬梆梆的肩膀会逐渐变为轻松。对治疗更年期障碍之肩膀酸痛、疲劳感、倦怠感等最为有效。

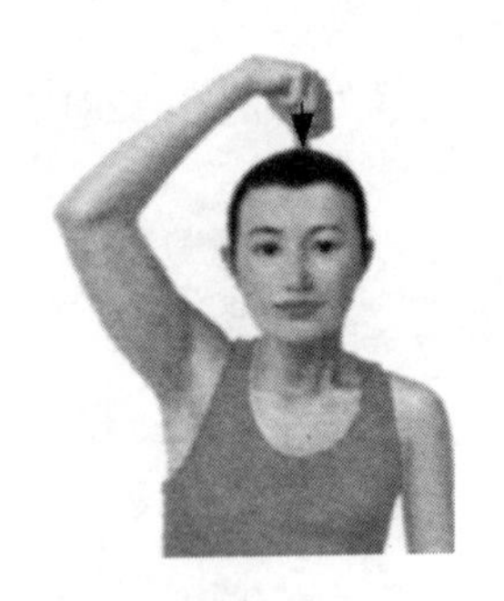

图 8–129

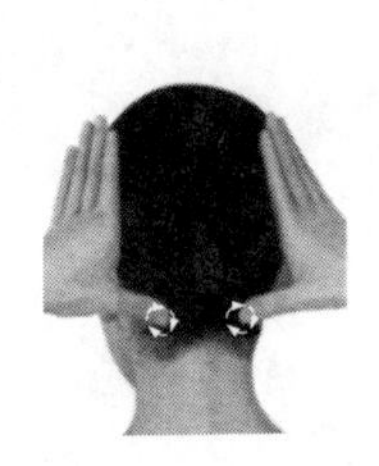

图 8–130

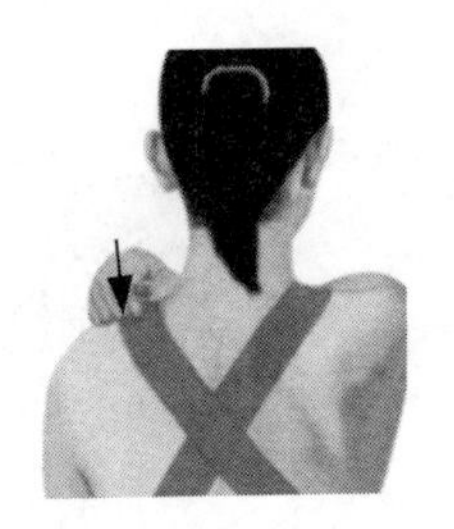

图 8–131

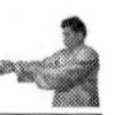

按揉肾俞穴：右手屈臂从腰侧绕于腰后，以食中两指螺纹面按于同侧的肾俞穴上，顺时针揉按（图 8–132）30~40 圈后，再逆时针按揉 30~40 圈。照法换手按揉另一侧穴位。每天按揉 1~2 遍。

经常按揉此穴对提高荷尔蒙素的作用极为有效，可增强精力，能增加对压力的抵抗力，调整全身的状况。还能提高免疫力，而且对腰痛、疲劳感、倦怠感、冷虚、手脚冰冷、失眠等更年期障碍之症状有很好的治疗作用。

按揉期门穴：右手屈臂胸前，右掌掌心贴按在左期门穴上，顺时针按揉（图 8–133）30~40 圈后，再逆时针按揉 30~40 圈。照法换手按揉另一侧穴位。每天按揉 1~2 遍。

按揉此穴可疏肝理气，健脾和胃，对更年期障碍所产生的悸动、呼吸困难、疲劳感、倦怠感、冷虚、失眠等症都有较佳的治疗效果。

按揉关元俞穴：右手屈臂从腰侧绕于腰后，以食中两指螺纹面按于同侧的关元俞穴上，顺时针揉按（图 8–134）30~40 圈后，再逆时针按揉 30~40 圈。每天按揉 1~2 遍。

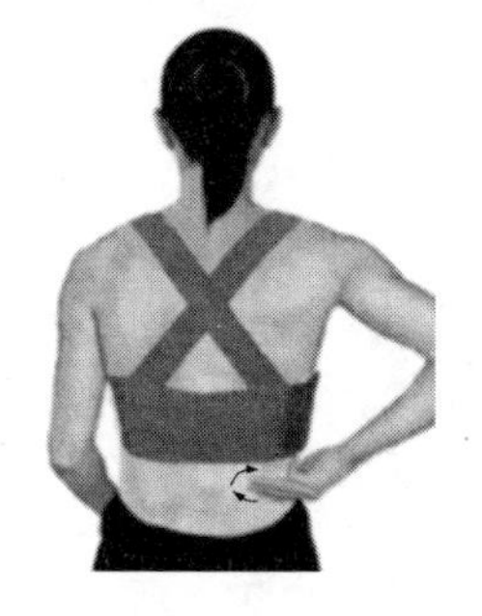

图 8–132

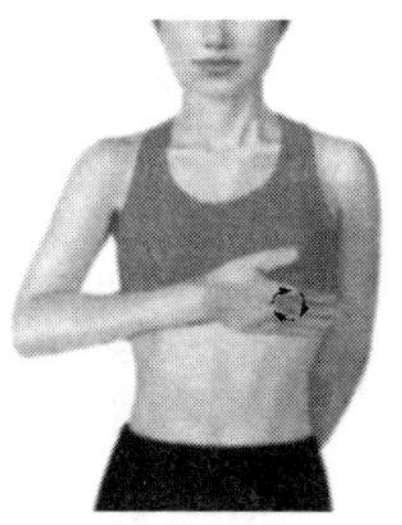

图 8–133

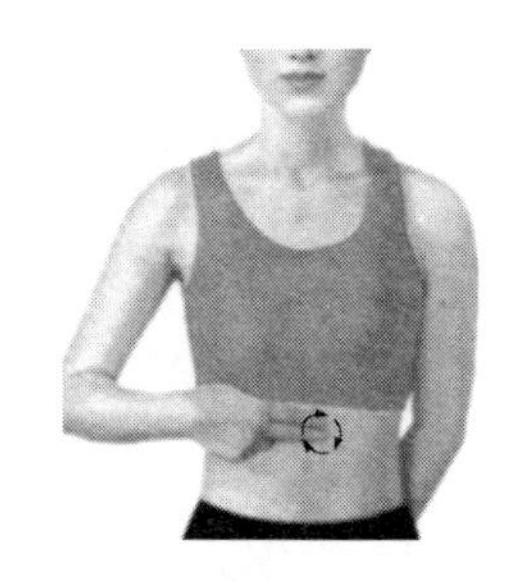

图 8–134

关元穴是掌管人一生下来即有的“先天元气”的重要穴道。具有充实气力、体力之效。经常按摩此穴可治疗更年期障碍之各种症状。

揉按血海穴：右腿屈膝，右手拇指螺纹面按于右腿血海穴上，虎口向下，手心向后，食指与其他指里屈，食指固于右腿外侧，拇指顺里针揉按（图 8–135）30~40 圈后，再逆时针按揉 30~40 圈。照法换手按揉另一侧穴位。每天按揉 1~2 遍。

经常揉按此穴，可对更年期障碍之悸动、呼吸困难、疲劳感、倦怠感冷虚、手脚冰冷等症有很好的疗效。

按揉三阴交穴：左腿屈膝，右手手心向上从左小腿后面，用右掌及四指固住左小腿外侧，拇指螺纹面按压于三阴交穴上，顺时针揉按（图 8–136）30~40 圈后，再逆时针按揉 30~40 圈。照法换手按揉另一侧穴位。每天按揉 1~2 遍。

经常按揉此穴，对更年期障碍有治疗作用。三阴交穴是指脾经、肾经、肝经三种经络相交会之处。对中医而言，这是特别重要的穴位，又名“女三里”，只要是妇女病，任何病痛，按摩此穴皆有特效。

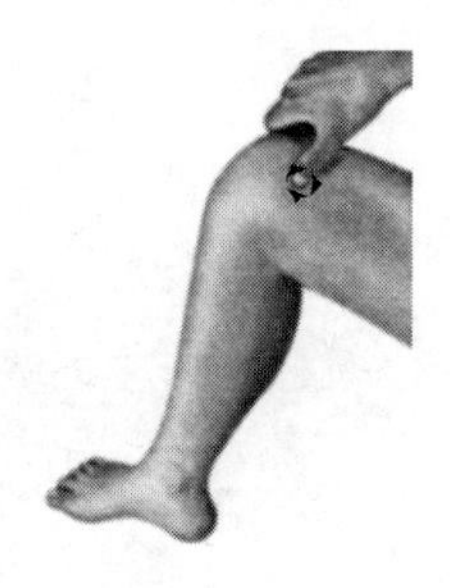

图 8–135

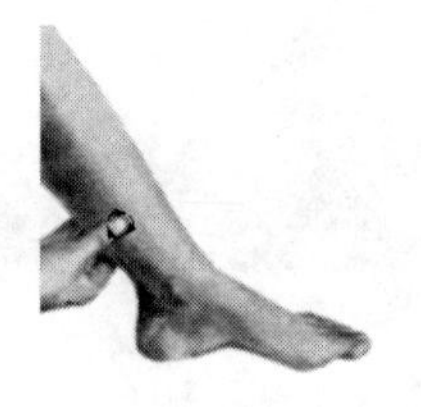

图 8–136